养生天然食材一本全

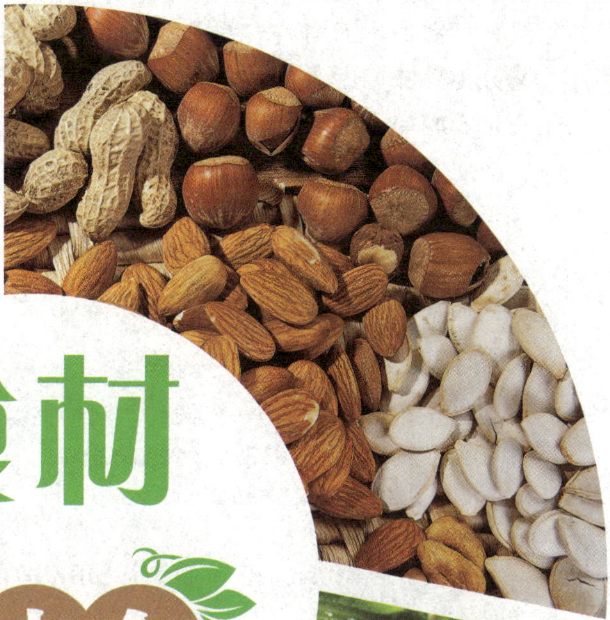

杨红 双福◎主编

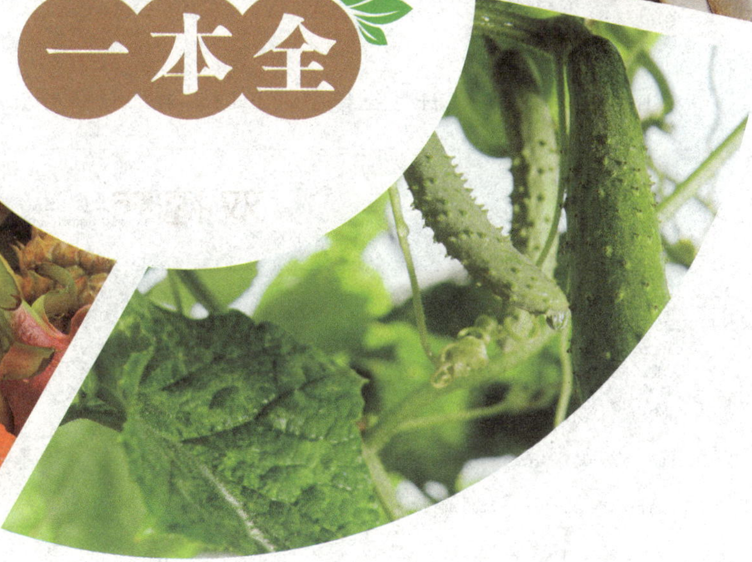

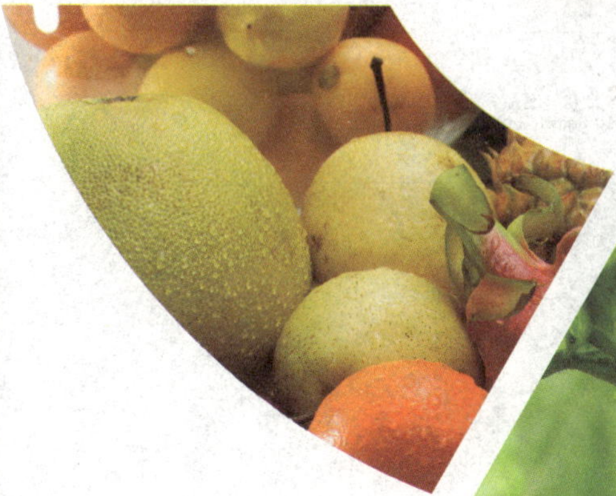

中国纺织出版社有限公司

内容简介

本书精选120余种家庭常见食材，具体分为五谷杂粮、蔬菜、水果和干果、畜禽肉、河海鲜、豆和豆制品、蛋奶、调味品进行营养解析。每种食材又分为性味归经、养生关键点、搭配宜忌、营养面面观、趣味小知识、人群宜忌、聪明选购、聪明保鲜、聪明料理、自制养生菜肴、养生食疗方11个板块阐述具有实用价值的食材养生内容，帮助读者选好食材，吃好食材，用食材来养生保健。

另外，本书提供天然食材相宜相克速查、天然食材美食速查、天然食材拼音一览表，方便读者速查所需内容，使本书成为家庭必备的食材指导用书。

图书在版编目（CIP）数据

养生天然食材一本全 / 杨红，双福主编. — 北京：中国纺织出版社，2015.6（2025.4重印）

ISBN 978-7-5064-9547-9

Ⅰ. ①养… Ⅱ. ①杨… ②双… Ⅲ. ①食物养生—基本知识 Ⅳ. ①R247.1

中国版本图书馆CIP数据核字（2014）第289185号

责任编辑：樊雅莉　　摄影　双福 SF 文化·出品 www.shuangfu.cn

责任印制：王艳丽　　设计

中国纺织出版社出版发行

地址：北京市朝阳区百子湾东里A407号楼　邮政编码：100124

邮购电话：010—67004422　传真：010—87155801

http：//www.c-textilep.com

E-mail：faxing@c-textilep.com

官方微博　http://weibo.com/2119887771

北京兰星球彩色印刷有限公司印刷　各地新华书店经销

2015年6月第1版　2025年4月第2次印刷

开本：710×1000　1/16　印张：16

字数：266千字　定价：75.00元

CONTENTS

目录

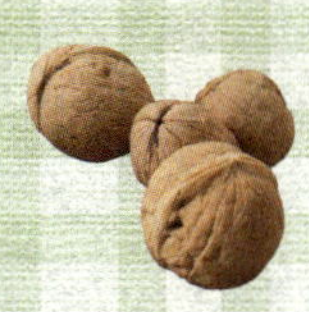
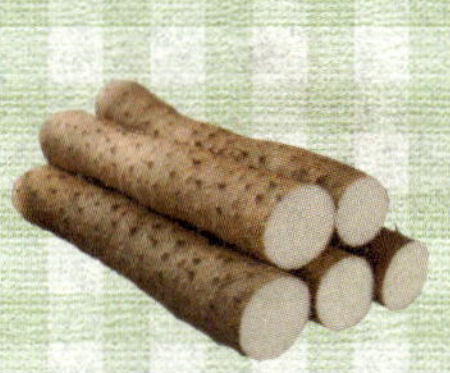

Part 1 天然食材最养生

Part 2 五谷杂粮篇

Part 3 蔬菜篇

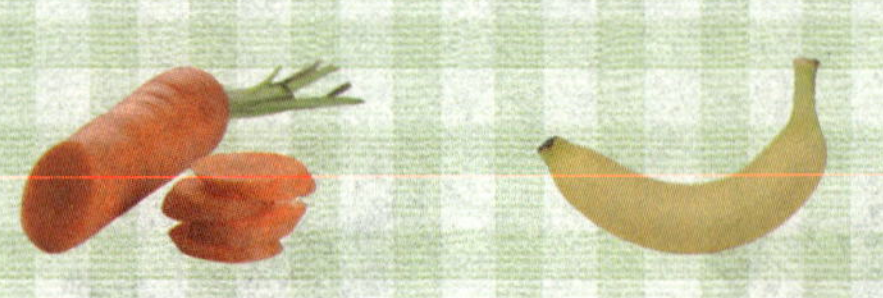
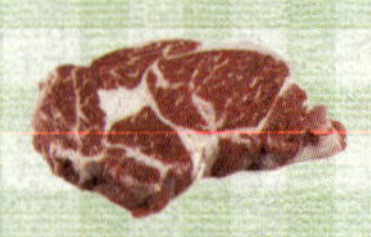
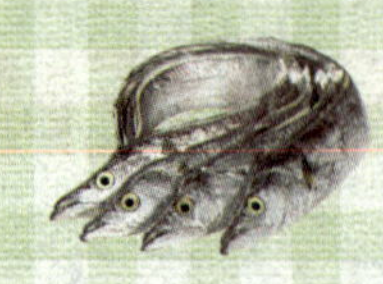

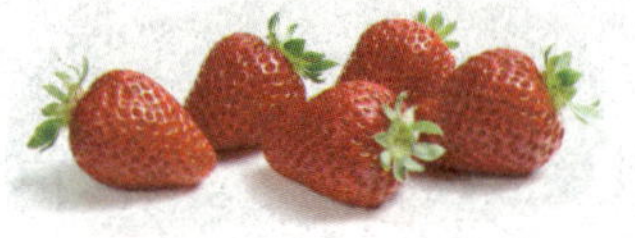

Part 4 水果和干果篇

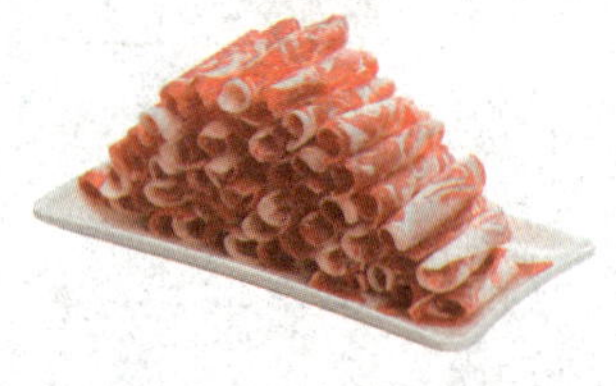

Part 5 畜禽肉篇

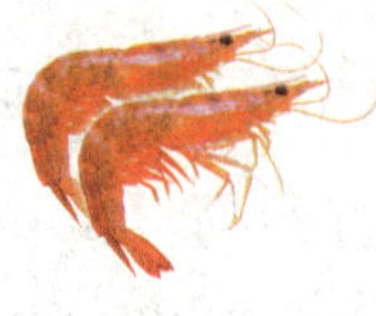

Part 6 河海鲜篇

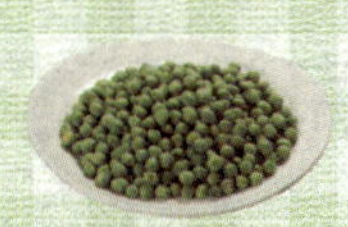
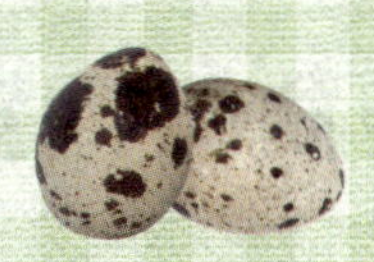
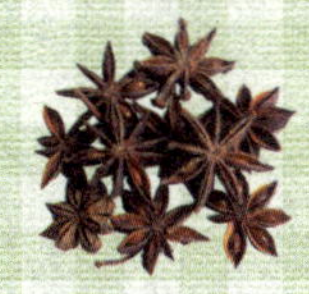
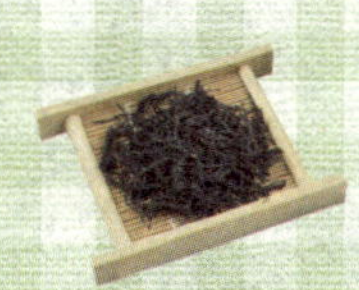

编者注：本书食材营养、宜忌、食疗方内容由营养专家编写审定，适合普通大众参考使用。因个人体质各异，故使用本书前建议咨询营养专家或医生，避免发生问题。

索引一 天然食材相宜相克速查

小麦 /24

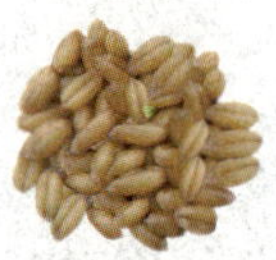

小麦 + 红枣 = 养胃健脾 ✔
小麦 + 麦冬 = 养心益肺 ✔
小麦 + 灵芝 = 补气益血 ✔

大麦 /26

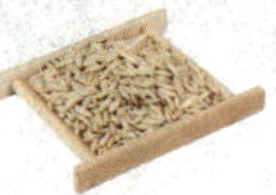

大麦 + 粳米 = 补中益气 ✔
大麦 + 糯米 = 健脾胃 ✔

荞麦 /28

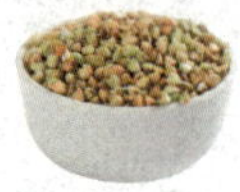

荞麦 + 白菜 = 清热降压 ✔
荞麦 + 猪肝 = 消化不良 ✖

燕麦 /30

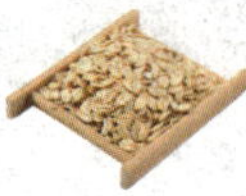

燕麦 + 牛奶 = 促进营养吸收 ✔
燕麦 + 山药 = 降压降脂 ✔

大米 /32

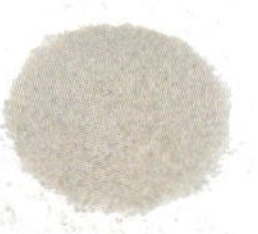

大米 + 牛奶 = 营养互补 ✔
大米 + 荞麦 = 赖氨酸互补 ✔
大米 + 冰糖、百合 = 润肺止咳 ✔

小米 /34

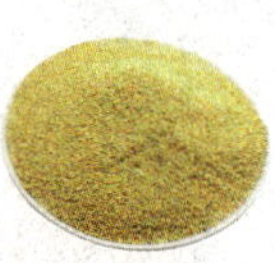

小米 + 桂圆 = 补血养颜 ✔
小米 + 大豆 = 赖氨酸互补 ✔
小米 + 肉类 = 赖氨酸互补 ✔

薏米 /36

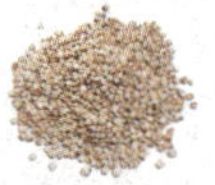

薏米 + 香菇 = 润肺化痰 ✔
薏米 + 银耳 = 滋补生津 ✔

糯米 /38

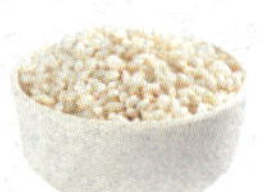

糯米 + 红枣 = 补血益气 ✔
糯米 + 莲子 = 益气和胃 ✔
糯米 + 蜂蜜 = 补虚养颜 ✔

紫米 /40

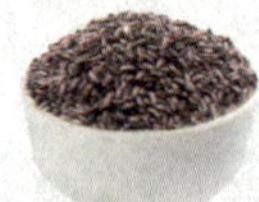

紫米 + 桂圆 = 养颜润色 ✔
紫米 + 花生、红枣 = 补脾养血 ✔

糙米 /41

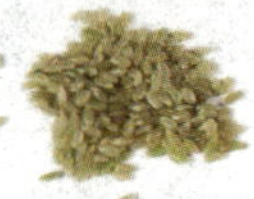

糙米 + 枸杞子 = 益血明目 ✔
糙米 + 荠菜 = 明目滋阴 ✔

黑米 /42

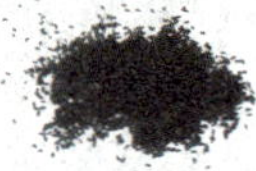

黑米 + 牛奶 = 益气养血 ✔
黑米 + 红豆 = 滋阴补血 ✔

玉米 /44

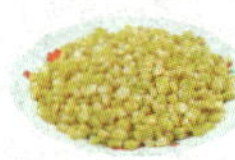

玉米 + 菜花 = 益胃健脾 ✔
玉米 + 大豆 = 营养互补 ✔
玉米 + 木瓜 = 降压 ✔

芡实 /46

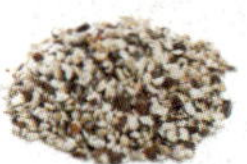

芡实 + 鱼头 = 健脑 ✔
芡实 + 薏米、山药 = 补虚 ✔

黑芝麻 /48

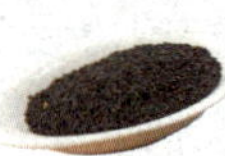

芝麻 + 黑豆 = 乌发养发 ✔
芝麻 + 海带 = 美容抗衰老 ✔
芝麻 + 狗肉 = 补益五脏 ✔

花生 /50

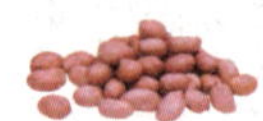

花生 + 虾仁 = 强健骨骼 ✔
花生 + 芹菜 = 延缓衰老 ✔
花生 + 红酒 = 畅通血管 ✔

红薯 /52

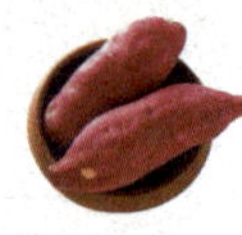

红薯 + 咸菜、萝卜 = 缓解胃胀 ✔
红薯 + 柿子 = 易形成结石 ✖

芋头 /54

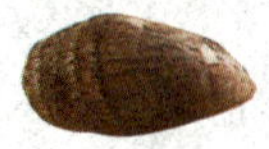

芋头 + 猪肉 = 生津健肠 ✔

芋头 + 鸭肉 = 预防贫血 ✔

白菜 /56

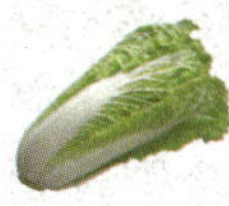

白菜 + 牛肉 = 健脾开胃 ✔

白菜 + 鲫鱼 = 促进营养吸收 ✔

白菜 + 辣椒 = 增强胃动力 ✔

菠菜 58

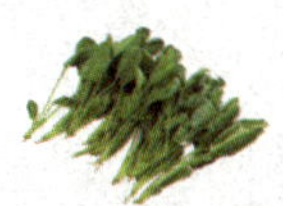

菠菜 + 鸡蛋 = 预防贫血 ✔

菠菜 + 动物肝 = 淡化雀斑 ✔

菠菜 + 虾仁 = 滋阴壮阳 ✔

韭菜 /60

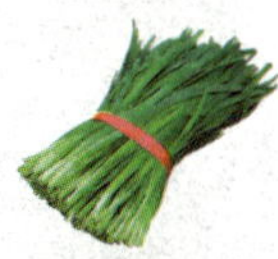

韭菜 + 虾仁 = 防治夜盲症 ✔

韭菜 + 豆芽 = 通肠利便 ✔

韭菜 + 蜂蜜 = 导致腹泻 ✘

芹菜 /62

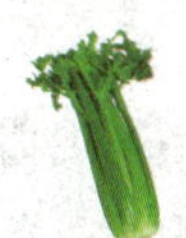

芹菜 + 核桃仁 = 润肤美容 ✔

芹菜 + 茭白 = 预防便秘 ✔

芹菜 + 花生 = 降脂 ✔

生菜 /64

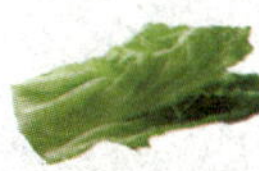

生菜 + 豆腐 = 清肝利胆 ✔

生菜 + 平菇 = 营养丰富 ✔

生菜 + 海带 = 铁元素吸收 ✔

卷心菜 /66

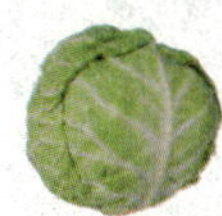

卷心菜 + 木耳 = 补虚 ✔

卷心菜 + 海米 = 补肾壮腰 ✔

空心菜 /67

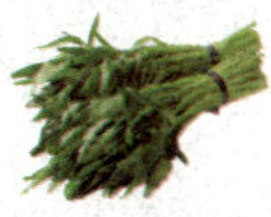

空心菜 + 蛋 = 抗衰老 ✔

空心菜 + 鸡肉 = 降低胆固醇 ✔

番茄 /68

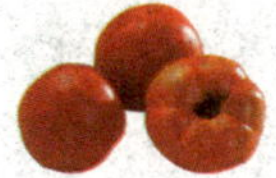

番茄 + 红枣 = 补脾健胃 ✔

番茄 + 蜂蜜 = 滋阴生津 ✔

番茄 + 毛蟹 = 导致呕吐、腹泻 ✘

黄瓜 /70

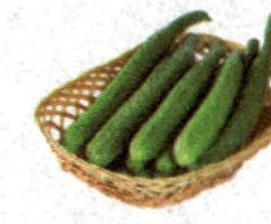

黄瓜 + 蒜 = 清热止渴 ✔

黄瓜 + 乌鱼 = 健脾益气 ✔

黄瓜 + 豆腐 = 高蛋白、高钙 ✔

茄子 /72

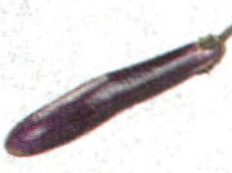

茄子 + 黄豆 = 通气顺肠 ✔

茄子 + 苦瓜 = 清心明目 ✔

南瓜 /74

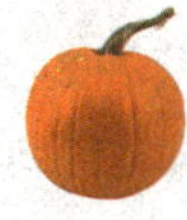

南瓜 + 莲子 = 低脂低糖 ✔

南瓜 + 红枣 = 补中益气 ✔

南瓜 + 红小豆 = 美容瘦身 ✔

冬瓜 /76

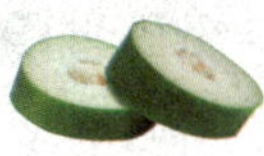

冬瓜 + 鸡肉 = 清热排毒 ✔

冬瓜 + 甲鱼 = 生津止渴 ✔

冬瓜 + 海带 = 祛脂降压 ✔

苦瓜 /78

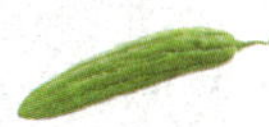

苦瓜 + 茄子 = 清热消肿 ✔

苦瓜 + 辣椒 = 抗衰老 ✔

丝瓜 /80

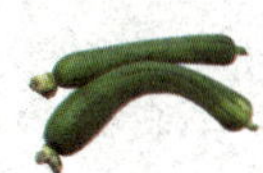

丝瓜 + 虾 = 滋肺阴、补肾阳 ✔

丝瓜 + 菠菜 = 导致腹泻 ✘

青椒 /82

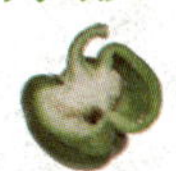

青椒 + 苦瓜 = 养颜瘦身 ✔

青椒 + 鸡肉 = 促进儿童生长 ✔

菜花 /84

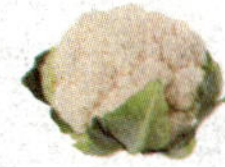

菜花 + 猪肉 = 强身健体 ✔

菜花 + 番茄 = 清血健身 ✔

菜花 + 蜂蜜 = 缓解咳嗽 ✔

山药 /86

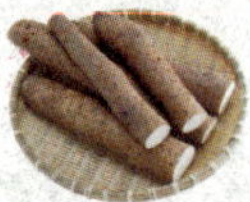

山药 + 苦瓜 = 减肥排毒 ✔

山药 + 鸭肉 = 补肺强身 ✔

白萝卜 /88

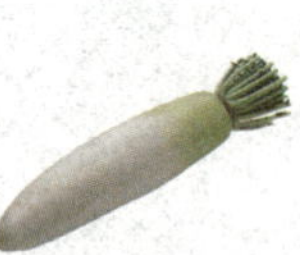

白萝卜 + 豆腐 = 促进营养吸收 ✔

白萝卜 + 牛肉 = 营养滋补 ✔

白萝卜 + 猪肉 = 缓解消化不良 ✔

胡萝卜 /90

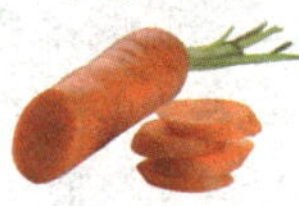

胡萝卜 + 莴苣 = 降低血脂 ✔

胡萝卜 + 狗肉 = 益肾助阳 ✔

土豆 /92

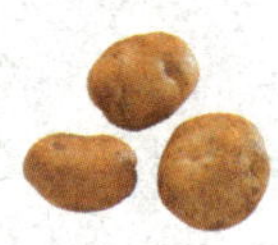

土豆 + 牛肉 = 健脾胃 ✔

土豆 + 醋 = 分解有毒物质 ✔

土豆 + 全脂牛奶 = 营养全面 ✔

莲藕 /94

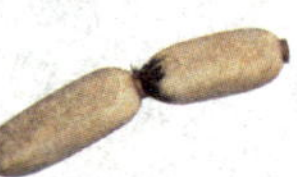

莲藕 + 生姜 = 祛寒、杀菌 ✔

莲藕 + 冰糖 = 健脾、开胃 ✔

洋葱 /96

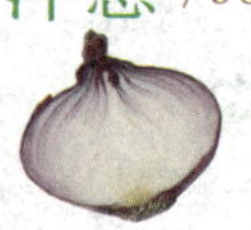

洋葱 + 菠菜 = 消食通便 ✔

洋葱 + 松子 = 抗癌防老 ✔

莴笋 /98

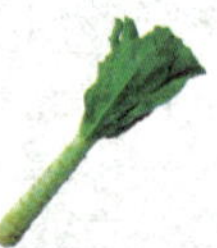

莴苣 + 蘑菇 = 利尿通便 ✔

莴苣 + 木耳 = 降脂降压 ✔

莴苣 + 蜂蜜 = 导致腹泻 ✘

茭白 /100

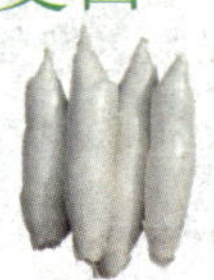

茭白 + 平菇 = 清中兼补 ✔

茭白 + 芹菜 = 辅助治疗高血压 ✔

平菇 /102

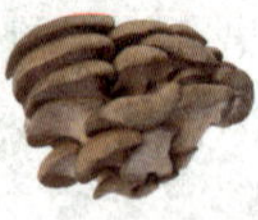

平菇 + 菜花 = 滋补元气 ✔

平菇 + 生菜 = 辅助治疗热性咳嗽 ✔

平菇 + 豆腐 = 降脂降压 ✔

香菇 /104

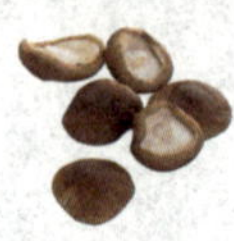

香菇 + 荸荠 = 调理脾胃 ✔

香菇 + 毛豆 = 低脂低糖 ✔

金针菇 /106

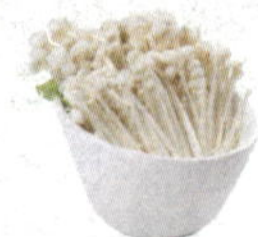

金针菇 + 豆腐 = 抗癌、降血脂 ✔

金针菇 + 蘑菇 = 消食化痰 ✔

草菇 /108

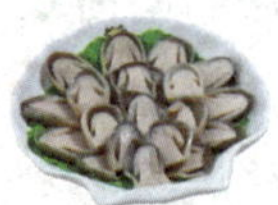

草菇 + 冬瓜 = 进补消暑 ✔

草菇 + 鸡肉 = 滋补身心 ✔

草菇 + 驴肉 = 引起心绞痛 ✘

木耳 /110

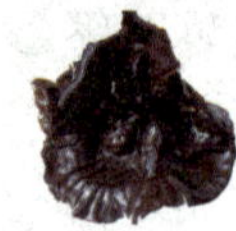

木耳 + 鲫鱼 = 温中补虚 ✔

木耳 + 黄瓜 = 减肥瘦身 ✔

木耳 + 豆腐 = 降脂降压 ✔

银耳 /112

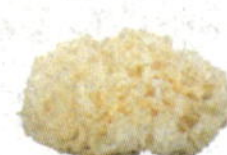

银耳 + 雪梨、川贝 = 滋阴润肺 ✔

银耳 + 莲子 = 祛斑 ✔

银耳 + 菠菜 = 滋阴润燥 ✔

西蓝花 /114

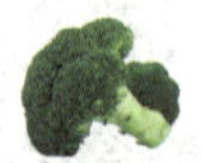

西蓝花 + 芥末 = 抗癌 ✔

苹果 /116

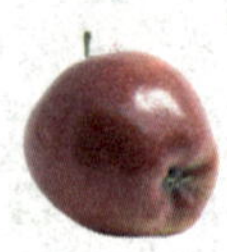

苹果 + 魔芋 = 促进肠道蠕动 ✔

苹果 + 牛奶 = 清凉解渴 ✔

苹果 + 芦荟 = 生津止渴 ✔

梨 /118

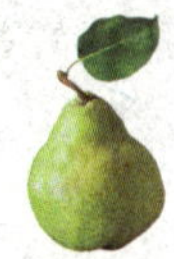

梨 + 冰糖 = 预防便秘 ✓

梨 + 核桃仁 = 生津润肺 ✓

梨 + 螃蟹 = 损伤肠胃 ✗

香蕉 /120

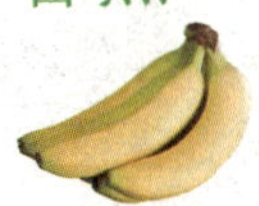

香蕉 + 银耳 = 养阴润肺 ✓

香蕉 + 冰糖 = 通便泻热 ✓

菠萝 /122

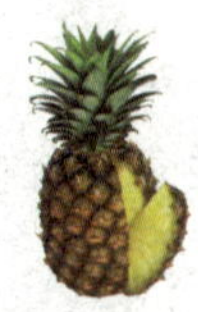

菠萝 + 猪肉 = 促进营养吸收 ✓

菠萝 + 淡盐水 = 预防过敏 ✓

菠萝 + 牛奶 = 影响蛋白质吸收 ✗

柠檬 /124

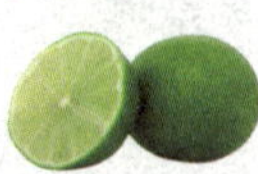

柠檬 + 鸡肉 = 促进食欲 ✓

柠檬 + 甘蔗汁 = 益胃生津 ✓

柠檬 + 牛奶 = 影响消化 ✗

猕猴桃 /126

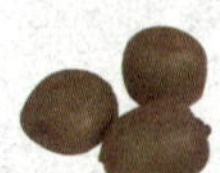

猕猴桃 + 大米 = 除烦解渴 ✓

猕猴桃 + 生姜 = 清胃止呕 ✓

桃 /127

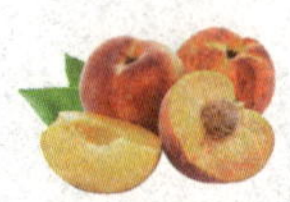

桃子 + 牛奶 = 滋补身体 ✓

桃子 + 莴笋 = 利水消肿 ✓

桃子 + 甲鱼 = 导致消化不良 ✗

木瓜 /128

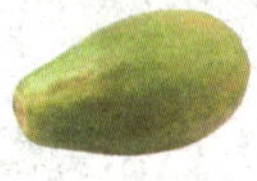

木瓜 + 玉米 = 预防慢性肾炎 ✓

木瓜 + 莲子 = 辅助治疗产后虚弱 ✓

橙子 /130

橙子 + 橘子 = 增强免疫力 ✓

橙子 + 蛋黄酱 = 促进血液循环 ✓

葡萄 /132

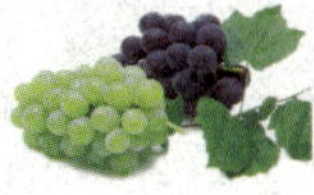

葡萄 + 枸杞 = 补血 ✓

葡萄 + 蜂蜜 = 缓解感冒 ✓

葡萄 + 樱桃 = 补气血 ✓

西瓜 /134

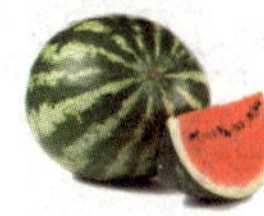

西瓜 + 绿茶、薄荷 = 有助口气清新 ✓

西瓜 + 蒜 = 缓解慢性咽炎 ✓

西瓜 + 羊肉 = 有碍脾胃 ✗

大枣 /136

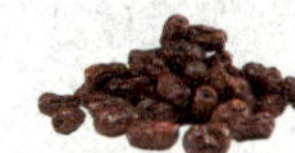

大枣 + 牛奶 = 补血开胃 ✓

大枣 + 桂圆 = 营养丰富 ✓

柚子 /138

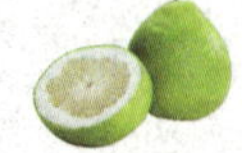

柚子 + 蜂蜜 = 养颜美容 ✓

山楂 /139

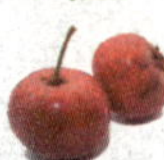

山楂 + 猪肉 = 滋阴健脾 ✓

山楂 + 猪肝 = 破坏营养 ✗

草莓 /140

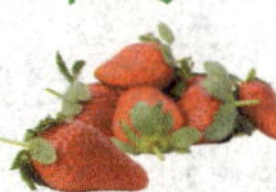

草莓 + 牛奶 = 养心安神 ✓

草莓 + 榛果 = 预防贫血 ✓

芒果 /141

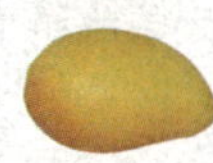

芒果 + 鸡肉 = 强身健体 ✓

芒果 + 牛奶 = 增强体质 ✓

栗子 /142

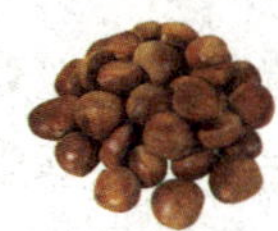

栗子 + 鸡肉 = 补脾造血 ✓

栗子 + 薏米 = 补脾益胃 ✓

栗子 + 红枣 = 养脾安神 ✓

桂圆 /144

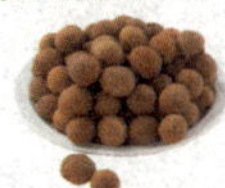

桂圆 + 鸡蛋 = 补气血 ✓

桂圆 + 红枣 = 养血安神 ✓

鲈鱼 /180

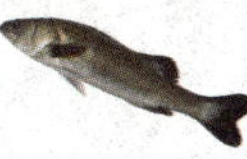

鲈鱼 + 人参 = 增强记忆力 ✓
鲈鱼 + 南瓜 = 预防感冒 ✓
鲈鱼 + 姜 = 润肺止咳 ✓

鳝鱼 /182

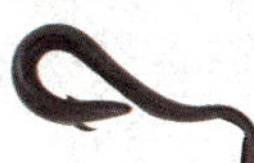

鳝鱼 + 豆腐 = 有益于补钙 ✓
鳝鱼 + 莲藕 = 滋养身体 ✓

带鱼 /184

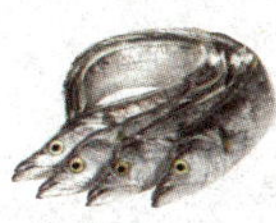

带鱼 + 木瓜 = 辅助治疗产后少乳 ✓
带鱼 + 牛奶 = 有益健康 ✓

鲅鱼 /186

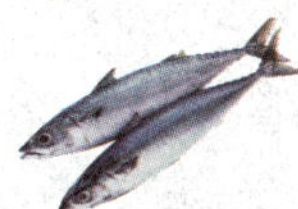

鲅鱼 + 豆腐 = 促进蛋白质吸收 ✓
鲅鱼 + 牛肝 = 消化不良 ✗

青鱼 /187

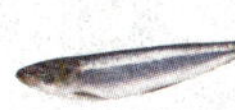

青鱼 + 韭菜 = 补气 ✓
青鱼 + 李子 = 消化不良 ✗

黄鱼 /188

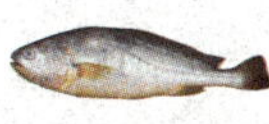

黄鱼 + 番茄 = 适合幼儿骨骼发育 ✓
黄鱼 + 丝瓜 = 延缓衰老 ✓
黄鱼 + 荞麦面 = 消化不良 ✗

虾 /190

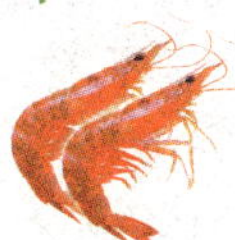

虾 + 枸杞 = 滋阴补肾 ✓
虾 + 鸡蛋 = 补钙 ✓
虾 + 黄瓜 = 清热、利尿 ✓

螃蟹 /192

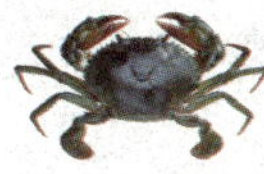

螃蟹 + 姜、醋 = 杀菌去腥 ✓
螃蟹 + 柿子 = 不易消化 ✗
螃蟹 + 茄子 = 损伤脾胃 ✗

蛤蜊 /194

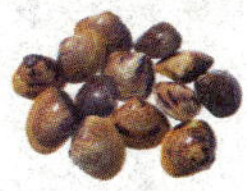

蛤蜊 + 韭菜 = 缓解阴虚盗汗 ✓
蛤蜊 + 冬瓜 = 消水肿 ✓
蛤蜊 + 豆腐 = 辅助治疗气血不足 ✓

扇贝 /196

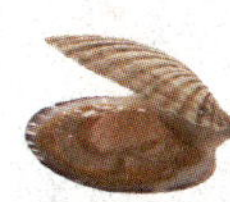

扇贝 + 红酒 = 补血降血压 ✓
扇贝 + 啤酒 = 导致痛风 ✗

甲鱼 /197

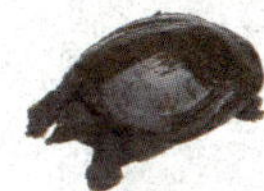

甲鱼 + 冬瓜 = 有助于减肥 ✓
甲鱼 + 猪肉 = 补气血 ✓

牡蛎 /198

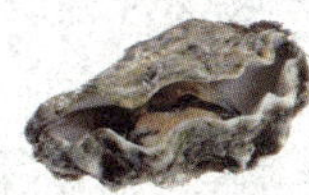

牡蛎 + 菠菜 = 缓解更年期不适 ✓
牡蛎 + 鸡蛋 = 健脑益智 ✓

海参 /200

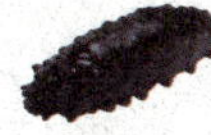

海参 + 葱 = 补肾滋肺 ✓
海参 + 枸杞 = 补肾益精 ✓

鱿鱼 /202

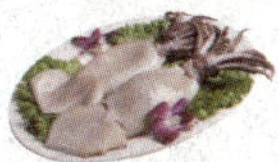

鱿鱼 + 竹笋 = 营养互补 ✓
鱿鱼 + 杨梅 = 导致恶心呕吐 ✗

黄豆 /204

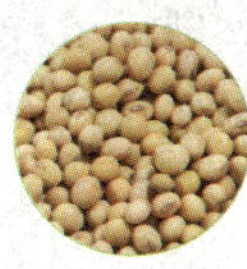

黄豆 + 蜂蜜 = 补心血 ✓
黄豆 + 小米 = 有助于控制体重 ✓
黄豆 + 牛排骨 = 补血养肝 ✓

绿豆 /206

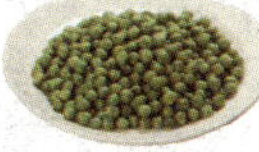

绿豆 + 南瓜 = 营养保健 ✓
绿豆 + 小米 = 营养成分互补 ✓

红小豆 /208

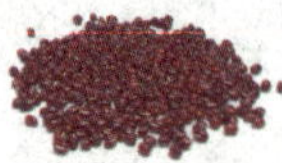

红小豆 + 南瓜 = 美容瘦身 ✔

红小豆 + 白糖 = 利尿消肿 ✔

红小豆 + 白酒 = 破坏维生素 B_2 ✖

黑豆 /210

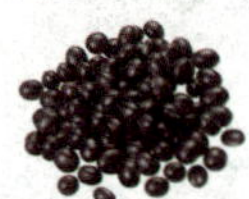

黑豆 + 蓖麻子、厚朴 = 导致身体不适 ✖

芸豆 /211

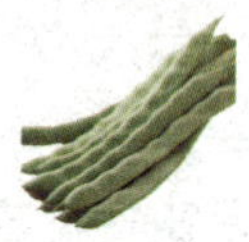

芸豆 + 豆腐 = 适用于慢性肝病患者 ✔

芸豆 + 田螺 = 损害肠道 ✖

豇豆 /212

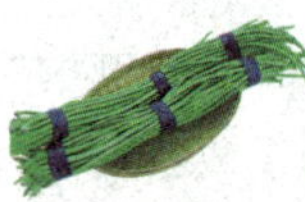

豇豆 + 土豆 = 防治急性肠胃炎 ✔

豇豆 + 木耳 = 降脂降压 ✔

豇豆 + 冬瓜 = 补肾消肿 ✔

豌豆 /214

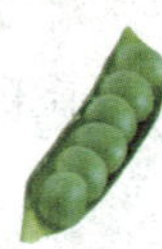

豌豆 + 蘑菇、腐竹 = 营养丰富 ✔

豌豆 + 大米 = 和中下气 ✔

豆腐 /216

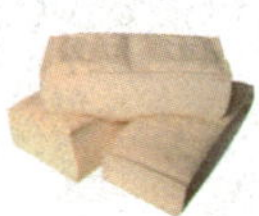

豆腐 + 萝卜 = 预防消化不良 ✔

豆腐 + 番茄 = 益气和中 ✔

豆腐 + 白菜 = 辅助治疗大小便不利 ✔

豆浆 /218

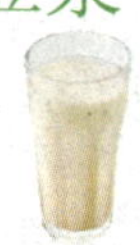

豆浆 + 白菜 = 美容 ✔

豆浆 + 荸荠 = 清热解毒 ✔

腐竹 /220

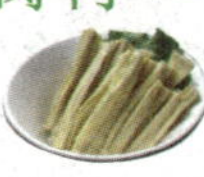

腐竹 + 蘑菇、青豆 = 蛋白质丰富 ✔

鸡蛋 /222

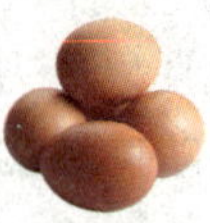

鸡蛋 + 番茄 = 美容抗衰 ✔

鸡蛋 + 韭菜 = 补肾、行气 ✔

鸡蛋 + 菜花 = 健脾开胃 ✔

鸭蛋 /224

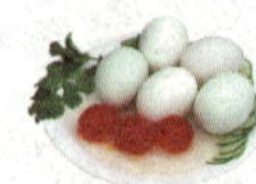

鸭蛋 + 木耳 = 滋肾补脑 ✔

鸭蛋 + 冬瓜 = 促进钙吸收 ✔

鸽蛋 /225

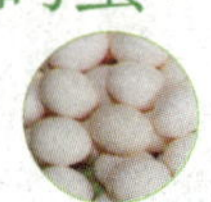

鸽蛋 + 莼菜 = 滋补养颜 ✔

鹌鹑蛋 /226

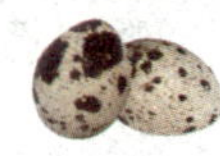

鹌鹑蛋 + 银耳 = 补益脾胃 ✔

鹌鹑蛋 + 紫菜 = 补肾养血 ✔

牛奶 /228

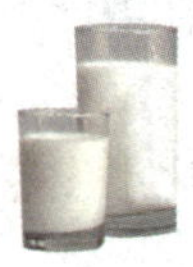

牛奶 + 木瓜 = 营养丰富 ✔

牛奶 + 红茶 = 去油腻、助消化 ✔

牛奶 + 红枣 = 补血、开胃、健脾 ✔

酸奶 /230

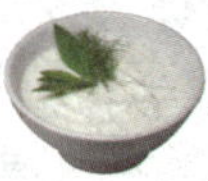

酸奶 + 蓝莓 = 有益于心血管健康 ✔

酸奶 + 番茄 = 凉血平肝 ✔

葱 /232

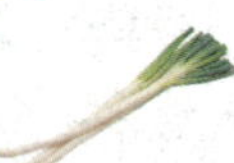

葱 + 牛肉 = 辅助治疗风寒感冒 ✔

葱 + 兔肉 = 营养互补 ✔

葱 + 红枣 = 令人五脏不合 ✖

姜 /234

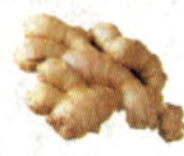

姜 + 醋 = 帮助消化 ✔

姜 + 白菜 = 清热解毒 ✔

蒜 /236

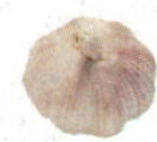

蒜 + 猪肉 = 增强维生素 B_1 吸收 ✔

蒜 + 生菜 = 清内热 ✔

八角 /238

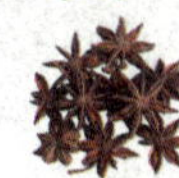

八角 + 肉类 = 增强香味 ✔

香油 /239

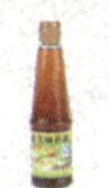

香油 + 菠菜 = 通便 ✔

醋 /240

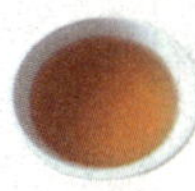

醋 + 皮蛋、姜 = 解毒 ✔

醋 + 海参 = 影响口感 ✘

橄榄油 /242

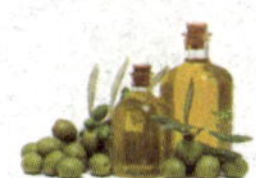

橄榄油 + 新鲜蔬果 = 营养丰富 ✔

橄榄油 + 大米 = 使饭更香 ✔

枸杞子 /244

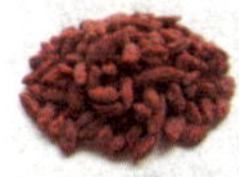

枸杞子 + 百合 = 补肾养血 ✔

枸杞子 + 羊肉 = 辅治肾阳不足 ✔

枸杞子 + 莲子 = 补气养血 ✔

阿胶 /246

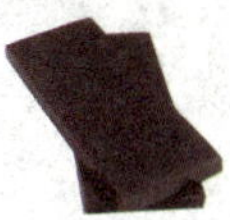

阿胶 + 鸡蛋 = 补血滋阴 ✔

阿胶 + 鸡肉 = 滋阴补血 ✔

阿胶 + 枸杞 = 养胎安胎 ✔

阿胶 + 糯米 = 养血益气 ✔

人参 /248

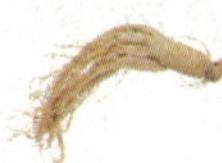

人参 + 桂圆 = 增强体力 ✔

人参 + 鸡肉 = 填精补髓 ✔

当归 /249

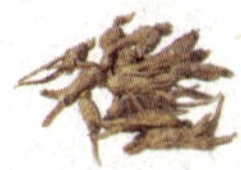

当归 + 羊肉 = 温补 ✔

当归 + 鸡肉 = 补血保肝 ✔

茶 /250

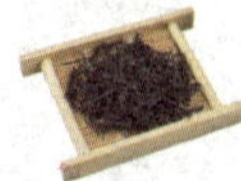

茶 + 菊花 = 散风热 ✔

茶 + 薄荷 = 助口气清新 ✔

茶 + 参片 = 强身健脾 ✔

红酒 /252

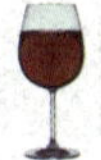

红酒 + 牛排 = 去油腻 ✔

红酒 + 茶 = 增加心脏负担 ✘

索引二 本书中天然食材拼音一览表

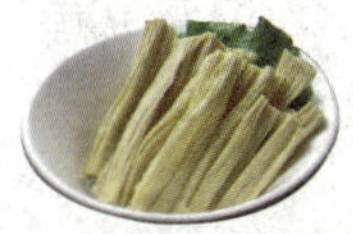

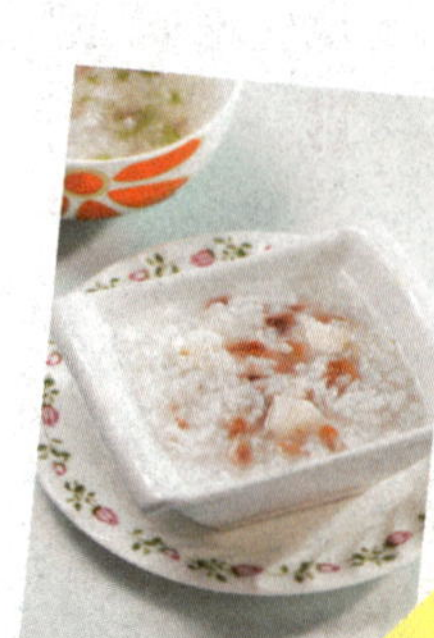

Part1

天然食材最养生

食材是组成各种美食的基本原料的统称，其所包含的种类非常丰富。例如日常生活中常见的大米、黑豆、水果、蔬菜和各种肉类以及海中的各类海鲜等，是我们一日三餐的必需品，也是每天伴随我们，跟健康密切相关的物质。认识天然食材的营养，了解怎么吃天然食材更健康，是每个人必须学会的技能。

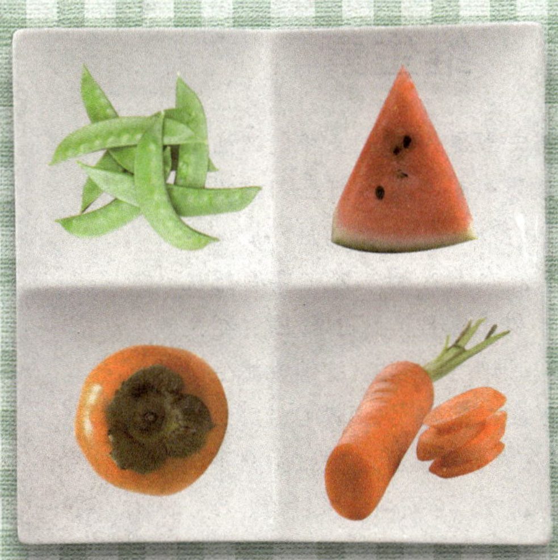

天然食材营养功效面面观

食材中含有碳水化合物、脂肪、蛋白质、维生素、矿物质和水六大类营养成分，根据其在机体内的具体作用，这些营养成分可以分为构成物质、能源物质和调节物质三部分。蛋白质、矿物质和水是构成物质，碳水化合物、蛋白质和脂肪是能源物质，维生素是调节物质。

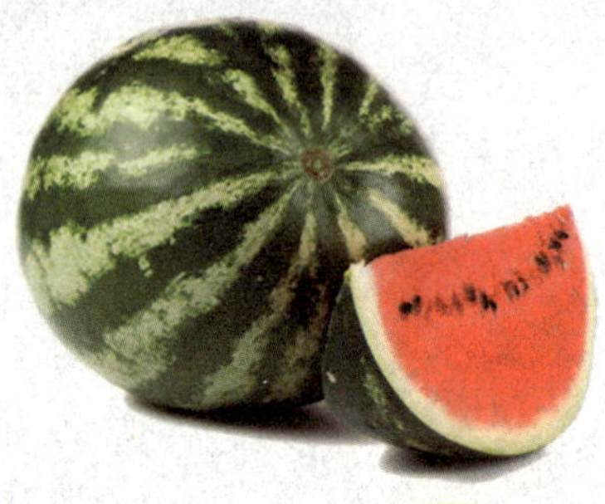

碳水化合物

食物中含有多种碳水化合物，如谷物种子、甘薯和胡萝卜含有淀粉，植物的果实和部分根、茎含有蔗糖、果糖和葡萄糖，牛奶含有乳糖，蜂蜜含有葡萄糖和果糖。碳水化合物的主要功能是供给生命活动所需的能量，人体所需能量的70%以上是由碳水化合物氧化分解提供的。

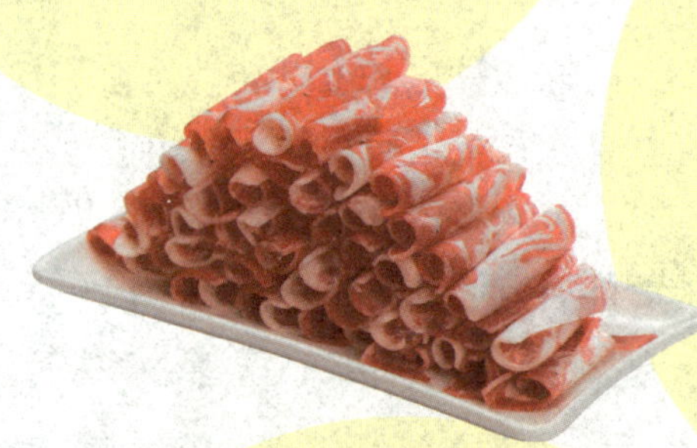

脂肪

脂肪由脂肪酸和甘油组成，恒温动物脂肪如猪、牛、羊等的脂肪，主要含饱和脂肪酸，呈固态；植物的脂肪如花生油、菜子油，主要含不饱和脂肪酸，呈液态。在植物体内，大部分脂肪贮存在种子内（大豆、花生）；在动物体内，大部分脂肪贮存在卵、皮下、肠系膜等处，脂肪是人体贮藏能量的主要物质。

维生素

维生素是人体生长和代谢所必需的微量有机物。目前已知的维生素有20多种，分为水溶性和脂溶性两大类。水溶性维生素主要有维生素 B_1、维生素 B_2、维生素 B_6、维生素 B_{12}、维生素C等。脂溶性维生素主要有维生素A、维生素D、维生素E、维生素K等。大多数维生素不能在体内合成，必须由食物供给。

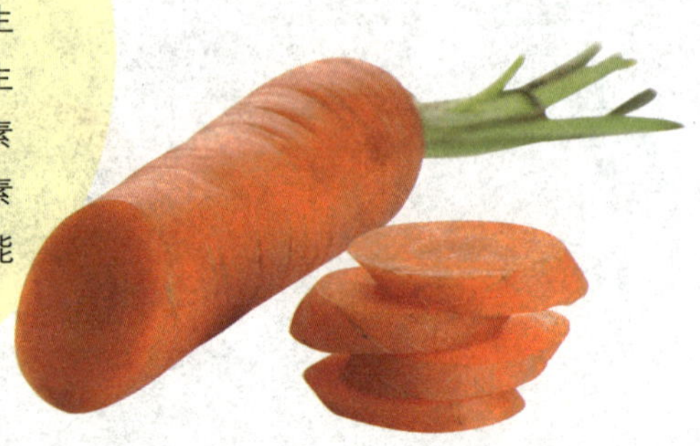

蛋白质

蛋白质是生物大分子，一般由100个以上的氨基酸分子结合而成。蛋白质是组成细胞的主要成分，又是构成酶的原料，还是机体的能源物质。构成蛋白质的氨基酸常见的有20多种，其中缬氨酸、亮氨酸、异亮氨酸、苏氨酸、蛋氨酸、赖氨酸、苯丙氨酸和色氨酸8种，人体不能合成，必须由食物供给，称为必需氨基酸。另外一些氨基酸如谷氨酸、丙氨酸、甘氨酸，人体能够合成，不一定要食物供给，称为非必需氨基酸。

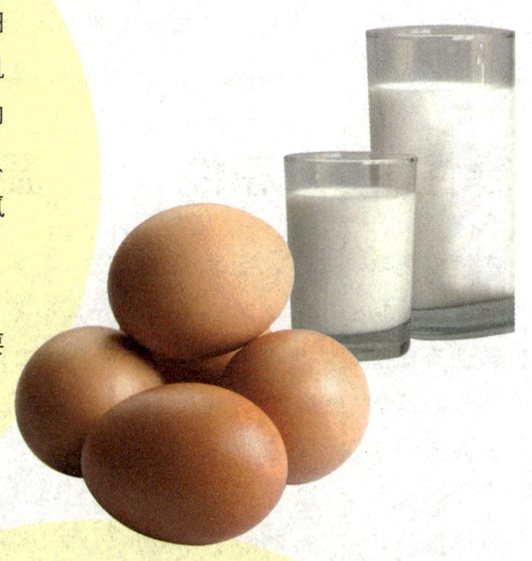

矿物质

矿物质是人体的重要组成部分，可分为常量元素和微量元素两类。常量元素有钙、磷、镁、钠、钾、氯等，微量元素有铁、铜、碘、锰、钴、锌、氟等。矿物质都依靠食物供给，例如钠和氯主要来自食盐，钙、磷、铁等在一般食物中可满足需要。许多矿物质是组成细胞、酶、激素、维生素的成分，例如，钙、磷、氟是骨胳和牙齿的组成元素，铁是血红蛋白的组成元素，碘是甲状腺激素的组成元素，锌是多种酶的组成元素，钴是维生素 B_{12} 的组成元素。矿物质也是机体维持正常生理功能不可缺少的物质，例如，钠、钾、钙跟神经、肌肉的正常兴奋性有关，氯跟胃酸的形成、唾液淀粉酶的激活有关，锌跟胰岛素的合成有关，钴跟造血功能有关等。

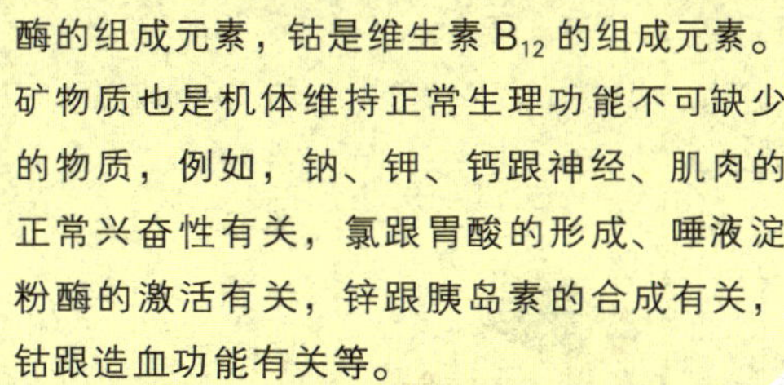

食物的四性与五味

食物的四性

中医认为食物有四性，就是指根据人体吃完食物后身体的反应，将食物分为寒、凉、温、热4种不同的性质，寒热性质不明显的食物则为平性。

寒性

寒性食物具有清热滋阴的功效，即使身体热能或体能降低的作用。体质燥热者可选择寒性食物，以降低身体燥热的程度；体质虚寒或有呼吸道疾病、肠胃不适者则应减少寒性食物的摄入。

寒性食物的代表有：荞麦、绿豆、薏米、茄子、竹笋、茭白、芦笋、芦荟、空心菜、苦瓜、海带、紫菜、蛤蜊、田螺、猪肠、番茄、西瓜、梨、柿子、猕猴桃、香蕉等。

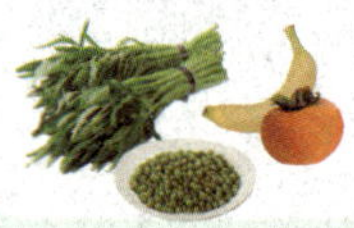

凉性

凉性食物具有清热解暑的功效，体质燥热者也可选择凉性食物，以降低身体燥热的程度；但体质虚寒者不建议多食用凉性食物。

凉性食物的代表有：白萝卜、黄瓜、丝瓜、冬瓜、绿豆芽、莴笋、火龙果、草莓等。

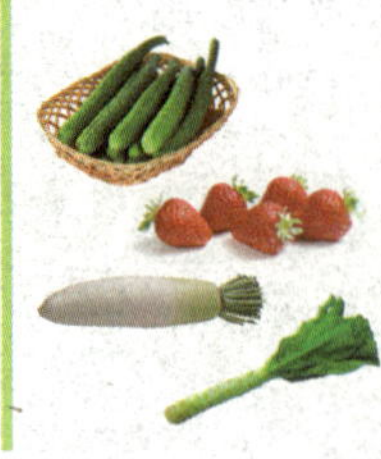

温性

温性食物具有抵御寒冷、温中补虚、暖胃等效果，能使人体产生热量，抵抗寒邪，适合体质偏寒及有寒证的人食用。

温性食物的代表有：糯米、芝麻、栗子、杏仁、韭菜、香菜、南瓜、羊肉、狗肉、鸡肉、虾、鳝鱼、木瓜、樱桃、金橘、山楂、杨梅等。

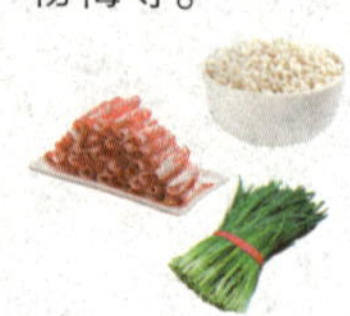

热性

热性食物能使人体产生热量，达到提升体能的效果，适合体质偏寒，如怕冷、手脚冰凉、喜欢热饮的人食用。

热性食物的代表有：辣椒、胡椒、生姜、桂圆、榴莲、肉桂等。

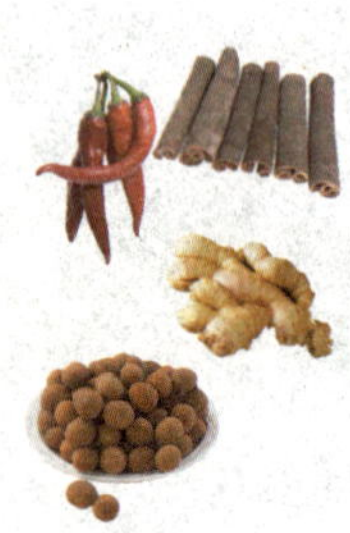

平性

平性食物往往具有开胃健脾、强壮补虚、帮助消化等功效，适合各种体质、各种病症的人食用。

平性食物的代表有：大米、黄豆、黑芝麻、莲子、胡萝卜、卷心菜、木耳、银耳、土豆、牛肉、黄鱼、鲫鱼、鲤鱼、蜂蜜、牛奶、无花果等。

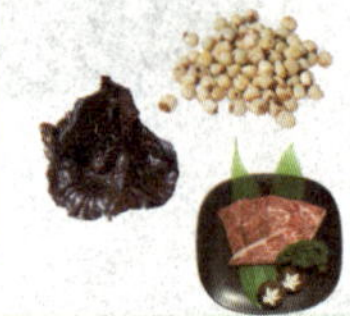

食物的五味

食物的五味是指食物的甘、酸、苦、辛、咸5种味道。五味分别对应着人的五脏，甘味归脾，酸味归肝，苦味归心，辛味归肺，咸味归肾，从而具有不同的作用。医圣张仲景说的“所食之味，有与病相宜，有与身为害；若得宜则益体，害则成疾”，就是指这个道理。

甘味

甘味食物有补益、和中、缓和痉挛、缓解疼痛的作用。

代表食物：莲藕、茄子、茭白、胡萝卜、丝瓜、油菜、竹笋、土豆、菠菜、黄花菜、卷心菜、黑豆、红小豆、绿豆、黄豆、薏米、荞麦、粳米、糯米、鲤鱼、鲫鱼、鳝鱼、田螺、虾、猪肉、猪蹄、羊肉、牛肉、鸡肉、鹅肉、鸽蛋、鹌鹑、鹌鹑蛋、火腿、燕窝、鸭蛋、枸杞子、松子、香菇、芡实等。

酸味

酸味食物有敛汗、涩精、收缩小便、止喘、止泻的作用。

代表食物：番茄、木瓜、醋、马齿苋、柑橘、橄榄、柠檬、杏、枇杷、橙子、山楂、桃、石榴、荔枝、乌梅、柚子、芒果、李子、葡萄。

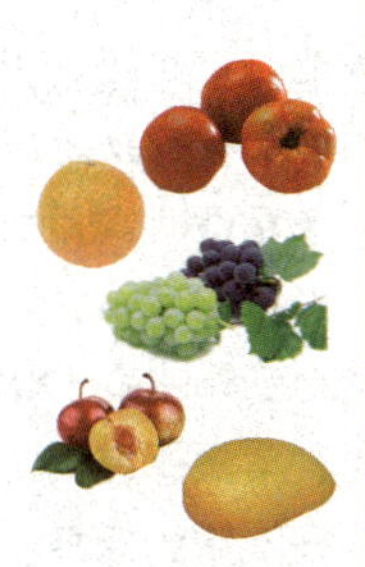

苦味

苦味食物有清热、泻火、燥湿、降气、解毒的作用。

代表食物：苦菜、苦瓜、香椿、蒲公英、槐花、淡豆豉、慈姑、荷叶、茶叶、杏仁、白果、桃仁、海藻、猪肝。

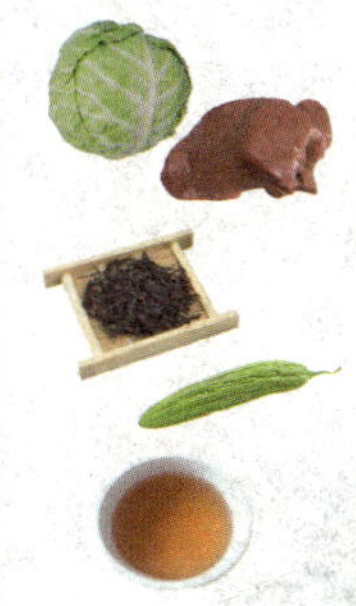

辛味

辛味食物能宣散、行气、通血脉，促进血液循环和新陈代谢。

代表食物：葱、生姜、香菜、芥菜、白萝卜、洋葱、青蒿、大蒜、芹菜、韭菜子、肉桂、花椒、辣椒、茴香、韭菜、薤白、陈皮、酒。

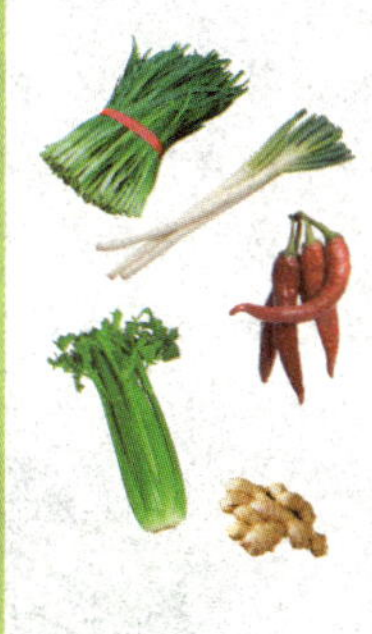

咸味

咸味食物有软坚、散结、泻下、补益阴血的作用。

代表食物：盐、大酱、苋菜、大麦、紫菜、海带、海藻、海蜇、海参、蟹、田螺、猪肉、猪心、猪血、猪蹄、猪肾、猪髓、淡菜、火腿、蛏子肉、龟肉、白鸭肉、鸽蛋。

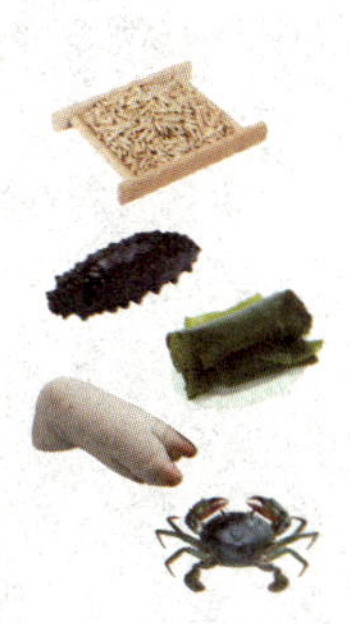

“顺四时而适寒暑”的四季食补法则

春季

春季阳气生发、草木皆荣，饮食方面要以清淡为主，适当多吃一些温补阳气的食物。要少吃酸味、多吃甘味的食物，以健脾疏肝，这样对防病保健大有裨益。

食物建议多吃时令蔬菜，如菠菜、油菜、芹菜、香菜、韭菜、豆芽等，另外，容易消化的鸡肉、鸭肉、牛肉、猪肚等，甘味的香蕉、草莓等，也适合春季食用。

夏季

夏季是一年中气温最高的季节，人体的新陈代谢十分旺盛，机体消耗增加，饮食最好以清补为主。

新鲜的肉类、海鲜、蛋奶都是夏日补充蛋白质的好食材，如牛奶、鸡蛋、鱼虾、瘦肉等都是不错的选择；另外，西瓜、桃、乌梅、草莓、番茄、黄瓜等也是不错的选择。

秋季

立秋之后，气温逐渐下降，天气由热转凉，再由凉转寒，饮食上应以润肺滋阴、养脾护胃、适当平补、增加能量为主。

秋季可多食白菜、南瓜、竹笋、莲藕、萝卜、海带等食物，水果应挑选具有润燥清火功效的葡萄、枇杷、梨、菠萝、苹果、柿子、柑橘、山楂等。

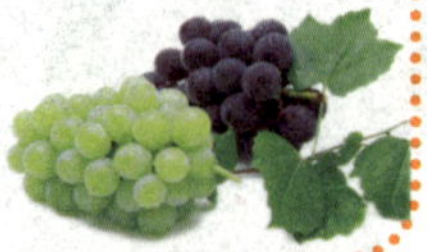

冬季

进入冬季，天气寒冷，饮食应保证热量的供给，重视滋养调理。冬季可多食用含优质蛋白质的食材，以补充足量的蛋白质，增强人体的耐寒和抗病能力；也可多摄入富含碳水化合物和脂肪的食物，以抵抗严寒。

冬季适宜食用白菜、辣椒、香菜、白萝卜、胡萝卜、油菜、葱、蒜、黄豆、豌豆等蔬菜，猪肉、鱼肉、鸡肉、龟肉、羊肉、虾肉、狗肉、蛋奶制品等也是不错的选择。

不同体质养生食材早知道

体质	特征	饮食建议
平和质	体态均匀健壮，性格开朗随和，肌肤润泽，精力充沛，对疾病抵抗能力强，对气候冷热变化能够适应，是健康体质	在饮食上要节制，不暴饮暴食，不偏食，保持膳食平衡，避免过冷、过热或不洁食物的摄入，少吃油腻、辛辣的食物
气虚质	形体消瘦或偏胖，风、冷、热都怕，体倦乏力，食欲不振，面色苍白，讲话声音低弱，容易气喘吁吁，爱出虚汗。若患病则气短懒言、咳喘无力、精神疲惫或腰膝酸软、情绪不稳定等	多吃益气健脾的食物，如粳米、糯米、小米、黄米、大麦、山药、红薯、燕麦、土豆、胡萝卜、香菇、豆腐、鸡肉、鹅肉、兔肉、鹌鹑、牛肉、狗肉、青鱼、鲢鱼、黄鱼等
阳虚质	形体白胖或面色淡白无华，平素怕寒喜暖，手脚发凉，腹部、腰部、膝关节怕冷，不耐寒，睡眠较多，四肢倦怠，咳喘心悸	多食温和补阳的食物，如羊肉、猪肉、鸡肉、狗肉、带鱼、虾、核桃、栗子等，少吃西瓜、梨等寒凉性的食物
阴虚质	手脚心发热，皮肤干燥，眼睛干涩，形体消瘦，面色红，口燥咽干，心中易烦，性情较急躁，经常大便干结，容易失眠，不耐春夏，多喜冷饮	适合吃滋阴清热、甘凉润燥的清淡食物，远离肥腻厚味、燥热之品。可多吃芝麻、糯米、绿豆、乌贼、龟、鳖、海参、鲍鱼、螃蟹、牡蛎、蛤蜊、鸭肉、猪皮、豆腐、牛奶、甘蔗等食物，少吃辛辣之品
痰湿质	形体肥胖，嗜食肥甘，面部皮肤多油脂，面色暗黄，舌苔厚，痰多，容易困倦、懒动、嗜睡，还易关节酸痛、肠胃不适，不适应潮湿的环境。若患病则咳喘痰多，或食少、恶心呕吐等	饮食要以清淡为原则，少食肥甘厚味，酒类也不宜多饮，且勿过饱。多吃蔬菜、水果，尤其是具有健脾利湿、化痰祛痰的食物，如红小豆、蚕豆、扁豆、白萝卜、荸荠、紫菜、海蜇、洋葱、枇杷、白果、薏米等
湿热质	长期饮酒容易形成此类体质，表现为偏胖，油垢满面，易生痤疮和粉刺，常感觉嘴里发干、发苦或有异味，汗出多，体味较重，对湿热天气难以适应	应该减少饮酒，适合吃寒凉、甘平的食物，如薏米、茯苓、莲子、红小豆、蚕豆、绿豆、鸭肉、鲫鱼、芹菜、莲藕、空心菜等，少食牛肉、羊肉和辛辣食物

（续表）

体质	特征	饮食建议
瘀血质	面色以及皮肤晦滞，皮肤粗糙，口唇色暗，眼眶暗黑，常有“熊猫眼”，瘦人占多数，女子多有痛经	可常食山楂、桃仁、油菜、黑豆、黄豆、香菇等能活血祛瘀的食物，多吃醋，可少量常饮黄酒、葡萄酒、白酒
气郁质	形体消瘦或偏胖，面色苍暗或萎黄，平素性情急躁易怒、易于激动，或忧郁寡欢、胸闷不舒，头痛眩晕，性格内向不稳定，敏感多疑	可少量饮酒，以活化血脉、改善情绪。多食一些能行气的食物，如高粱、蘑菇、柑橘、荞麦、白萝卜、洋葱、大蒜、苦瓜、丝瓜、刀豆等
特禀质	家族常见遗传性疾病，体质容易过敏，易患湿疹、哮喘等疾病	饮食应清淡，粗细、荤素搭配合理，少吃辣椒、荞麦、蚕豆、牛肉、鹅肉、鲤鱼、虾、蟹、茄子、油炸食品等辛辣、腥膻发物及油腻生冷食物等

外出就餐饮食养生问答

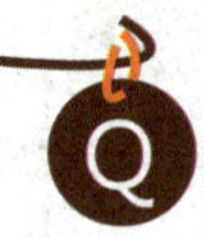

外食族餐前饮料该如何选择？

A　餐前的甜饮料，应选择低糖分、低热量的真正果汁、菜汁或豆浆。一些餐馆自制的玉米汁、南瓜汁、杂粮汁等都是不错的选择。

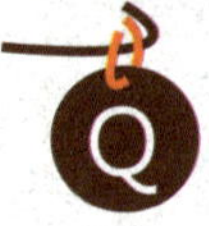

冷菜如何选择？

A　以生拌蔬菜、蘸酱蔬菜，加上淀粉类食品（如荞麦面、蕨根粉等）、根茎类食品（如藕片、山药等）和水果沙拉等素食为主，配上一两个少油脂的鱼肉类和豆制品。这样既可以保证一餐中的膳食纤维和钾、镁等元素的摄入，还能避免蛋白质的大量摄入。

如何在西餐厅选择热量低的食品？

A　去西餐厅吃饭，要懂得从菜单上判断是否为高脂肪食物。例如“焗”代表加入奶油和芝士一起烹调，“白汁”代表奶油汁，“派”则多为酥皮，比较起来，烤和熏的食物热量就低得多。

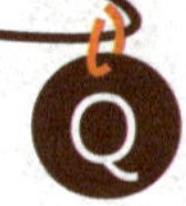

在家吃饭有什么优势？

A　在家吃饭能吃得更加健康、安全已经成为上班族的共识。在家吃饭能够有意识选择天然的食材，如蔬菜、水果的食用，适当地控制油盐的摄入。选择更为优质的食材，低脂低盐饮食既保证饭菜品质，又有助于身体健康。

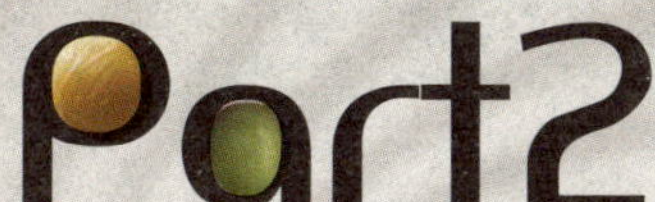

五谷杂粮篇

《黄帝内经》提出“五谷为养”的原则，强调了谷物的营养作用。谷物多来源于农作物的种子或果实，内含天然植物的精华，能够为人体提供充足的能量。对于中国人来说，主食即是谷类作物，例如我们经常食用的米饭、面条、馒头、面包等，是一日三餐的主要组成部分。

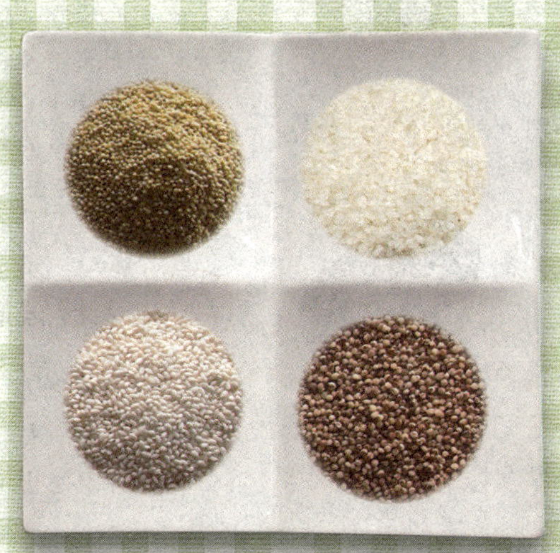

小麦

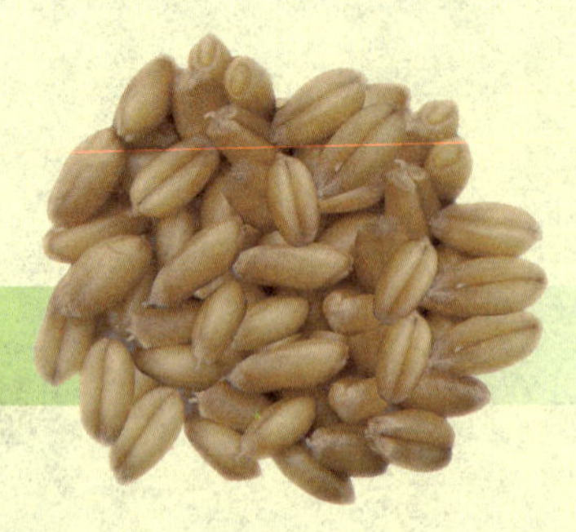

性味归经 | **性凉，味甘，入心、脾、肾经**

养生关键点

小麦除烦、止血、利小便、润肺燥，含有的维生素E具有抗氧化作用，常食小麦可以预防衰老。同时，小麦中含有的胆碱，能够增加记忆力、提高智力。

搭配宜忌

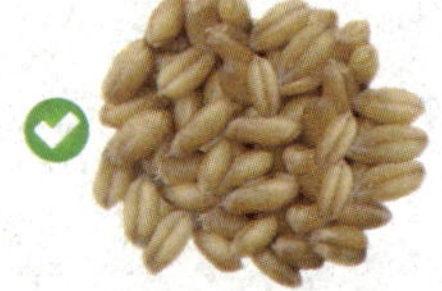

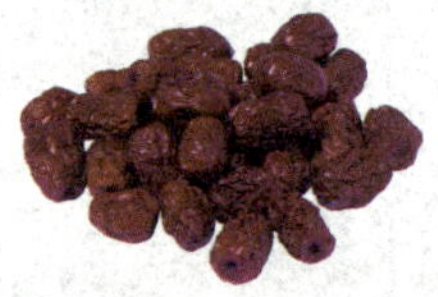

小麦＋红枣＝红枣补中益气、养血安神、增强食欲、补益脾胃，与小麦搭配，具有养胃健脾的功效。

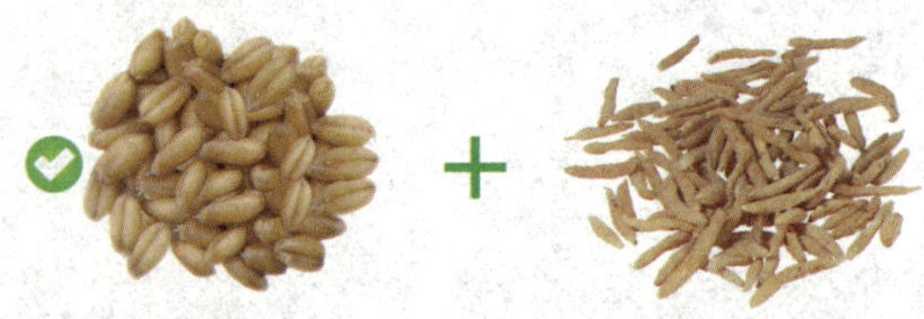

小麦＋麦冬＝小麦配以清心除烦、养阴润肺的麦冬，具有养心益肺的功效。

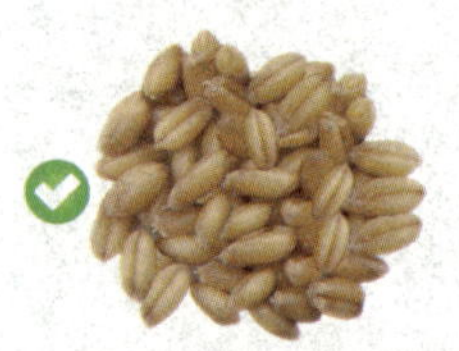

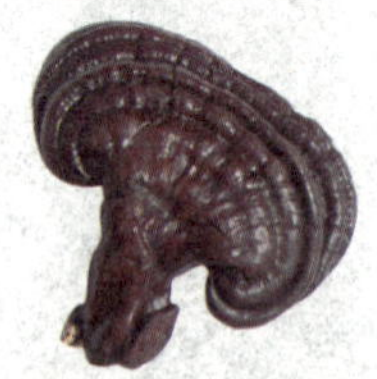

小麦＋灵芝＝灵芝补肾益精、轻身延年、镇静强心、降压、抗衰老，两者搭配，具有补气益血、养心安神的功效。

营养面面观

每100克所含营养成分

成分	含量
热量	1326千焦
蛋白质	11.9克
碳水化合物	75.2克
脂肪	1.3克

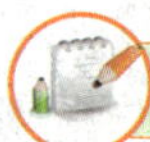

趣味小知识

小麦原产于中东新月沃土地区，是世界上最早栽培的农作物之一。小麦的食用部分是颖果，磨成面粉后可制作各种面食；发酵后可制成啤酒、酒精、伏特加等。

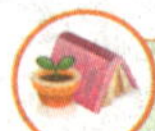

人群宜忌

一般人均可食用；尤其适宜失眠多梦、心悸不安者食用。

糖尿病患者不宜过多食用。

◆聪明选购

优质小麦粉的色泽为白中略带浅黄色，无酸、霉等异味，劣质小麦粉为或白色或青灰色。

◆聪明保鲜

应该将小麦面粉放在干燥、通风处保存，注意防潮、防虫。

◆聪明料理

小麦粉适合与大米搭配食用。不宜常食过于精细的面粉。

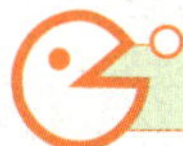

自制养生菜肴

枣泥酥圆

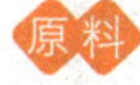

原料

枣泥250克，核桃仁、山药各50克，面粉、花生油各适量。

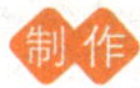

制作

1. 核桃仁炒香捣碎，山药煮熟去皮捣成泥，二者加枣泥拌制成枣泥馅。
2. 一半面粉加花生油拌制成干油酥，剩余面粉加花生油、清水揉成油面团。
3. 油面团包入干油酥，卷成筒状，切成若干面胚，擀成饼，包入枣泥馅，压成圆饼，下入热油锅用慢火炸至表面呈浅金黄色，捞出沥油。

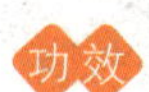

功效

口感细嫩味美，可以养胃健脾。

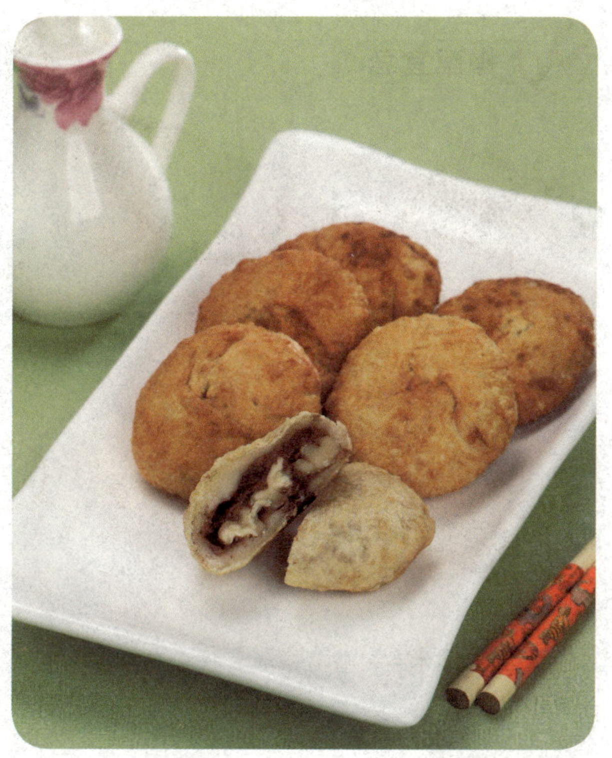

养生食疗方

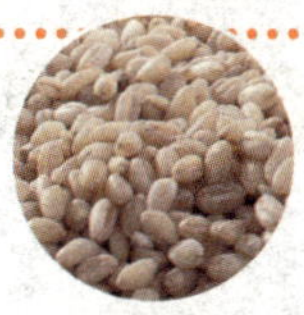

◆小麦用于消渴心烦

用小麦煮粥食用或者煮饭食用。

◆小麦粥用于失眠多梦、心悸怔忡

小麦30克，大米100克，大枣5个。将小麦、大米淘净，大枣去核。先取小麦放入锅中，加清水煮至小麦熟，去渣取汁，加入大米、大枣煮成粥，每日1剂。

大麦

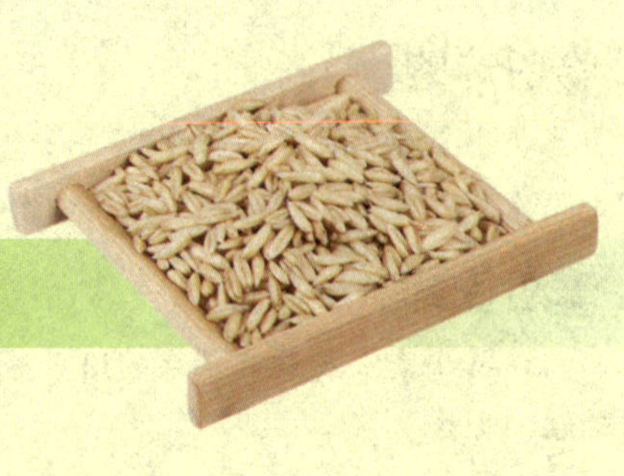

性味归经 | 性凉，味甘，归脾、胃、膀胱经

养生关键点

大麦可以滋补虚劳、强脉益肤、充实五脏、消化谷食、止泻、宽肠利水，对小便淋痛、消化不良、饱闷腹胀有一定疗效，还能够帮助降低血胆固醇，预防动脉粥样硬化。

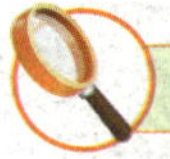

搭配宜忌

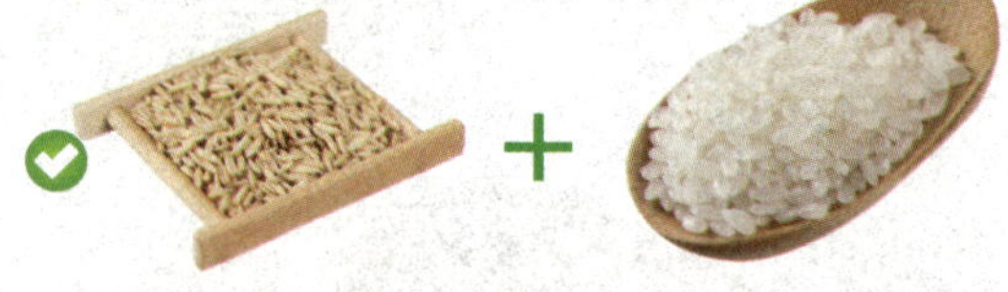

大麦＋粳米＝两者同食，具有补中益气、实五脏、厚肠胃的功效。

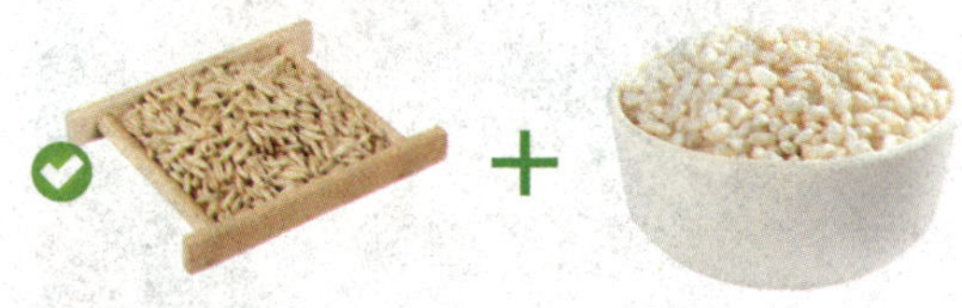

大麦＋糯米＝对脾胃虚弱、神疲乏力具有辅助食疗作用。

营养面面观

每100克所含营养成分

成分	含量
热量	1284千焦
蛋白质	10.2克
碳水化合物	73.3克
脂肪	1.4克

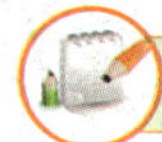

趣味小知识

大麦是我国古老粮种之一，已有几千年的种植历史。世界谷类作物中，大麦的种植总面积和总产量仅次于小麦、水稻、玉米而居第4位。大麦籽粒扁平，中间宽、两端较尖，呈纺锤形，成熟时皮大麦的籽粒与内、外稃紧密黏合，而裸大麦则易分离。

人群宜忌

一般人群均可食用，尤其适宜肝病、胃气虚弱、消化不良、食欲不振、伤食后胃满腹胀患者及妇女回乳时乳房胀痛者食用。

妇女在怀孕期间和哺乳期内忌食。

◆聪明选购

大麦以颗粒饱满、完整，色泽黄褐，有淡淡坚果香味者为质佳。

◆聪明保鲜

室温下大麦可以保存6个月，若要长期保存，要注意密封，环境要通风、阴凉、干燥。

◆聪明料理

大麦可以用作炸丸子或制作布丁和甜点；大麦也可以制作大麦茶，用热水冲泡2～3分钟就可浸出浓郁的麦香味。

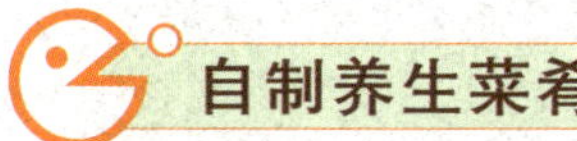

自制养生菜肴

南瓜大麦粥

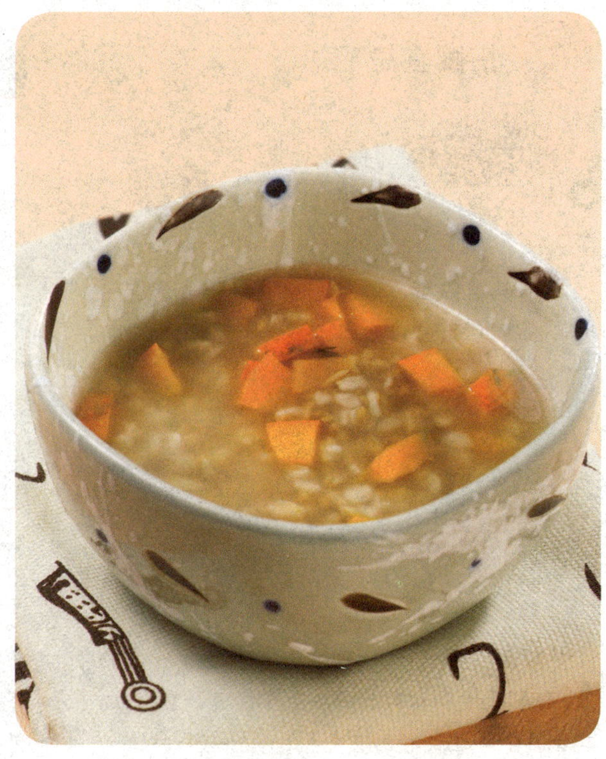

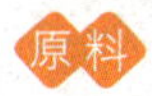

原料

南瓜200克，大麦150克，红枣、白糖各适量。

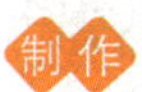

制作

1. 大麦洗净后，加温水浸泡，捞出沥干；南瓜去皮、瓤切丁，红枣洗净去核。
2. 锅中加水烧开，放入大麦煮开，加入红枣，转小火煮至大麦裂开。
3. 加入南瓜丁煮至大麦熟透，撒入白糖拌匀即可。

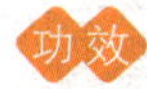

功效

南瓜香甜软糯，大麦营养丰富，十分适合高血脂的人群食用。

养生食疗方

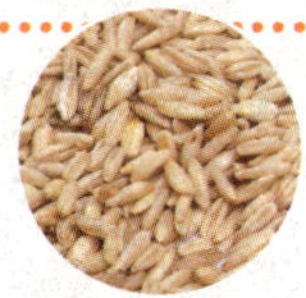

◆大麦用于水火灼伤

大麦炒黑，研末，香油调匀搽涂烫伤处。

荞麦

性味归经 | 性寒，味甘，归脾、胃、大肠经

养生关键点

荞麦含有的生物类黄酮，能够抗菌、消炎、止咳、平喘、祛痰，还可以用于肠胃积滞、胀满腹痛、湿热腹泻、痢疾或妇女带下病。

搭配宜忌

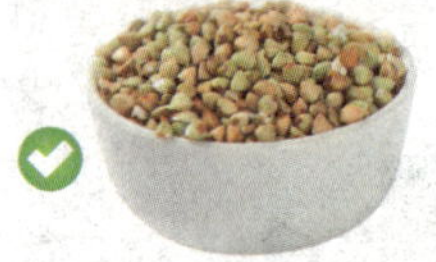

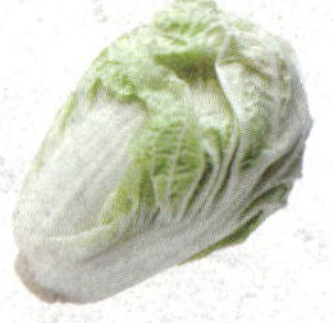

荞麦＋白菜＝荞麦搭配粗纤维丰富且清热润肠的白菜，可以起到清热及降血压的作用。

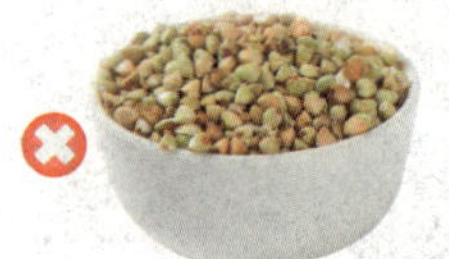

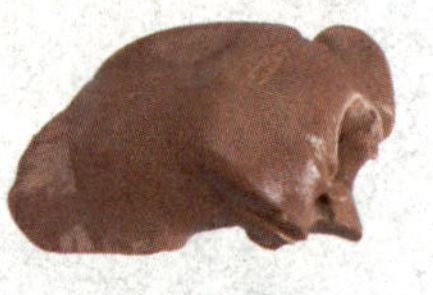

荞麦＋猪肝＝一次性食用过多荞麦会伤胃，猪肝属于高脂肪食物，食用后会加重内热，二者同食易造成消化不良。

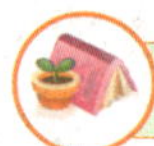

人群宜忌

特别适宜食欲不振、肠胃积滞、慢性便秘及糖尿病患者食用。

脾胃虚寒、消化不良者忌食。

体质敏感者忌食。

营养面面观

每 100 克所含营养成分

成分	含量
热量	1356 千焦
蛋白质	9.3 克
碳水化合物	73 克
脂肪	2.3 克

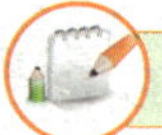

趣味小知识

彝族称荞麦为“额”，古代亦写成莜麦或乌麦，四川省习惯叫荞子，又叫“胡荞麦”。一年生草本植物，育期短，抗逆性强，极耐寒瘠，当年可多次播种，多次收获。

荞麦在中国分布甚广，南到海南岛，北至黑龙江，西至青藏高原都有分布。主要产区在西北、东北、华北以及西南一带高寒山区，尤以北方为多，分布零散，播种面积因年度气候而异，变化较大。是我国部分少数民族的主要粮食作物。

◆聪明选购

优质荞麦大小均匀、颗粒饱满、有光泽。

◆聪明保鲜

荞麦宜在干燥、通风或低温环境中储存。

◆聪明料理

荞麦面粉与面粉等谷物混合食用，既营养全面，又容易消化。

自制养生菜肴

肉块荞麦面

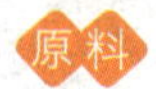

荞麦面条250克，黄瓜丝100克，猪肉、木耳各50克，葱丝、盐、味精、酱油、鲜汤、香油、色拉油各适量。

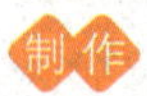

1. 猪肉洗净切小块，木耳泡发，撕小朵备用。
2. 炒锅注油烧热，下入葱丝爆香，放入猪肉炒至变色，加入黄瓜丝、木耳煸炒，撒入盐、味精，烹入酱油炒熟。
3. 面条煮熟，捞出过凉沥干，盛入鲜汤中，浇入黄瓜肉块、滴入香油即可。

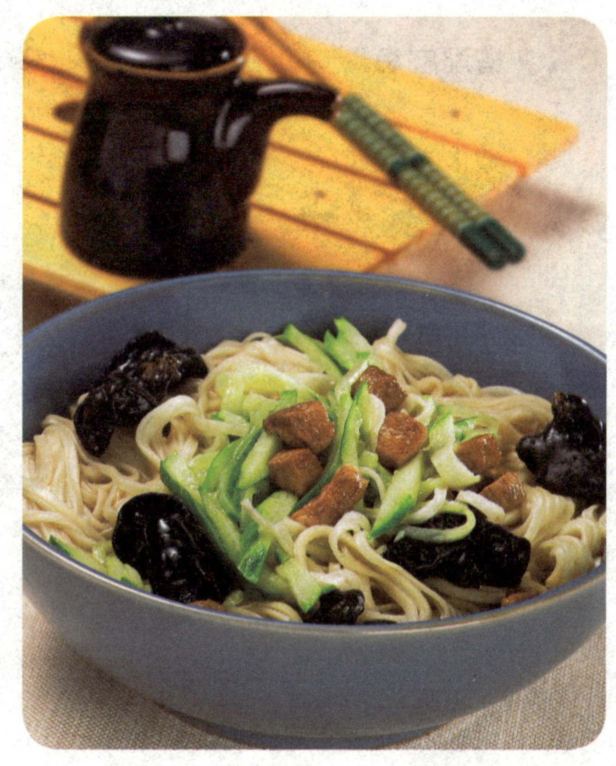

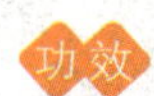

肉块荞麦面鲜香软滑，配菜使用白菜可以清热降压。

养生食疗方

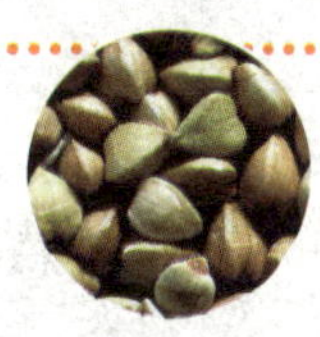

◆荞麦糊用于夏季腹痛腹泻

荞麦研细末（或荞麦面）10克，炒香，加水煮成稀糊服食。

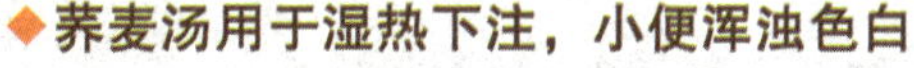

◆荞麦汤用于湿热下注，小便浑浊色白

荞麦适量，炒至微焦，研细末，水泛为丸。每次6克，温开水送服，或以荠菜煎汤送服。

燕麦

性味归经 | 性平，味甘，归肝、脾、胃经

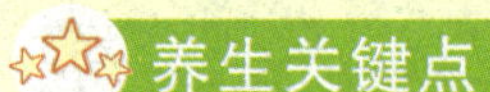

养生关键点

燕麦含有的钙、磷、铁、锌等矿物质，有预防骨质疏松、促进伤口愈合的功效，经常食用还可以改善血液循环，预防心脑血管疾病。

搭配宜忌

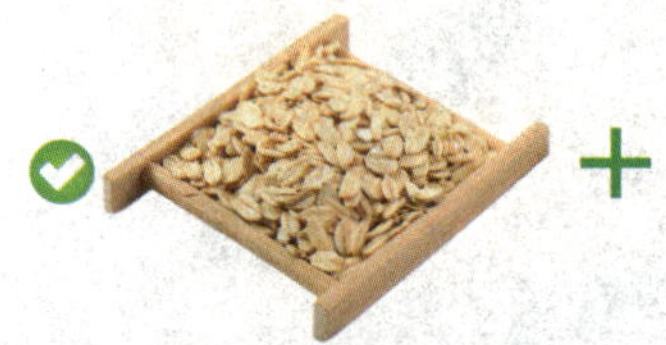
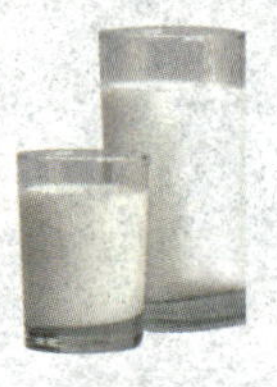

燕麦＋牛奶＝燕麦搭配上生津润肠、富含蛋白质和矿物质的牛奶，有利于蛋白质、膳食纤维、维生素及多种微量元素的吸收。

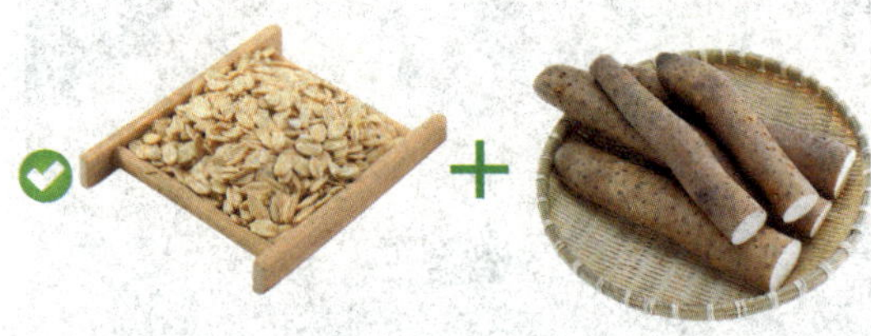

燕麦＋山药＝山药健脾胃、益肺肾、补虚羸，与燕麦搭配是糖尿病、高血压、高脂血症患者的食疗佳品。

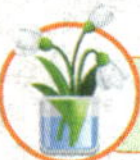

营养面面观

每 100 克所含营养成分

成分	含量
热量	1271 千焦
蛋白质	14.3 克
碳水化合物	47.9 克
脂肪	6.1 克

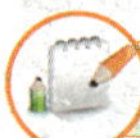

趣味小知识

燕麦在我国各地称呼不同，华北地区称裸燕麦为莜麦，西北地区称为玉麦，西南地区称为燕麦，东北地区称为铃铛麦。

燕麦喜凉爽但不耐寒，温带的北部最适宜于燕麦的种植。中国北部和西北部地区冬季气候寒冷，只能在春季播种，较南地区可以秋播，但须在夏季高温来临之前成熟。

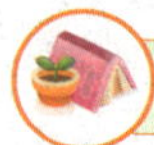

人群宜忌

适宜老人、妇女、儿童、便秘者、糖尿病患者、脂肪肝患者食用。

体质虚寒、皮肤过敏、肠道敏感者忌食。

◆聪明选购

购买时要选择能看得见燕麦片特有形状的产品，如果包装不透明，一定要选择蛋白质含量在8%以上的。

◆聪明保鲜

燕麦最好放在干燥的地方，密封储存，而且要尽快食用，以免生虫。

◆聪明料理

家中有幼儿或体弱老人的，可以把燕麦磨成粉与鸡蛋一起做成蛋羹食用，这样有利于更好地吸收二者的营养。

自制养生菜肴

牛奶麦片粥

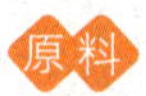

原料

燕麦片100克，白糖、牛奶、黄油各适量。

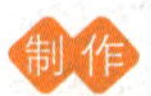

制作

1. 锅中放入燕麦片、清水烧开。
2. 加入牛奶、白糖、黄油煮至熟烂即成。

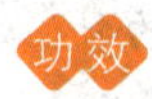

功效

此粥香浓味美，营养丰富，有利于机体更好地吸收人体所需要的各种营养。

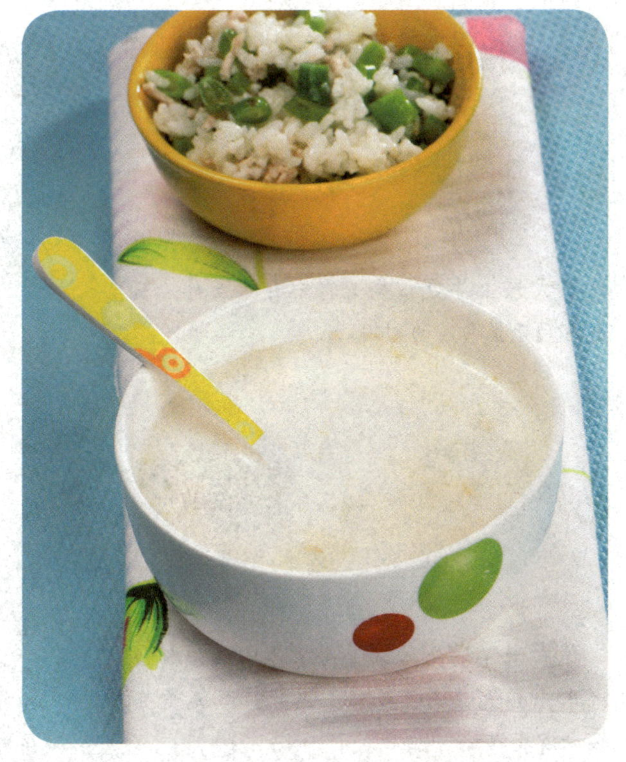

养生食疗方

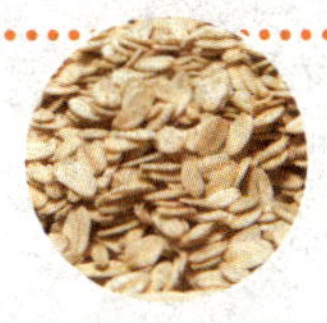

◆燕麦糊用于小儿佝偻病、汗出、夜寐易惊

燕麦150克，鸡蛋1个，白糖适量。将燕麦研细，置于锅中，加清水适量煮为粥糊，而后打入鸡蛋花，加白糖调味，煮熟服食。

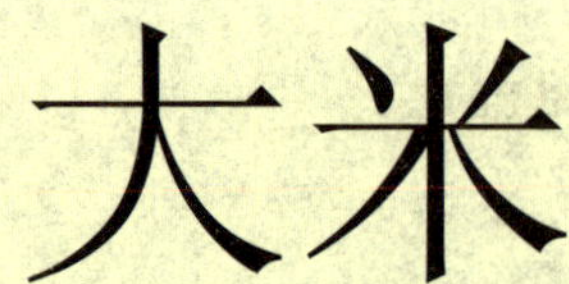

大米

性味归经 | 性平，味甘，归脾、胃、肺经

养生关键点

大米具有补中益气、健脾养胃、止渴除烦、润燥清肺、固肠止泻、和五脏、通四脉等功效，经常食用，有益身体强壮。

搭配宜忌

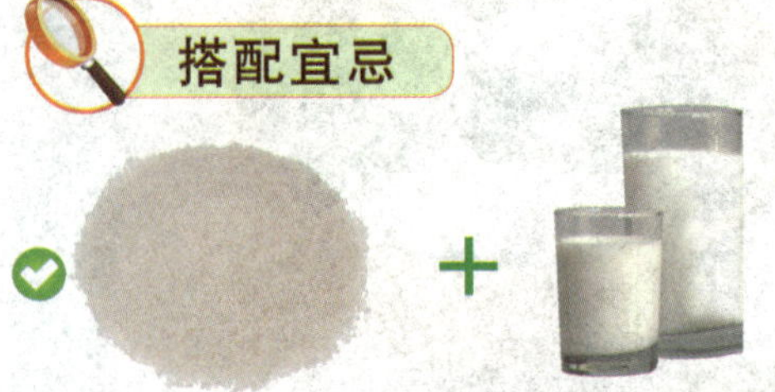

大米 + 牛奶 = 两者搭配营养互补，而且更有利于蛋白质的利用。

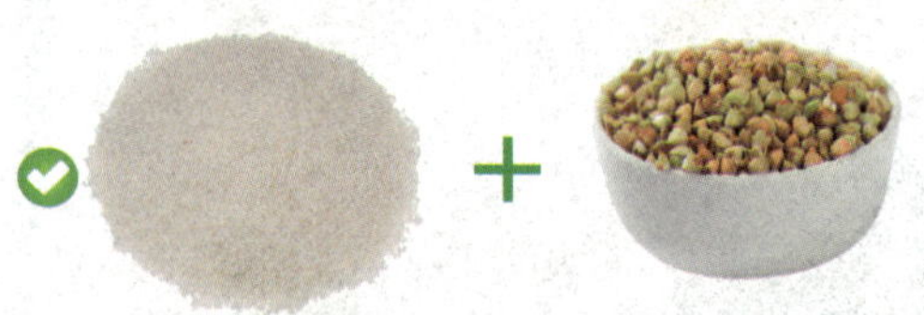

大米 + 荞麦 = 荞麦含有丰富的赖氨酸，大米中赖氨酸含量较低。因此，荞麦适宜与大米互补搭配。

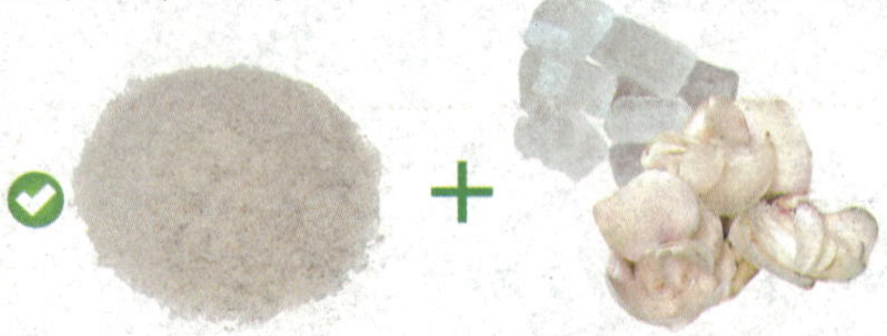

大米 + 冰糖、百合 = 冰糖与百合都是清热养阴的佳品，与大米搭配，能起到很好的润肺止咳、滋阴润燥的功效。

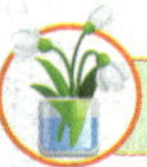

营养面面观

每 100 克所含营养成分

成分	含量
热量	1448 千焦
蛋白质	7.4 克
碳水化合物	77.9 克
脂肪	0.8 克

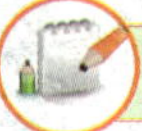

趣味小知识

大米是禾本科草本植物粳稻的种子，是稻米中谷粒较短圆、黏性较强的品种。我国各地均有栽培，有早、中、晚三收之分，即分别在每年六七月份、八九月份或十月份采收成熟果实。早在几千年前，我国长江中下游的原始居民已经完全掌握了水稻的种植技术。

人群宜忌

一般人群皆可食用。

大米煮成米粥，易于消化吸收，尤其适宜高热、久病初愈者、妇女产后、老年人、婴幼儿等人群食用。

◆聪明选购

优质新米洁白，略呈透明，富有光泽；若米粒颜色泛青，米灰较重，碎米掺杂，则说明质量较差或存放时间较长。

◆聪明保鲜

储放在干燥、密封的容器内，并放在阴凉处。一次不宜储存过多，以免发霉或受虫蛀。

◆聪明料理

做米饭时一定要蒸，不要捞，因为捞饭会损失掉大量维生素；制作大米粥时不要加碱，因为碱能破坏大米中的维生素。

自制养生菜肴

牛奶杏仁粥

大米 100 克，杏仁 50 克，牛奶 200 毫升，白糖适量。

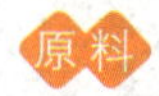

1. 杏仁去皮打成泥，大米淘洗干净。
2. 锅中添水烧开，放入大米煮沸，转小火煲成粥，加入杏仁泥、牛奶搅匀煮开，撒入白糖调味即成。

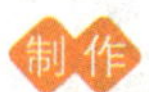

大米与牛奶搭配，滋补营养，黏稠可口。

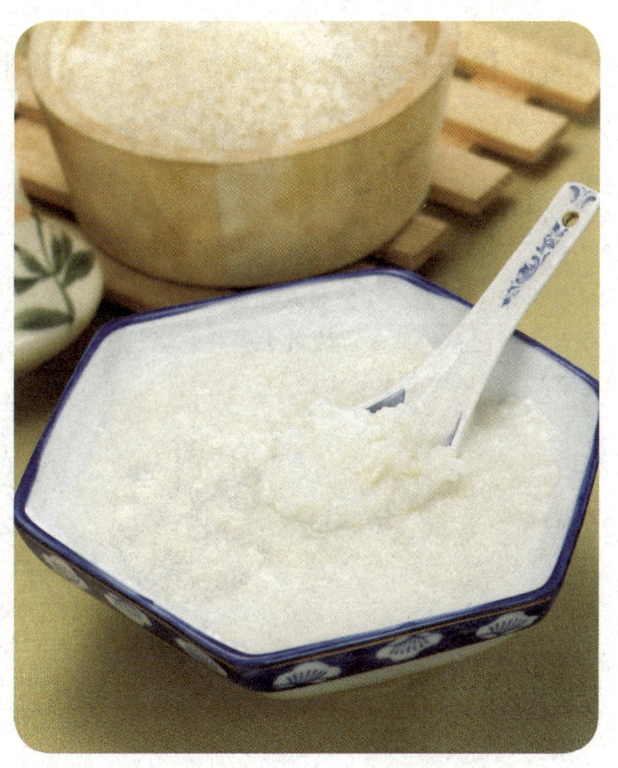

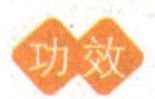

养生食疗方

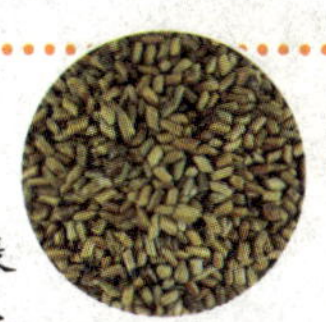

◆大米决明子粥可清肝明目、通便

大米 60 克，炒决明子 10 克，冰糖少许。先将决明子炒至表面微黄，取出待冷却后熬汁，然后用其汁和大米同煮粥，粥熟后加入冰糖，即可食用。

小米

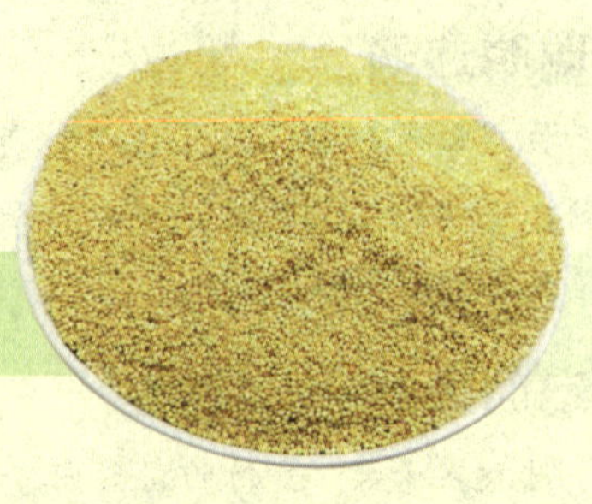

性味归经 | 性平，微寒，味甘咸，归脾、胃经

养生关键点

小米具有健脾和胃、补益虚损、和中益肾、除热解毒的功效，还可以帮助治疗脾胃虚热，反胃呕吐，消渴，泄泻等病症。

搭配宜忌

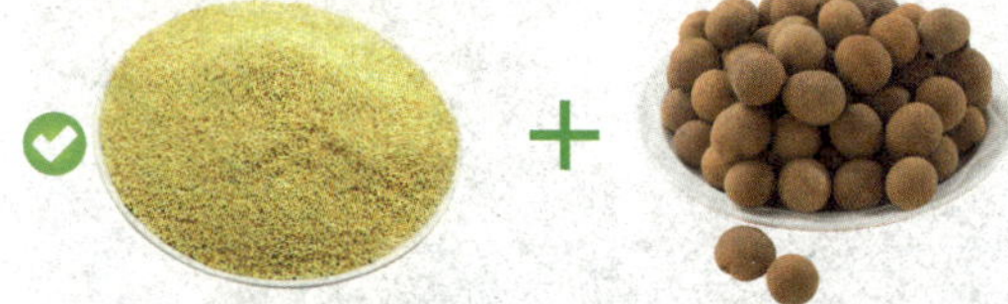

小米＋桂圆＝小米搭配桂圆、红糖，可补血养颜、安神益智，适用于心脾虚弱、气血不足、失眠健忘等病症。

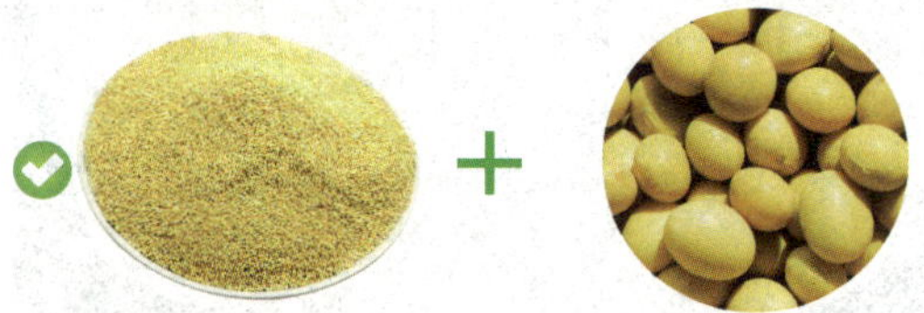

小米＋大豆＝大豆富含赖氨酸，而小米缺乏赖氨酸，二者搭配有很好的互补功效。

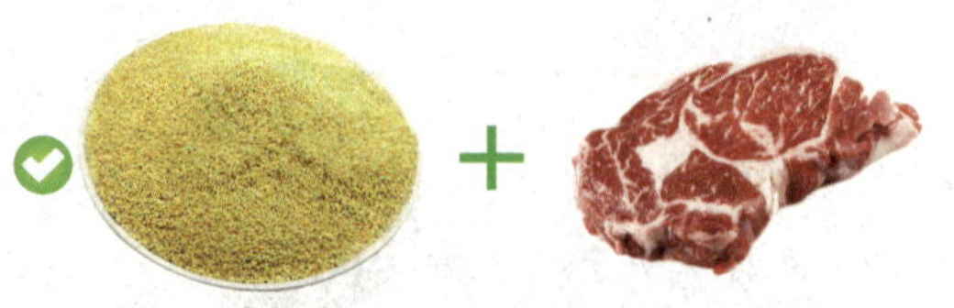

小米＋肉类＝小米宜与肉类食物混合食用，这是由于小米所含的氨基酸中缺乏赖氨酸，而肉类富含赖氨酸，可以弥补小米的不足。

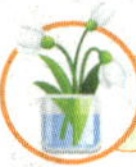

营养面面观

每100克所含营养成分

成分	含量
热量	1498 千焦
蛋白质	9.0 克
碳水化合物	75.1 克
脂肪	3.1 克

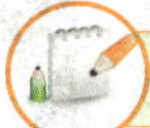

趣味小知识

小米原产于我国北方黄河流域，在古代是主要的粮食作物，其品种繁多，俗称“粟有五彩”，有白、红、黄、黑、橙、紫各种颜色的小米，也有黏性小米。小米中蛋白质的质量优于小麦、稻米和玉米，但是赖氨酸含量较低。

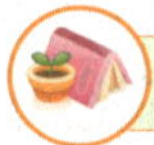

人群宜忌

一般人群均可食用，尤其适宜老人、病人、产妇食用，也适用于神经衰弱、睡眠不佳、脾胃虚热、反胃呕吐、泄泻等病症。

气滞、身体虚寒、小便清长者宜少食小米。

◆聪明选购

正常的小米米粒大小均匀，颜色呈乳白色、黄色或金黄色，有光泽，很少有碎米、杂质。

◆聪明保鲜

密封，置于阴凉干燥处保存，也可放入冰箱保存。

◆聪明料理

小米可单独熬煮，亦可添加大枣、红豆、红薯、莲子、百合等，熬成风味各异的营养粥。小米粥不宜煮得太稀薄，淘小米时也不要用手搓。

自制养生菜肴

六合饼

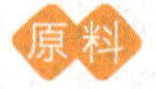

玉米面、小米面、面粉、大米面、绿豆面、黄豆面、白糖、奶粉各适量。

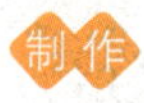

1. 用温水将6种杂面、白糖、奶粉拌在一起和匀成面浆，自然发酵。
2. 电锅烧至150℃时，把调好的面浆用小勺均匀地舀入锅中，盖上盖，烙3分钟，翻过来再烙半分钟即可。

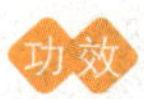

多种粗粮搭配，营养丰富。

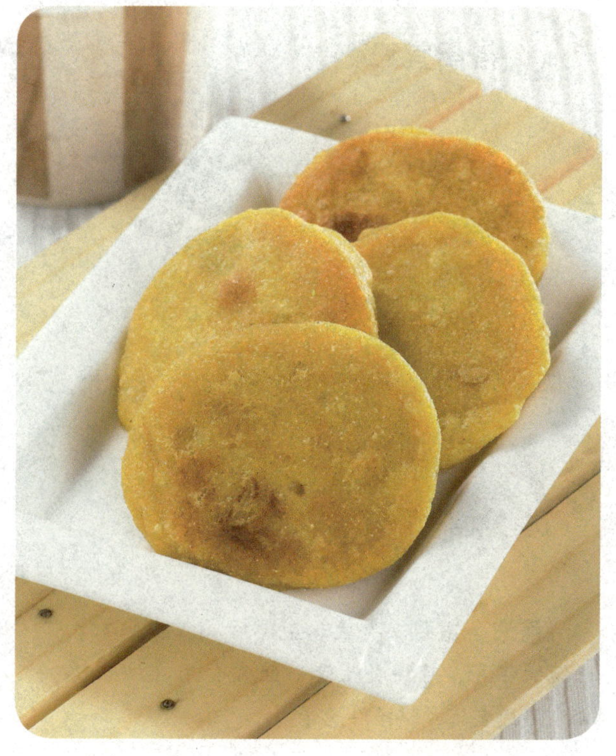

养生食疗方

◆小米枣仁糊用于失眠

小米100克，枣仁面100克，蜂蜜30克。小米煮粥候熟，入枣仁面搅匀，食时加蜂蜜，每日服2次。

◆枸杞小米粥安神补脑

小米适量，枸杞子一小把，水适量。把小米和枸杞子倒入沸水中，再次煮开以后，用小火煮30分钟，待粥黏稠即可。

薏米

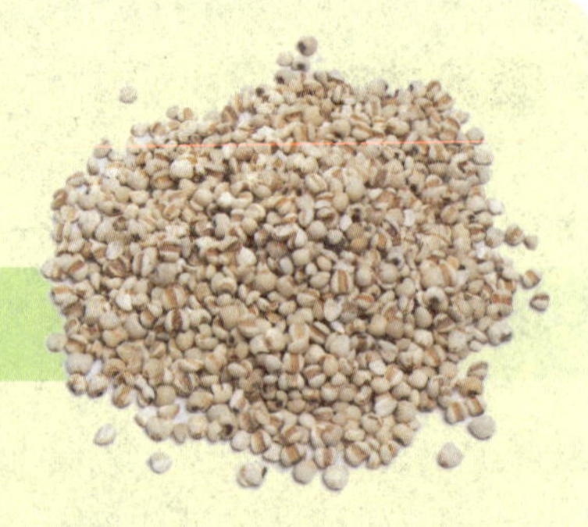

性味归经 | 性寒，味甘，归脾、肺、肾经

养生关键点

《本草纲目》中记载，薏米能“健脾益胃，补肺清热，去风胜湿，炊饭食，治冷气，煎饮，利小便热淋”，所以说薏米具有利水消肿、健脾去湿、舒筋除痹、清热排脓的功效。

搭配宜忌

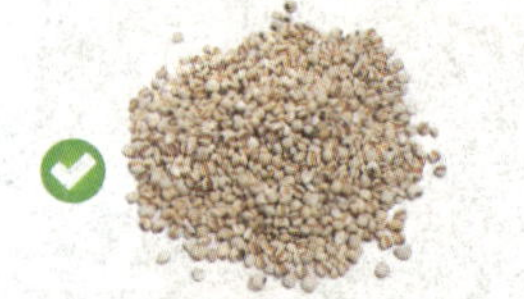

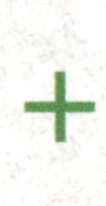

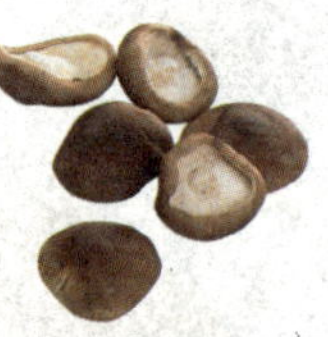

薏米 + 香菇 = 薏米搭配具有化痰理气功效的香菇，可润肺化痰，清热祛湿。

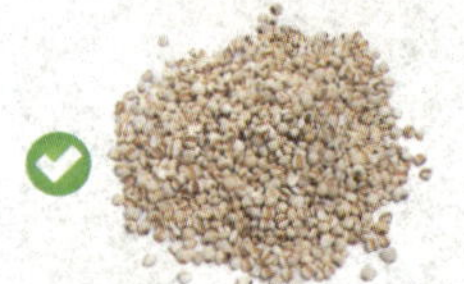

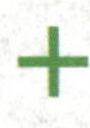

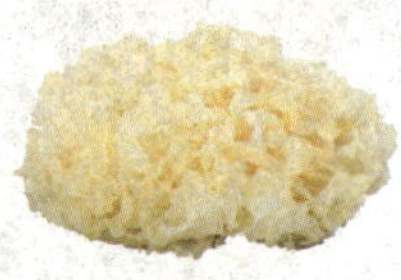

薏米 + 银耳 = 薏米搭配补脾开胃、理气清肠的银耳，可滋补生津，经常食用可辅助治疗脾胃虚弱、肺胃阴虚等。

人群宜忌

一般人皆可食用。

孕妇及津枯便秘者忌用。

滑精、小便多者不宜食用。

营养面面观

每 100 克所含营养成分

成分	含量
热量	1494 千焦
蛋白质	12.8 克
碳水化合物	71.1 克
脂肪	3.3 克

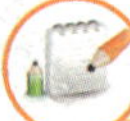

趣味小知识

薏米呈宽卵形或长椭圆形，表面乳白色，光滑，偶有残存的黄褐色种皮。背面圆凸，腹面有 1 条较宽而深的纵沟。质坚实，断面白色，粉性。气微，味微甜。

薏米的营养价值很高，被誉为“世界禾本科植物之王”，在欧洲，它被称为“生命健康之友”。古代人把薏米看做自然之珍品，常用来祭祀；现代人则把薏米视为营养丰富的盛夏消暑佳品，既可食用，又可药用。

◆**聪明选购**

粒大完整、结实，杂质及粉屑少，且带有清新气息者为质佳。

◆**聪明保鲜**

装于有盖密封容具内，置于阴凉、通风、干燥处保存。

◆**聪明料理**

薏米在煮粥之前用开水浸泡，会更容易煮熟。

自制养生菜肴

香菇薏米饭

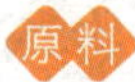

原料

大米 250 克，薏米、鲜香菇各 50 克，油豆腐 25 克，青豆、色拉油、盐各适量。

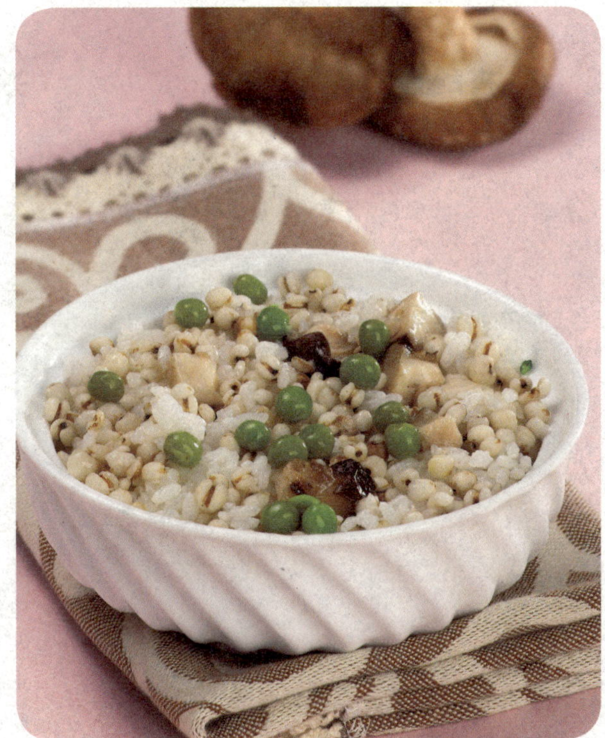

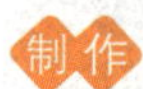

制作

1. 薏米洗净浸透；香菇泡发捞出沥干切小块，泡香菇的水留下备用；油豆腐切小块。
2. 将大米、薏米、香菇、油豆腐、适量水、色拉油、盐、青豆搅匀，上笼蒸熟即成。

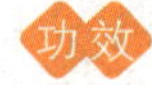

功效

薏米搭配香菇等食用，可以健脾益胃，利水祛湿。

养生食疗方

◆**麻黄薏米汁用于风湿身痛**

麻黄 90 克，杏仁 20 枚，甘草、薏米各 30 克，加水 800 毫升，煮成 400 毫升，分两次服用。

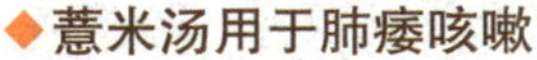

◆**薏米汤用于肺痿咳嗽**

薏米 300 克捣破，加水 600 毫升煎成 200 毫升，以酒少许送服。

糯米

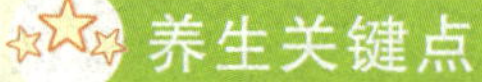

性味归经 | 性温，味甘，归脾、胃、肺经

养生关键点

糯米含有蛋白质、脂肪、糖类、钙、磷、铁、维生素 B_1、维生素 B_2、烟酸及淀粉等，营养丰富，为温补强壮食品。糯米还能温暖脾胃、补益中气，对脾胃虚寒、食欲不佳、腹胀、腹泻有一定的缓解作用。

搭配宜忌

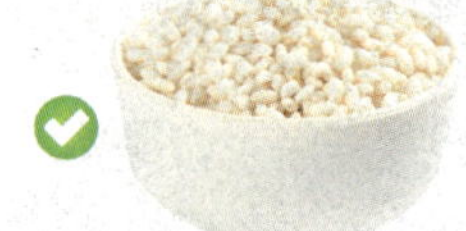
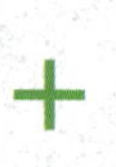
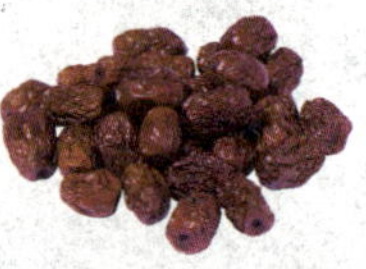

糯米 + 红枣 = 糯米搭配具有补益脾胃、滋阴养血功效的红枣，适用于体虚气弱、心悸失眠等症的调理。

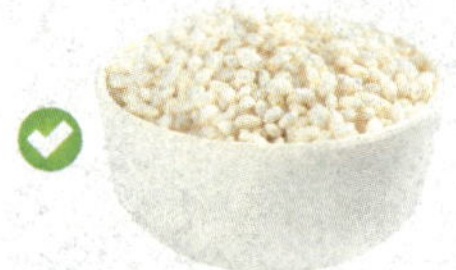
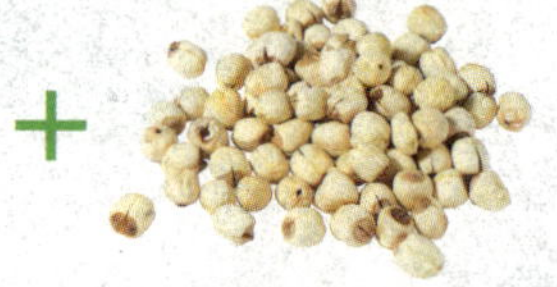

糯米 + 莲子 = 糯米搭配有益心补肾、健脾止泻功效的莲子，适用于脾胃虚弱、心肾不足人群的调理。

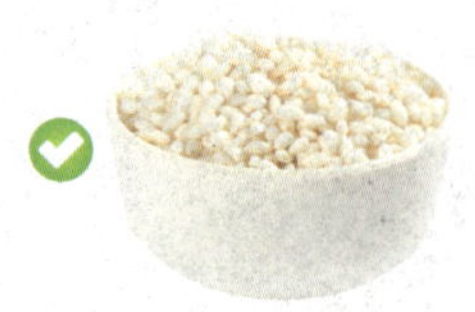
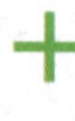
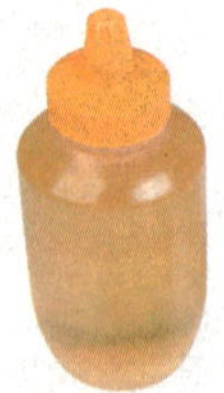

糯米 + 蜂蜜 = 糯米与蜂蜜搭配，不仅能补中益气、健脾消食，还能够起到补虚养颜的效果。

营养面面观

每 100 克所含营养成分

成分	含量
热量	1456 千焦
蛋白质	7.3 克
碳水化合物	78.3 克
脂肪	1.0 克

趣味小知识

糯米煮熟后香糯黏滑，常被用来制成风味小吃，深受大众喜爱。逢年过节很多地方都有吃糯米年糕的习俗。正月十五所吃的元宵也是由糯米粉制成的，包括现在流行的冰皮月饼也用到糯米粉。

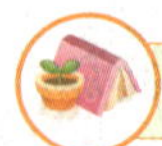

人群宜忌

一般人皆可食用。

胃肠功能障碍、糖尿病、肥胖、高脂血症、肾脏病患者尽量少吃糯米。

◆聪明选购

选购糯米时，应该选择乳白或蜡白色、不透明、长椭圆形、较细长、硬度较小的品种。

◆聪明保鲜

最好放在干燥、密封效果好的容器里，置于阴凉干燥处保存。

◆聪明料理

糯米及糯米制品不宜冷食，最好加热后食用。

自制养生菜肴

小枣粽

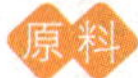

原料

糯米30克，红枣、粽叶、干净细线、白糖各适量。

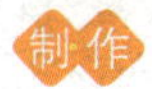

制作

1. 红枣入温水浸泡，去核；糯米淘洗干净。
2. 取粽叶3片，放入糯米，压上几颗红枣，压实包紧，用细线扎好。
3. 将粽子放入高压锅中，添适量水，煮熟即可，食用时蘸白糖。

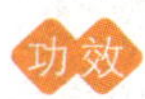

功效

为此我国传统美食，香甜可口，还可以补血养阴。

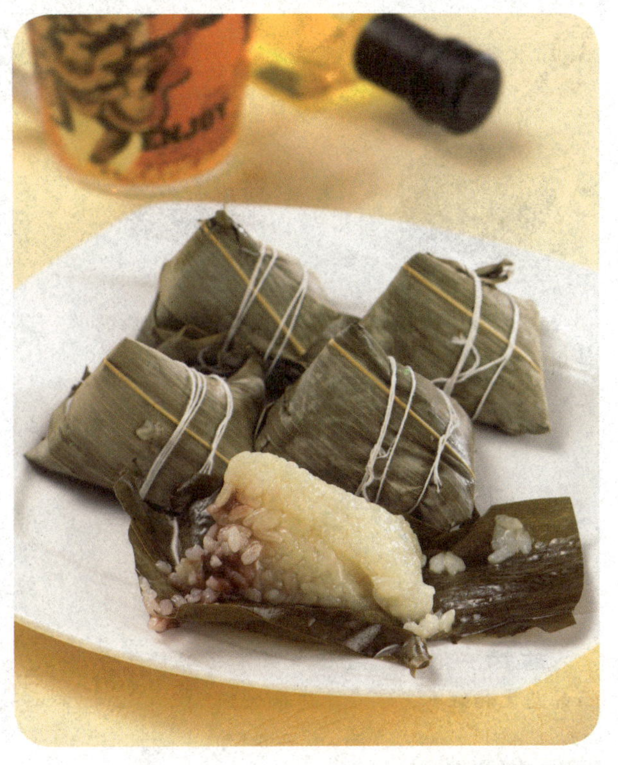

养生食疗方

◆糯米糊用于自汗不止

糯米120克，小麦麸30克。将糯米淘净，与小麦麸一同下锅炒熟、炒黄，共研细末，然后煮成糊。每次食用10克，每日3次，用猪瘦肉汤送服。

◆糯米酒鸡蛋汤用于脾胃虚寒

糯米酒30毫升，鸡蛋1个。将糯米酒倒入铁锅内，加清水适量，加热煮沸后，放入调好的鸡蛋，稍沸即成。

紫米

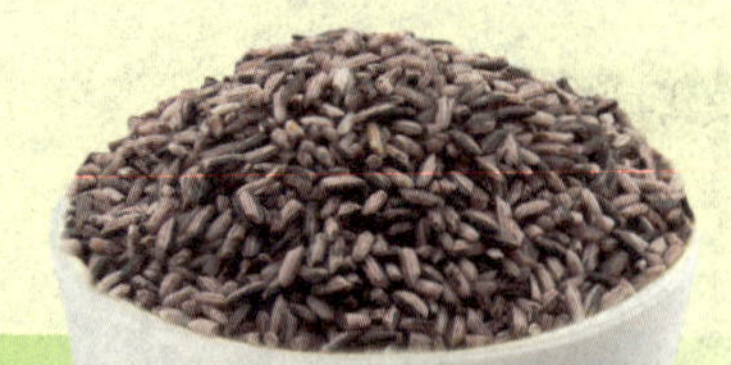

性味归经 | 性温，味甘，归脾、胃、肺经

养生关键点

紫米含有大量的天然紫米色素、多种微量元素和维生素，特别是富含铁、硒、锌、维生素 B_1、维生素 B_2 等，我国民间把紫米俗称“药米”、“月家米”，常常作为产妇和体虚衰弱人群的滋补品。

搭配宜忌

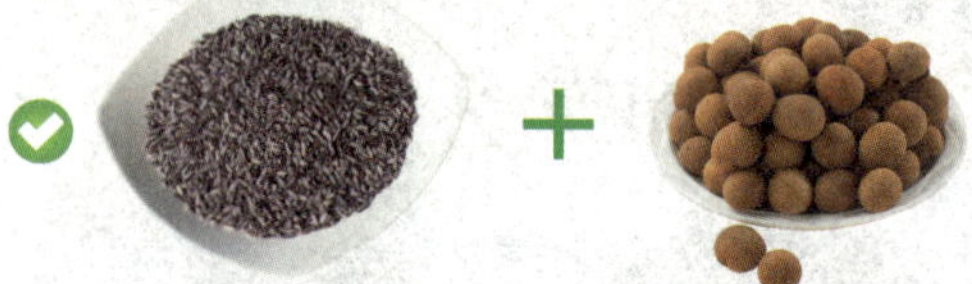

紫米＋桂圆＝紫米搭配性质温和养血的桂圆，可调经和络、养颜润色，适用于烦躁、失眠、精神不集中、多汗等症。

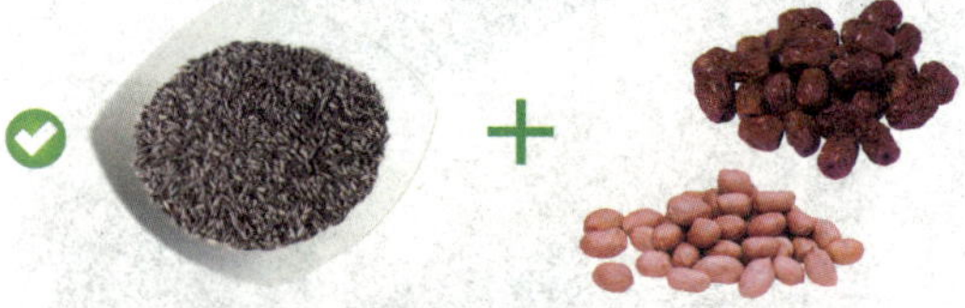

紫米＋花生、红枣＝紫米搭配补气养血的花生和红枣，可以补脾养血。

聪明选购

优质紫米米粒细长，颗粒饱满均匀，外观色泽呈紫白色或紫白色夹小紫色块；用水洗涤，水色呈黑色（实际紫色）；用手抓取易在手指中留有紫黑色；用指甲刮除米粒上的色块后米粒仍然呈紫白色。

聪明保鲜

鉴于紫米有颜色，应装在有盖的密封容具内，置于阴凉、通风、干燥处保存。

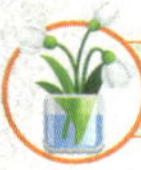

营养面面观

每 100 克所含营养成分

成分	含量
热量	1435 千焦
蛋白质	8.3 克
碳水化合物	75.1 克
脂肪	1.7 克

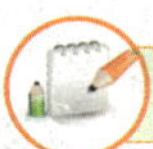

趣味小知识

紫米又叫紫红糯米、血糯米，是糯米的一种，它与普通糯米的区别是种皮有一薄层紫色物质。紫米煮饭味极香，而且又糯，民间经常作为补品食用。

人群宜忌

适合营养不良、缺铁性贫血、面色苍白、皮肤干燥以及身体瘦弱者食用。

大便秘结、患有痢疾及体热、脾胃虚弱者忌食紫米。

聪明料理

紫米富含纯天然营养色素和色氨酸，下水清洗或浸泡会出现掉色现象（营养流失），因此不宜用力搓洗，浸泡后的水随同紫米一起蒸煮食用，不要倒掉。

糙米

性味归经 | 性平，味甘，归脾、胃、肺经

养生关键点

糙米的蛋白质质量较高，氨基酸的组成比较全面，人体容易消化吸收；而且糙米含有大量的膳食纤维，可促进肠道蠕动，预防便秘和肠癌，提高人体免疫力。

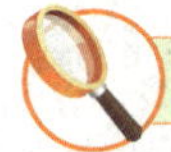

搭配宜忌

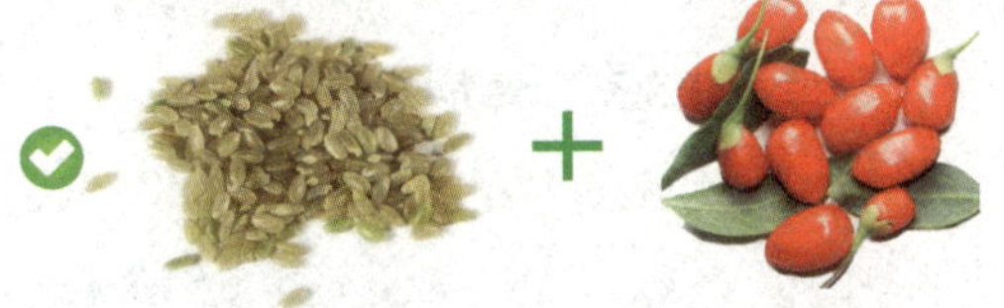

糙米＋枸杞子＝糙米搭配补肾养阴的枸杞，具有益血明目的功效。

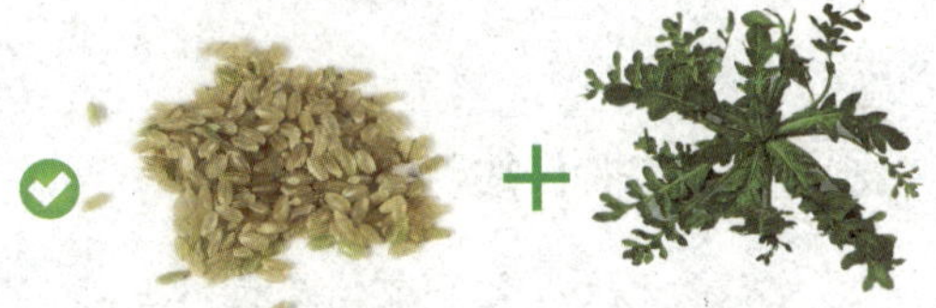

糙米＋荠菜＝糙米搭配健脾补虚的荠菜，有很好的明目滋阴、止血利尿功效。

聪明选购

质量好的糙米表面呈浅黄色，胚芽保留率高，营养价值高。

聪明保鲜

糙米含有胚芽，已经开封的糙米最好是密封好后放在冰箱中储存。

营养面面观

每100克所含营养成分

成分	含量
热量	1389千焦
蛋白质	8.07克
碳水化合物	77.9克
脂肪	1.85克

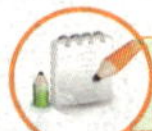

趣味小知识

糙米对于糖尿病患者和肥胖者特别有益，因为其中的碳水化合物被粗纤维组织所包裹，人体消化吸收速度较慢，因而能很好地控制血糖；同时，糙米中所含的锌、铬、锰、钒等微量元素有利于提高胰岛素的敏感性，对糖耐量受损的人很有帮助。

人群宜忌

一般人群均可食用。

尤其适于肥胖、胃肠功能障碍、贫血、便秘等人群食用。

聪明料理

糙米口感较粗，煮之前可以将它淘洗后用冷水浸泡，然后连同浸泡水一起倒入高压锅中，煮半小时以上；糙米淘洗时不要用力搓，并减少淘洗的次数，以免维生素大量流失。

黑米

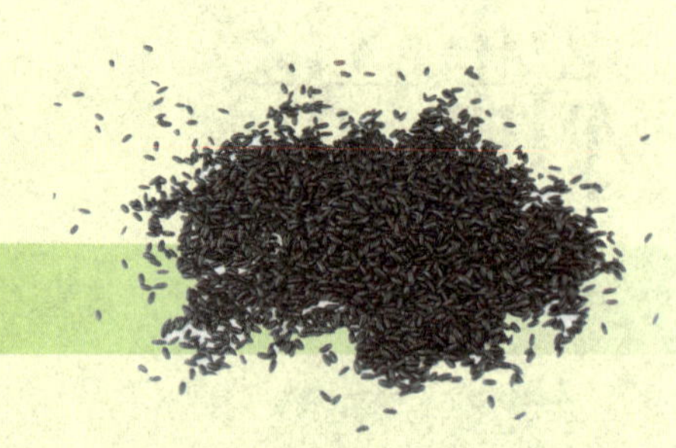

性味归经 | 性平，味甘，归脾、胃经

养生关键点

中医认为黑米能滋阴补肾、健脾养胃、益气活血、养肝明目。黑米中所含的钾、镁等矿物质还有利于控制血压，减少患心脑血管疾病的风险。

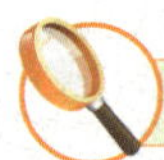

搭配宜忌

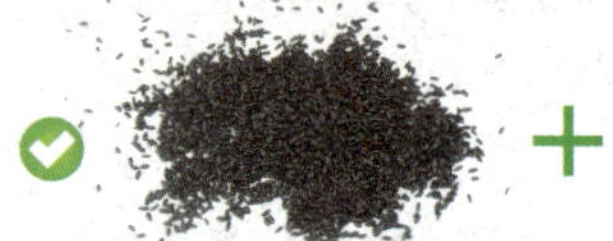

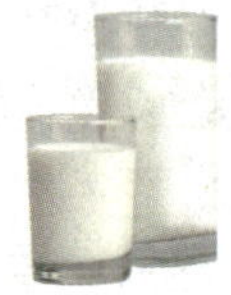

黑米＋牛奶＝黑米搭配牛奶，能起到益气养血、生津健脾的作用。

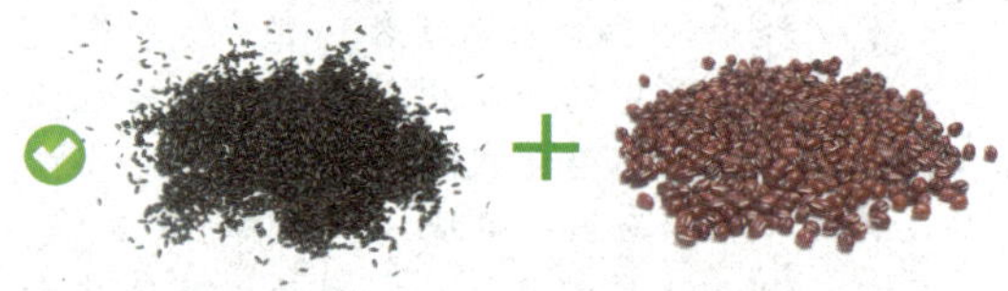

黑米＋红豆＝黑米搭配祛湿除热的红豆，有很好的滋阴补血、清热除湿效果。

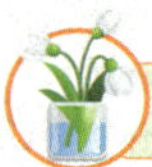

营养面面观

每100克所含营养成分

成分	含量
热量	1393千焦
蛋白质	9.4克
碳水化合物	72.2克
脂肪	2.5克

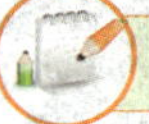

趣味小知识

黑米种植历史悠久，是我国古老而名贵的水稻品种。相传距今2000多年前的汉武帝时便有种植，并被用作皇家供品，因而有“贡米”之称。

人群宜忌

黑米适宜产后血虚、病后体虚、贫血或肾虚以及年少须发早白者食用。

脾胃虚弱的小儿和老年人不宜过多食用黑米。

◆聪明选购

优质黑米有光泽，米粒大小均匀，很少有碎米，无虫，不含杂质；劣质黑米的色泽暗淡，米粒大小不匀，饱满度差，碎米多，有虫，有结块等。

◆聪明保鲜

黑米需要放在干燥的容器中密封保存，并且应做好防虫、防潮工作。

◆聪明料理

黑米多半在脱壳之后以糙米的形式直接食用，这种口感较粗的黑米适合用来煮粥。泡米用的水要与米同煮，以保存其中的营养成分。

自制养生菜肴

红枣糯米粥

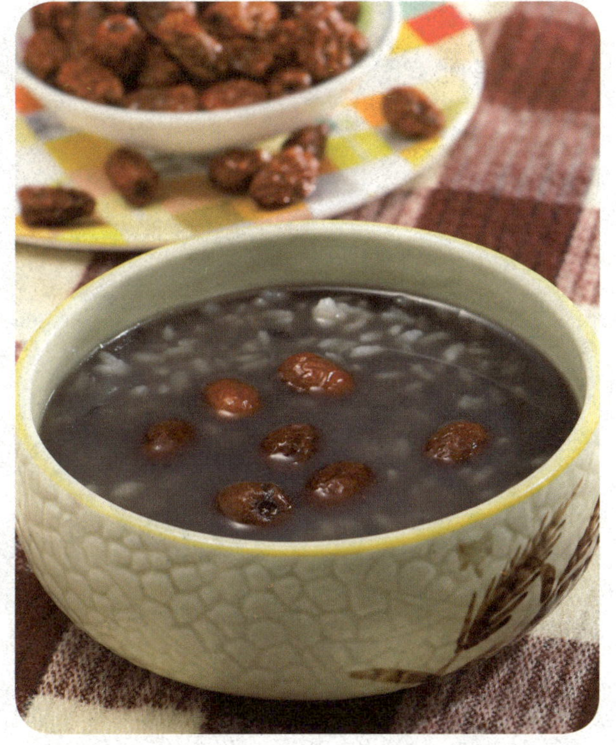

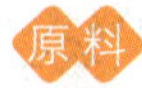

粳米100克，黑米、红枣、当归、元胡、冰糖各适量。

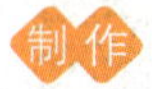

1. 糯米、黑米洗净，加冷水浸泡30分钟，捞出沥干；元胡以小布袋包好；当归、红枣洗净。
2. 锅中添入适量水，放入黑米、糯米、当归、元胡袋用旺火烧沸，转小火熬煮成粥，加入红枣略煮。
3. 撒入冰糖调味即可。

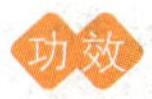

甜糯可口，滋补养颜。

养生食疗方

◆莲子黑米粥延年益寿

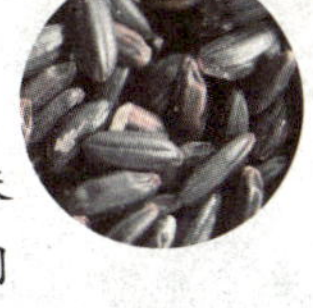

黑米200克，冰糖50克，莲子20克。将莲子去心，与黑米一起用清水淘洗干净，放入锅内，加水适量，用武火煮沸后再用小火慢炖30分钟左右，加冰糖调味，再煮10分钟即可食用。

玉米

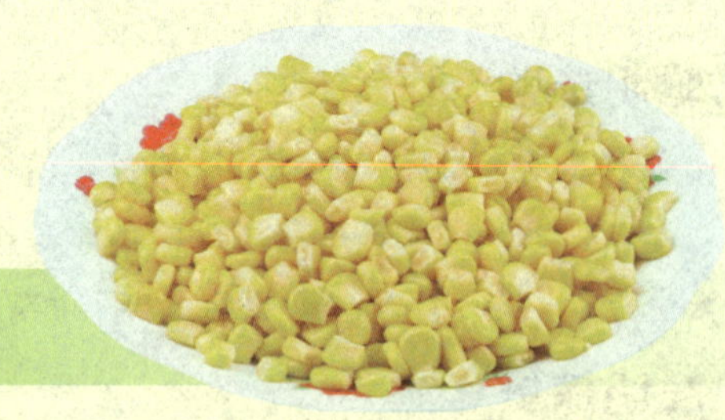

性味归经 | 性平，味甘，归胃、膀胱经

养生关键点

玉米中膳食纤维非常丰富，能促进肠蠕动，缩短食物通过消化道的时间，减少有毒物质的吸收和致癌物质对结肠的刺激，降低便秘与结肠癌的发生率。另外，玉米中含有亚油酸和维生素 E，能降低胆固醇，减少动脉硬化。

搭配宜忌

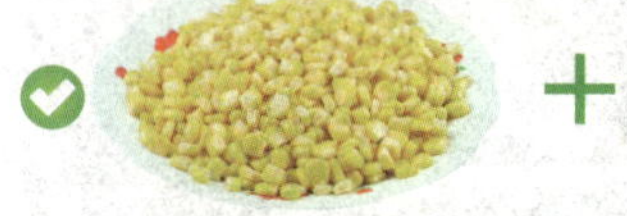

玉米＋菜花＝菜花搭配玉米，具有益胃健脾、补虚的作用，也可以润肤、延缓衰老。

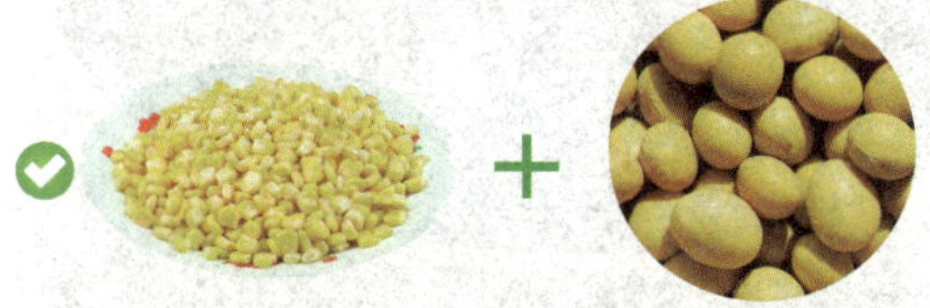

玉米＋大豆＝玉米中缺乏色氨酸和赖氨酸，若把玉米、大豆搭配食用，其营养成分得以互补，可大大提高食物的营养价值。

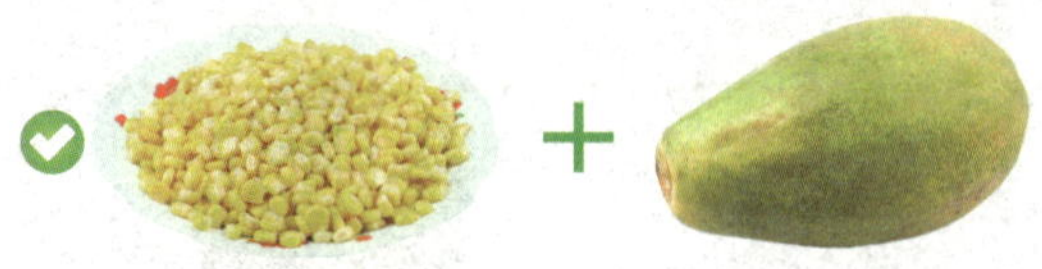

玉米＋木瓜＝玉米本身就有利胆、降压的作用，木瓜又能助消化、清肠胃、抗癌、防衰老、降血压，二者搭配食用可预防慢性肾炎和冠心病。

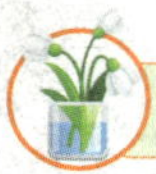

营养面面观

每 100 克所含营养成分

成分	含量
热量	1402 千焦
蛋白质	8.7 克
碳水化合物	73 克
脂肪	3.8 克

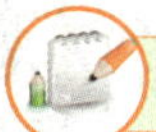

趣味小知识

玉米又名苞芦、玉蜀黍、大蜀黍、棒子、苞米、苞谷、玉菱、玉麦、稀麦、玉豆、芦黍、珍珠米、红颜麦、薏米包，粤语称为粟米，上海话和台湾话称作番麦，安徽庐江方言为六谷子，豫北叫玉茭草、玉茭。

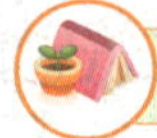

人群宜忌

一般人皆可食用。

尤其适宜高血压、肠炎、冠心病等患者食用。

患有干燥综合征、糖尿病、更年期综合征者少食。

◆聪明选购

购买生玉米时，以挑选七八成熟的为好。太嫩的水分太多；太老，则其中的淀粉蛋白质少，口味也欠佳。

◆聪明保鲜

生的玉米不用单独分个保存，直接放入大保鲜袋，放在冷冻室里保存。拿出来无需解冻，直接放在水里煮即可。

◆聪明料理

玉米洗净煮食时最好连汤也喝，若连同玉米须和两层绿叶同煮，则降压等保健效果更为显著。玉米发霉后会产生致癌物，所以发霉的玉米绝对不能食用。

自制养生菜肴

玉米面饼子

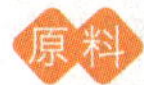

玉米面400克，黄豆粉200克，发酵粉、花生油各适量。

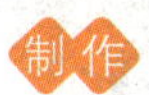

1. 将玉米面、黄豆粉加温水、发酵粉和成面团，稍饧，将面团分成若干剂子，制成饼子形。
2. 高压锅锅底抹匀花生油烧热，摆入饼子，盖盖，加上高压阀，煮3分钟开锅，在饼空隙处倒入沸水至饼子的一半，盖盖，加阀，煮至听不到锅内的响声取下阀改用小火，待水汽放完后即可。

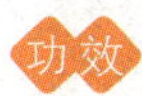

松软香甜，脆而不硬，常食可以强壮身体。

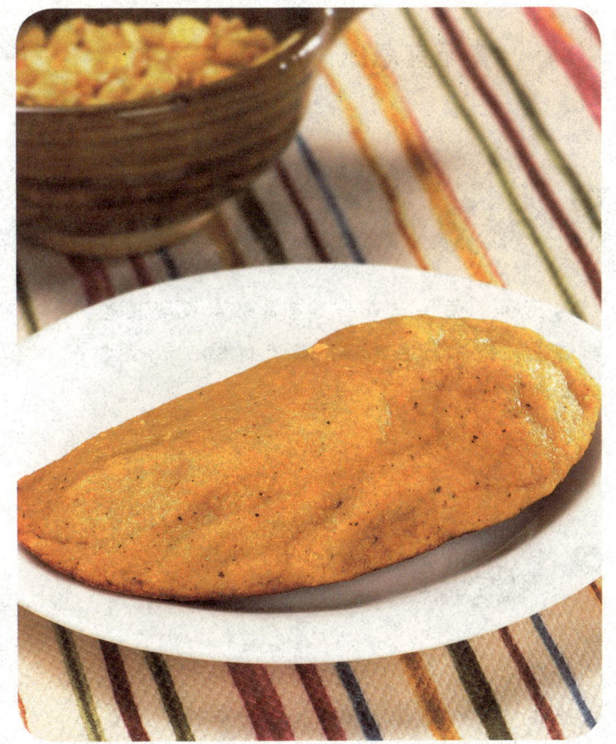

养生食疗方

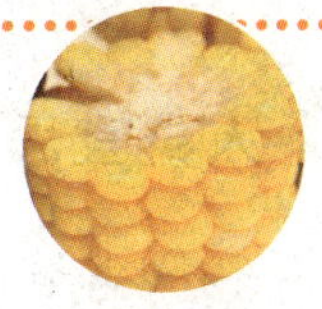

◆玉米须茶可以利湿消肿

玉米须适量，以开水冲沏，代茶饮，每日2次。

◆煎玉米嫩衣固神安胎

玉米嫩衣（即紧贴米粒之嫩皮）适量。习惯性流产的患者怀孕后每天以1根玉米嫩衣煎汤，代茶饮，饮到上次流产期则用量加倍，一直服至分娩为止。

芡实

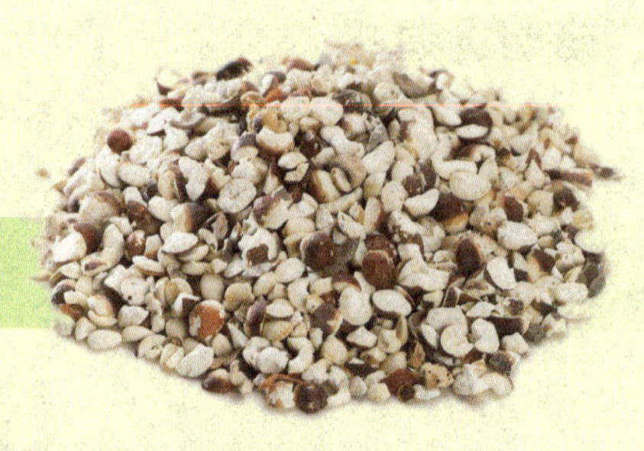

性味归经 | 性平，味甘涩，归脾、肾经

养生关键点

芡实补中益气，为滋养强壮性食物，适用于慢性泄泻和小便频数、梦遗滑精、妇女带下多腰酸等，还适用于小儿遗尿、老年人小便频数。

搭配宜忌

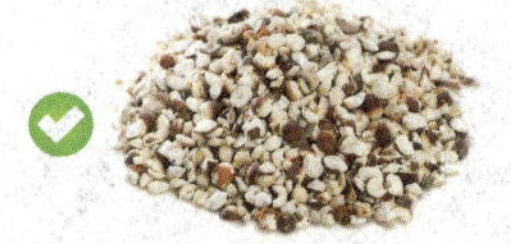

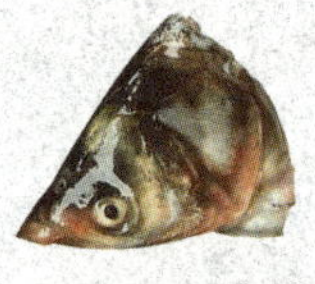

芡实＋鱼头＝鱼头具有健脑、缓解衰老的作用，搭配芡实食用，具有健脑、治疗神经衰弱的功效。

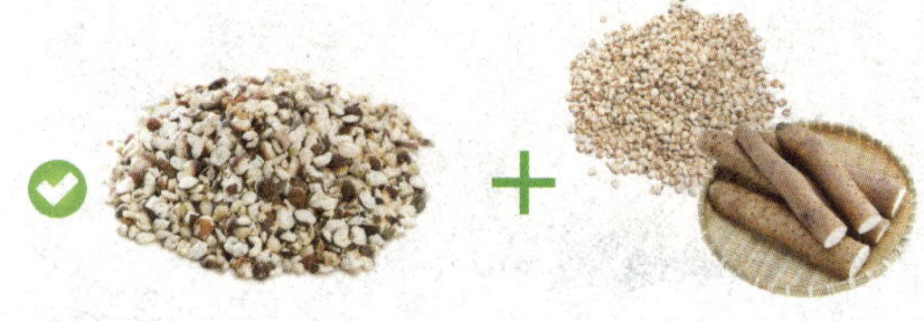

芡实＋薏米、山药＝薏米、山药是滋补的佳品，搭配芡实之后，营养更全面，适合各种虚弱人群的调养。

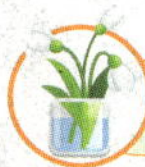

营养面面观

每 100 克所含营养成分

成分	含量
热量	1469 千焦
蛋白质	8.3 克
碳水化合物	79.6 克
脂肪	0.3 克

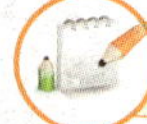

趣味小知识

芡实又叫鸡头米、鸡头苞、鸡头莲、刺莲藕、鸡头子、鸡头果、鸡头、鸡嘴莲、雁头、雁啄实。中药处方中写芡实、芡实米、鸡头米均指生芡实，为原药除净杂质碾去外壳，生用入药者。

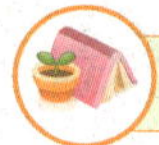

人群宜忌

芡实有补脾胃和涩精、止带、止泻的作用，适宜脾胃较弱、遗精及带下多的人群食用。凡外感前后、气郁痞胀、溺赤便秘、食不运化及新产后者皆不可食。

◆聪明选购

芡实的质地好坏首先要看外观色泽，色泽白亮、形状圆整的一般质地比较糯，外观虽白但光泽不足、色萎的质地梗性。色带黄则可能是陈货，其质地也是梗性。

◆聪明保鲜

芡实适宜置放在阴凉干燥、通风处。

◆聪明料理

吃芡实要用慢火炖煮至烂熟，细嚼慢咽，方能起到补养身体的作用，而且一次不能食用太多，以50克为宜。

自制养生菜肴

山药芡实瘦肉粥

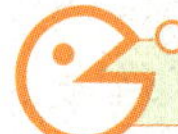

原料

粳米、山药干、猪瘦肉各100克，芡实米50克，葱花、盐各适量。

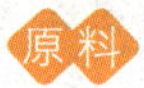

制作

1. 芡实、粳米洗净，分别加水泡软，捞出沥干；山药去皮洗净，切成丁；猪肉洗净切丁。
2. 锅内加水、粳米、芡实用旺火烧开，转小火熬煮至半熟时，加入山药丁和肉丁煮至粥成。
3. 撒入盐及葱花调味即可。

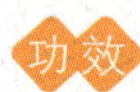

功效

微咸味浓，常食可滋补身体。

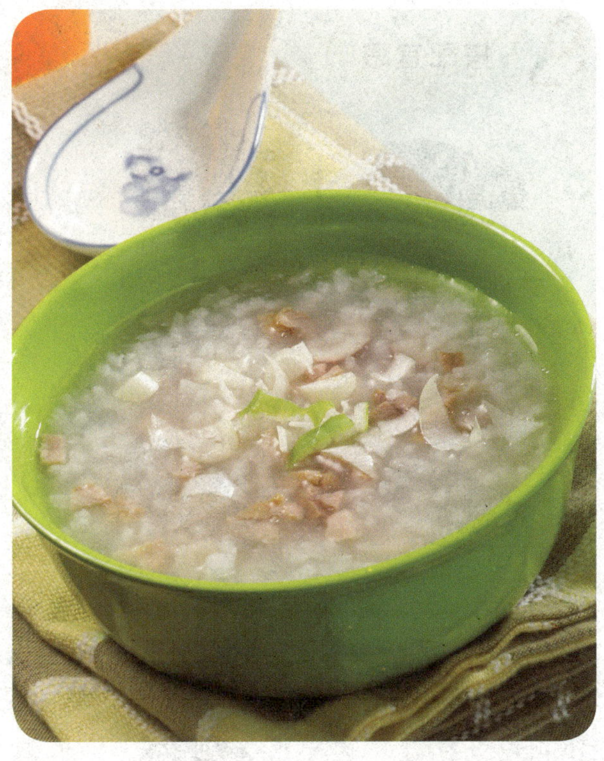

养生食疗方

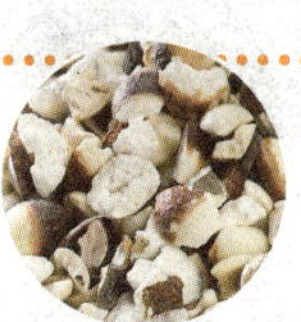

◆龙眼枣仁芡实汤可安神补心、缓解失眠

龙眼肉、炒枣仁、芡实各适量，加水煎约30分钟即可。

◆芡实八珍糕补肾固精、健脾除湿

米粉500克，芡实、山药、茯苓、白术、莲肉、薏仁、扁豆各30克，人参、清水各适量。将诸药研粉与米粉和匀，加水做成糕，蒸熟即成。

黑芝麻

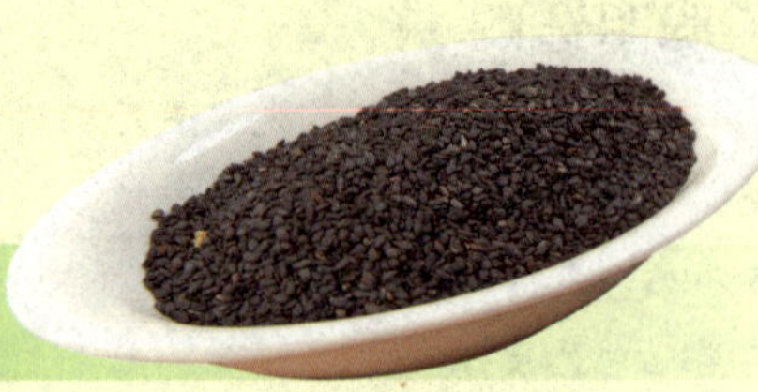

性味归经 | 性平，味甘，归肝、肾、肺经

养生关键点

芝麻是良好的滋润补养强壮剂，含维生素E、维生素B_1、亚油酸、蛋白质、芝麻多糖、钙、磷、铁等营养成分。中医认为，芝麻甘平油润，可以补肝肾、益精血、润燥滑肠。

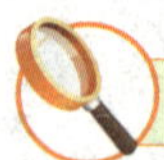

搭配宜忌

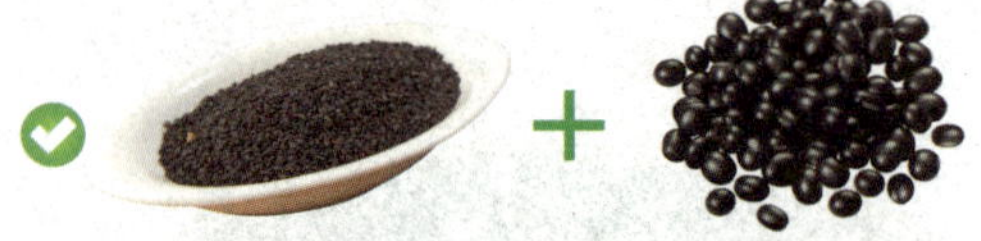

芝麻＋黑豆＝芝麻是很好的补钙来源，而黑豆是补肾佳品，二者搭配能乌发养发、补肾益气。

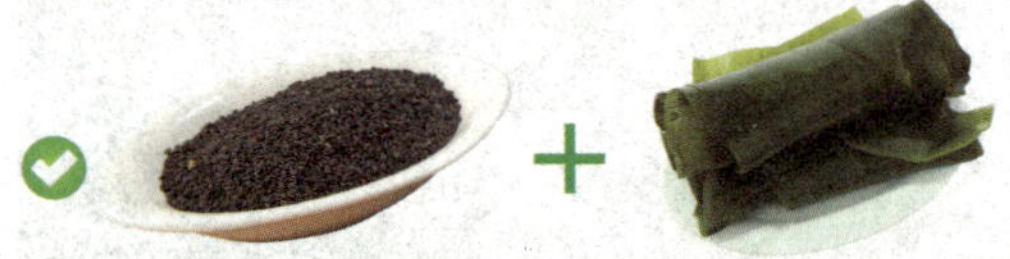

芝麻＋海带＝海带中含有丰富的碘和钙，对血液起净化作用，能促进甲状腺素的合成，与芝麻搭配食用，有美容、抗衰老的作用。

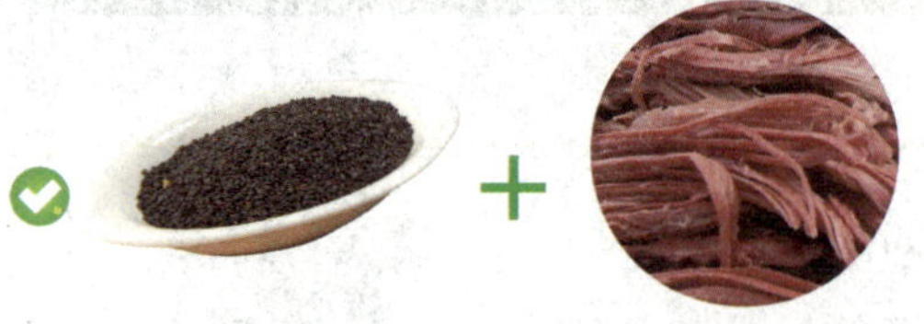

芝麻＋狗肉＝芝麻配以安五脏、暖腰膝、壮肾阳、补胃气的狗肉，则具有补益五脏、填精壮肾的功效，对五脏虚损及缺铁性贫血有辅助食疗功效。

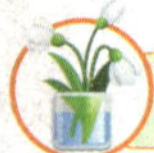

营养面面观

每100克所含营养成分

成分	含量
热量	2222千焦
蛋白质	19.1克
碳水化合物	24克
脂肪	46.1克

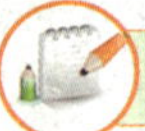

趣味小知识

芝麻相传是西汉张骞通西域时引进中国的，自古以来就被认为是长寿不老的佳品。芝麻营养丰富，因而又被称为“永葆青春的营养源”，古代养生学家陶弘景对它的评价是“八谷之中，惟此为良”。

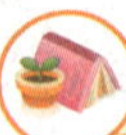

人群宜忌

一般人皆可食用。

尤其适宜肝肾不足所致的眩晕、眼花、视物不清、腰酸腿软、耳鸣耳聋、发枯发落、头发早白之人。

患有慢性肠炎、便溏腹泻者最好不要食用芝麻。

◆聪明选购

颗粒饱满、表面有光泽、大小均匀、干燥、气味香的是好芝麻。

◆聪明保鲜

黑芝麻一定要干燥密封保存，可以放在塑料瓶中密封。

◆聪明料理

整粒的芝麻应加工去掉外面稍硬的膜再吃；炒芝麻时千万不要炒煳，否则影响口感和营养。

自制养生菜肴

三黑蛋粥

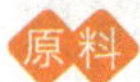

原料

黑豆 150 克，黑米 50 克，鸡蛋 2 个，黑芝麻、冰糖各适量。

制作

1. 鸡蛋煮熟去壳切小丁，黑豆、黑米、黑芝麻淘洗干净。
2. 锅内添适量水，加黑豆、黑米、黑芝麻烧开，转小火煮 35 分钟。
3. 加入冰糖、鸡蛋丁搅匀即成。

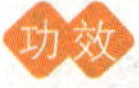

功效

黑色食品含有很多人体所需的营养。

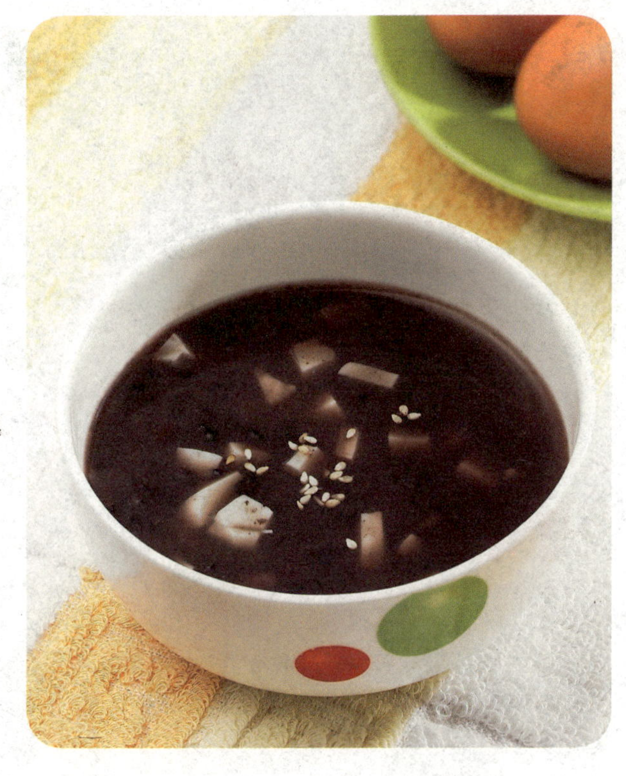

养生食疗方

◆枸杞芝麻糊乌发润肠

枸杞子 20 克，黑芝麻、籼米粉、白砂糖各 100 克。黑芝麻淘洗干净沥干，放入锅内炒香，再磨成细末。锅内添水烧开，放入黑芝麻末烧沸，再加入籼米粉，烧开后加入白砂糖，撒上枸杞子，搅匀盛碗即可。

◆芝麻酒用于风寒

芝麻适量，炒焦后趁热捣烂泡酒饮用。饮后暖卧，以出微汗为好。

花生

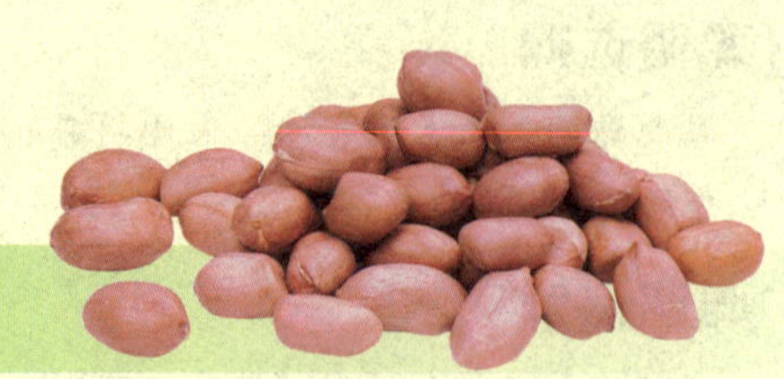

性味归经 | **性平，味甘，归脾、肺经**

养生关键点

花生富含脂肪、蛋白质、维生素 E、维生素 B_1、维生素 B_2、烟酸等营养物质，特别是含有人体必需的氨基酸，有促进脑细胞发育、增强记忆的功能。

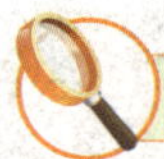

搭配宜忌

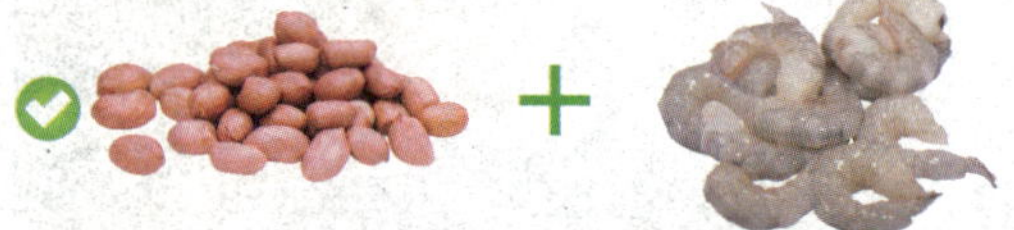

花生 + 虾仁 = 花生搭配虾仁，可以更好地促进钙质的吸收利用，强健骨骼和牙齿。

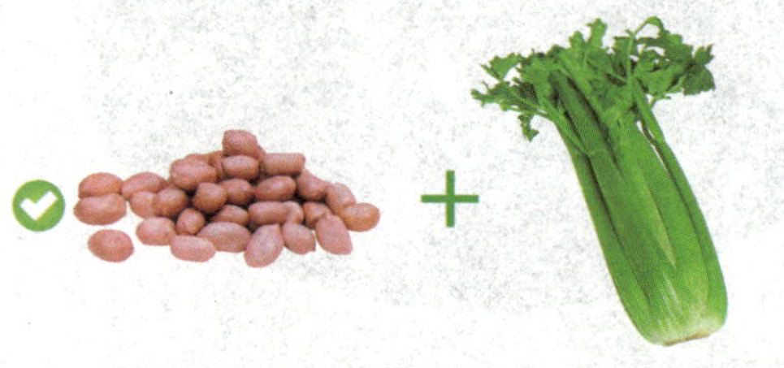

花生 + 芹菜 = 花生搭配具有清热、平肝、明目和降压作用的芹菜，可改善脑血管循环、延缓衰老。

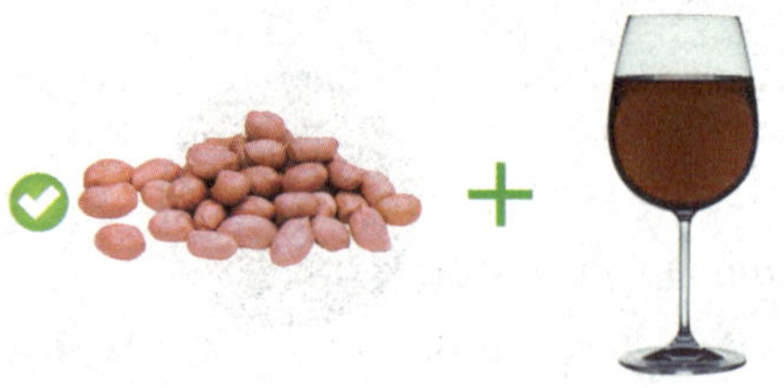

花生 + 红酒 = 花生搭配可以降血脂、软化血管的红酒，能更好地促进心脏血管畅通。

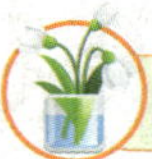

营养面面观

每 100 克所含营养成分

成分	含量
热量	2464 千焦
蛋白质	21.7 克
碳水化合物	23.8 克
脂肪	48 克

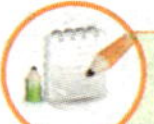

趣味小知识

花生含有大量的蛋白质和脂肪，特别是不饱和脂肪酸的含量很高，可以滋养补益，有助于延年益寿，所以民间又称“长生果”，并且和黄豆一起被誉为“植物肉”。世界上栽培花生的国家有 100 多个，亚洲最为普遍，次为非洲。

人群宜忌

一般人群均可食用。

尤其适宜营养不良、脾胃失调、咳嗽痰喘、乳汁缺少者。

患胆病、血黏度高或有血栓、体寒湿滞、内热上火者不宜食用。

聪明选购

优质花生果仁色泽均匀一致，外观饱满、形态完整、大小均匀，子叶肥厚有光泽、无杂质。

聪明保鲜

花生容易感染黄曲霉菌，存放时应尽量保持低温干燥，可放入冰箱储存。

聪明料理

新鲜花生最好连壳煮着吃，煮熟后的花生不仅容易消化吸收，而且可以充分利用花生壳和内层红衣的医疗保健作用，花生霉变后含有大量致癌物质黄曲霉素，所以霉变的花生千万不能吃。

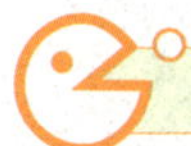

自制养生菜肴

花生米炒虾仁

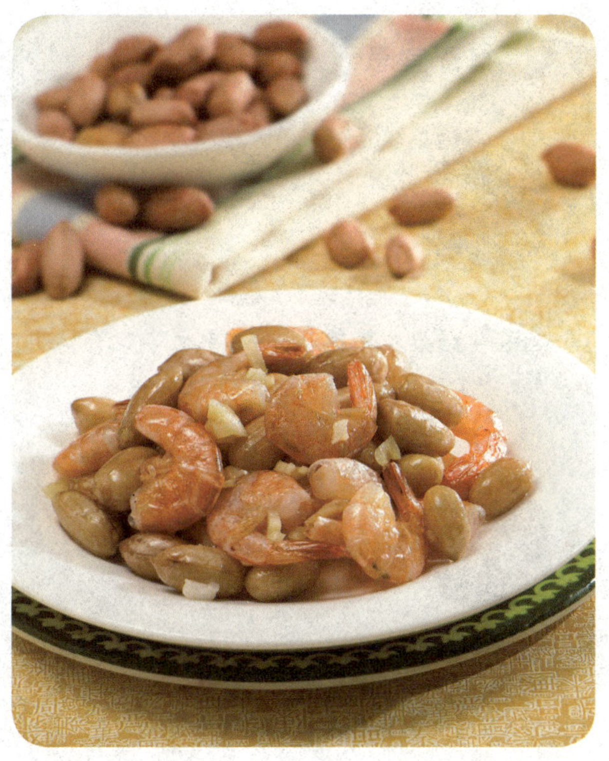

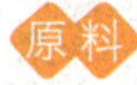

原料

虾仁200克，油炸花生米100克，鸡蛋2个，葱片、姜片、味精、淀粉、胡椒面、辣椒面、盐、料酒、鸡汤、色拉油各适量。

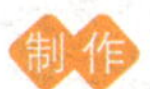

制作

1. 鸡蛋清加淀粉搅成蛋清糊；虾仁洗净，加盐、料酒、味精、鸡汤、淀粉、葱片、姜片、胡椒面、辣椒面略腌，挂匀蛋清糊；花生米去皮。
2. 炒锅注油烧热，下入虾仁滑熟，捞出沥油。
3. 炒锅留油烧热，下入花生仁、虾仁略炒，添入适量鸡汤煮开，勾芡即可。

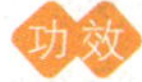

功效

虾仁细嫩，花生爽脆，并且有利于钙质的吸收。

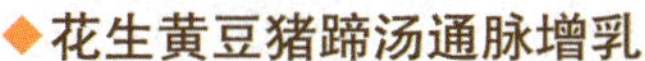

养生食疗方

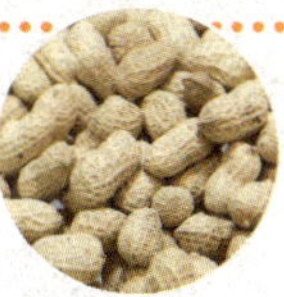

◆生吃花生米补益气血

生花生米150 ～ 250克，每日分3次吃完，连服1周为1个疗程。

◆花生黄豆猪蹄汤通脉增乳

花生米60克，黄豆60克，猪蹄2只，盐少许。先炖猪蹄半小时，捞出去血沫，再下入锅中，与花生米和黄豆一同煮烂加盐即可食用。

红薯

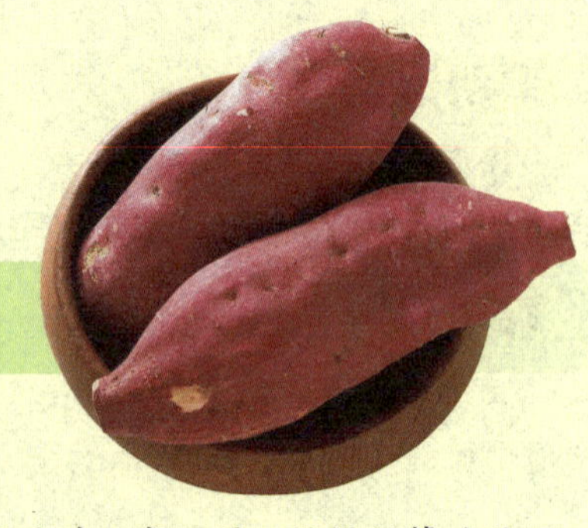

性味归经 | **性平，味甘，归脾、胃、大肠经**

养生关键点

红薯具有补虚乏、健脾胃、强肾阴、补中活血、益气生津、宽肠胃、通便秘等功效。

搭配宜忌

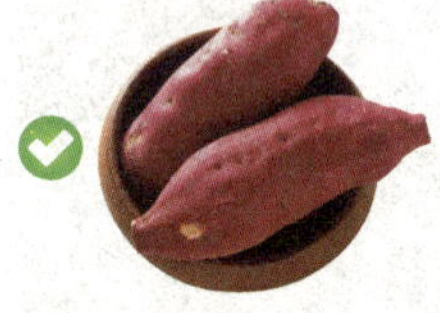 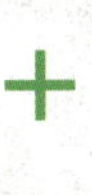 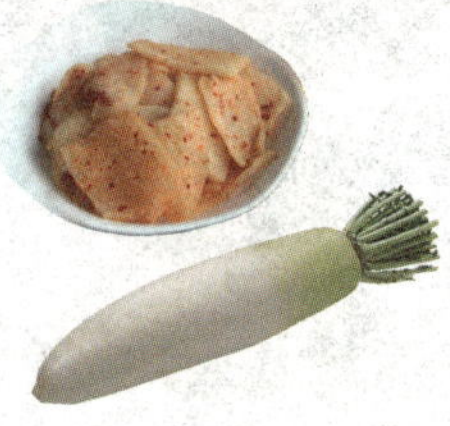

红薯＋咸菜、萝卜＝红薯搭配健脾开胃的咸菜、萝卜能有效缓解胃胀和反酸的情况。

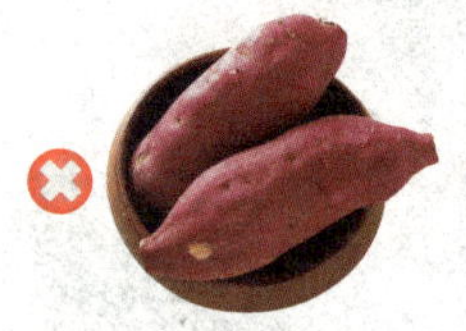 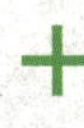 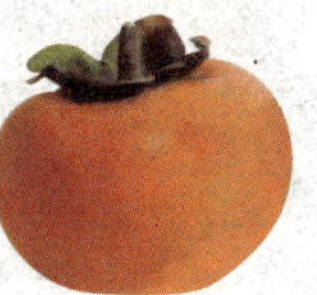

红薯＋柿子＝红薯与柿子同食，易与柿子中的果胶等起凝聚作用而形成结石。

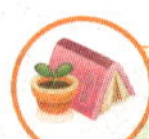

人群宜忌

一般人均可食用。

腹泻、胃溃疡、胃酸过多等患者不宜多食。

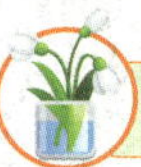

营养面面观

每 100 克所含营养成分

成分	含量
热量	439 千焦
蛋白质	2.1 克
碳水化合物	24.9 克
脂肪	0.2 克

趣味小知识

关于红薯的称呼也是各地不同，山东人称其为地瓜，四川人称其为红苕，北京人称其为白薯，江西人称其为番薯，福建人称其为红薯。

红薯在中国北方也叫做地瓜，是很重要的食材。将红薯切条晒干，做成地瓜干，是非常美味的食品。现在还流行烤红薯，也是冬季常食的美味。

◆聪明选购

优质红薯一般呈纺锤形，表面看起来光滑，闻起来没有霉味。表皮有黑色或褐色斑点的红薯不能购买。

◆聪明保鲜

买回的红薯放在太阳下晒几小时（不要放在外面过夜），然后放在透气的木板箱内保存即可。

◆聪明料理

适当延长红薯的蒸煮时间，可减少食后出现腹胀、烧心、打嗝、反胃、排气过多等不适感。

自制养生菜肴

黄金红薯饼

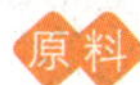

红薯500克，白糖、淀粉、色拉油各适量。

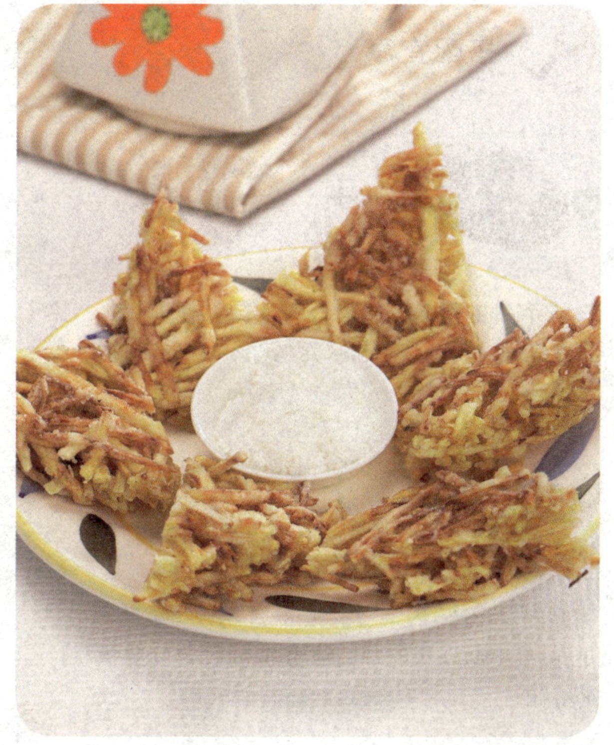

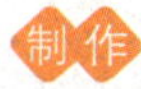

1. 红薯洗净去皮切粗丝，裹匀淀粉。
2. 炒锅注油烧热，下入红薯丝摊成饼，煎至两面金黄。
3. 将红薯饼改刀，食用时蘸白糖即可 。

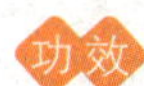

色泽金黄的红薯饼可以补虚乏,益气生津。

养生食疗方

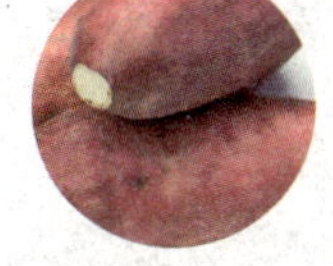

◆红薯泥解毒消肿

生红薯1个，捣烂如泥，外敷患处，并用洁净纱布包扎好，每日换药1次。

◆红薯粥益气防癌

白心红薯200克，粳米100克。将红薯洗净去皮，切成块，同粳米入锅内加水煮成粥。每日2次，温热食用。

芋头

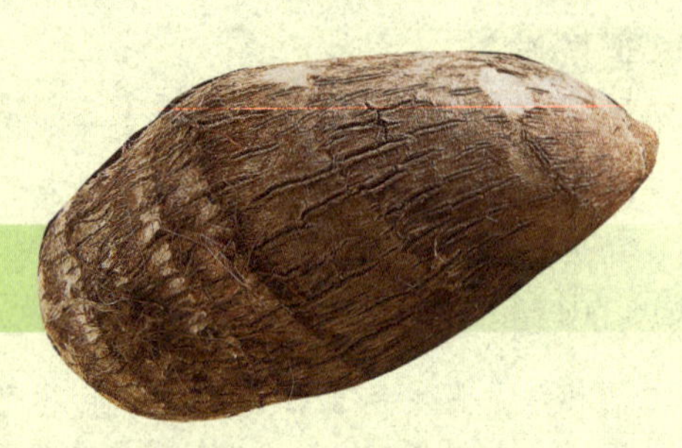

性味归经 | **性平，味辛，归脾、胃经**

养生关键点

中医认为芋头有开胃生津、消炎镇痛、补气益肾等功效。现代营养学则认为芋头中的膳食纤维可吸附胆酸，加速胆固醇代谢，促进肠胃蠕动，增加饱食感，减少热量的摄取。另外，芋头中的氟含量较高，有洁齿防龋、保护牙齿的作用。

搭配宜忌

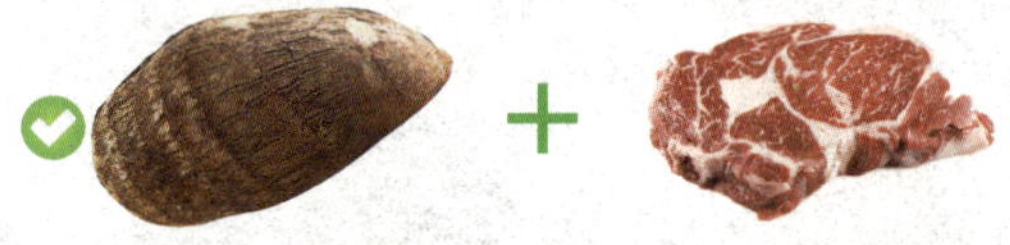

芋头＋猪肉＝二者搭配具有生津、健肠、止泻等功效，对预防糖尿病也有很好的作用。

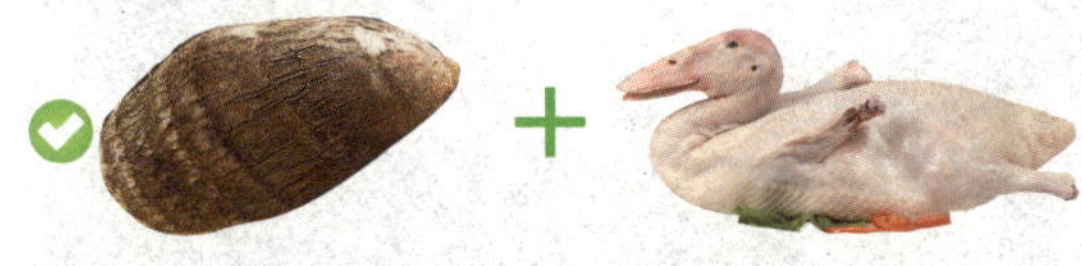

芋头＋鸭肉＝芋头搭配润五脏的鸭肉，不仅滋补的功效翻倍，还有很好的预防贫血的作用。

聪明选购

优质芋头结实且没有斑点，切口新鲜。

聪明保鲜

鲜芋头购买之后应尽快食用，千万不要放入冰箱。当气温低于7℃时，应存放于室内较温暖、通风处保存。

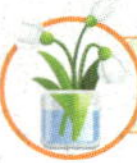

营养面面观

每100克所含营养成分

成分	含量
热量	331千焦
蛋白质	2.2克
碳水化合物	18.1克
脂肪	0.2克

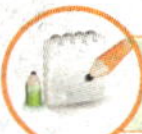

趣味小知识

芋头又称芋艿、芋芀、芋鬼、蹲鸱和香芋等。芋头不仅可作蔬菜，还可以作为主食食用，另外芋头中膳食纤维、维生素B群、钾、钙、锌的含量也较高。

人群宜忌

一般人群均可食用。

尤其适合身体虚弱者食用。

食滞胃痛、肠胃湿热者忌食。

聪明料理

在水煮、蒸、烤芋头之前涂上适量奶油或调味酱，烹调出来的芋头会比较软且口感佳。

Part3

蔬菜篇

《黄帝内经》认为“五菜为充”，即蔬菜是主食的补充。现代营养学则认为，蔬菜是人类不可缺少的食物，它富含人体必需的各种维生素、矿物质及粗纤维等。其中，豆菜类含有较多的维生素C和矿物质，根茎类含淀粉较多，叶菜类含纤维较多，花菜类胡萝卜素、B族维生素、维生素C和矿物质含量则相当丰富。

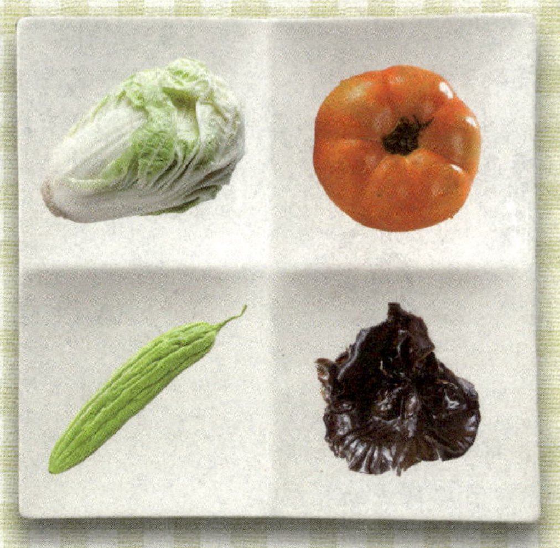

白菜

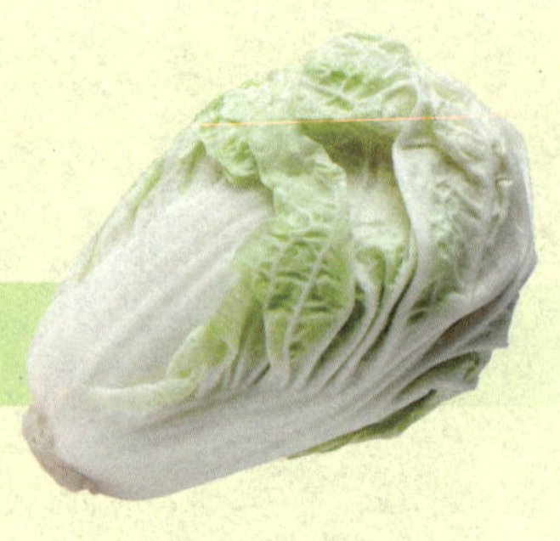

性味归经 | **性微寒，味甘，归胃、大肠、小肠经**

养生关键点

白菜营养丰富，除含糖类、蛋白质、粗纤维、钙、磷、铁、胡萝卜素、烟酸外，还含丰富的维生素C和锌，并含有能抑制亚硝酸胺吸收的钼，有养胃生津、除烦解渴、利尿通便、清热解毒的功效。

搭配宜忌

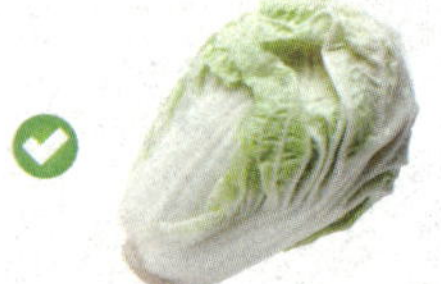
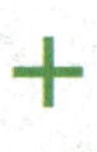
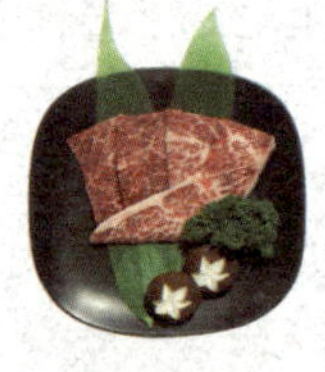

白菜＋牛肉＝牛肉含有丰富的动物蛋白，与白菜搭配，营养丰富且健脾开胃、清肺利咳。

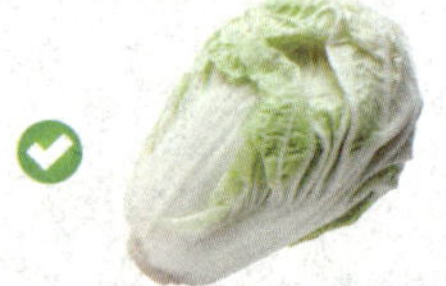
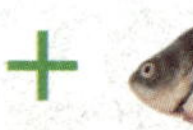
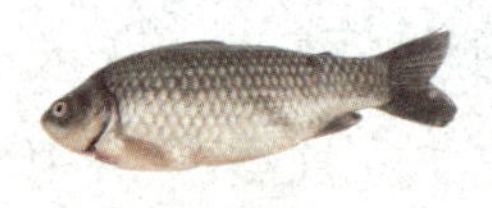

白菜＋鲫鱼＝白菜搭配有补阴血、通血脉、补体虚、健脾、益气、消肿功效的鲫鱼，可促进人体对二者营养的吸收。

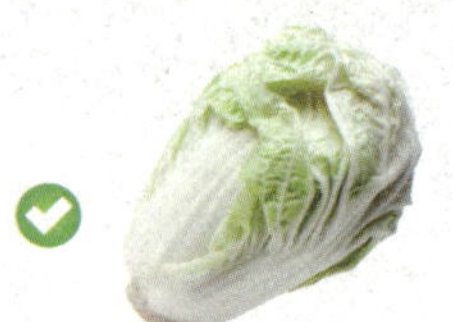
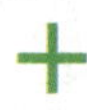
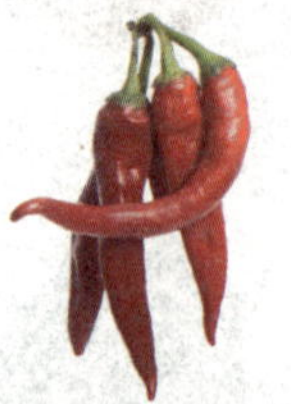

白菜＋辣椒＝辣椒有刺激肠胃、促进消化的作用，白菜与辣椒同食可以促进肠胃蠕动，增强胃动力，帮助消化。

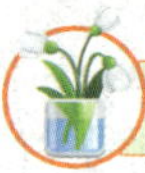

营养面面观

每100克所含营养成分

成分	含量
热量	71千焦
蛋白质	1.5克
碳水化合物	3.2克
脂肪	0.1克

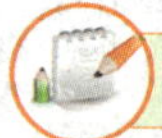

趣味小知识

白菜原产于地中海沿岸和我国，以柔嫩的叶球、莲座叶或花茎供食用。白菜有“菜中之王”的美名，味道微甜爽口，具有较高的营养价值，正如俗语所说“冬日白菜美如笋”、“百菜不如白菜”。

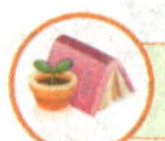

人群宜忌

一般人皆可食用。

胃寒腹痛、大便溏泄及寒痢者不可多食。

◆聪明选购

白菜要选购外形整齐、大小均匀、包心紧实、手感坚实、无枯老叶、无病虫害的。

◆聪明保鲜

用报纸包裹好，直立在阴凉通风处，夏季保存时限较短，冬季大约可存放 2 周。

◆聪明料理

久存的白菜只要把白菜帮里的淡黄或白色的硬筋抽出，剁成馅，挤出水分，加入肉馅，包包子、做饺子，味道鲜美。大白菜在烹制的过程中一般不需要焯烫，如焯烫，时间不可过长，20 ～ 30 秒即可。

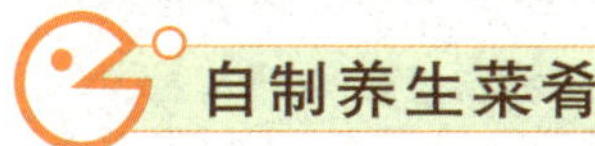

红烧牛腩面

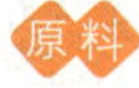

面条、牛腩各 300 克，小白菜、酸白菜各 50 克，葱末、姜末、盐、味精、酱油、料酒、淀粉、色拉油各适量。

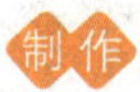

1. 牛腩切成块，用滚水汆烫后洗净；面条入开水锅煮熟，捞出；小白菜、酸白菜汆烫。
2. 炒锅注油烧热，下葱姜末爆香，放入牛腩块，添水烧开，撒盐、味精，加酱油、料酒烧熟，用湿淀粉勾芡。
3. 将小白菜、酸白菜放到面条上，再浇入 2 中的材料即可。

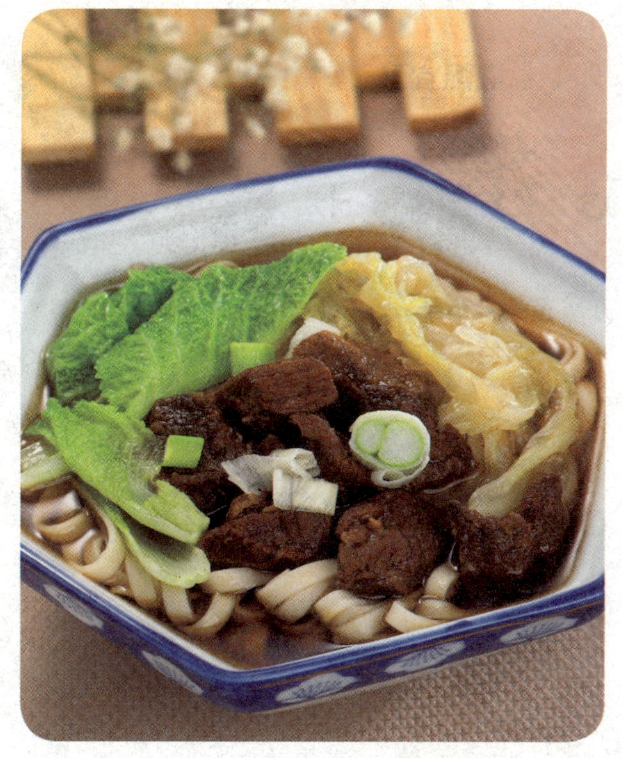

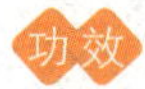

鲜美可口，营养丰富，滋补身体。

养生食疗方

◆白菜葱须缓解风寒感冒

葱须、香菜根、白菜头各适量。将以上三样洗净，切碎，加水煎煮，代茶饮用，趁热温服，取微汗，避风寒。用于风寒感冒初起。

◆白菜叶加香油缓解烫、灼伤

白菜叶 5 片，香油适量。将白菜叶捣烂，用香油调匀涂于患处，待十几分钟后，换新的，可缓解症状。

菠菜

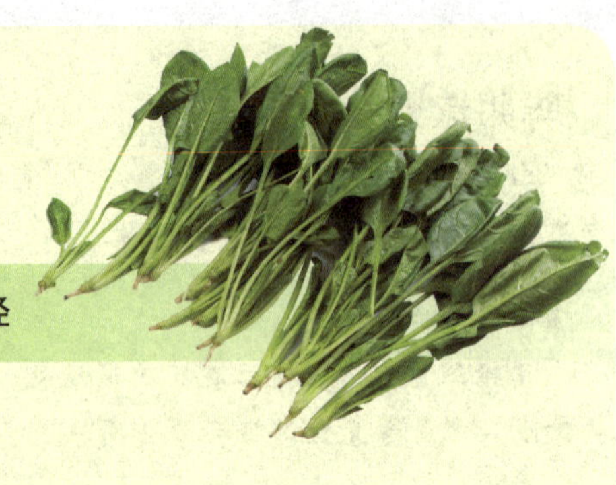

性味归经 | 性凉，味甘辛，归肠、胃、肝经

养生关键点

菠菜中所含的胡萝卜素可以在人体内转化成维生素A，有维护视力和保持上皮细胞的功能，还能增强机体抵抗力。菠菜含有大量的粗纤维，具有促进肠道蠕动的作用，利于排便。菠菜中所含微量元素，能促进人体新陈代谢，增进身体健康。

搭配宜忌

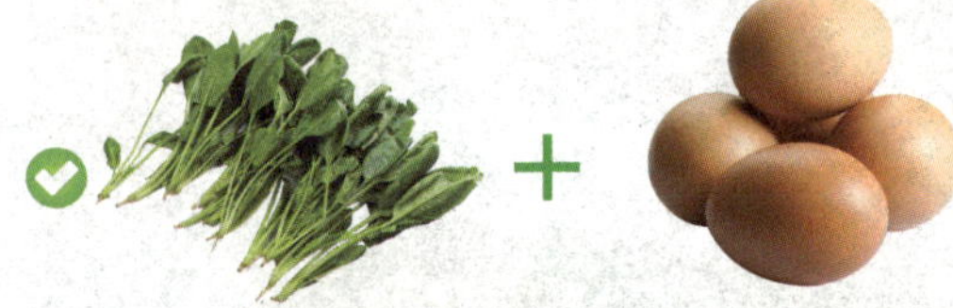

菠菜＋鸡蛋＝菠菜搭配鸡蛋可以帮助人体对铁质的吸收，孕妇常吃可预防缺铁性贫血，所以菠菜与鸡蛋同炒食，营养更佳。

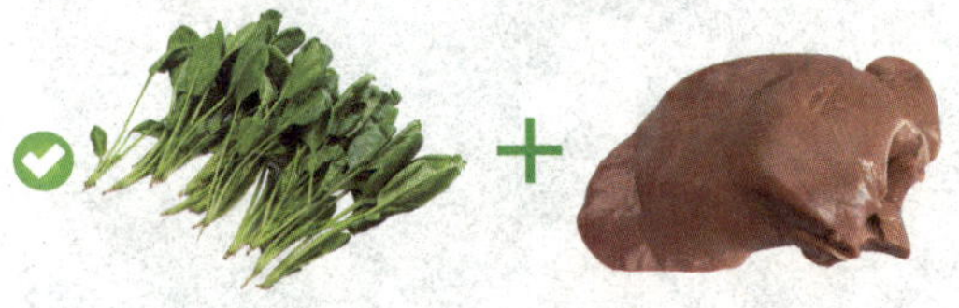

菠菜＋动物肝＝动物肝具有补血功效，与菠菜搭配，可以调理身体功能，有助淡化雀斑，也是防止老年人贫血的食疗佳品。

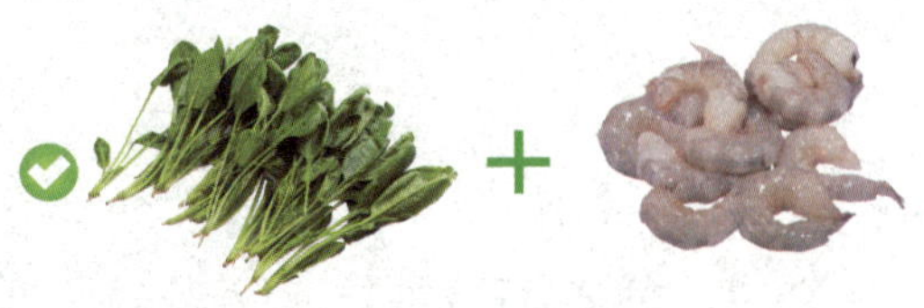

菠菜＋虾仁＝菠菜搭配可补肾壮阳的虾仁一起食用，可滋阴壮阳、养肝明目、润燥滑肠。

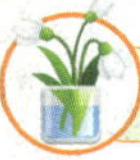

营养面面观

每100克所含营养成分

成分	含量
热量	100千焦
蛋白质	2.6克
碳水化合物	4.5克
脂肪	0.3克

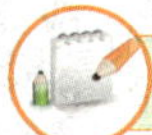

趣味小知识

菠菜为一年生草本植物，全株光滑，柔嫩多水分。幼根带红色。叶互生；基部叶和茎下部叶较大；茎上部叶渐次变小，戟形或三角状卵形；花序上的叶变为披针形；具长柄。

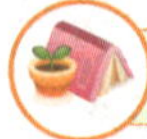

人群宜忌

一般人群均可食用。

尤其适宜老、幼、病、弱者以及电脑工作者、爱美的人士常食。

肾炎、肾结石患者宜少吃。

◆聪明选购

菠菜以色泽浓绿、根为红色、不着水、茎叶不老、无抽薹开花、不带黄烂叶者为佳。

◆聪明保鲜

菠菜极易腐烂，买回后应尽快食用。将菠菜放在冰箱中保鲜，存放时间会长一些。

◆聪明料理

菠菜含有草酸，圆叶品种含量尤其多，食后影响人体对钙的吸收，因此，食用前宜先焯煮，以减少草酸含量。生菠菜不宜与豆腐共煮，以免妨碍营养素的消化吸收，将其用沸水焯烫后便可与豆腐共煮。炒菠菜时不宜加盖。

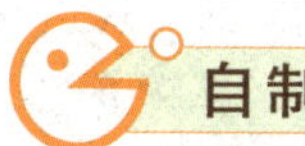

自制养生菜肴

菠菜粉丝汤

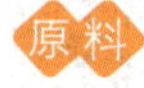

原料

菠菜 150 克，粉丝 25 克，虾皮 15 克，盐、胡椒粉各适量。

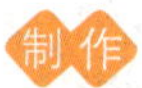

制作

1. 将菠菜择洗净，切段；粉丝用温水泡软备用。
2. 锅中注入适量水，把菠菜、粉丝、虾皮一同放入锅中，煮沸。
3. 下入盐、胡椒粉调味，再次煮沸即可。

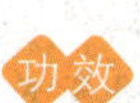

功效

鲜味浓郁，养血、明目、补钙。

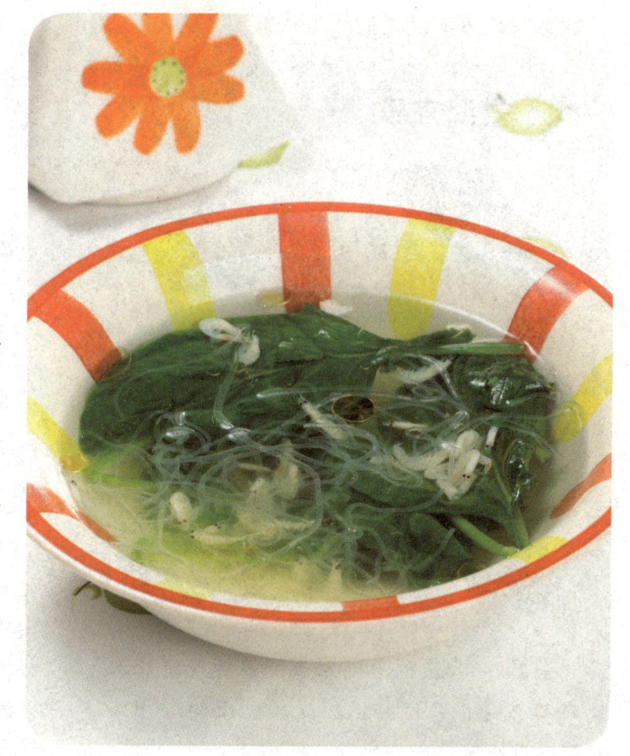

养生食疗方

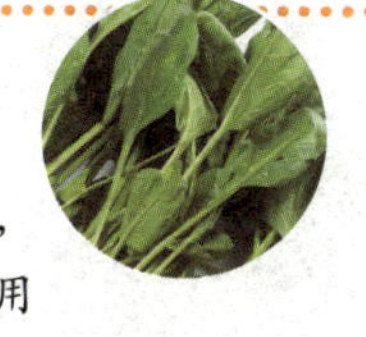

◆菠菜猪血汤改善大便不通

菠菜 200 克，猪血 150 克，盐少许。菠菜、猪血先同煮至熟，再加盐，饮汤吃菜。此汤具有润肠通便、清热润燥的作用，可用于改善大便不通。

韭菜

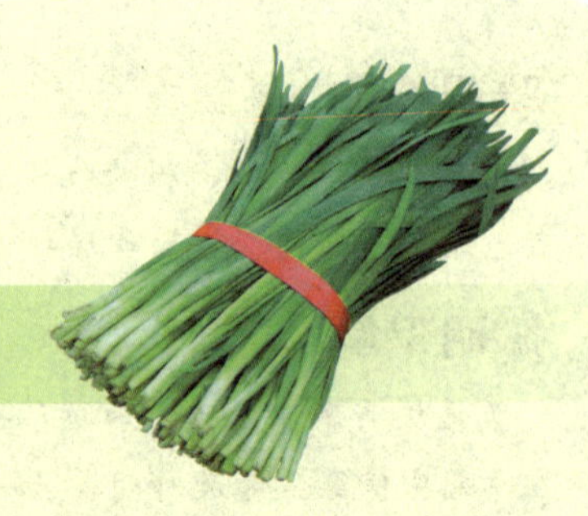

性味归经 | 性温，味甘辛，归肝、胃、肾经

养生关键点

中医认为，韭菜可以补肾助阳、温中开胃、益肝健胃、行气理血、润肠通便，营养学则认为韭菜主要含有维生素C、烟酸、胡萝卜素、碳水化合物及矿物质。韭菜在药典上有“起阳草”之称，因其含有一定量的锌元素，具有补肾壮阳作用，故可用于辅助治疗阳痿、遗精、早泄等。

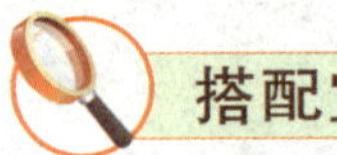

搭配宜忌

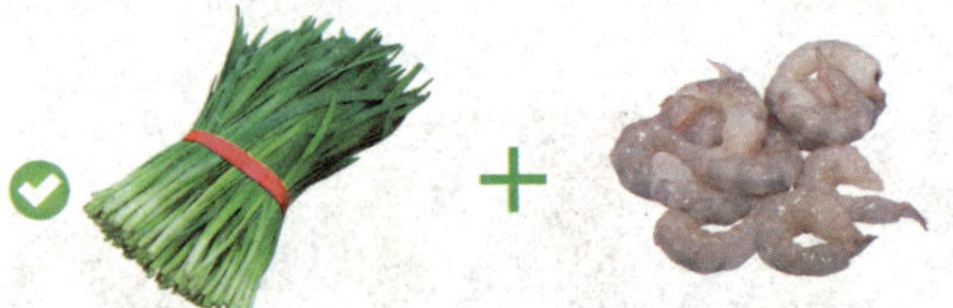

韭菜＋虾仁＝韭菜与虾仁同食能提供优质蛋白质，可防治夜盲症、干眼病，还能驱虫杀菌。

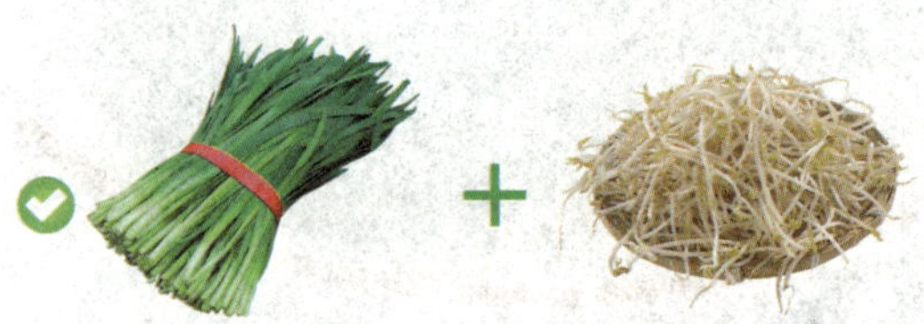

韭菜＋绿豆芽＝韭菜配绿豆芽可清除人体内的热毒，且有补虚、通肠利便的作用，还有助于减肥。

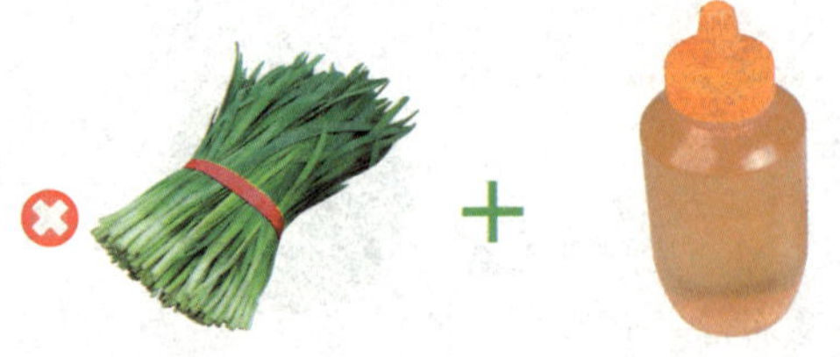

韭菜＋蜂蜜＝韭菜性温味辛，含有蒜辣素和硫化物，性质与蜂蜜相反，同食易导致腹泻。

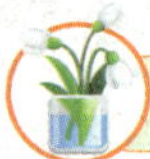

营养面面观

每100克所含营养成分

成分	含量
热量	109千焦
蛋白质	2.4克
碳水化合物	4.6克
脂肪	0.4克

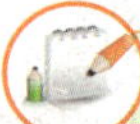

趣味小知识

韭菜原产东亚，我国栽培历史悠久，分布广泛，尤以东北所产品质佳。韭菜颜色碧绿、味道浓郁，无论用于制作荤菜还是素菜，都十分提味。初春时节的韭菜品质最佳，晚秋的次之，夏季的最差，有“春食则香，夏食则臭”之说。

人群宜忌

尤其适合便秘者、产后想断乳的女性、寒性体质者食用。

消化不良或肠胃功能较弱的人吃韭菜容易烧心，不宜多吃。

◆聪明选购

韭菜以叶直、鲜嫩翠绿、不带烂叶及黄叶者为佳。

◆聪明保鲜

将择好的韭菜捆好，放在稍大的塑料袋内，袋口不要封得太牢，立放在地上，并使韭菜根部隔着塑料袋与地面相邻。

◆聪明料理

韭菜最好现做现吃，不能久放。如果存放过久，其中大量的硝酸盐会转变成亚硝酸盐，引起毒性反应。

自制养生菜肴

青虾炒韭菜

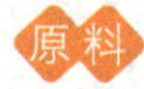

青虾300克，韭菜100克，葱段、姜片、盐、糖、料酒、醋、色拉油各适量。

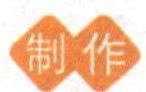

1. 青虾去须、腿洗净，韭菜择洗净切段。
2. 炒锅注油烧至八成热，下入葱段、姜片爆香，放入青虾炒至变色，加入韭菜、料酒、盐、醋、糖及少许清水翻炒，出锅即成。

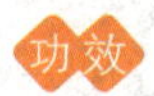

韭菜与虾搭配，能提供优质蛋白质，同时韭菜中的粗纤维可促进胃肠蠕动，有助于大便通畅。

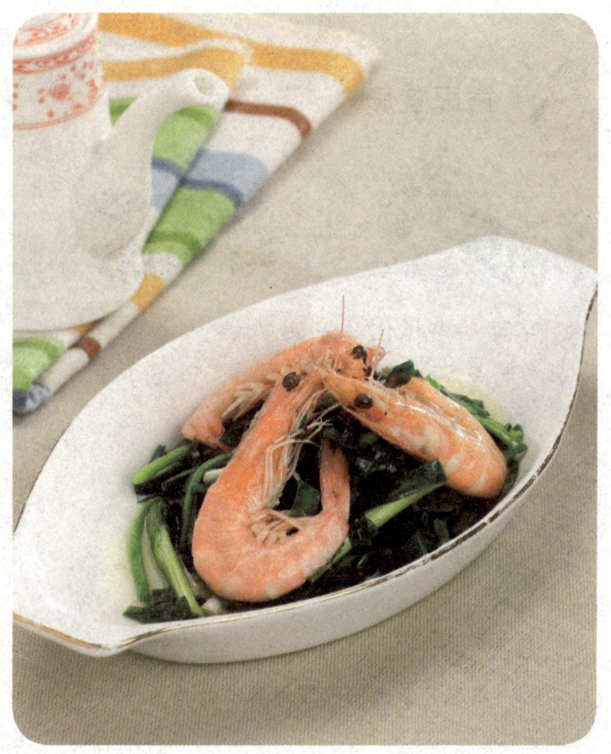

养生食疗方

◆韭菜蒜泥辅助治疗牛皮癣

韭菜、蒜各50克。将韭菜与去皮的蒜共捣如泥状，放火上烘热，用力涂擦患处，每日1～2次，连续数日。

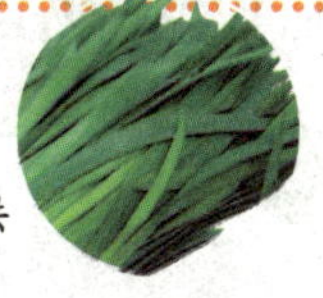

芹菜

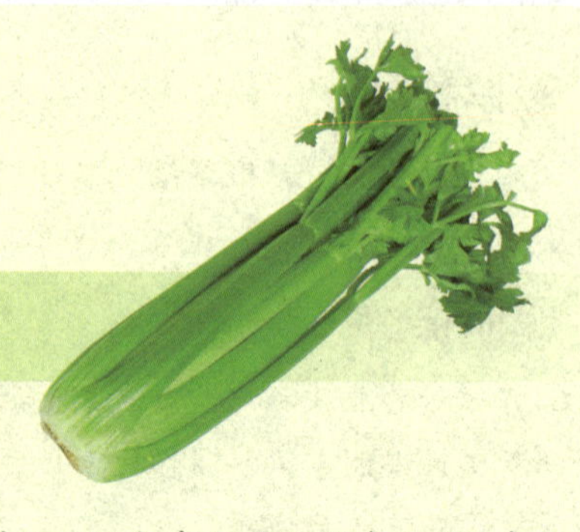

性味归经 | 性凉，味甘辛，归肝、胃、肺经

养生关键点

芹菜具有降血压、降血脂、防治动脉粥样硬化的作用，还含有大量的膳食纤维、钾、维生素 B_2 等成分，可以帮助人体润肠通便、调节钠钾平衡。芹菜含铁，能补充妇女经血的损失，食之能避免皮肤苍白、干燥、面色无华，而且可使目光有神、头发黑亮。

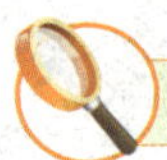

搭配宜忌

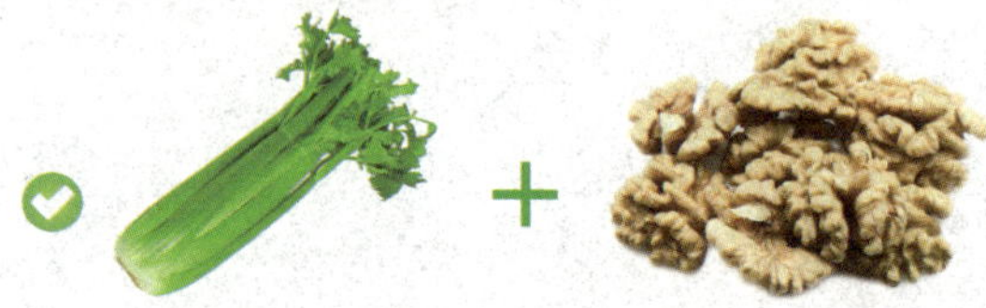

芹菜 + 核桃仁 = 芹菜与核桃仁搭配同食能润肤美容、健美、延年益寿，可用于高血压、便秘患者的辅助食疗。

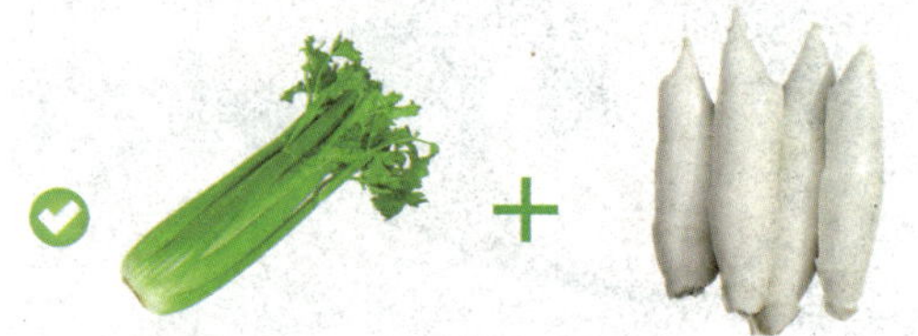

芹菜 + 茭白 = 茭白能降低血脂、解热毒、利二便，搭配芹菜煮汤，可辅助治疗高血压、便秘等症。

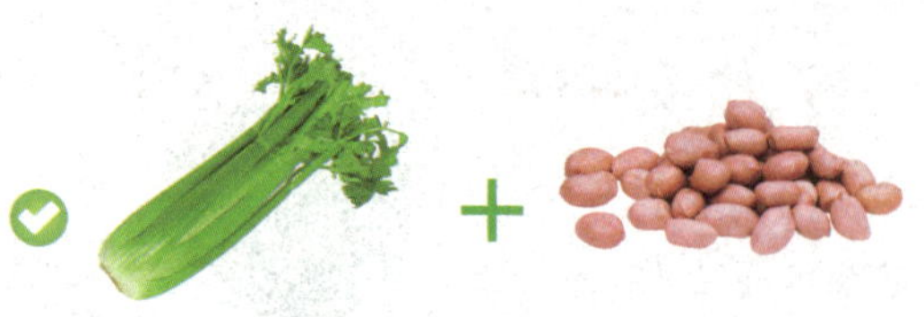

芹菜 + 花生 = 花生具有润肺和胃、降血压、降胆固醇等作用，二者同食特别适合高脂血症、血管硬化等患者。

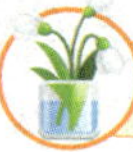

营养面面观

每 100 克所含营养成分

成分	含量
热量	59 千焦
蛋白质	0.8 克
碳水化合物	3.9 克
脂肪	0.1 克

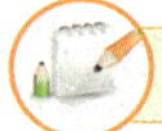

趣味小知识

芹菜是一种种植历史悠久的蔬菜，属于伞形科、水芹菜属，多年水生宿根草本植物，全体光滑无毛，具匍匐茎，有特殊的气味。芹菜别名水英、牛草、楚葵、刀芹、蜀芹、蒲芹。

人群宜忌

一般人均可食用。

芹菜性凉质滑，脾胃虚寒、肠滑腹泻、血压偏低者应少吃。

◆聪明选购

梗短而粗壮，叶翠绿稀少、色泽鲜绿，叶柄厚，茎部稍呈圆形、内侧微向内凹的为优质芹菜。

◆聪明保鲜

将新鲜、整齐的芹菜捆好，用保鲜袋或保鲜膜将茎叶部分包严，将芹菜根部朝下竖直放入清水盆中，可保持1周内不黄不蔫。

◆聪明料理

芹菜叶的降压效果很好，营养价值很高，而且滋味爽口，所以择下的芹菜叶千万不要扔掉，可以凉拌或者用于煎蛋。将芹菜叶做汤，长期食用可以帮助人安眠入睡，使皮肤有光泽。

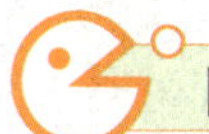

自制养生菜肴

芝麻芹菜丁

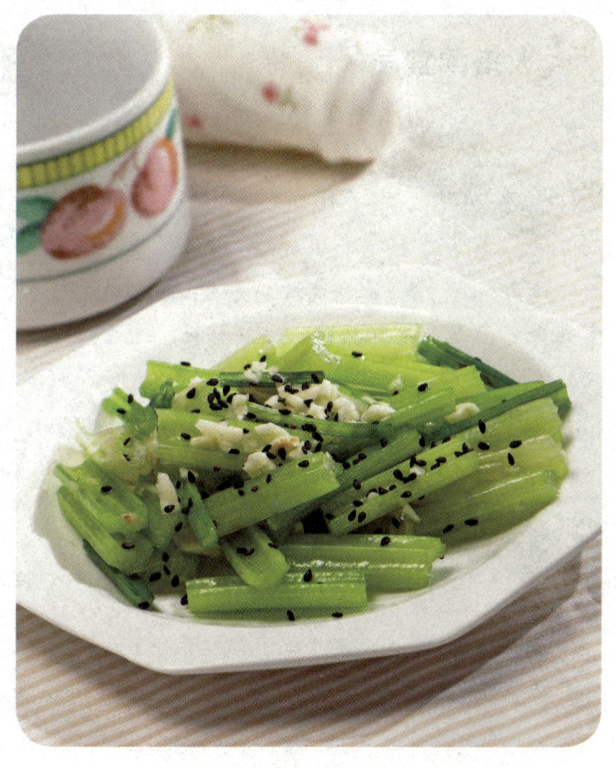

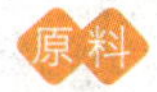

芹菜500克，芝麻、大蒜、盐、味精、香油各适量。

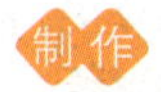

1. 芹菜择洗净切段，下入开水锅中焯烫，捞出沥干；芝麻炒熟。
2. 芹菜加入芝麻、盐、蒜末、味精、香油拌匀即成。

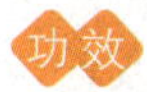

清嫩香爽，可降血压，美颜色。

养生食疗方

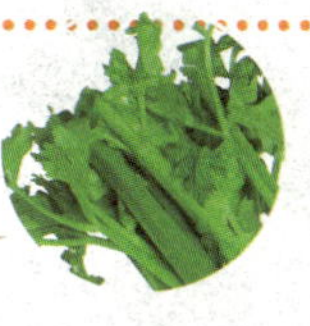

◆坚持吃芹菜辅助治疗皮肤湿毒

芹菜250克，每天当菜吃，吃法不限，能清热、化湿、解毒，可用于皮肤湿毒、红肿起疱流水的辅助治疗。

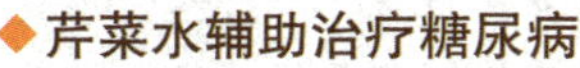

◆芹菜水辅助治疗糖尿病

芹菜500克，捣碎绞汁煮沸或用芹菜煎水适量，每日2次，连服3个月。能降血糖，可辅助治疗糖尿病。

生菜

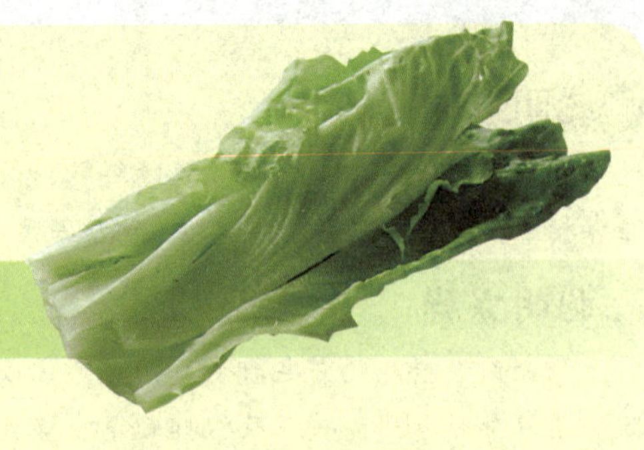

性味归经 | 性凉，味甘，归胃、肠经

养生关键点

生菜补筋骨，利五脏，开胸膈壅气，通经脉，令人齿白，聪明少睡，还可解热毒、酒毒，止消渴，利大小肠。

搭配宜忌

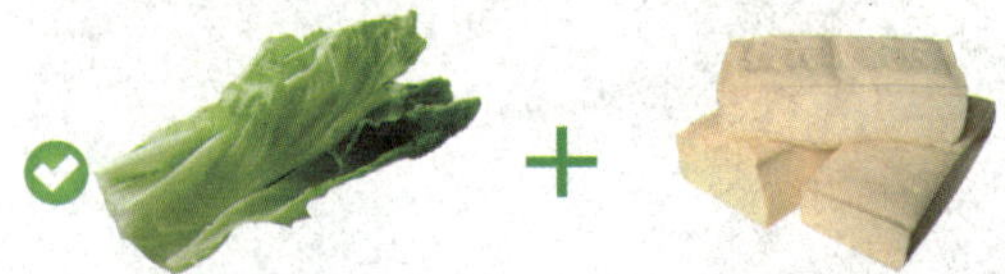

生菜＋豆腐＝二者搭配能为人体提供丰富的营养，具有清肝利胆、滋阴补肾、增白皮肤的作用。

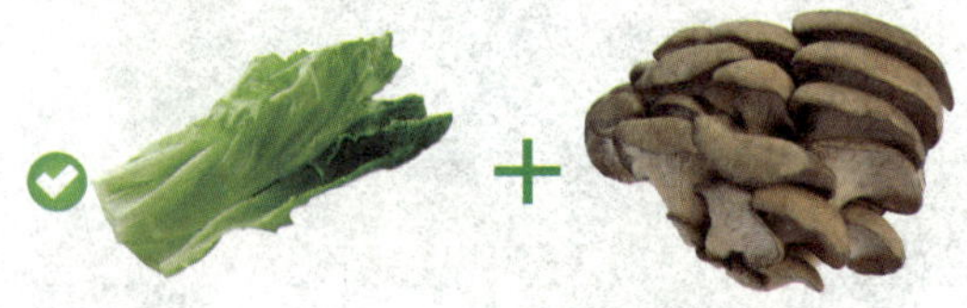

生菜＋平菇＝二者搭配不但营养丰富，还可辅助治疗热咳、痰多、胸闷、吐泻等病症。

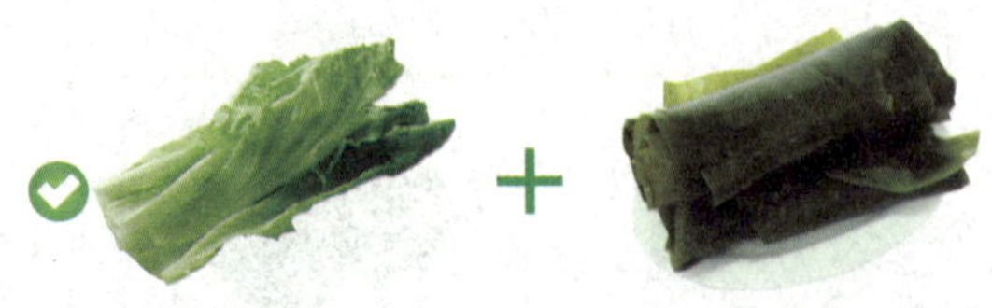

生菜＋海带＝海带中的铁元素含量丰富，与生菜中的维生素C搭配，可促进人体对铁的吸收利用。

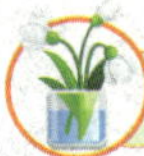

营养面面观

每100克所含营养成分

成分	含量
热量	54千焦
蛋白质	1.3克
碳水化合物	2克
脂肪	0.3克

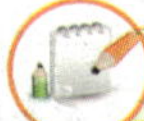

趣味小知识

生菜很早就传入我国，东南沿海以及大城市近郊、两广地区栽培较多。生菜是叶用莴苣的俗称，属菊科莴苣属。为一年生或两年生草本植物，叶子是浅绿色的，折断后会有白色的汁液流出。

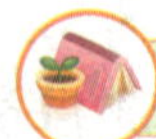

人群宜忌

一般人皆可食用。

尤其适宜肥胖之人食用。

尿频、胃寒者应慎食。

聪明选购

要选择菜叶青绿、茎色带白的优质生菜。

聪明保鲜

将菜心择除，用湿润的纸巾塞入菜心处让生菜吸收水分，等到纸巾较干时将其取出，再将生菜放入保鲜袋中，冷藏保存。

聪明料理

生菜除生吃、清炒之外，还能与蒜蓉、蚝油、豆腐、菌菇同炒，不同的搭配，生菜所发挥的功效是不一样的。生菜中的维生素C在高温下易被破坏，所以在烹饪时要尽量减少烹饪时间，以保留营养成分。

自制养生菜肴

奶油沙司拌生菜

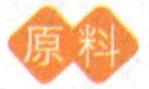

原料

生菜250克，鸡蛋2个，黄瓜100克，盐、胡椒粉、奶油各适量。

制作

1. 鸡蛋煮熟去壳，蛋白切丁，蛋黄压成泥后加奶油、盐、胡椒粉，搅拌成沙司。
2. 生菜洗净沥干切小块，加蛋白丁拌匀；黄瓜洗净切片。
3. 盘边饰以黄瓜片，盘中摆入生菜，浇入蛋黄沙司即成。

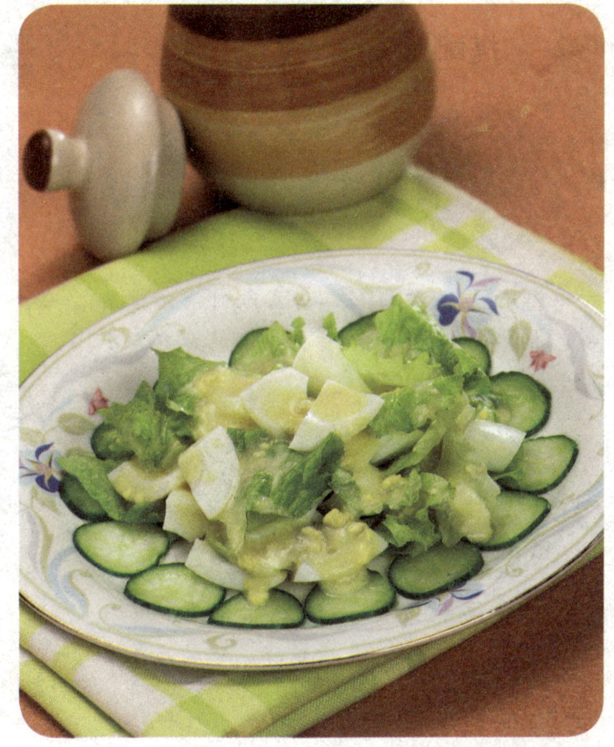

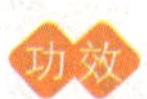

功效

西式口味，营养丰富。

养生食疗方

生吃生菜辅助治疗糖尿病

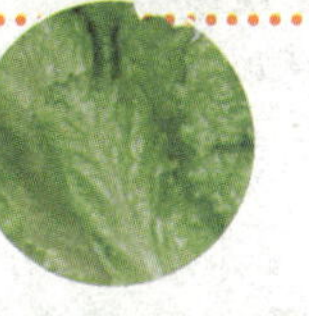

在冰箱里存储一些洗净剥好的生菜，在进餐的时候，或者想吃东西的时候都可以拿出来吃，随时补充，可辅助治疗糖尿病。

卷心菜

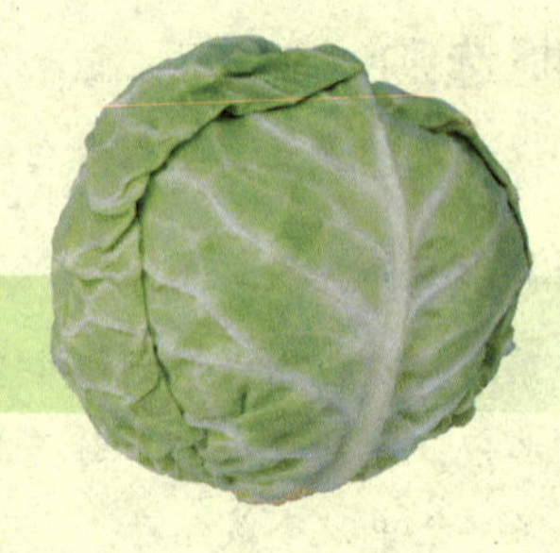

性味归经 | 性平，味甘，归脾、胃经

养生关键点

卷心菜富含维生素C和膳食纤维，能提高人体免疫力，调节血糖、血脂，是糖尿病、肥胖患者的食疗佳品。多吃卷心菜，可增进食欲、促进消化、预防便秘。

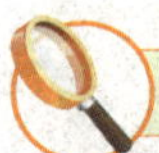

搭配宜忌

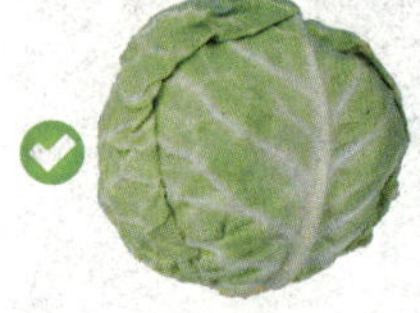

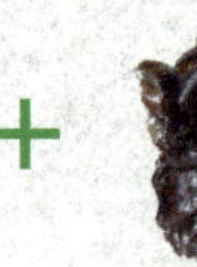

卷心菜＋木耳＝二者搭配对消化道溃疡患者有益，并对久病体虚、耳鸣健忘、小儿生长迟缓大有裨益。

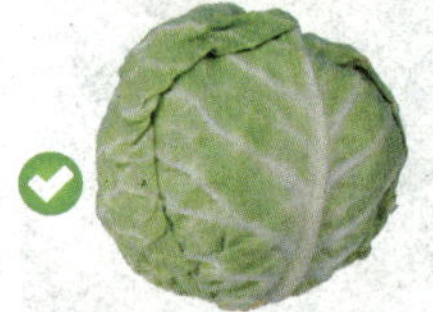

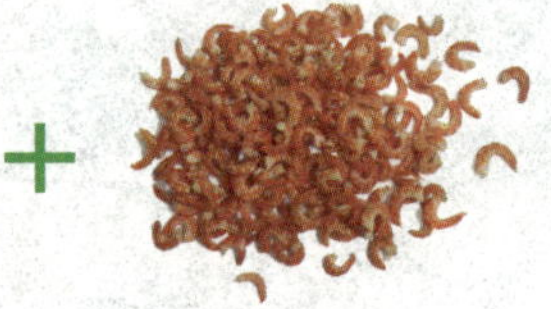

卷心菜＋海米＝二者同食具有补肾壮腰、健脑健脾的作用，对便秘、肥胖症等有疗效。

聪明选购

选购卷心菜时应选择菜球紧实而肥嫩，外部叶子色泽新鲜，无虫伤、无烂叶者。

聪明保鲜

外部以报纸包裹好，放置在阴凉处或放进冰箱冷藏，一般可存放两三周。

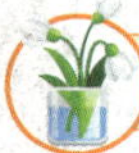

营养面面观

每100克所含营养成分

成分	含量
热量	92千焦
蛋白质	1.5克
碳水化合物	4.6克
脂肪	0.2克

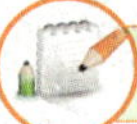

趣味小知识

卷心菜来自欧洲地中海地区，是西方人最为重要的蔬菜之一。属于十字花科，大约有400个品种，包括有开花的卷心菜、茎卷心菜、光叶和卷叶卷心菜。

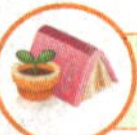

人群宜忌

特别适合动脉硬化、胆结石、肥胖患者及孕妇食用。

患有皮肤瘙痒性疾病、眼部充血者忌食。

聪明料理

卷心菜不宜用水煮的方式烹调，烹调时间也不宜过长，以免营养流失。

空心菜

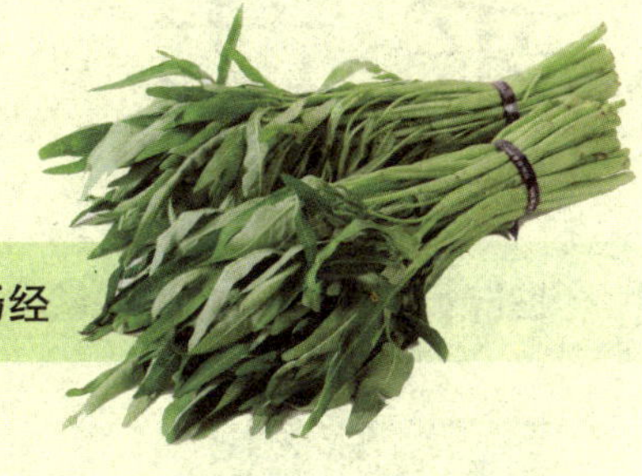

性味归经 | 性寒，甘味，归肝、心、大肠、小肠经

养生关键点

空心菜中粗纤维含量极为丰富，由纤维素、木质素和果胶等组成。果胶能使体内有毒物质加速排泄；木质素能提高巨噬细胞吞食细菌的活力，杀菌消炎；另外空心菜中的大量纤维素，可增强肠道蠕动，加速排便。

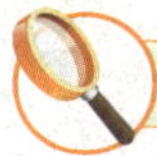

搭配宜忌

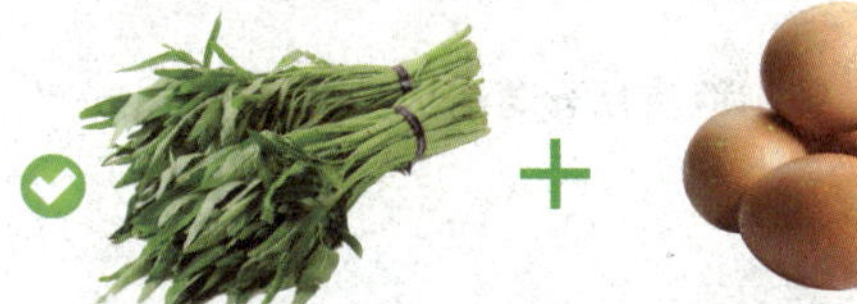

空心菜＋蛋＝空心菜搭配营养美味的蛋类，有护眼、抗衰老的功效。

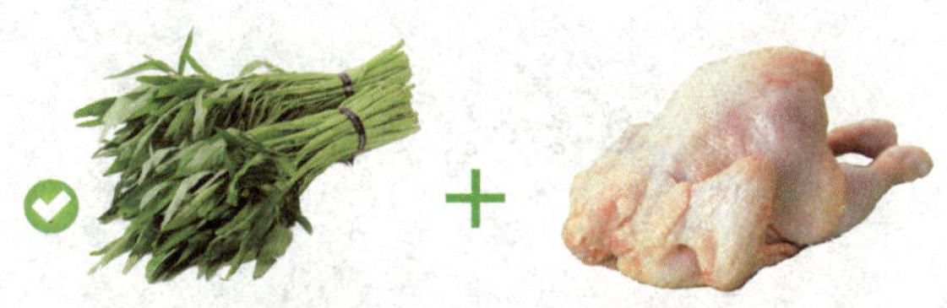

空心菜＋鸡肉＝空心菜搭配温中活血的鸡肉，对于降低胆固醇的吸收有明显的效果。

聪明选购

选购空心菜时，以色正、鲜嫩、茎条均匀、无枯黄叶、无病斑、无须根者为质优。

聪明保鲜

空心菜容易腐烂，存放时间仅两三天，以纸包裹冷藏可延长一两天。

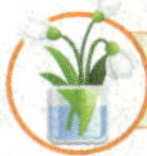

营养面面观

每100克所含营养成分

成分	含量
热量	84千焦
蛋白质	2.2克
碳水化合物	3.6克
脂肪	0.3克

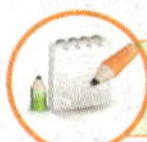

趣味小知识

空心菜又名蕹菜、无心菜、通心菜，为一年生或多年生草本植物，以绿叶和嫩茎供食用。原产于热带地区，广泛分布于东南亚地区。现我国华南、华中、华东和西南各地普遍栽培，是夏秋季的重要蔬菜。

人群宜忌

一般人皆可食用。

尤其适合便秘、高血压、糖尿病患者食用。

体质虚弱、脾胃虚寒、腹泻者应慎用。

聪明料理

空心菜宜以大火快炒，避免烹煮的时间过久而造成营养成分的流失。烹调前将空心菜泡在水中，等茎叶恢复翠绿后再烹煮，炒出来色泽、口感更佳。

番茄

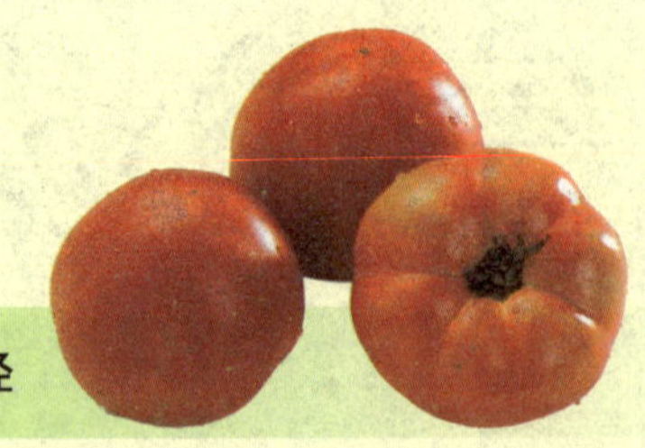

性味归经 | 性微寒，味酸、微甘，归脾、胃、肝经

养生关键点

番茄含有丰富的有机酸，能促进钙、铁吸收，调节体内的酸碱平衡，并对肠道黏膜有收敛作用。番茄所含的维生素P、维生素C能改善毛细血管的脆性，且有抗动脉粥样硬化的作用。

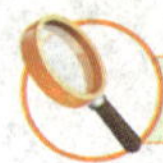

搭配宜忌

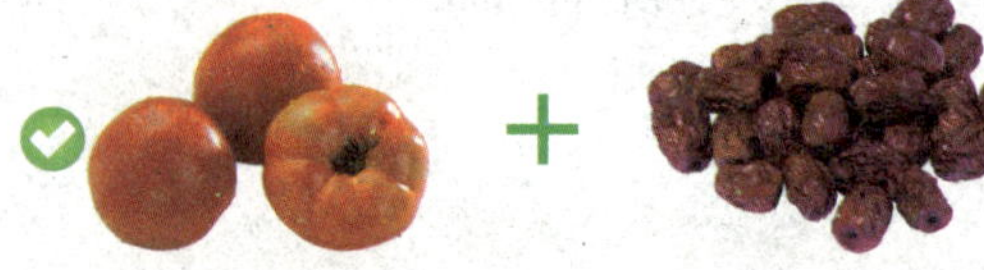

番茄＋红枣＝番茄搭配健脾养胃、养肝血的红枣，可以补脾健胃、益肝养血，对贫血有一定疗效。

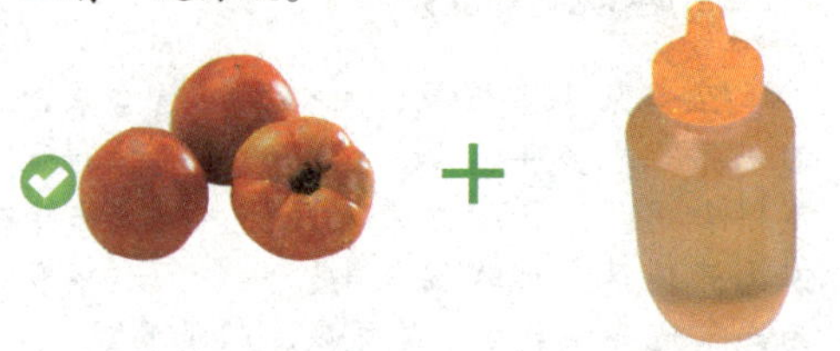

番茄＋蜂蜜＝番茄与生津养颜的蜂蜜搭配，有滋阴生津、养血补血、利尿降压等功效，对高血压、贫血等有一定的防治效果。

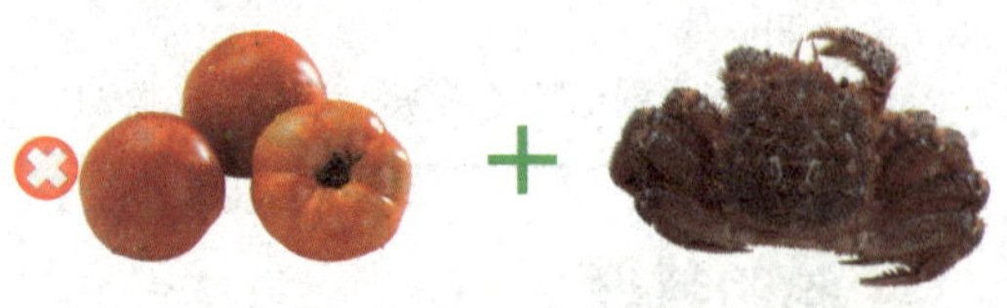

番茄＋毛蟹＝番茄与毛蟹同食，可引起呕吐、腹泻等症状。

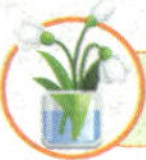

营养面面观

每100克所含营养成分

成分	含量
热量	79千焦
蛋白质	0.9克
碳水化合物	4克
脂肪	0.2克

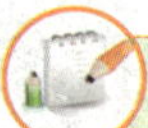

趣味小知识

番茄，又名西红柿、洋柿子，最早生长在南美洲，因色彩娇艳，又称“狐狸的果实”、狼桃。番茄果实营养丰富，具特殊风味，可以生食、煮食，加工制成番茄酱、番茄汁或整果罐藏，是全世界栽培最为普遍的蔬菜之一。

人群宜忌

尤其适宜口渴、食欲不振、习惯性牙龈出血、贫血、头晕、心悸、高血压、急慢性肝炎、急慢性肾炎、夜盲症人群食用。

急性肠胃炎、痢疾患者不宜食用。

◆聪明选购

要选颜色粉红，浑圆，表皮有白色小点，蒂部圆润、带点青色，籽粒呈土黄色，肉质红色、沙瓤的番茄。

◆聪明保鲜

若是购买的未成熟的番茄，可放置于室温下，使其慢慢成熟；但已经成熟的番茄必须放在冰箱中储存。

◆聪明料理

番茄生吃能补充维生素C，熟吃能补充番茄红素。番茄最好大火快炒，因为其中的维生素遇热易被破坏，导致营养价值降低。

自制养生菜肴

番茄焖豆腐

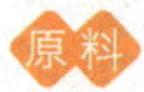
原料

番茄500克，葱2根，豆腐1块，盐、糖、淀粉、番茄汁、色拉油各适量。

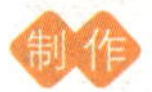
制作

1. 豆腐切小块，葱洗净切段，番茄去蒂切块。
2. 豆腐下入开水锅中焯烫，捞出沥干。
3. 炒锅注油烧热，下入葱段爆香，放入番茄略炒，加入豆腐、盐、糖、番茄汁略煮，勾芡即可。

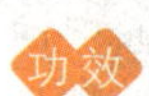
功效

味道微酸，可以引起食欲。

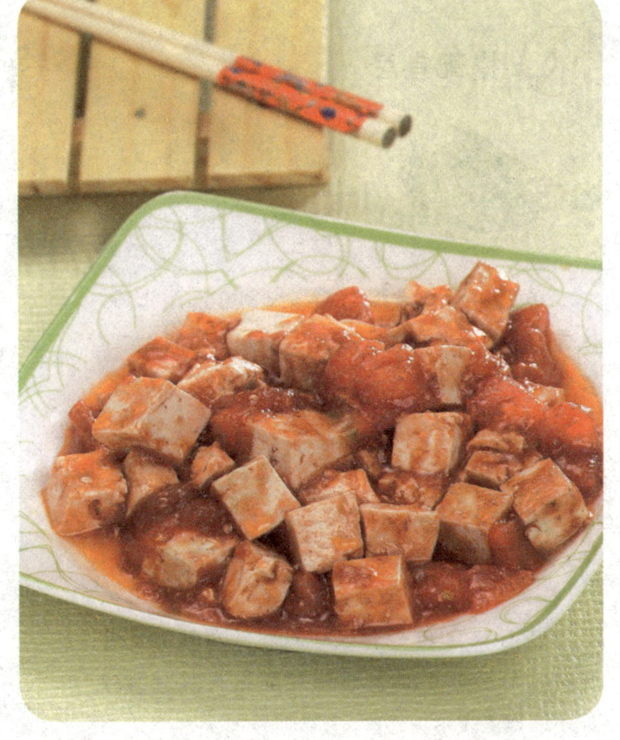

养生食疗方

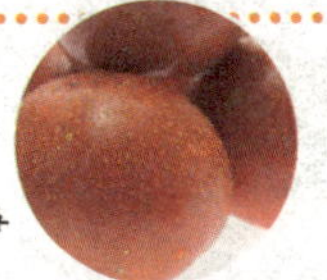

◆西瓜番茄汁辅助治疗暑热病

西瓜1个，番茄1000克。西瓜切开取瓤，番茄去皮，用洁净纱布挤压，取瓜汁和番茄汁液饮用。

黄瓜

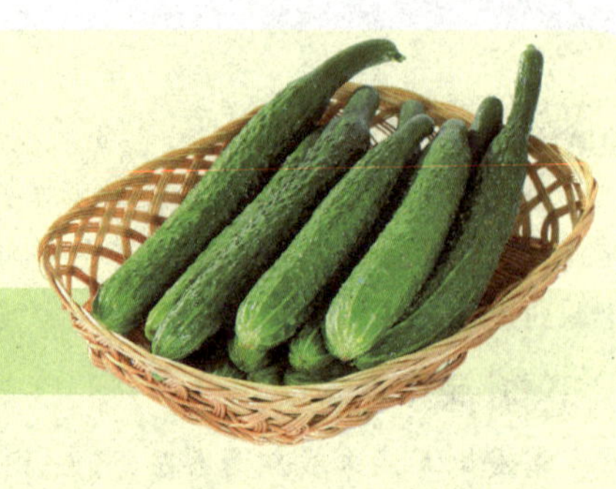

性味归经 | 性凉，味甘，归肺、胃、大肠经

养生关键点

黄瓜具有清热利水、解毒消肿、生津止渴的功效，可以辅助治疗身热烦渴、咽喉肿痛、风热眼疾、湿热黄疸、小便不利等病症。另外，黄瓜所含的膳食纤维能促进胃肠蠕动，降低胆固醇，对心脑血管有益。

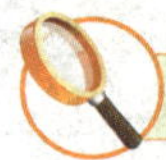

搭配宜忌

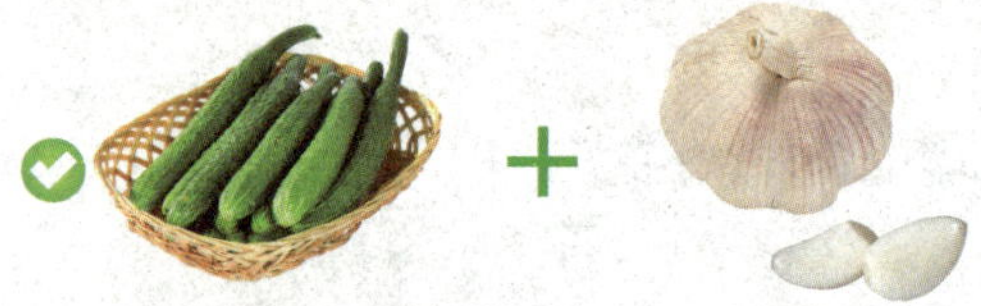

黄瓜＋蒜＝黄瓜与蒜搭配，可清热止渴、健胃消食、减肥轻身，适合糖尿病、高脂血症、肥胖症等患者食用。

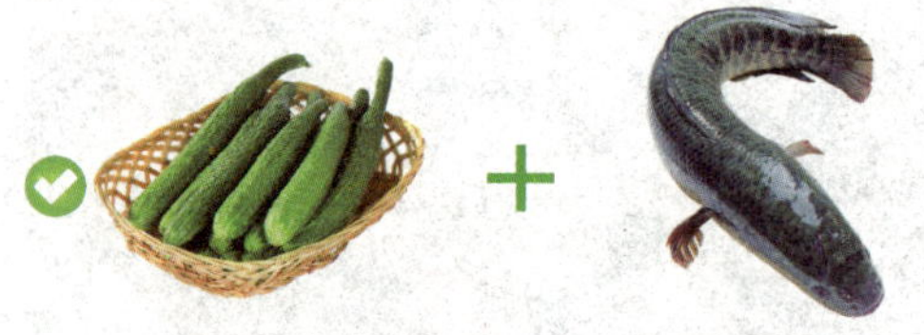

黄瓜＋乌鱼＝黄瓜可减肥，乌鱼具有补脾利尿的功效，二者搭配可清热利尿、健脾益气、健身美容。

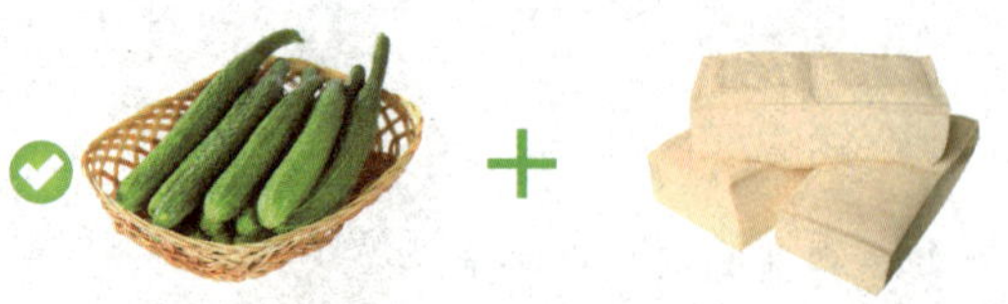

黄瓜＋豆腐＝豆腐含有较多的蛋白质和钙，二者搭配，适宜于高血压、肥胖症、癌症、水肿、清热烦渴、咽喉肿痛等患者食用。

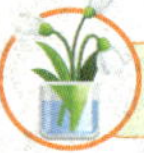

营养面面观

每100克所含营养成分

成分	含量
热量	63千焦
蛋白质	0.8克
碳水化合物	2.9克
脂肪	0.2克

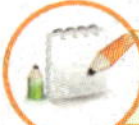

趣味小知识

黄瓜为一年生蔓生或攀援草本植物，食用部分为幼嫩子房。果实颜色呈油绿或翠绿。鲜嫩的黄瓜顶花带刺，诱人入食。果肉脆甜多汁，具有清香口味。中国各地普遍栽培。

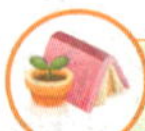

人群宜忌

一般人皆可食用。

脾胃虚寒者、久病体虚者、经期前后的女性宜少吃。

◆聪明选购

选购黄瓜以表皮带刺、体形细长均匀、表皮竖纹突出、颜色发绿或发黑者为好。

◆聪明保鲜

买回的黄瓜不要乱堆乱放，最好放入篮子中，置于背阴凉爽的地方，通风散热，降低菜温，以控制微生物的活动。

◆聪明料理

烹饪黄瓜时，一定不要把黄瓜尾部扔掉，因为黄瓜尾部含有较多苦味素，它具有明显的抗肿瘤作用。

自制养生菜肴

蒜泥黄瓜丝

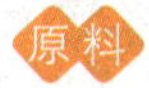

原料

黄瓜600克，花生仁、姜、葱、蒜泥、盐、醋、白糖、香油、色拉油各适量。

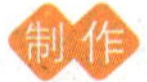

制作

1. 姜、葱分别切丝，花生仁煮熟，切碎。
2. 黄瓜洗净切丝，加盐、白糖拌匀。
3. 将醋、姜丝、葱丝、蒜泥、花生碎、香油调匀，浇在黄瓜丝上即可。

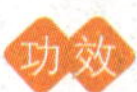

功效

鲜脆味美，清淡利口，并且可健胃消食。

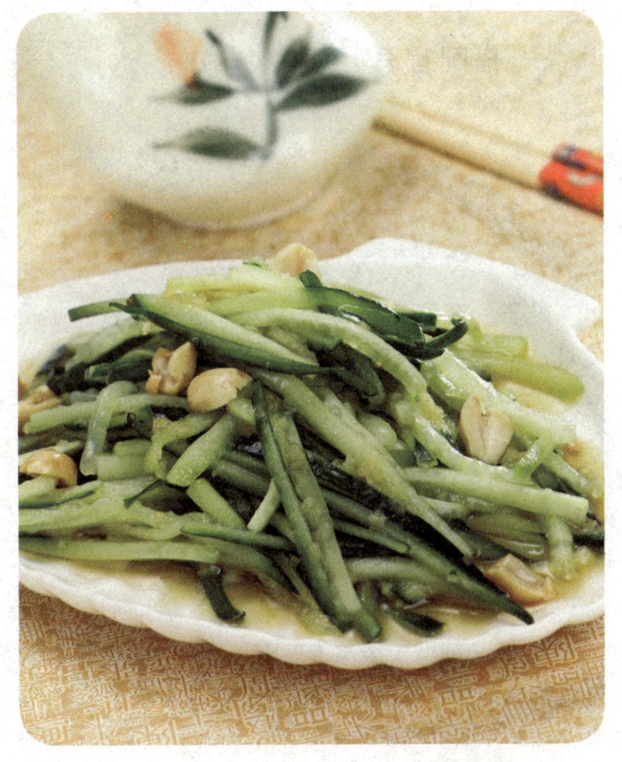

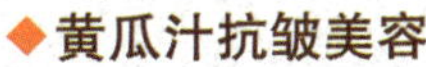

养生食疗方

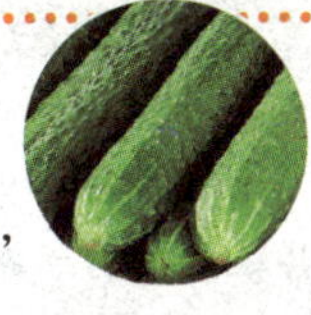

◆蜜饯黄瓜预防暑热

黄瓜5根，蜂蜜100克。将黄瓜洗净，去瓤，切成条，放在锅内，加少许水，煮沸后去掉多余的水，趁温热加入蜂蜜食用。

◆黄瓜汁抗皱美容

鲜黄瓜适量。将黄瓜洗净，捣烂取汁。脸用温水洗净，将黄瓜汁涂于面部，每日1次。

茄子

性味归经 | **性微寒，味甘，归脾、胃经**

养生关键点

茄子具有清热凉血、散瘀消肿的功效，可用于热毒痈疮、皮肤溃疡、口舌生疮、痔疮下血、便血、衄血等。

搭配宜忌

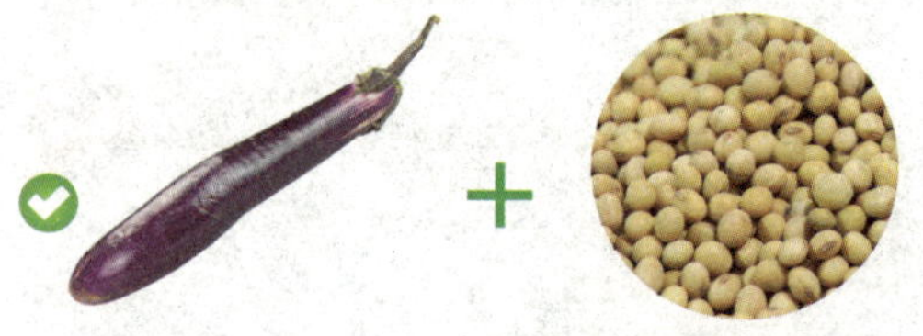

茄子＋黄豆＝黄豆有益气养血、健脾的作用，含有丰富的营养素，二者搭配可通气顺肠、润燥消肿、平衡营养。

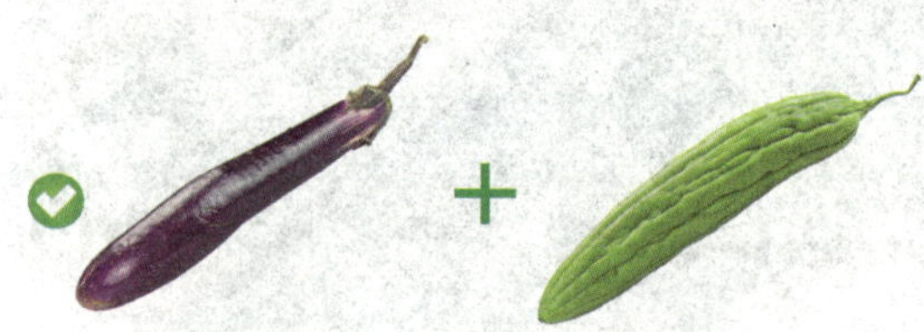

茄子＋苦瓜＝苦瓜有解除疲劳、清心明目、益气壮阳、延缓衰老的作用，二者搭配是心血管患者的理想菜肴。

人群宜忌

一般人均可食用。

尤其适宜容易长痱子、生疮疖的人。

消化不良、容易腹泻的人不宜多食。

营养面面观

每 100 克所含营养成分

成分	含量
热量	88 千焦
蛋白质	1.1 克
碳水化合物	4.9 克
脂肪	0.2 克

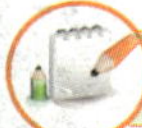

趣味小知识

茄子颜色多为紫色或紫黑色，也有淡绿色或白色品种，形状有圆形、椭圆形、梨形等各种不同。

茄子是少有的紫色蔬菜，含多种维生素以及钙、磷、铁等矿物质，茄子皮中含较多的维生素 P。茄子入药用的部分有茄果、茄花、茄叶、茄蒂、茄根茎。

◆聪明选购

茄子以果形均匀周正，老嫩适度，无裂口、腐烂、锈皮、斑点，皮薄、子少、肉厚、细嫩的为佳品。

◆聪明保鲜

气温较高时，茄子可以直接放入冰箱中冷藏，这样可以保存2个星期左右。

◆聪明料理

茄子最好连皮一起吃，因为茄子皮中含有大量的营养成分和有益健康的植物化学物。在茄子的所有吃法中，拌茄泥是最健康的，拌茄泥的调味汁最好用橄榄油、芝麻酱、蒜泥和少许盐。

自制养生菜肴

松仁茄花

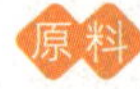

茄子400克，松仁50克，葱末、姜末、蒜片、白糖、盐、味精、淀粉、酱油、醋、料酒、香油各适量。

1. 茄子去蒂、皮洗净切块，下入热油锅中滑熟。
2. 炒锅注油烧热，下入松仁炒香，放入葱末、姜末、蒜片、茄块，烹入酱油、水、醋、料酒，撒入盐、白糖烧开，勾芡，滴入香油即可。

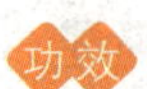

味道香浓，茄子搭配坚果，有强身功效。

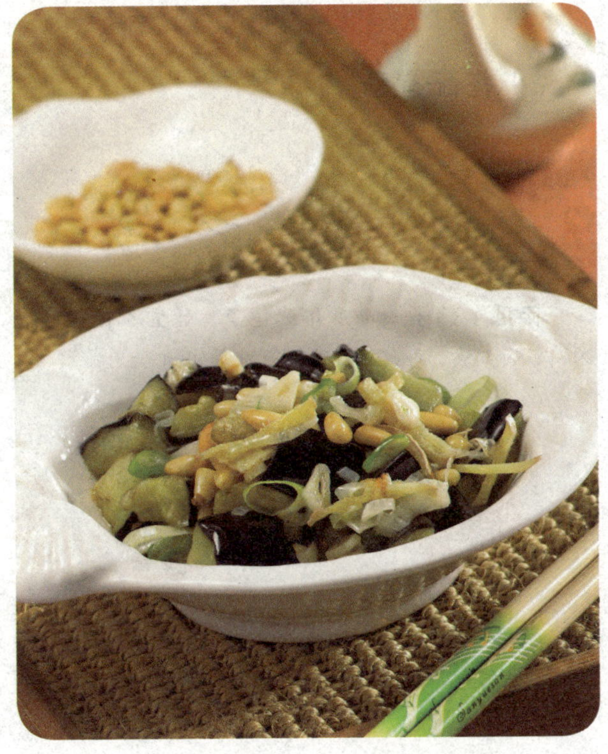

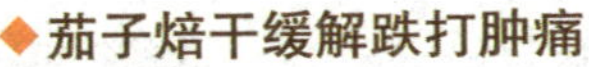

◆茄子汁用于久咳

生茄子60克，煮后去渣，待温热后加入适量蜂蜜，每日服食2次。

◆茄子焙干缓解跌打肿痛

茄子1个，黄酒适量。茄子焙干，研成细末，用酒送服，每日2次，每次10克。

南瓜

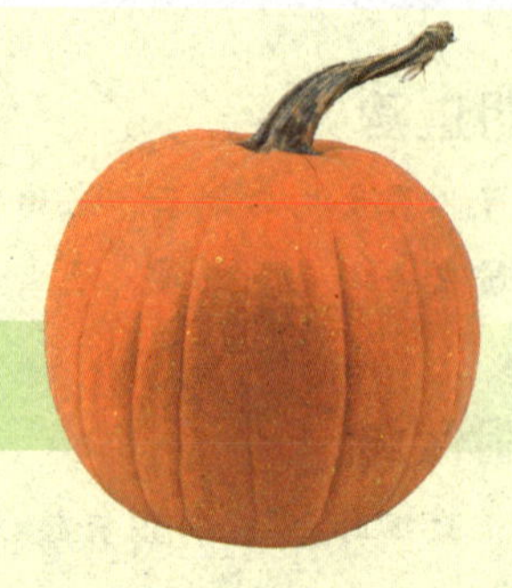

性味归经 | 性温，味甘，归脾、胃经

养生关键点

南瓜具有预防高血压、防癌、护肝健肾、促进消化的功效。南瓜含有丰富的果胶，其有很好的吸附性，能黏附和消除体内细菌毒素和其他有害物质。南瓜的胡萝卜素含量胜过绿色蔬菜，被誉为“最佳美容食品”。

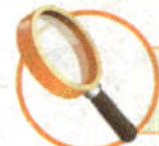

搭配宜忌

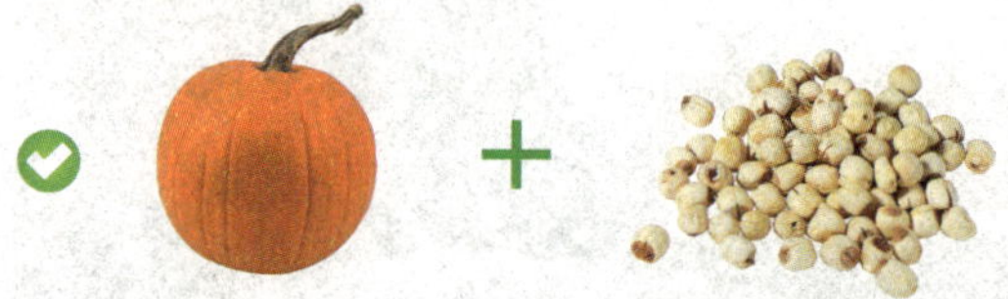

南瓜＋莲子＝南瓜搭配莲子，适宜于糖尿病、冠心病、高血压、高脂血症等患者食用。

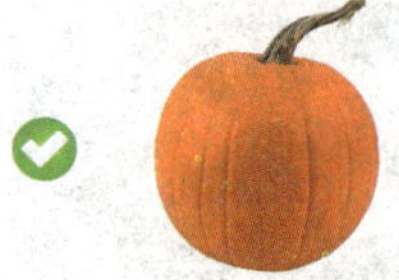

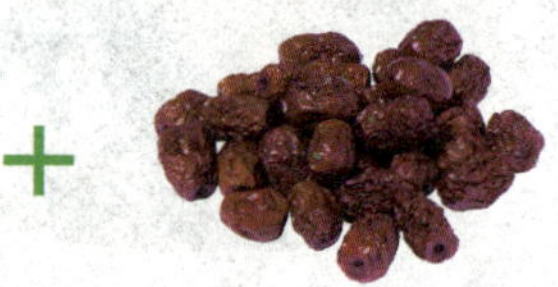

南瓜＋红枣＝南瓜与红枣搭配，补中益气、收敛肺气，适合糖尿病、动脉粥样硬化、肥胖症患者食用。

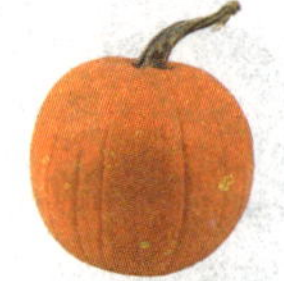

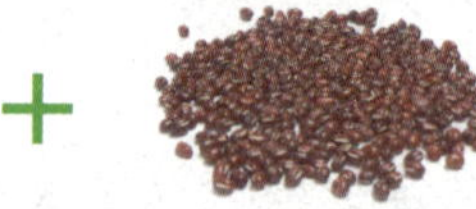

南瓜＋红小豆＝南瓜有健肤润肤、减肥的作用，红小豆有消肿利尿的功效，二者搭配美容瘦身效果明显。

营养面面观

每100克所含营养成分

成分	含量
热量	92千焦
蛋白质	0.7克
碳水化合物	5.3克
脂肪	0.1克

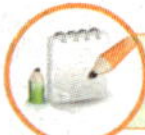

趣味小知识

南瓜原产于墨西哥到中美洲一带，世界各地普遍栽培，明代传入我国。另一说为南瓜原产于中南美洲，很早以前就传入中国，因而有“中国南瓜”之说。

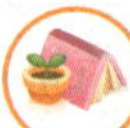

人群宜忌

尤其适宜前列腺肥大、动脉粥样硬化、胃溃疡、脾胃虚弱、烫灼伤等患者以及肥胖和中老年便秘者食用。

◆聪明选购

要挑选干净、无损伤、分量相对较重的南瓜，并且南瓜皮越粗糙、越厚，南瓜越甜。

◆聪明保鲜

南瓜要放在阴凉、干燥、通风良好的地方保存。已经切开的南瓜需用保鲜膜包好后，放到冰箱冷藏。

◆聪明料理

南瓜可蒸、可煮、可做汤，或外用捣敷；熟食补益、利水；生用驱蛔、解毒。在烹调的时候，南瓜心含有相当于果肉5倍的胡萝卜素，所以尽量要全部加以利用。

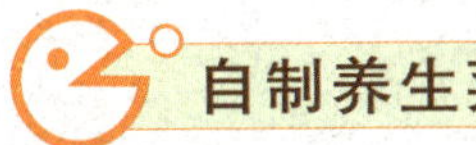

奶油南瓜粥

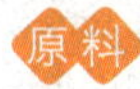

南瓜300克，熟红豆、葵花子、芹菜叶、粳米粉、奶油各适量。

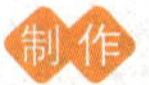

1. 南瓜去子切块蒸熟，取出打成泥。
2. 南瓜泥加粳米粉、水拌匀。
3. 淋入奶油，撒入熟红豆、葵花子、芹菜叶即成。

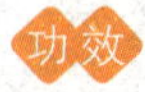

色泽美观，营养味美，具有瘦身美颜功效。

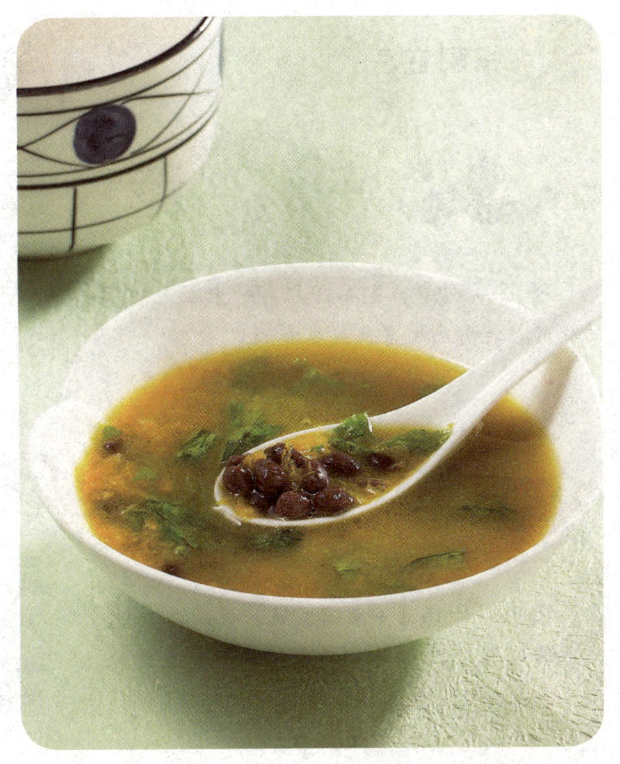

养生食疗方

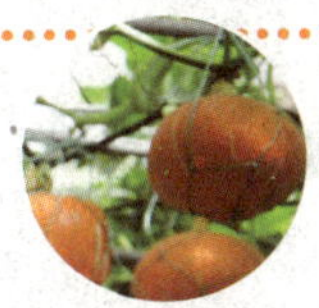

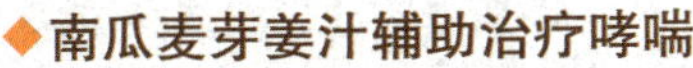

南瓜适量，研磨成南瓜粉。每日5克，冲服。

◆南瓜麦芽姜汁辅助治疗哮喘

南瓜5个，鲜姜汁60克，麦芽1500克。将南瓜去子、切块，煮熟压泥，放入姜汁、麦芽，以文火熬成膏。每晚服150克。可用于多年哮喘、入冬哮喘加重者。

冬瓜

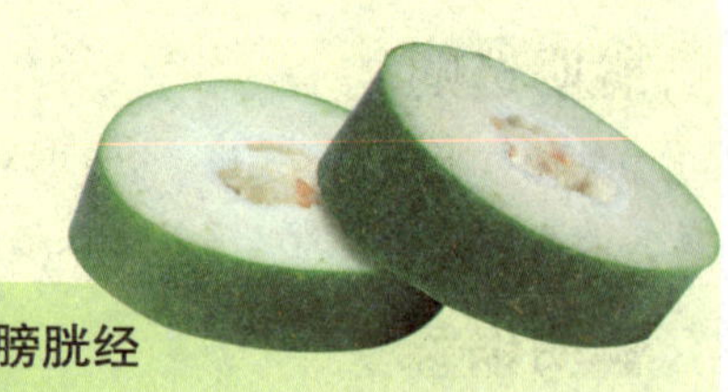

性味归经 | 性凉，味甘淡，归肺、大肠、小肠、膀胱经

养生关键点

冬瓜具有清热解毒、利尿消肿、除烦止渴、祛湿解暑的功效，可用于心胸烦热、小便不利、肺痈咳喘、肝硬化腹水、高血压等。

搭配宜忌

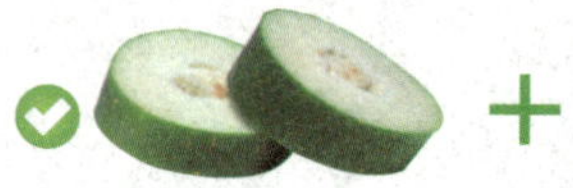 + 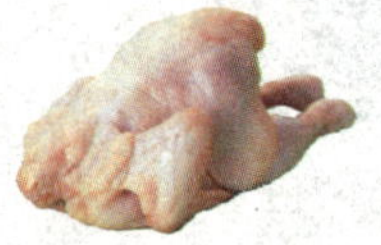

冬瓜 + 鸡肉 = 冬瓜搭配有补中益气功效的鸡肉，能清热排毒、美容养颜。

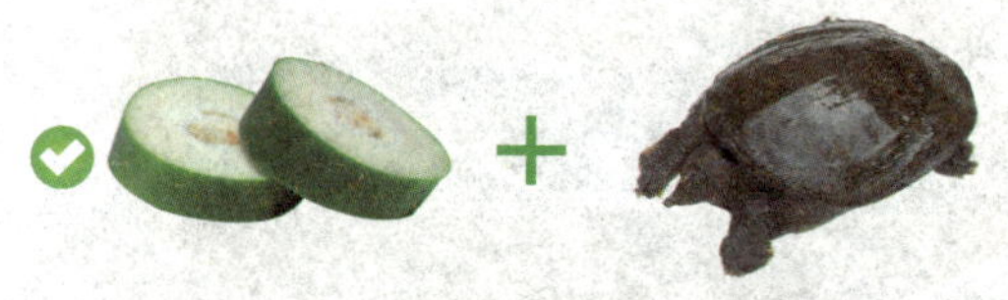

冬瓜 + 甲鱼 = 甲鱼有润肤、明目的作用，冬瓜富含膳食纤维等，二者搭配具有生津止渴、除湿利尿、散热解毒等功效。

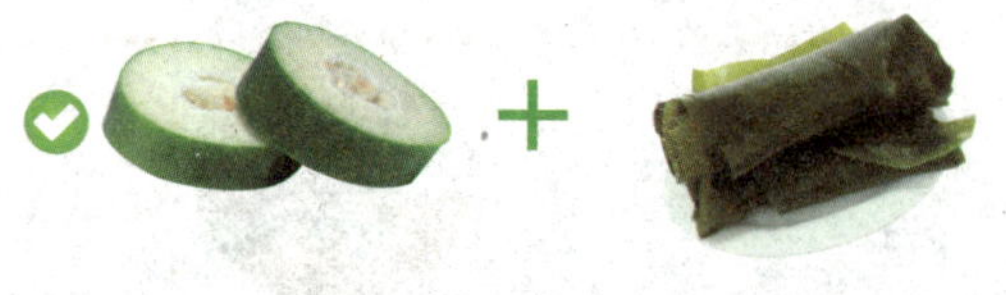

冬瓜 + 海带 = 冬瓜益气强身、延年益寿，海带清热利尿、祛脂降压，二者搭配，适合高血压、冠心病、水肿及肥胖症患者食用。

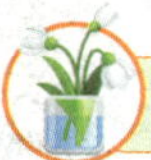

营养面面观

每 100 克所含营养成分

成分	含量
热量	46 千焦
蛋白质	0.4 克
碳水化合物	2.6 克
脂肪	0.2 克

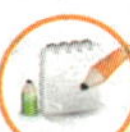

趣味小知识

冬瓜为一年生草本植物，瓜形状如枕，又叫枕瓜，产于夏季。冬瓜成熟之际，表面上有一层白粉状的东西，就好像是冬天所结的白霜，因为这个原因，冬瓜又称白瓜。

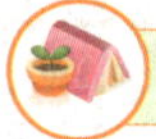

人群宜忌

一般人皆可食用。

脾胃虚寒、肾虚者不宜多食。

◆聪明选购

挑选时用指甲掐一下，皮较硬、肉质致密、种子呈黄褐色的冬瓜口感好。

◆聪明保鲜

买回来的冬瓜如果不马上烹调，可用保鲜膜包裹后放入冰箱，可保存1周。

◆聪明料理

要想保留冬瓜最全的营养成分，还是煲冬瓜汤，清淡又营养。而且冬瓜是一种解热利尿比较理想的日常食物，连皮一起煮汤，效果更明显。

自制养生菜肴

冬瓜烧鸡腿

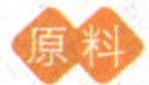

原料

冬瓜500克，鸡腿肉250克，粉条、香菇各25克，葱、姜、蒜、盐、料酒、香油各适量。

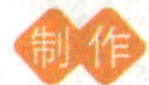

制作

1. 鸡腿肉洗净切块，冬瓜去瓤洗净切块，香菇水发后切成小块，粉条泡软，姜、蒜切片，葱切花。
2. 砂锅内放入鸡肉块、冬瓜块、香菇块、姜片、蒜片，添入泡发香菇的水及适量清水用旺火烧开，撇去浮沫，转小火炖至熟烂。
3. 加盐、料酒，淋上香油，撒上葱花，搅匀出锅即成。

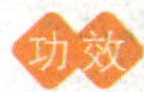

功效

增强体力，强壮身体，而且不油腻。

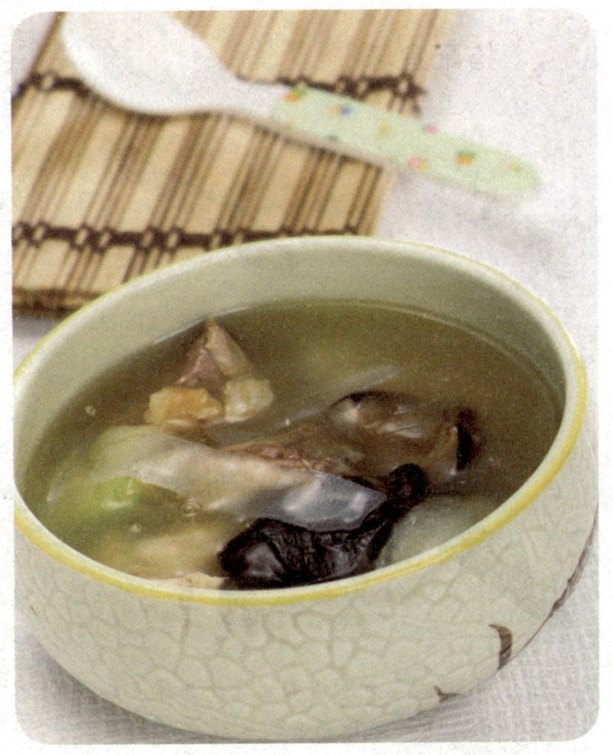

养生食疗方

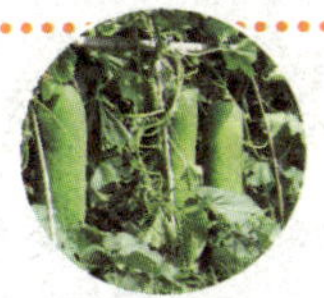

◆冬瓜汁缓解妊娠小便不利

冬瓜汁1杯，蜂蜜1杯，调拌均匀，频频服用。

苦瓜

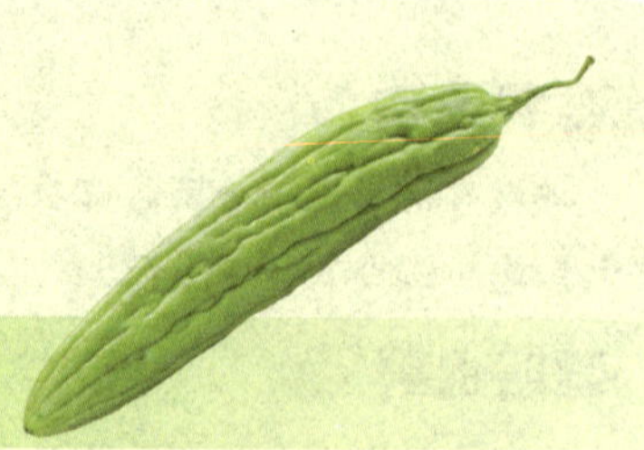

性味归经 | 性寒，味苦，归心、肝、脾、肺经

养生关键点

苦瓜除邪热、解劳乏、清心明目，有降血糖、抗肿瘤、抗病毒、抗菌、促进免疫力等作用，可用于防治中暑、痢疾、恶疮、赤眼疼痛等。

搭配宜忌

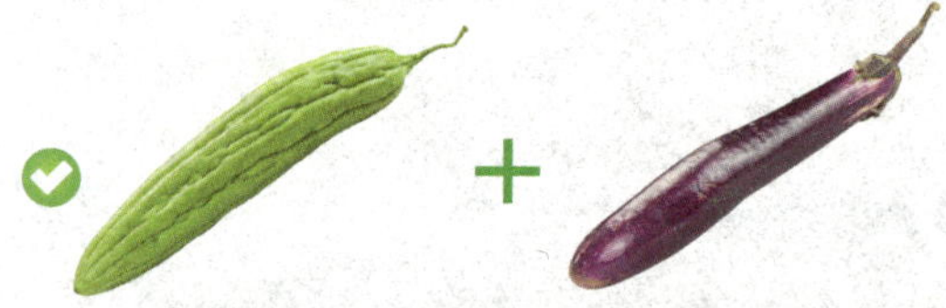

苦瓜 + 茄子 = 苦瓜搭配清热消肿、活血利尿的茄子，是心血管患者的最佳饮食。

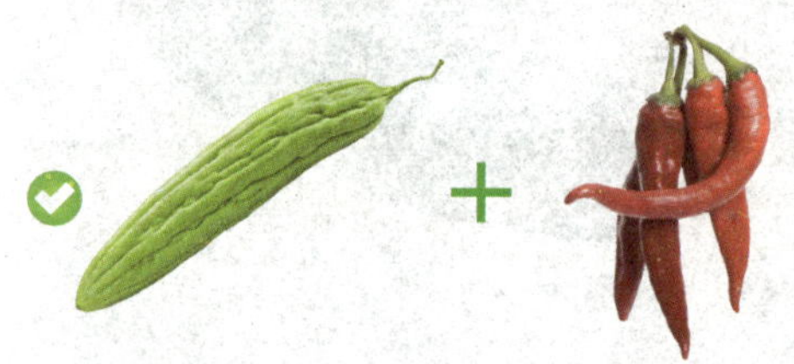

苦瓜 + 辣椒 = 苦瓜搭配富含维生素 C、铁元素、辣椒素的辣椒同食，是理想的抗衰老菜肴。

人群宜忌

一般人群均可食用。

尤其适宜糖尿病、癌症患者。

脾胃虚寒者不宜多食。

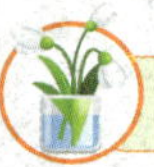

营养面面观

每 100 克所含营养成分

成分	含量
热量	79 千焦
蛋白质	1 克
碳水化合物	4.9 克
脂肪	0.1 克

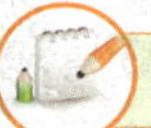

趣味小知识

苦瓜是葫芦科植物，为一年生攀援草本。茎、枝、叶柄及花梗披有柔毛，腋生卷须。果实长椭圆形，表面具有多数不整齐瘤状突起。种子藏于肉质果实之中，成熟时有红色的囊裹着，是人们喜爱的一种蔬菜。

在燥热的夏天女性经常敷用冰过的苦瓜片，可以立即解除肌肤的干燥问题。苦瓜还能滋润及美白皮肤。

◆聪明选购

嫩而坚实、瓜体嫩绿、果瘤大且饱满、皱纹较深的苦瓜质量比较好。

◆聪明保鲜

直接放入冰箱冷藏即可。

◆聪明料理

苦瓜所含的草酸会影响钙的吸收，最好用水焯过再吃。苦瓜以大火快炒或者凉拌的烹饪方式为佳，烹饪时间过长，会造成水溶性维生素的大量流失，从而降低其营养价值。

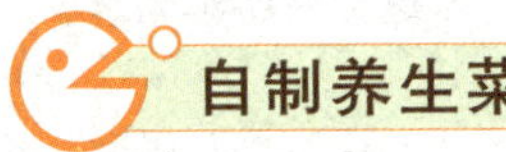

清炒苦瓜

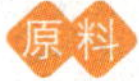

苦瓜300克，红辣椒2个，葱末、姜丝、盐、味精、色拉油各适量。

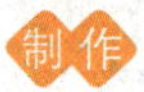

1. 苦瓜洗净切片，红辣椒切丝。
2. 炒锅注油烧热，下入葱末、姜丝爆香，放入红椒丝、苦瓜片煸炒，撒入盐、味精炒匀出锅即成。

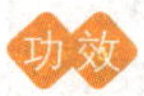

香辣微苦，清热解毒，降糖减脂。

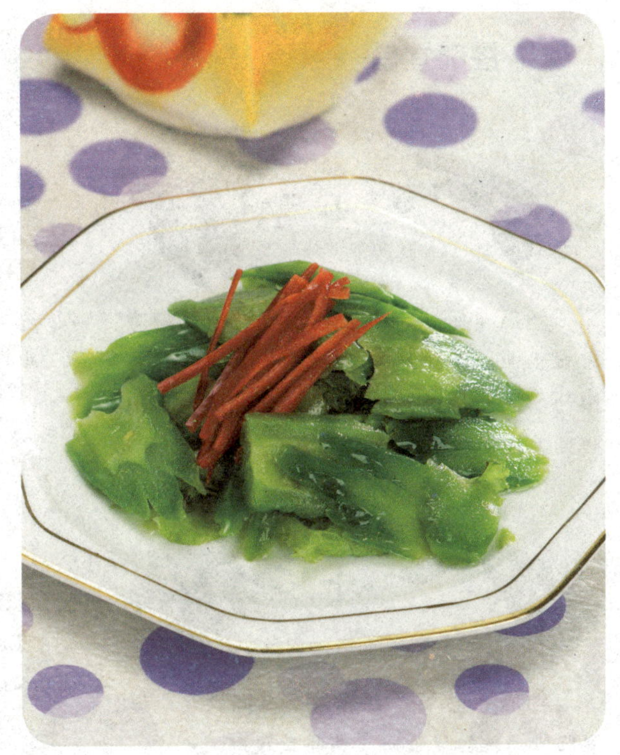

养生食疗方

◆苦瓜子用于阳痿

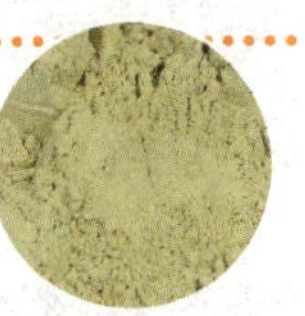

苦瓜子、黄酒各适量。苦瓜子炒熟研末，黄酒送服，每次15克，每日3次，10天为1个疗程。

丝瓜

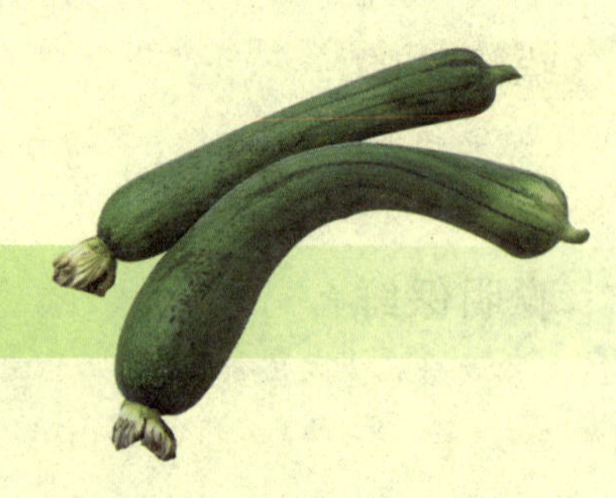

性味归经 性凉，味甘，归肺、胃、肝经

养生关键点

丝瓜具有通络活血、祛风、凉血止血的功效，可以辅助治疗乳汁不通、胸胁疼痛、风湿痹痛、经脉拘挛、肺热咳嗽等症。

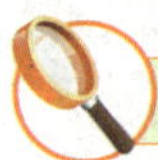

搭配宜忌

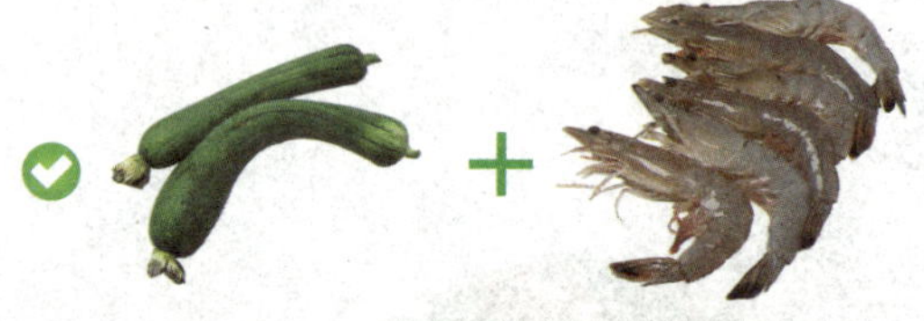

丝瓜 + 虾 = 丝瓜止咳平喘、清热解毒、凉血止血，搭配虾食用，具有滋肺阴、补肾阳的功效，适于辅助治疗肺虚咳嗽、体倦、腰膝酸软等病症。

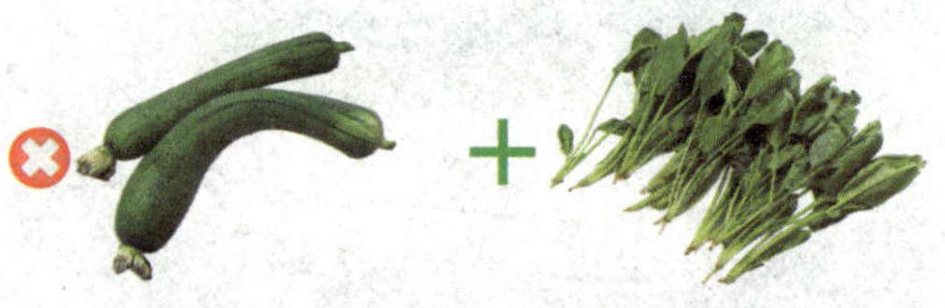

丝瓜 + 菠菜 = 丝瓜搭配有润燥、止渴、通肠胃功效的菠菜同食易导致腹泻。

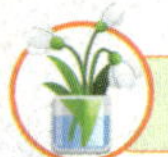

营养面面观

每 100 克所含营养成分

成分	含量
热量	84 千焦
蛋白质	1 克
碳水化合物	4.2 克
脂肪	0.2 克

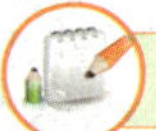

趣味小知识

丝瓜是一年生攀援性草本植物，是夏季主要蔬菜之一，以嫩瓜供食用，可炒食、做汤。成熟瓜纤维发达，可入药，称丝瓜络，也可供洗刷器物用，为海绵的代用品。

人群宜忌

月经不调、身体疲乏、痰喘咳嗽者以及产后乳汁不通的妇女适宜多食。

体虚内寒、腹泻者不宜多食。

◆聪明选购

宜选择外皮细嫩有弹性、瓜条匀称、瓜身茸毛完整的优质丝瓜。

◆聪明保鲜

用报纸将丝瓜包好，放在阴凉的地方，可存放一两个星期。

◆聪明料理

烹制丝瓜时应注意尽量保持清淡，油要少用，可用味精或胡椒粉提味；不宜加酱油和豆瓣酱等口味较重的酱料，以免抢味。

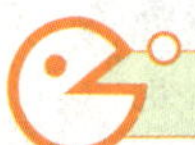

自制养生菜肴

丝瓜炒蛋

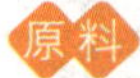

丝瓜 250 克，鸡蛋 150 克，盐、味精、葱段、香油、色拉油各适量。

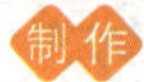

1. 鸡蛋加盐搅打均匀；丝瓜去皮洗净切块。
2. 炒锅注油烧热，下入葱段爆锅，放入丝瓜炒熟，加入蛋液翻炒，撒盐、味精炒匀，淋香油即可。

功效

制作简便，营养丰富，强身健体。

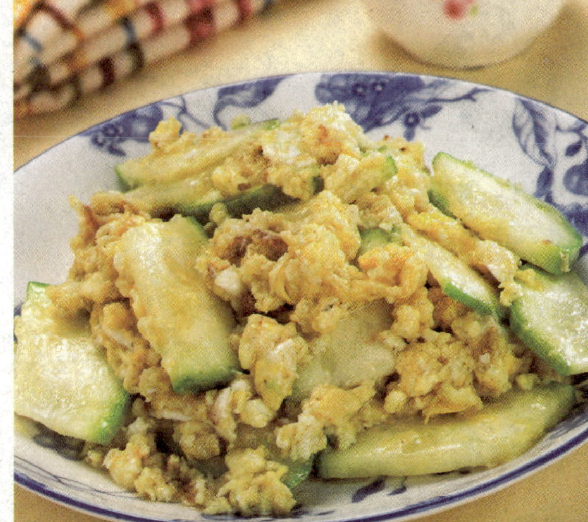

养生食疗方

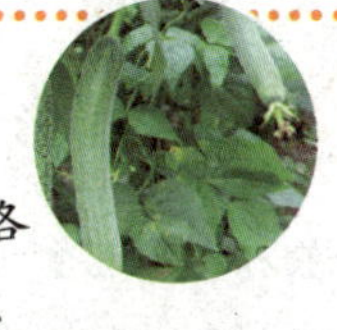

◆猪蹄香菇丝瓜汤增加产后乳汁分泌

豆腐 2 块，丝瓜 150 克，香菇 20 克，猪蹄 1 只，盐、生姜各适量。先将猪蹄煮烂；豆腐切成小块，丝瓜切片，与猪蹄、香菇、盐、生姜再煮 20 分钟，可食可饮。

青椒

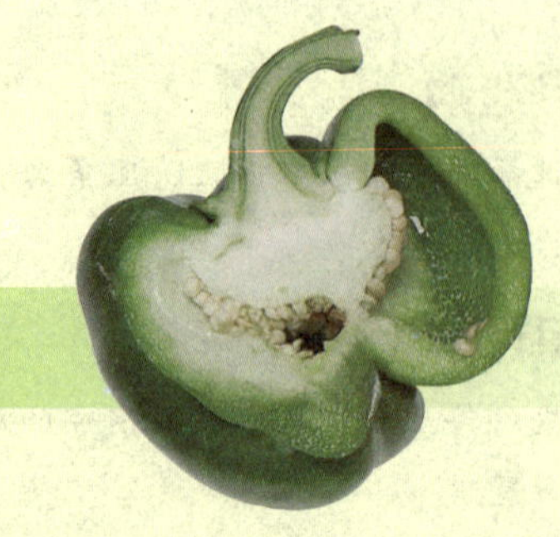

性味归经 | 味辛、性热，入心、脾经

养生关键点

青椒能够通过促进机体发汗而降低体温，并缓解肌肉疼痛，因此具有较强的解热镇痛作用。辣椒素能刺激唾液和胃液的分泌，增加食欲，促进肠道蠕动，帮助消化，防止体内脂肪积存，从而有利于降脂减肥。

搭配宜忌

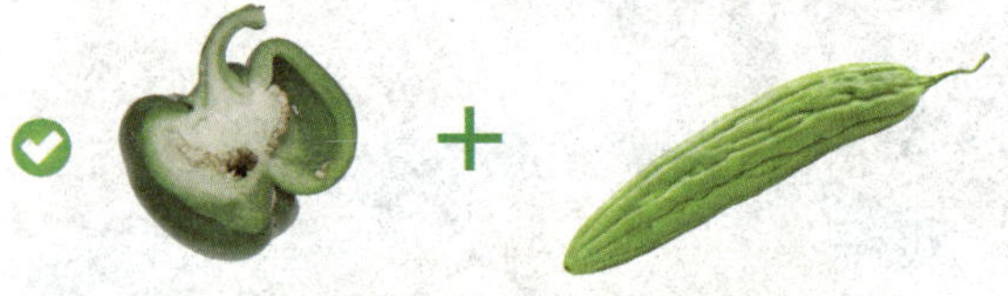

青椒 + 苦瓜 = 青椒搭配上美容养颜的苦瓜，可以使营养吸收更全面，而且还有养颜瘦身的效果。

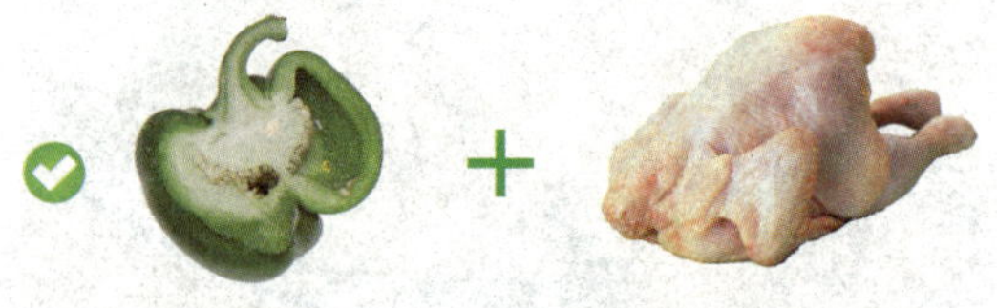

青椒 + 鸡肉 = 两者都富含蛋白质、维生素与矿物质，一起搭配食用，对儿童的生长发育非常有好处。

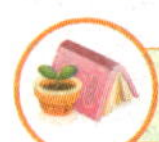

人群宜忌

一般人群均可食用。

眼疾、食管炎、胃肠炎、胃溃疡、痔疮、高血压、肺结核患者忌食。

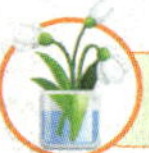

营养面面观

每 100 克所含营养成分

成分	含量
热量	92 千焦
蛋白质	1 克
碳水化合物	5.4 克
脂肪	0.2 克

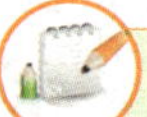

趣味小知识

青椒由原产于中南美洲热带地区的辣椒在北美演化而来，经长期栽培驯化和人工选择，使果实发生体积增大、果肉变厚、辣味消失和心皮及子房腔数增多等性状变化。

青椒营养丰富，辣味较淡乃至根本不辣，常作为蔬菜食用而不是作为调味料。青椒有各种变异品种，有黄色，绿色，红色等，是大众最喜爱的蔬菜之一。

◆聪明选购

青椒顶端的柄呈鲜绿色的才是成熟的，四个棱的肉质厚，有弹性的才新鲜。此外，不应选肉质有损伤的青椒，否则保存时容易腐烂。

◆聪明保鲜

青椒装进塑料袋放入冰箱，能保存3～7天。绿色与黄色的可放1周，但红色的却只能放3～4天。

◆聪明料理

青椒富含维生素C，烹制菜肴时，要注意掌握火候，应采取猛火快炒法，加热时间不要太长，以免维生素C损失过多。

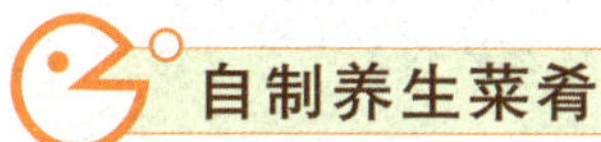

青椒墨鱼丝

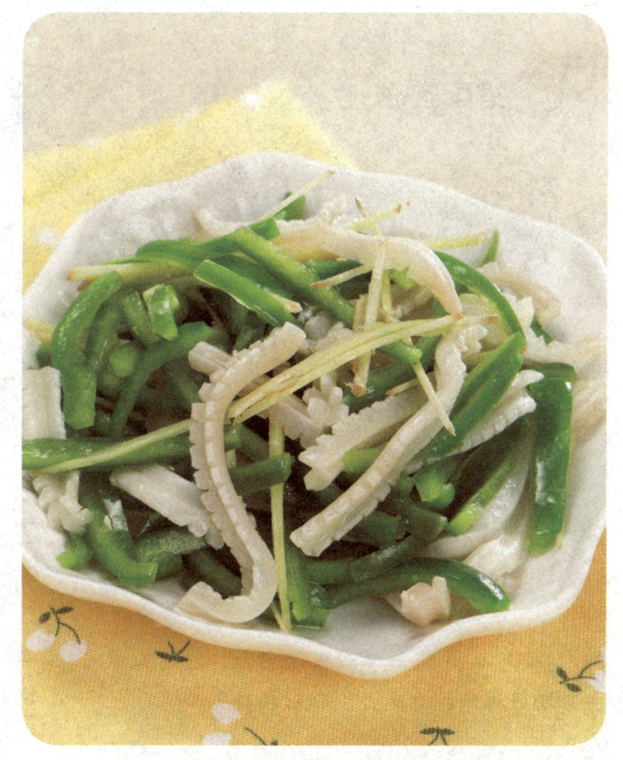

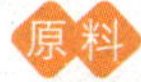

新鲜墨鱼肉250克，青椒100克，盐、湿淀粉、酱油、料酒、色拉油各适量。

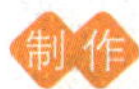

1. 墨鱼、青椒均洗净切丝。
2. 炒锅注油烧至八成热，下入墨鱼丝略炒，加入青椒丝、料酒、酱油、盐煸炒，勾芡，淋入熟油即成。

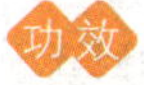

色泽美观，蛋白质丰富。

养生食疗方

◆虎皮青椒开胃健脾

青椒10个，盐3克，醋15克，味精2克，色拉油500克。青椒去蒂洗净，放入七成热的油锅中炸至上色且呈虎皮斑，捞出沥油。锅留底油，下入炸好的青椒，调入盐、醋、味精等炒匀，起锅装盘即成。

菜花

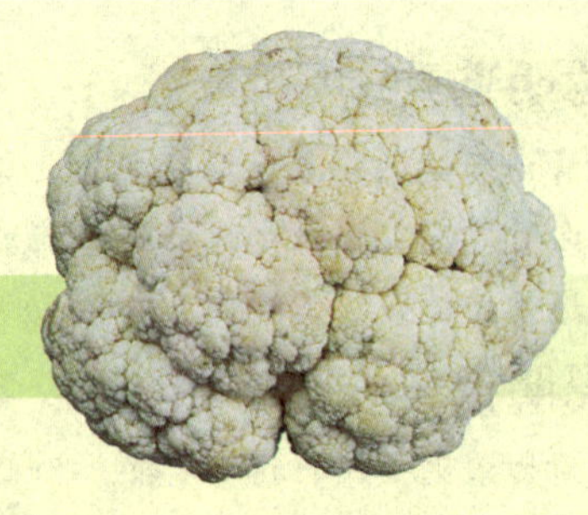

性味归经 | 性凉，味甘，归肾、脾、胃经

养生关键点

菜花中含有抗氧化、防癌的微量元素，长期食用可以减少乳腺癌、直肠癌及胃癌等癌症的发病率。菜花中维生素C含量较高，有提高人体免疫功能的作用，可促进肝脏解毒、增强人的体质。

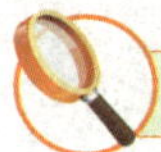

搭配宜忌

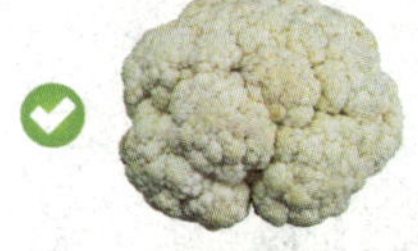 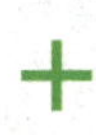 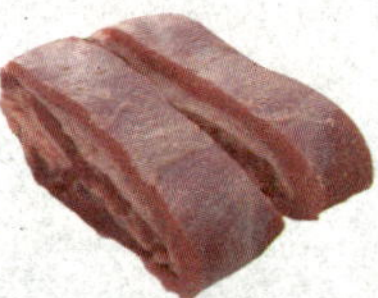

菜花＋猪肉＝二者搭配食用，可起到强身健体、滋阴润燥的功效，适用于辅助治疗体虚乏力、阴虚干咳等病症。

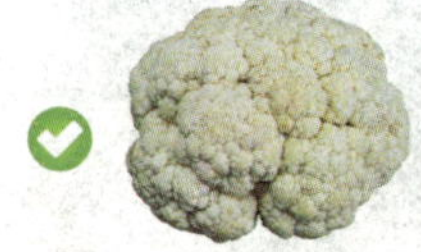 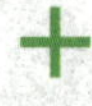 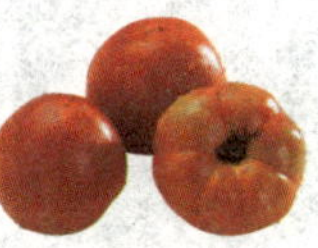

菜花＋番茄＝二者搭配食用，能清血健身，增强机体抗毒能力，预防疾病。

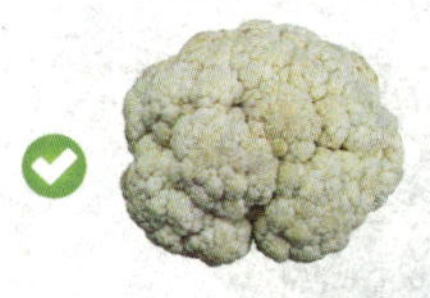 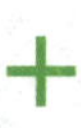 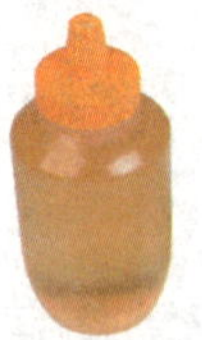

菜花＋蜂蜜＝在18世纪曾轰动西欧的布哈尔夫糖浆，就是用菜花汁加入蜂蜜调制而成的，专治咳嗽和肺结核。

营养面面观

每100克所含营养成分

成分	含量
热量	100千焦
蛋白质	2.1克
碳水化合物	4.6克
脂肪	0.2克

趣味小知识

菜花属十字花科，是甘蓝的变种，原产地中海沿岸。花茎可食，为洁白、短缩、肥嫩的花蕾、花枝、花轴等聚合而成的花球，粗纤维含量少，品质鲜嫩，是一种营养丰富、风味鲜美的蔬菜。

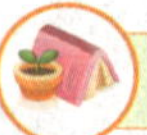

人群宜忌

一般人皆可食用。

尤其适宜老年人、小孩和脾胃虚弱、消化功能不强者食用。

◆聪明选购

菜花花球以均匀一致、雪白或乳白、头部坚实、花蕾紧密、花枝比较短、花柱细嫩、无污染斑、无虫伤者为质佳。

◆聪明保鲜

因菜花放在一般室温下容易开花，所以一定要将其放入保鲜袋，再放到冰箱冷藏室保存。

◆聪明料理

菜花烧煮的时间不宜过长，否则会丧失或破坏其营养成分。为保持其脆嫩，在炒制时不宜直接烹炒，应先用开水焯一下，做成炝菜，也可以在焯水后回锅调味，翻炒几下出锅。

自制养生菜肴

菜花粥

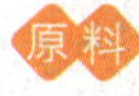

原料

粳米150克，菜花200克，猪瘦肉50克，盐、味精、猪油各适量。

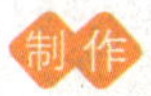

制作

1. 菜花去梗皮，用淡盐水浸泡15分钟，洗净切碎；粳米洗净，浸泡半小时，沥干；猪肉洗净切末。
2. 锅内添适量冷水，放入粳米用旺火煮沸，加入菜花、猪肉末、猪油，煮至粥成。
3. 加盐、味精调味即可。

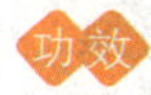

功效

菜花脆嫩爽口，可以强身健体、滋阴润燥。

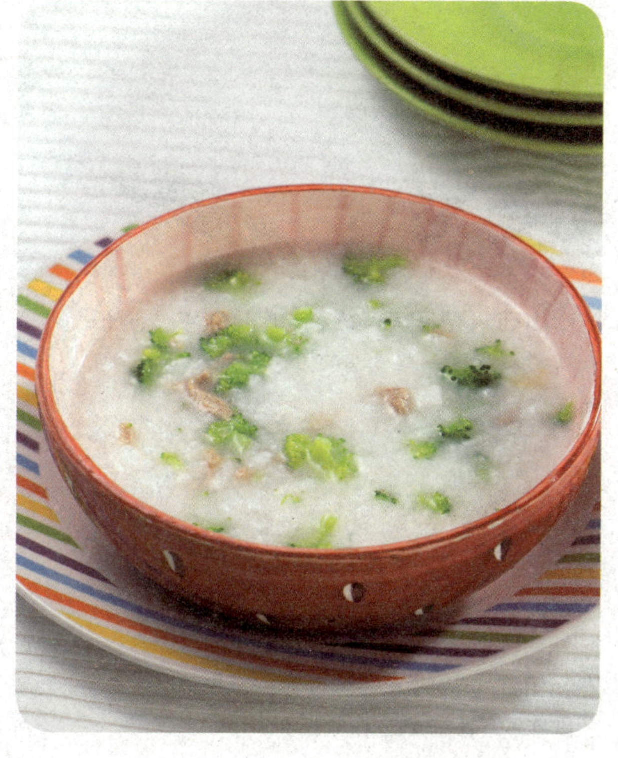

养生食疗方

◆拌菜花可解酒

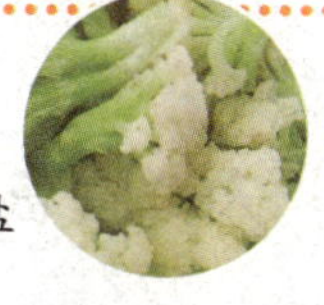

菜花适量，切成小片，用沸水焯一下，加香油、味精、食盐等调料拌匀，做成凉菜即可。

山药

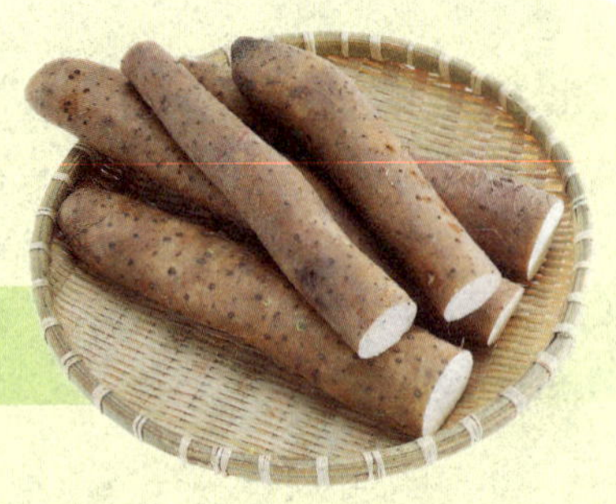

性味归经 | **性平，味甘，归脾、肾、肺经**

养生关键点

山药中含有淀粉酶、多酚氧化酶等物质，有利于脾胃消化吸收，是一味平补脾胃的药食两用之品。山药含有皂苷、黏液蛋白、维生素及微量元素，有润滑、滋润、降血糖的作用。

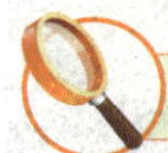

搭配宜忌

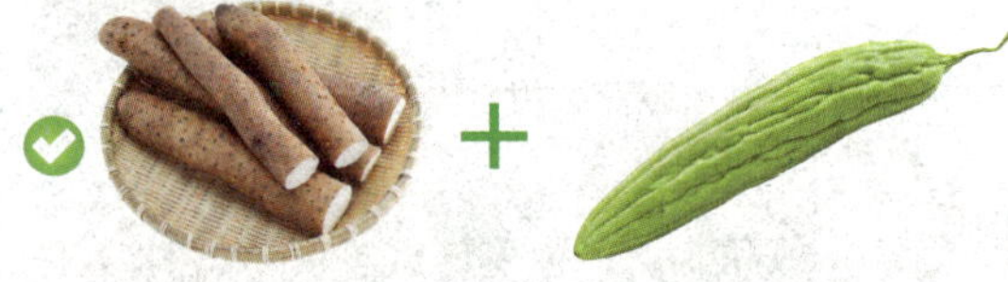

山药＋苦瓜＝山药和苦瓜均有减肥、降血糖的功效，一起食用可增强减肥、排毒的效果。

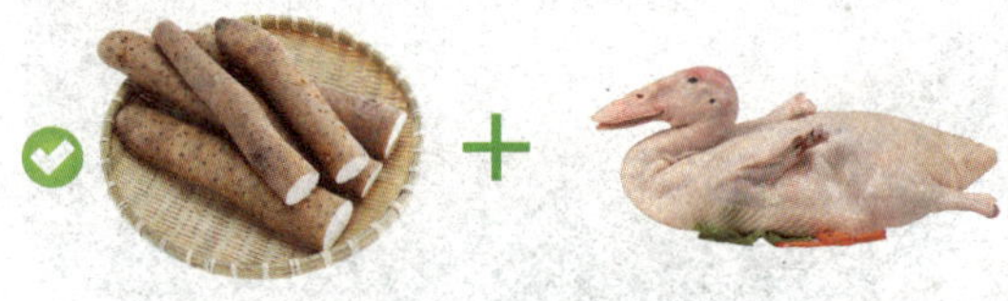

山药＋鸭肉＝山药的补阴功能很强，二者同食可消除油腻、补肺强身。

营养面面观

每 100 克所含营养成分

成分	含量
热量	234 千焦
蛋白质	1.9 克
碳水化合物	12.4 克
脂肪	0.2 克

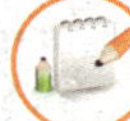

趣味小知识

山药又名薯蓣、大薯，一年生或多年生缠绕性藤本植物。山药根直立，肉质肥厚，呈棒形，极少分枝，须根较多。我国栽培的山药主要有普通山药和田薯两大类。普通山药，特征是茎圆形，没有棱翼，可作为药用；田薯，特征是茎方形，有棱翼，主要作为菜用。

人群宜忌

一般人群均可食用。

尤其适宜病后虚弱者、慢性肾炎患者、长期腹泻者食用。

聪明选购

要选择外观完整、平直、粗细均匀、没有腐烂的优质山药。

聪明保鲜

应放置在阴凉通风处。如果用报纸包住放在凉暗处，可短时间保存。

聪明料理

山药可蒸、煮作为主食食用，亦可制成各类菜肴或羹汤，或晒干炖汤、煮粥；山药切片后需立即浸泡在盐水中，以防止氧化发黑。

自制养生菜肴

咸蛋黄山药条

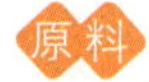
原料

山药500克，咸鸭蛋黄100克，鸡蛋、香葱、盐、淀粉、花生油各适量。

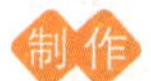
制作

1. 香葱切末，鸭蛋黄剁成茸；山药去皮切长条，下入开水锅焯烫，捞出沥干；鸡蛋打入碗中搅匀。
2. 山药条裹匀鸡蛋液，下入热油锅炸至金黄，捞出沥油。
3. 锅内留油烧热，下入鸭蛋黄炒至起沫，加入山药条、盐、香葱炒匀，出锅即可。

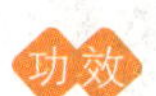
功效

味道咸香，蛋香浓郁，可滋补脾胃。

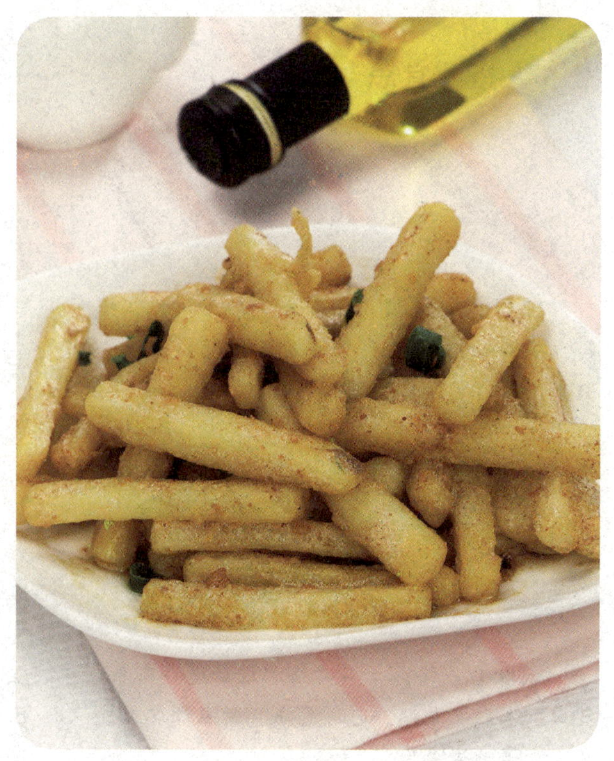

养生食疗方

◆山药粥健胃消食

粟米（即小米）50 克，怀山药 25 克，白糖适量。按常法共煮成粥，后下白糖，每日食用 2 次。

◆山药山楂饼用于小儿脾虚

山楂（去核）、山药、白糖各适量。将山楂、山药洗净蒸熟，冷却后加白糖搅匀，压成薄饼食用，可健脾消食、和中止泻。

白萝卜

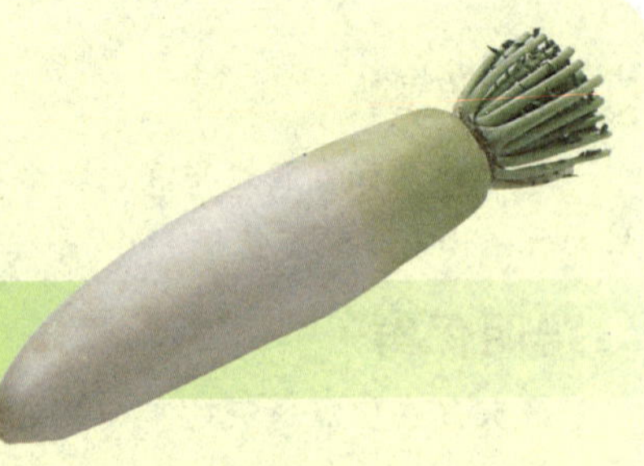

性味归经 | 性凉，味甘辛，归肺、胃、大肠经

养生关键点

中医认为，白萝卜可消积滞、化痰止咳、下气宽中、清热解毒。常吃白萝卜可降血脂、软化血管、稳定血压，预防冠心病、动脉粥样硬化、胆石症等疾病。白萝卜还具有化痰止咳的作用。

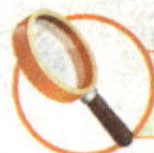

搭配宜忌

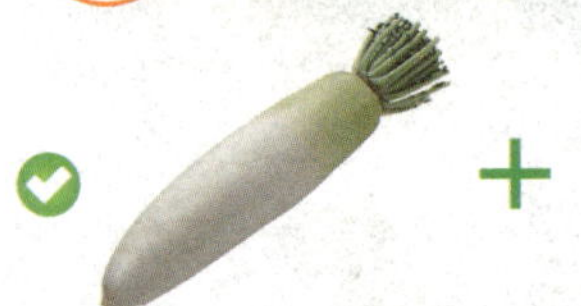

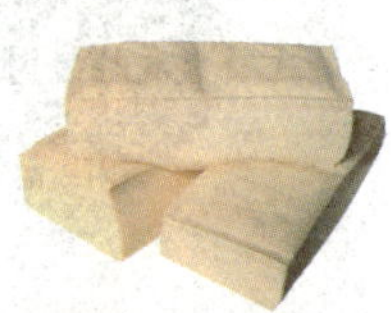

白萝卜＋豆腐＝白萝卜有助于消化，若与豆腐伴食，有助于人体吸收豆腐的营养，避免消化不良。

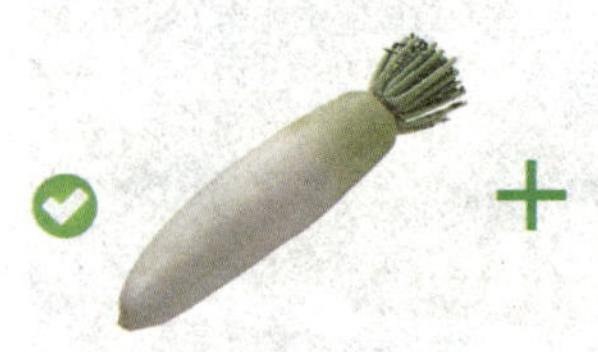

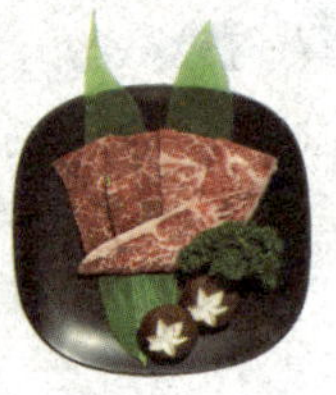

白萝卜＋牛肉＝二者搭配适合营养不良、贫血、术后恢复期、口角溃疡、脂溢性皮炎、角膜炎等患者食用。

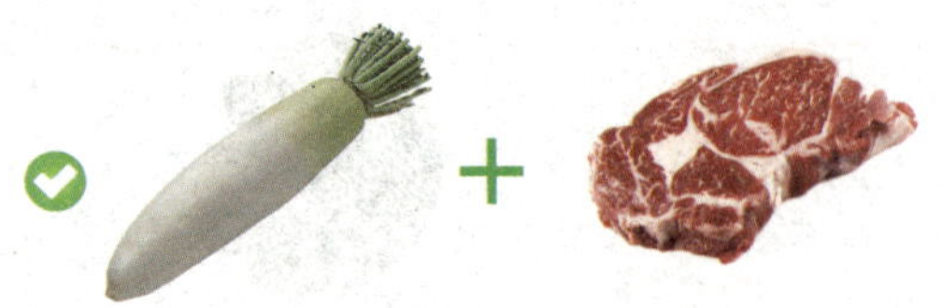

白萝卜＋猪肉＝猪肉与白萝卜炖服，气香味鲜，适用于胃满腹胀、消化不良等。

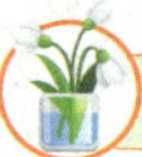

营养面面观

每100克所含营养成分

成分	含量
热量	88千焦
蛋白质	0.9克
碳水化合物	5克
脂肪	0.1克

趣味小知识

萝卜又名莱菔、罗服，在我国栽培食用历史悠久，早在《诗经》中就有关于萝卜的记载。我国栽培的萝卜在植物学上统称为中国萝卜，明代时已遍及全国。多年以来形成了许多优良品种，其中东北绿星大红萝卜、天津青萝卜就是地方优良品种之一。

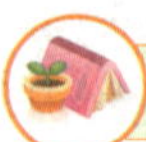

人群宜忌

尤其适合消化不良、食欲不振、易感冒、心血管疾病及癌症患者食用。

脾胃虚弱、易腹泻的人不宜多食。

聪明选购

购买时以表面平整、结实饱满、有重量、没有裂痕、用手指敲有清脆声响的为质佳。

聪明保鲜

用保鲜膜包好，放在冰箱中可以储存几个星期。

聪明料理

白萝卜主泻，胡萝卜为补，所以二者最好不要同食，白萝卜适合与肉类一起食用，这样不仅能够缓解油腻，而且营养吸收好。

自制养生菜肴

洋葱排骨汤

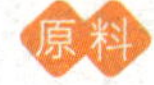
原料

排骨250克，洋葱3个，白萝卜、鸡蛋各1个，香菜段、姜、盐、料酒各适量。

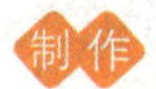
制作

1. 排骨洗净切段，下入开水锅焯烫，捞出沥干；白萝卜、洋葱分别洗净切块，鸡蛋打散搅匀。
2. 锅内添水、排骨煮开，撇去浮油，加入姜、料酒用小火煮30分钟，放入萝卜块、洋葱块煮熟。
3. 淋入鸡蛋液，撒入香菜段，加盐调味即可。

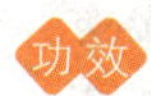
功效

排骨鲜香，萝卜可促进胃肠蠕动，有助于体内代谢废物的排出。

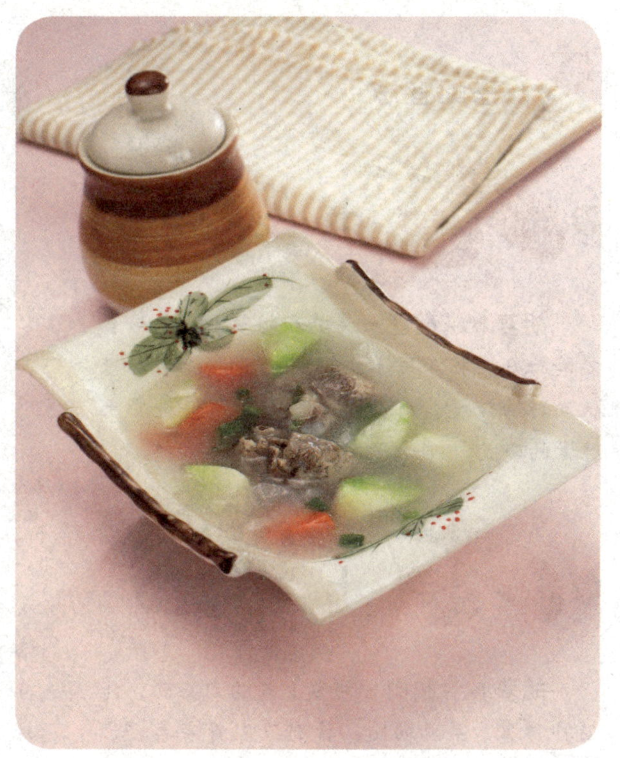

养生食疗方

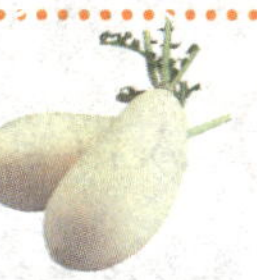

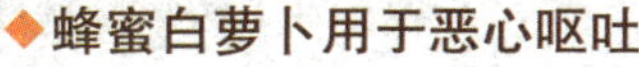
◆白萝卜汤用于风寒咳嗽

白萝卜1个，葱白6根，生姜15克。用水三碗先将白萝卜煮熟，再放葱白、生姜，煮至剩一碗汤。连渣一次服。

◆蜂蜜白萝卜用于恶心呕吐

白萝卜1个，蜂蜜50克。将白萝卜洗净切丝捣烂成泥，拌上蜂蜜，分2次吃完。

胡萝卜

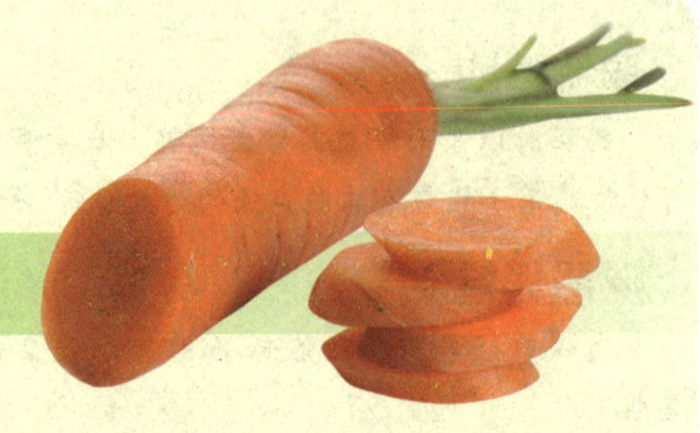

性味归经 | **性平，味甘，归肺、脾经**

养生关键点

胡萝卜含有膳食纤维，吸水性强，可加强肠道的蠕动，从而利膈宽肠、通便防癌。胡萝卜含丰富的胡萝卜素，它有助于细胞增殖与生长，是骨骼正常生长发育的必需物质，有补肝明目的作用，可辅助治疗夜盲症。

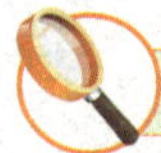

搭配宜忌

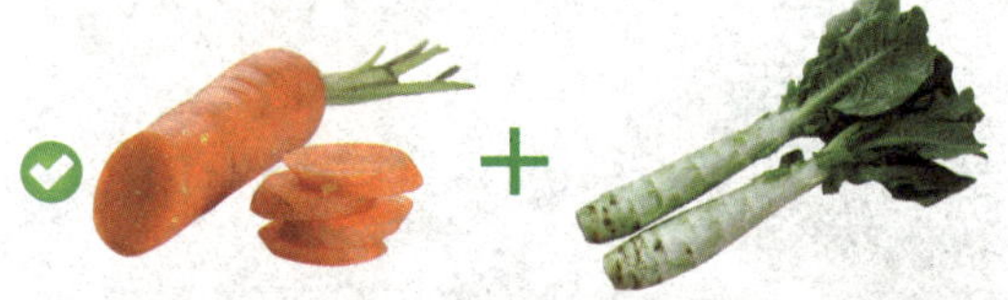

胡萝卜＋莴苣＝莴笋和胡萝卜一起炒食能降血压，临床医学已证明胡萝卜能增加冠状动脉血流量，有助于降低血脂，促进肾上腺素的合成。

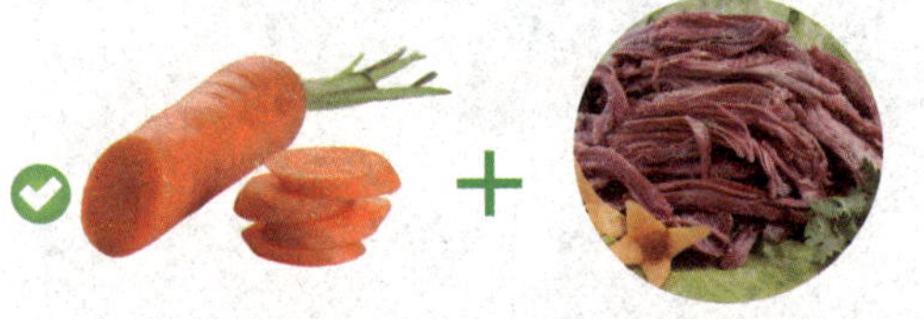

胡萝卜＋狗肉＝胡萝卜与狗肉搭配，能温补脾胃、益肾助阳，特别适宜胃寒喜暖、肾虚阳痿等患者食用。

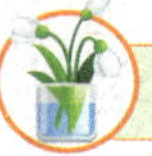

营养面面观

每100克所含营养成分

成分	含量
热量	154.66千焦
蛋白质	1克
碳水化合物	8.8克
脂肪	0.2克

趣味小知识

胡萝卜原产于中亚一带，元末传入我国，故称胡萝卜，又名金笋、丁香萝卜。为伞形科草本植物，通常两年生，直根可食。常见品种中，根呈球状或锥状，橘黄色、白色、黄色或紫色。

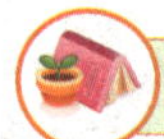

人群宜忌

一般人皆可食用。

尤其适宜癌症、高血压、夜盲症、干眼症、营养不良、食欲不振、皮肤粗糙者。

脾胃虚寒者不可生食。

◆聪明选购

选购胡萝卜时宜选择形状圆直、色泽橙红、表皮光滑、不开裂、无伤烂、没有须者。

◆聪明保鲜

宜存放在阴凉干燥处。保持干燥，避免潮湿，可以保存6～8天。

◆聪明料理

胡萝卜适用于炒、烧、拌等烹调方法，也可作配料。烹调胡萝卜时，不要加醋，以免胡萝卜素损失。食用胡萝卜时，要多放点油，最好与肉类一块烹调，其营养滋补效果最好。

自制养生菜肴

凉拌笋丝

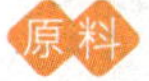

莴笋150克，胡萝卜100克，青椒、粉丝、盐、味精、香油各适量。

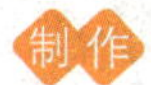

1. 莴笋、胡萝卜、青椒分别洗净切丝，下入开水锅中焯熟，捞出沥干凉凉；粉丝加温水泡软切段。
2. 莴笋、胡萝卜、青椒丝、粉丝加盐、味精、香油拌匀即可。

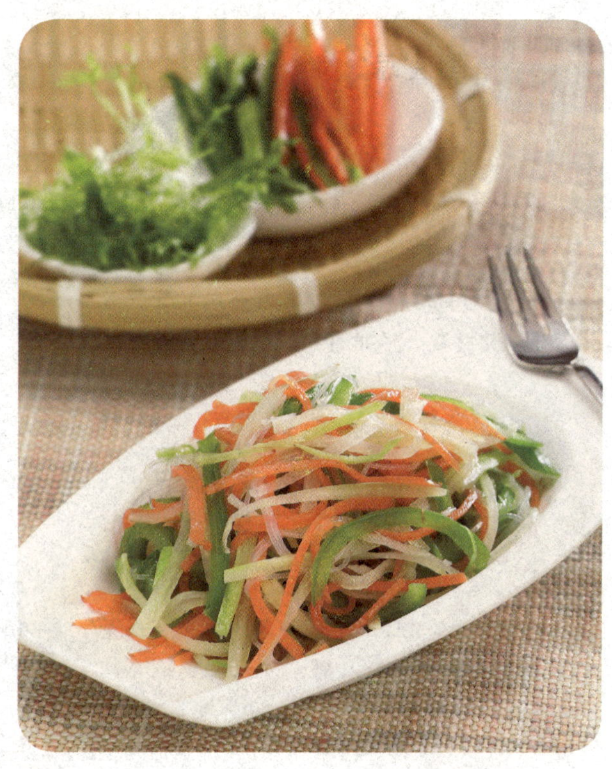

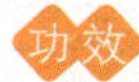

口感脆爽，颇具营养，可以降血压、降血脂。

养生食疗方

◆胡萝卜粥辅助治疗夜盲症

胡萝卜250克，洗净切片，粳米100克，同放锅内煮成粥。

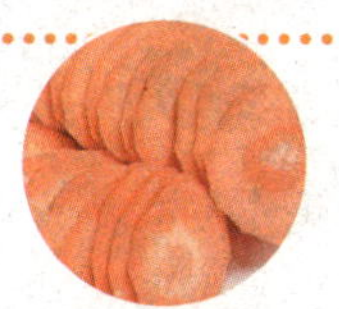

土豆

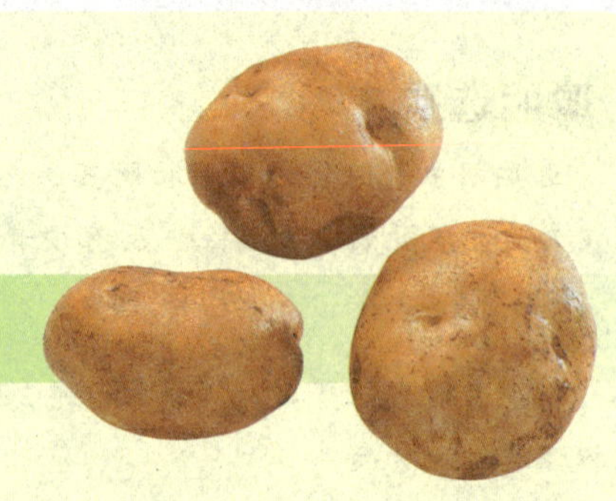

性味归经 性平，味甘，归胃、大肠经

养生关键点

土豆除了含有碳水化合物、蛋白质、B族维生素、钾等矿物质和丰富的膳食纤维外，还富含其他粮谷类食物所缺少的维生素C和胡萝卜素，常食可预防癌症、高血压和便秘。

搭配宜忌

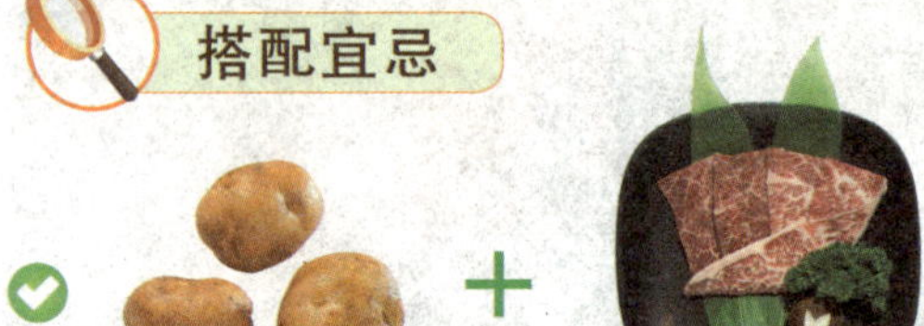

土豆+牛肉＝土豆与牛肉一同煮食，营养美味，健脾胃，保护胃黏膜。

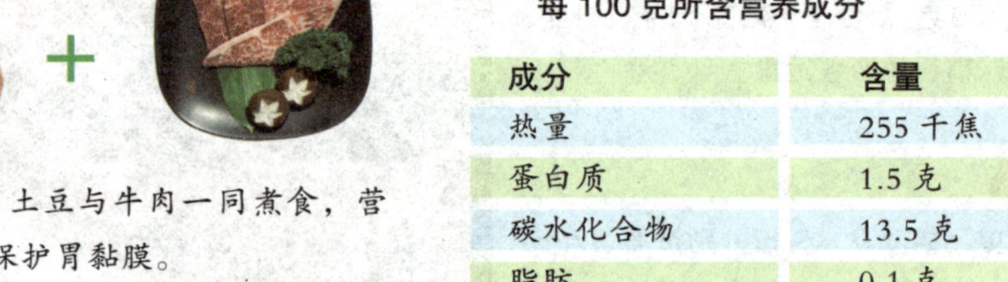

土豆+醋＝土豆营养丰富，但含有微量有毒物质龙葵素，加入醋，可以有效地分解有毒物质。

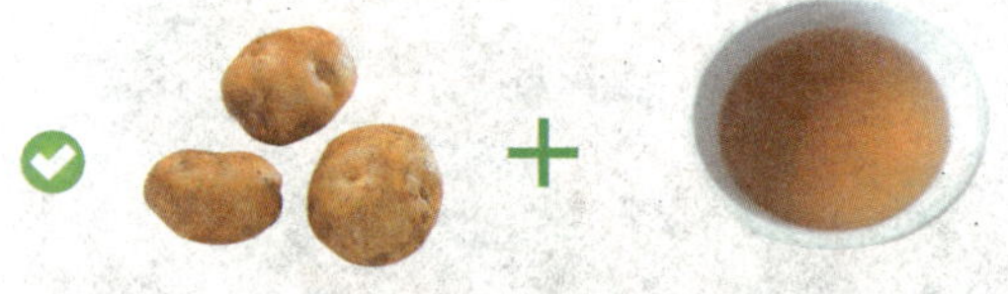

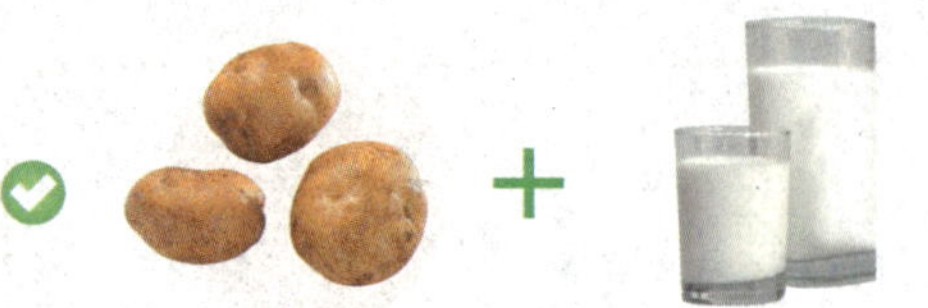

土豆+全脂牛奶＝土豆富含糖类和维生素，全脂牛奶富含蛋白质和钙，两者同食，可提供人体所需营养。

营养面面观

每100克所含营养成分

成分	含量
热量	255千焦
蛋白质	1.5克
碳水化合物	13.5克
脂肪	0.1克

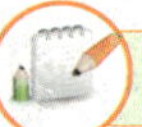

趣味小知识

土豆又称马铃薯、洋芋、洋山芋、山药蛋、馍馍蛋、薯仔等，是茄科茄属一年生草本植物，其块茎可供食用，是重要的粮食、蔬菜兼用作物。

人群宜忌

一般人均可食用。

尤其适合坏血病、高血压、尿酸过高、胃肠功能不佳、心血管疾病等患者食用。

不应食用长期存放或已经发芽的土豆。

◆聪明选购

土豆以中等偏大、质地坚硬、表皮光滑、无损伤者为佳。

◆聪明保鲜

土豆应在阴凉干燥、光线较暗、通风良好的地方储存。

◆聪明料理

切好的土豆可以暂时放在清水中，以防止褐变，但注意不要泡太久，以免水溶性维生素等营养素大量流失。发芽土豆会产生毒素，食用时一定要把芽和芽根彻底挖掉，并放入清水中浸泡，炖煮时要用大火。

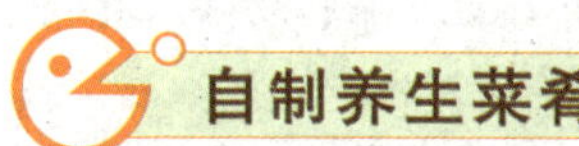

土豆烧牛肉

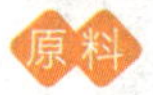

牛肉300克，土豆150克，葱、姜、大料、盐、味精、湿淀粉、酱油、色拉油各适量。

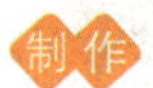

1. 牛肉煮熟切小块，原汤备用；土豆去皮，切滚刀块。
2. 锅中添入牛肉原汤，加入酱油、大料、葱、姜、盐、牛肉块、土豆块烧熟，撒入味精，勾芡即可。

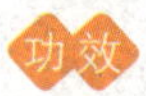

酥烂适口，和胃调中，健脾益气。

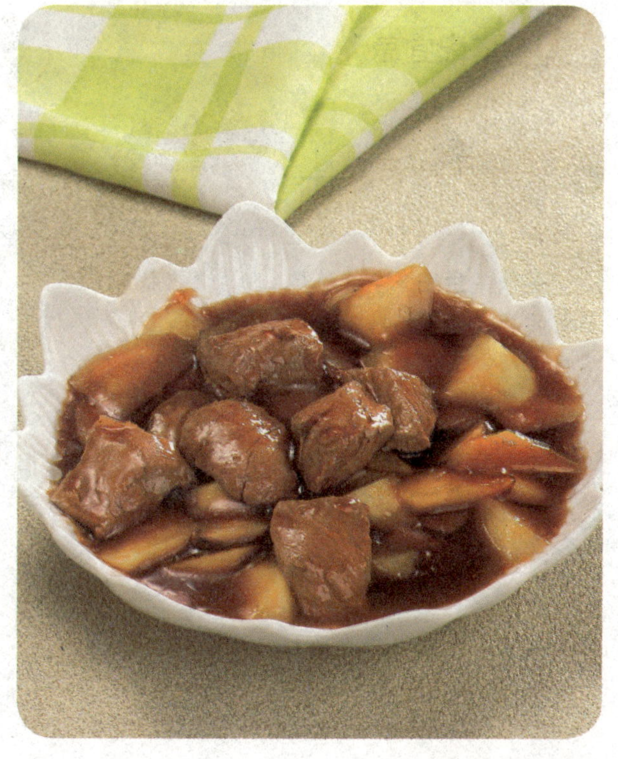

养生食疗方

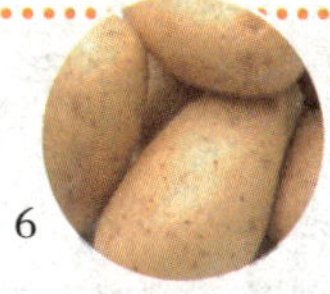

◆土豆用于皮肤湿疹

土豆洗净，切碎捣烂，敷患处，用纱布包扎，每昼夜换药4～6次，两三天后便能治愈。

莲藕

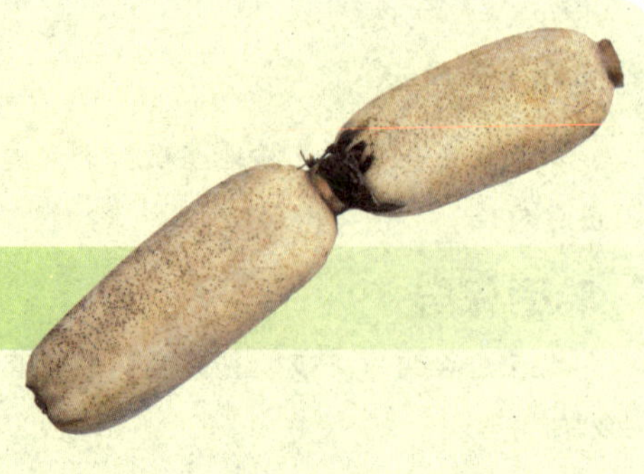

性味归经 | 性凉，味甘，归心、脾、胃经

养生关键点

藕的营养价值和药用价值相当高，富含铁、钙等矿物质，有补益气血、增强人体免疫力的作用。藕中含有黏液蛋白和膳食纤维，能减少人体对脂类的吸收。

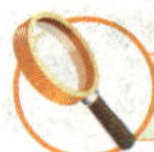

搭配宜忌

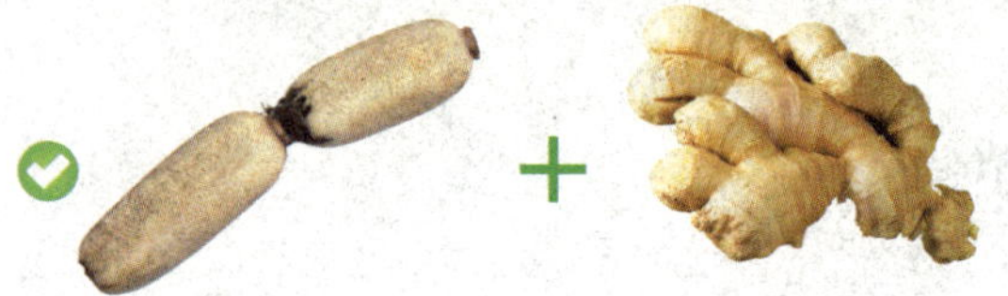

莲藕 + 生姜 = 二者一起炖汤，具有祛寒、杀菌的功效，可辅助治疗肠炎、呕吐、泄泻等病症。

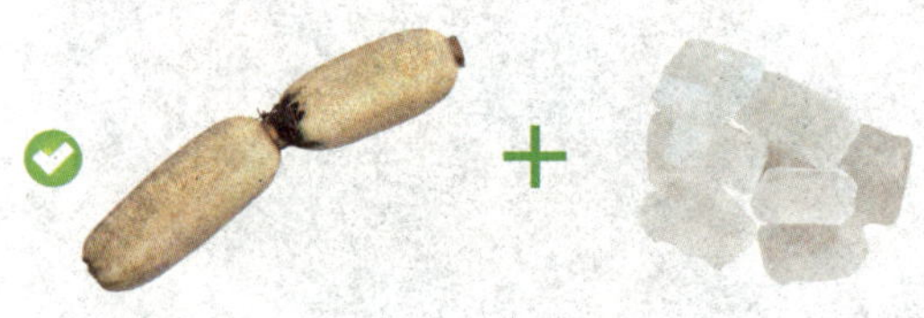

莲藕 + 冰糖 = 藕与冰糖同食，不但味道香甜可口，还具有健脾、开胃、止泻的作用。

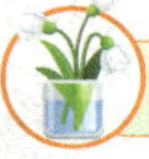

营养面面观

每 100 克所含营养成分

成分	含量
热量	293 千焦
蛋白质	1.9 克
碳水化合物	16.4 克
脂肪	0.2 克

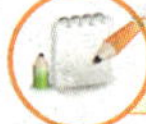

趣味小知识

莲藕是原产于印度的睡莲科植物，在中国的栽培历史较长，南北各地均有栽培。藕的品种有两种，即七孔藕与九孔藕。山东省、河北省、河南省一带较多栽培九孔藕，该品种质地优良，根茎粗壮，肉质细嫩，鲜脆甘甜。

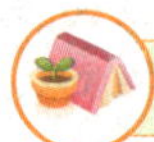

人群宜忌

一般人群均可食用。

尤其适合老幼妇孺、体弱多病、高热、高血压、食欲不振、缺铁性贫血等患者食用。

消化功能低下、大便溏泄者不宜生吃。

◆聪明选购

买藕时要挑选藕身肥大、无伤、不变色、无锈斑、不断节的，不要选择看上去过分嫩白的藕。

◆聪明保鲜

没切过的莲藕可在室温中放置1周的时间，切过的莲藕要在切口处覆以保鲜膜，冷藏保鲜。

◆聪明料理

藕适合炝、炒、炖、炸及作菜肴的配料，如八宝酿藕、炸藕盒等；煮藕忌用铁器，以免造成表面变黑。

自制养生菜肴

嫩姜拌藕

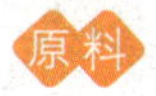
原料

莲藕500克，子姜25克，盐、味精、白醋、香油各适量。

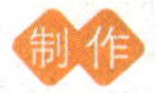
制作

1. 藕去皮洗净切片，加清水浸泡，下入开水锅焯烫，捞出沥干；子姜去皮切末。
2. 藕片加入子姜末、白醋、盐、香油、味精拌匀即可。

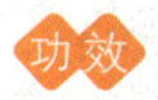
功效

藕片清脆，口感润滑，具有驱寒杀菌的功效。

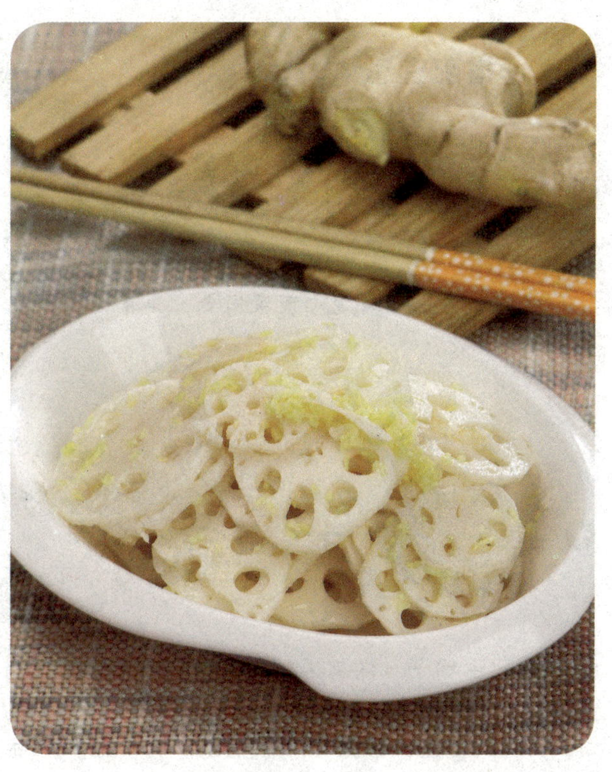

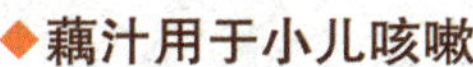
养生食疗方

◆白萝卜莲藕汁用于口腔糜烂

白萝卜5个，鲜藕500克。将白萝卜、鲜藕洗净，切碎，捣烂取汁。以汁漱口，每日数次，连用4天有效。

◆藕汁用于小儿咳嗽

鲜藕汁250克，蜂蜜50克。将鲜藕洗净，捣烂榨汁，加蜂蜜调匀。分5次服，连用数日。

洋葱

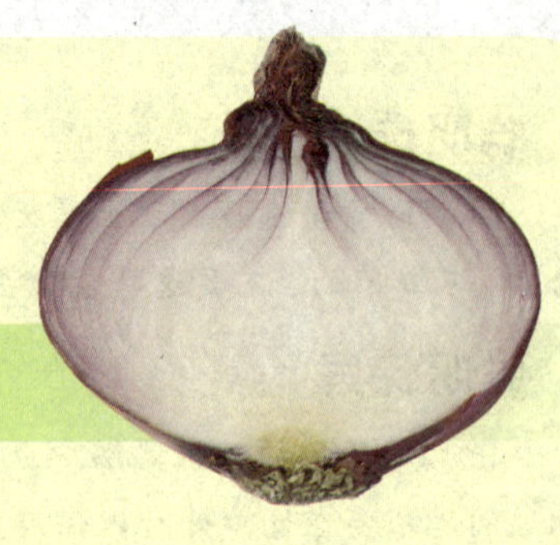

性味归经 | **性温，味甘辛，归心、脾、胃、肺经**

养生关键点

洋葱具有润肠、理气和胃、健脾消食、发散风寒、温中通阳、提神健体、散瘀解毒的功效。

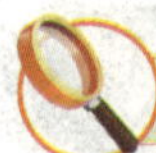

搭配宜忌

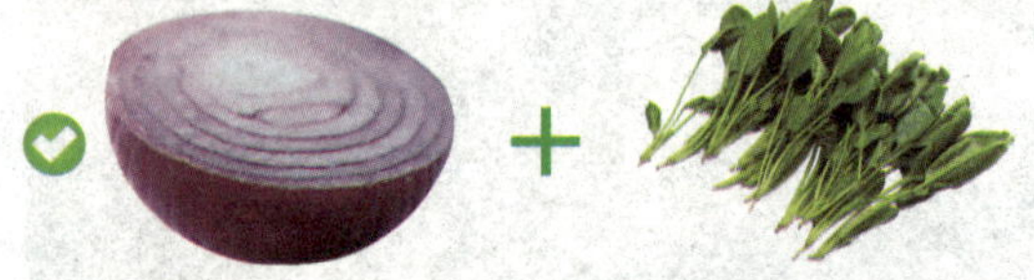

洋葱 + 菠菜 = 洋葱与菠菜同食，具有消食通便的功效。

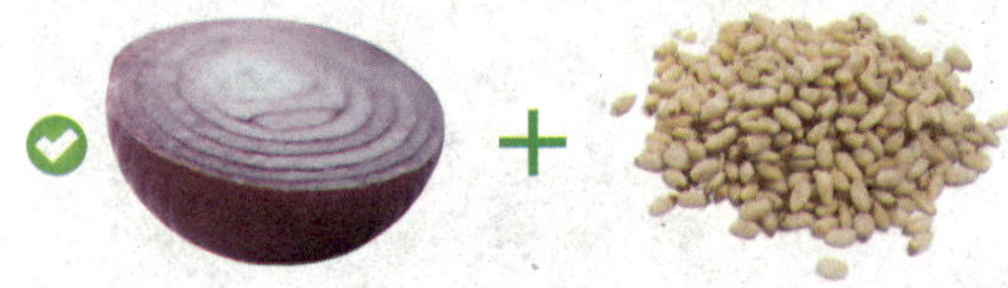

洋葱 + 松子 = 洋葱搭配松子食用，可以抗癌防老、预防心脏病。

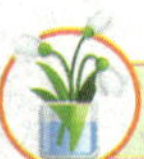

营养面面观

每 100 克所含营养成分

成分	含量
热量	163 千焦
蛋白质	1.1 克
碳水化合物	9 克
脂肪	0.2 克

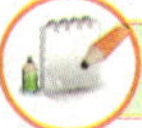

趣味小知识

洋葱已有 5000 多年历史，公元前 1000 年传到埃及，后来传到地中海地区，16 世纪传入美国，17 世纪传到日本，20 世纪初传入我国。洋葱在我国分布很广，南北各地均有栽培，而且种植面积还在不断扩大，是目前我国主栽蔬菜之一。

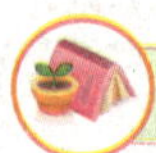

人群宜忌

一般人均可食用。

特别适宜高血压、高脂血症、动脉粥样硬化等心血管疾病患者，以及癌症患者食用。

◆聪明选购

选购洋葱，其表皮越干越好，包卷度愈紧密愈好。从外表看，最好可以看出透明表皮中带有茶色的纹理。

◆聪明保鲜

未剥皮的洋葱最好放在阴凉干燥处，避免阳光照射，大约能保存1个月。

◆聪明料理

如果想更多地从洋葱中获得健康，生吃或拌沙拉是最好的办法。在吃牛羊肉等味重油腻的食品时，搭配生洋葱，能起到解腻的效果。

自制养生菜肴

菠菜洋葱蛋汤

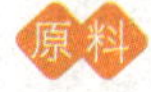

原料

菠菜100克，土豆、洋葱各50克，熟鸡蛋2个，油炒面粉、盐、牛肉汤、柠檬汁、奶油、黄油各适量。

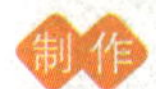

制作

1. 菠菜洗净，下入开水锅焯一下，沥干，剁成泥；洋葱、土豆去皮切丁。
2. 炒锅注黄油烧热，下入洋葱丁炒香，盛出，同土豆丁一并放入牛肉汤中煮熟，加入油炒面粉烧开，加入盐、柠檬汁。
3. 熟鸡蛋去壳切两半，放入汤盘内，加入菠菜泥、牛肉汤、奶油即成。

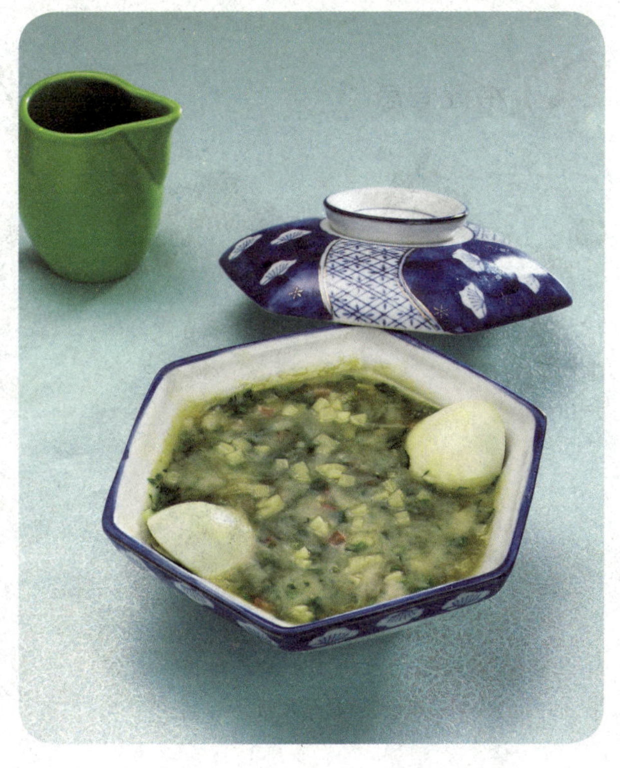

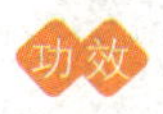

功效

菠菜碧绿，奶香、蛋香浓郁，可消食通便。

养生食疗方

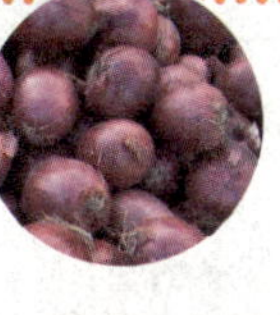

◆洋葱炒鸡蛋护肤，促进血液循环

洋葱1个，鸡蛋3个，盐适量。将洋葱切成片；鸡蛋磕入碗内，加盐搅拌均匀。锅内注油烧热，倒入鸡蛋快速滑散，盛出装盘；倒入洋葱煸炒稍软，加入鸡蛋煸炒片刻，撒盐，出锅装盘即可。

莴笋

性味归经 | 性凉，味甘苦，入胃、膀胱经

养生关键点

莴笋含有蛋白质、脂肪、碳水化合物、胡萝卜素、维生素 B_1、维生素 C、钙、磷、铁、钾、镁等成分，营养价值较高。另外，莴笋中含有少量碘元素，具有镇静作用，经常食用有助于消除紧张，帮助睡眠。

搭配宜忌

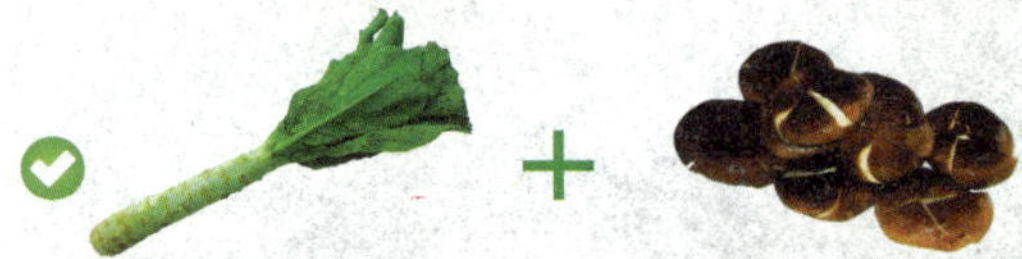

莴笋 + 蘑菇 = 二者同食有利尿通便、降脂降压的功效，对高血压、高脂血症等有食疗作用。

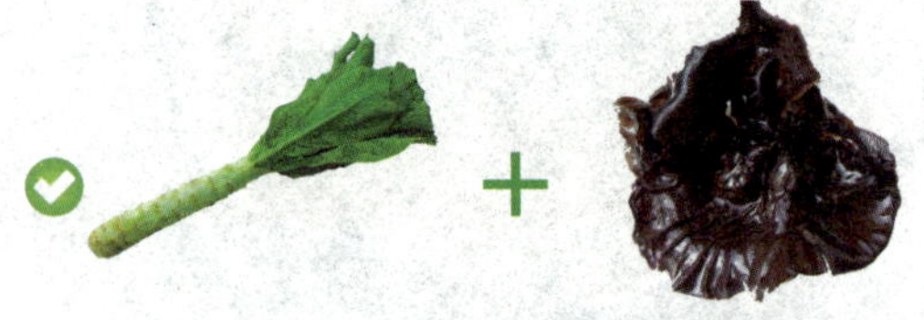

莴笋 + 木耳 = 二者同食对高血压、高脂血症、糖尿病、心脑血管病有防治作用。

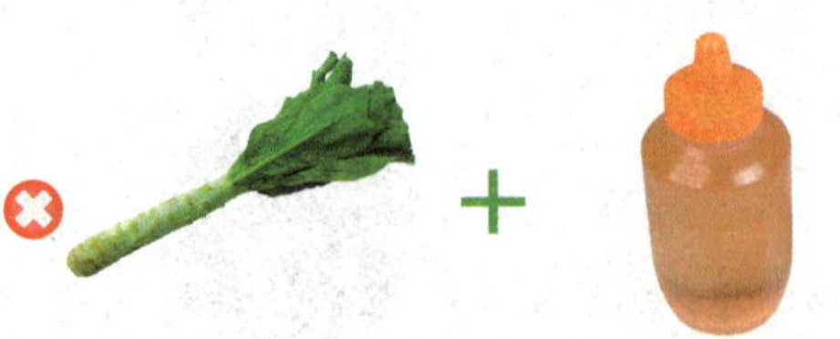

莴笋 + 蜂蜜 = 蜂蜜富含蜡质，性凉，有润肠通便的作用，二者同食不利肠胃，易导致腹泻。

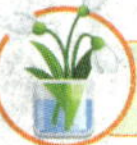

营养面面观

每 100 克所含营养成分

成分	含量
热量	59 千焦
蛋白质	1 克
碳水化合物	2.8 克
脂肪	0.1 克

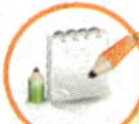

趣味小知识

莴笋又名莴苣、生笋、白笋、千金菜等，肉质脆嫩，颜色淡绿，制作菜肴可荤可素，可凉可热，是一种营养食品，还有较高的医疗价值。

人群宜忌

一般人皆可食用。

尤其适合老人和儿童食用。

脾胃虚寒、患有眼疾者不宜生食、多食。

◆聪明选购

以粗短顺直，不弯曲，大小均匀，外表整齐洁净，基部不带毛根，上部叶片不超过五六片，全棵不带泥土为好。

◆聪明保鲜

将莴苣放入盛有凉水的器皿内，一次可放几棵，水淹至莴苣主干1/3处，可以保存3 ～ 5天。

◆聪明料理

莴笋要少加盐才好吃。莴笋下锅前沥干水分，可以增加其脆嫩感。

自制养生菜肴

木耳莴笋拌鸡丝

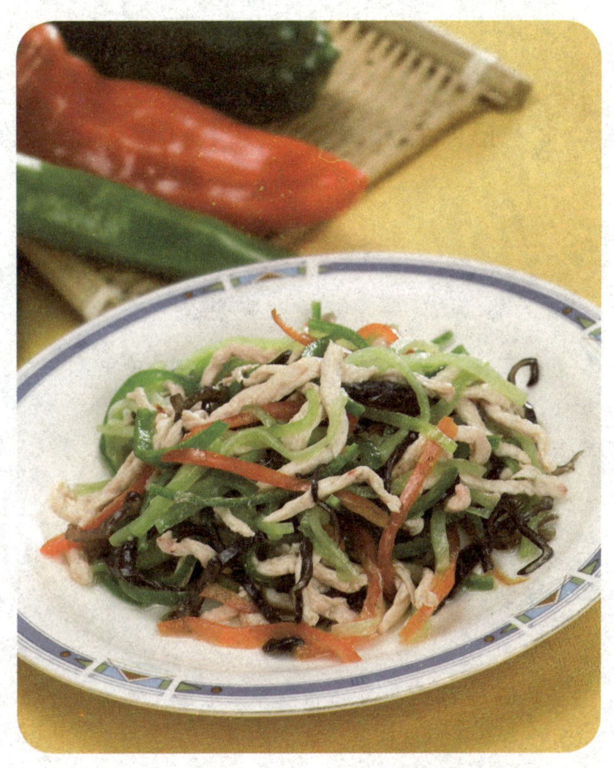

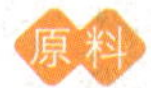

原料

鸡胸脯肉200克，水发木耳、莴笋各50克，青椒、红椒、盐、味精、香油各适量。

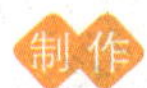

制作

1. 莴笋、木耳、青椒、红椒、鸡胸肉洗净分别切丝，均下入开水锅焯熟，捞出沥干。
2. 将莴笋丝、木耳丝、青椒丝、红椒丝、鸡胸肉丝加盐、味精拌匀，滴入香油即可。

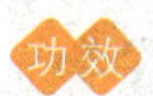

功效

味鲜可口，营养丰富，可预防高血脂、高血压。

养生食疗方

◆莴笋鸡蛋缓解心脏病

莴笋250克，鸡蛋150克，植物油15克，盐3克，姜3克。将鸡蛋磕入碗内，打匀，炒锅注油烧热，倒入蛋液煎熟，盛出待用。姜去皮切丝。莴笋去皮，洗净一剖为二，切成斜刀片。炒锅注油烧热，下入姜丝炒出香味，再放入莴笋片翻炒，倒入蛋块炒匀，加盐调味即可。

茭白

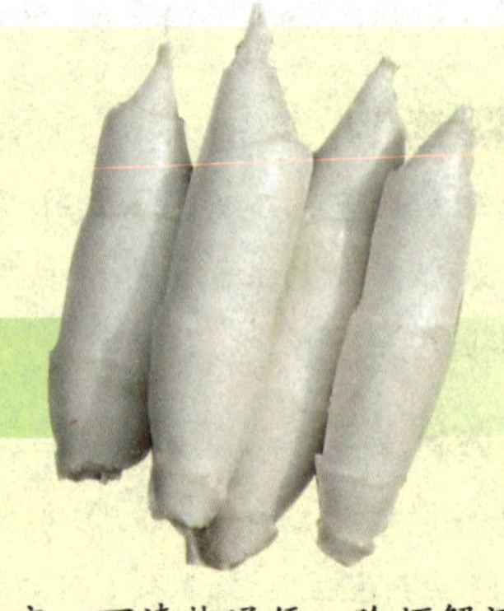

性味归经 | **性寒，味甘，归肝、脾、肺经**

养生关键点

茭白有清热、止渴、利尿的功效，夏季食用尤为适宜，可清热通便、除烦解酒。嫩茭白的有机氮以氨基酸状态存在，并能提供硫元素，味道鲜美，营养价值较高，容易为人体所吸收。

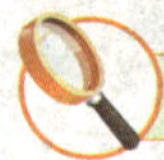

搭配宜忌

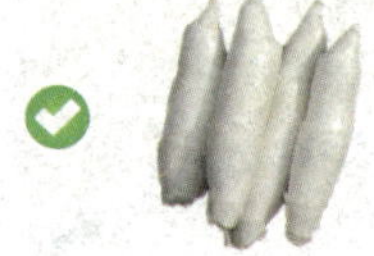

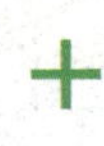

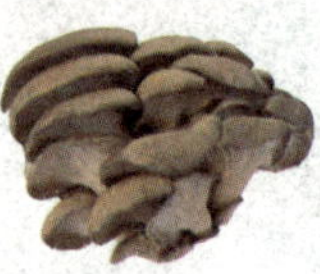

茭白＋平菇＝二者搭配食用，可以清中兼补，不燥不腻，适用于辅助治疗热病烦渴、目赤、体虚、肺虚咳嗽、胸膈满闷等病症。

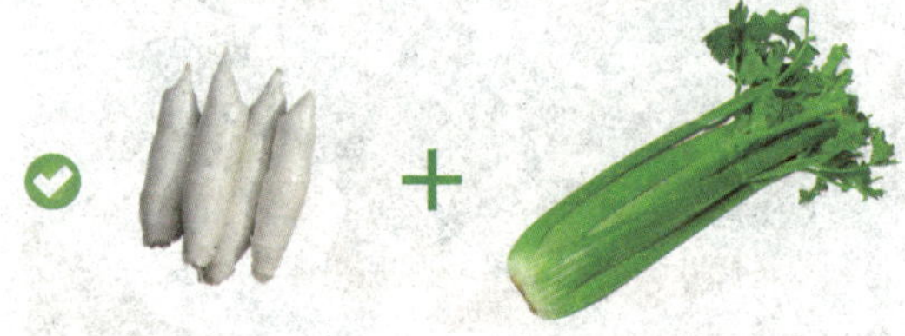

茭白＋芹菜＝茭白搭配芹菜煮汤，可辅助治疗高血压、便秘等病症。

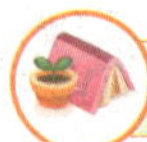

人群宜忌

适宜高血压、黄疸、肝炎、酒精中毒的患者食用。

阳痿、遗精、脾虚胃寒、肾脏疾病患者不宜多食。

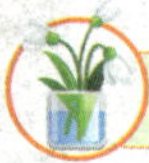

营养面面观

每100克所含营养成分

成分	含量
热量	96千焦
蛋白质	1.2克
碳水化合物	5.9克
脂肪	0.2克

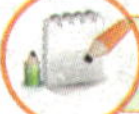

趣味小知识

茭白是我国特有的水生蔬菜，世界上把茭白作为蔬菜栽培的只有我国和越南。古人称茭白为“菰”。在唐代以前，茭白被作为粮食作物栽培，后来作为蔬菜种植食用，可入药。

茭白有秋产单季茭和秋夏双季茭两类。这两者均用分株繁殖，长江流域单季茭在清明至谷雨分墩定植，夏秋双季茭可分春秋两季，春栽在谷雨前后，秋栽在立秋前后。

◆聪明选购

茭白以肉肥大、洁白、柔嫩、带甜味的为佳，如果茭肉发黄，则品质粗老。

◆聪明保鲜

茭白最好即买即食。若暂时不食，可以用纸包住，再用保鲜膜包裹，放入冰箱保存。

◆聪明料理

茭白含有草酸，食用之前最好先焯水。用茭白做凉菜时，可先将茭白蒸熟，再放入冰水中浸凉后再切，这样可以保存甜味，口感也很好。

自制养生菜肴

松仁拌茭白

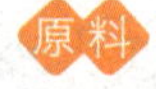
原料

茭白150克，西芹、青椒、苣荬菜各50克，姜、松仁、盐、鸡精、白糖、香油各适量。

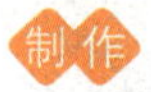
制作

1. 西芹择洗净切段，青椒、姜切片，茭白切条，分别下入开水锅中焯熟，捞出沥干；苣荬菜择洗净摆入盘中。
2. 苣荬菜上放西芹、青椒、茭白、姜，撒入盐、鸡精、白糖，滴入香油搅匀，撒上松仁即可。

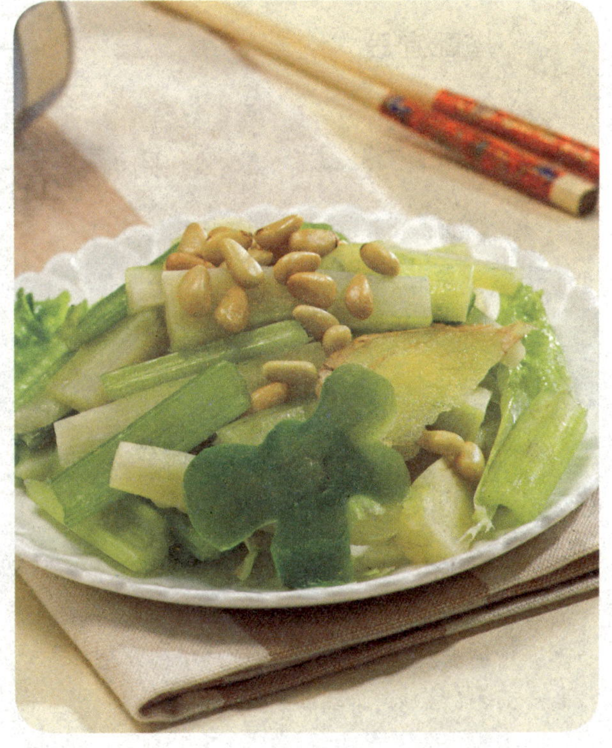

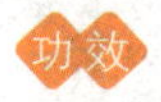
功效

脆嫩适口，可辅助治疗高血压、便秘等病症。

养生食疗方

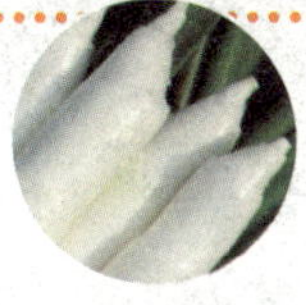

◆茭白猪蹄催乳

茭白30克，通草10克，猪蹄1只。3种材料全部清洗干净，一起放入锅中，再加入适量的水，炖至熟烂即可。

平菇

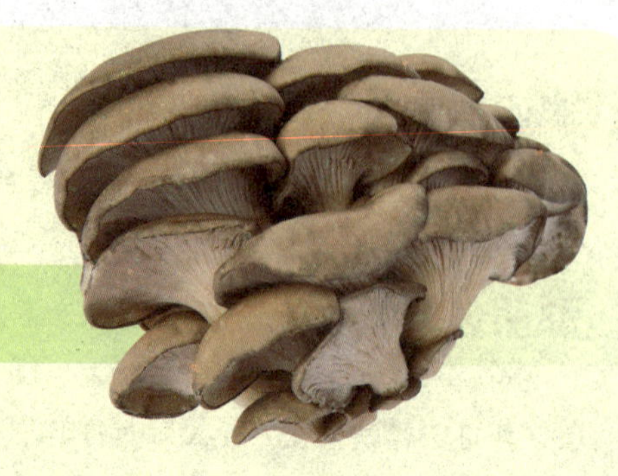

性味归经｜性微寒，味甘，归肝、胃经

养生关键点

平菇含有多种养分及菌糖、甘露醇糖、激素等，有追风散寒、舒筋活络的作用，对降低血胆固醇和防治尿路结石也有一定效果。

搭配宜忌

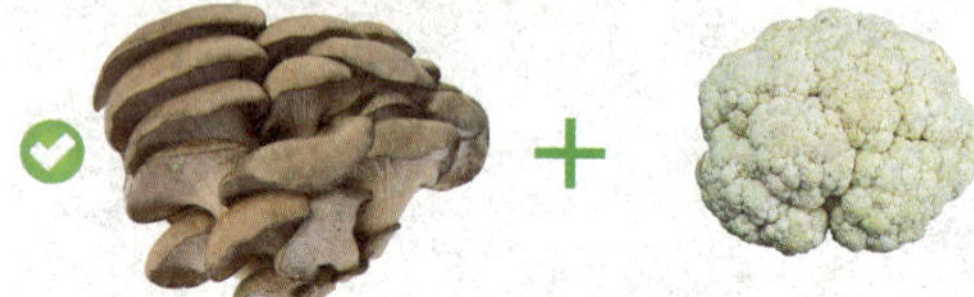

平菇 + 菜花 = 平菇与菜花同食可滋补元气、润肺化痰，能改善食欲不振、身体易疲倦等症状。

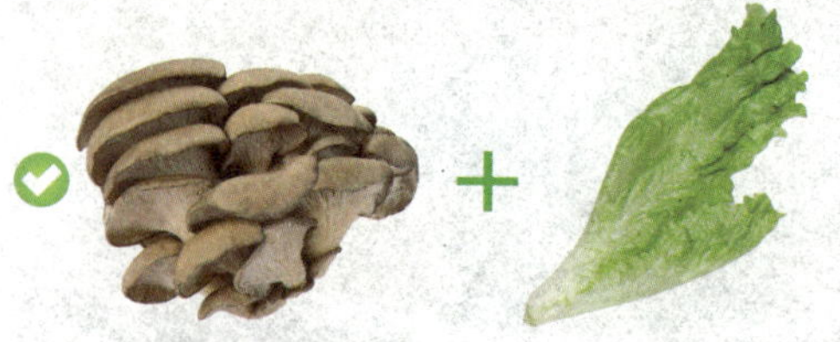

平菇 + 生菜 = 平菇搭配具有明目、防治口臭、增进食欲功效的生菜，适用于辅助治疗热咳、痰多、胸闷、吐泻等病症。

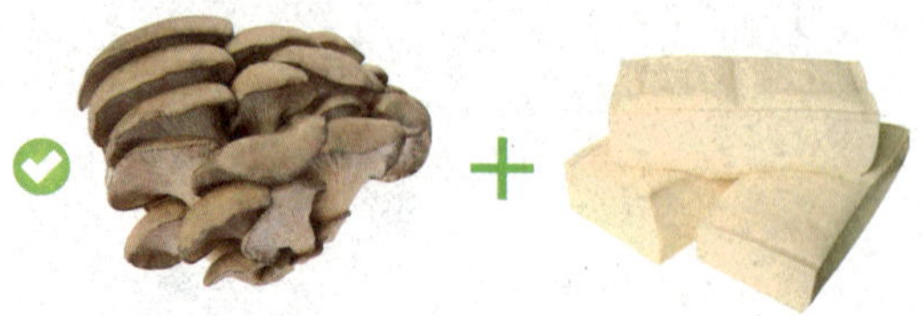

平菇 + 豆腐 = 豆腐营养丰富，清热解毒、补气生津。二者搭配不仅是营养丰富的佳肴，而且是抗癌、降血脂、降血压的食疗良方。

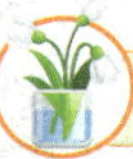

营养面面观

每 100 克所含营养成分

成分	含量
热量	84 千焦
蛋白质	1.9 克
碳水化合物	4.6 克
脂肪	0.3 克

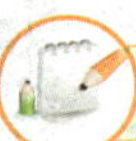

趣味小知识

平菇，又称侧耳、耳菇，是日常食用菌中最普通的一种，质地肥厚、嫩滑可口，有类似牡蛎的香味。平菇含有的多种维生素及矿物质，可以帮助改善人体新陈代谢、增强体质、调节自主神经功能，是很好的营养品。

人群宜忌

一般人皆可食用。

尤其适宜免疫力低下者、高血压患者、老年人、糖尿病患者食用。

由于平菇性滑，腹泻者慎食。

◆聪明选购

要选择菇面白色或稍带黄色，切口、擦伤处呈现淡红褐色的优质平菇，千万不能买太湿的平菇。

◆聪明保鲜

想让平菇储存得更久一些，买回来后先要在阴凉处摊开，稍微晾干后再放入冰箱保存。

◆聪明料理

平菇可炒、熘、烩、炸、拌、做汤，也可酿、蒸、烧，还可作为各种荤素菜肴的配料。

自制养生菜肴

奶香鲜蘑菜花

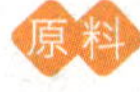
原料

菜花 300 克，平菇 50 克，牛奶、鲜汤各 100 毫升，盐、鸡精、湿淀粉各适量。

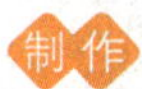
制作

1. 将菜花洗净，切成小朵，放入沸水中焯烫断生后捞出，平菇洗净。
2. 锅内添入鲜汤烧开，下平菇、菜花，再加入盐、鸡精、牛奶，用小火略煮一会儿，捞出摆入盘中。
3. 将剩下的原汁用湿淀粉勾芡，浇在菜花上即成。

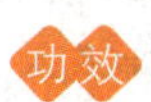
功效

细嫩香浓，可补元气，润肺化痰。

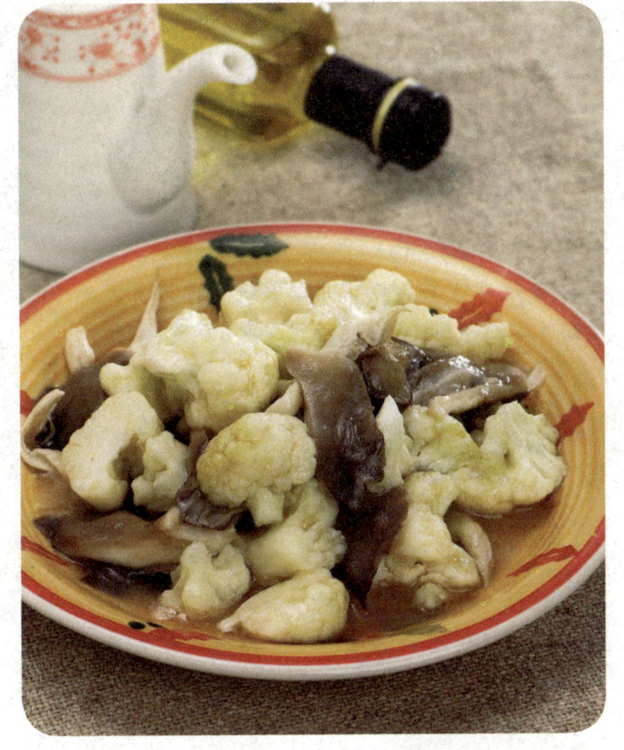

养生食疗方

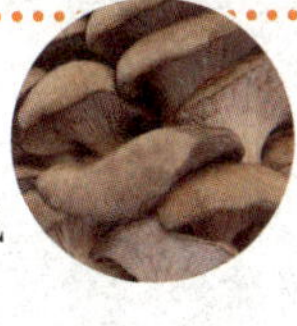

◆番茄平菇汤帮助降血脂

平菇 50 克，番茄 100 克，盐、味精各适量。平菇洗净，撕成条，放入沸水锅中。锅中加适量盐、味精调味，然后放入番茄片，煮沸即可。

香菇

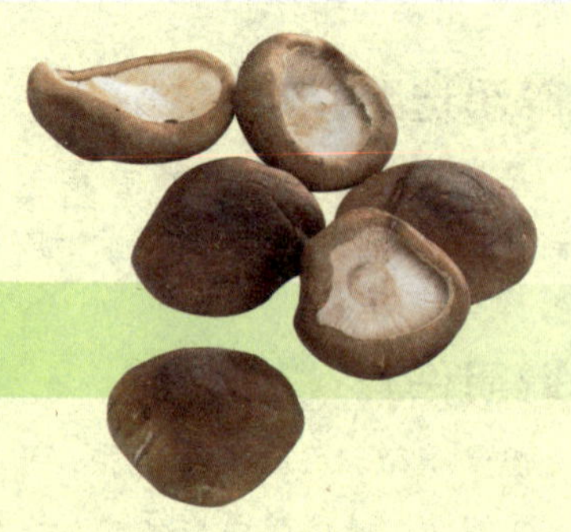

性味归经 性平，味甘淡，归胃、肾、肝经

养生关键点

香菇具有高蛋白、低脂肪、多糖、多维生素的特点。香菇中含有嘌呤、胆碱、酪氨酸、氧化酶以及某些核酸物质，能起到降血压、降胆固醇的作用，又可预防动脉粥样硬化、肝硬化等疾病。

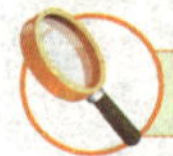

搭配宜忌

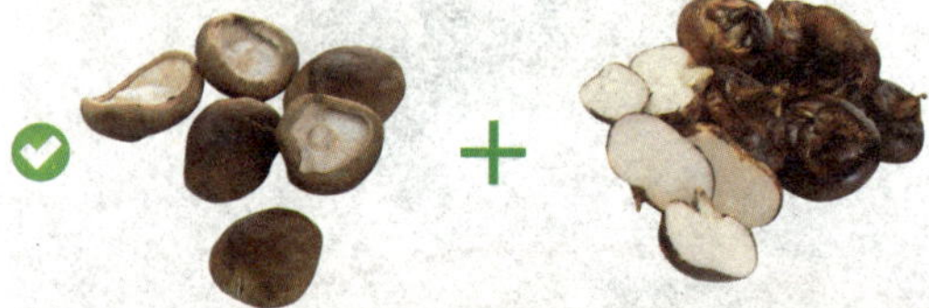

香菇＋荸荠＝二者搭配具有调理脾胃、清热生津的作用，常食能补气强身、益胃助食。

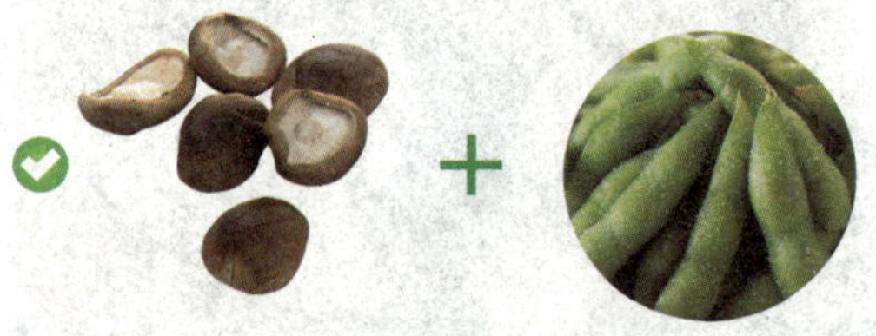

香菇＋毛豆＝香菇搭配富含油脂、蛋白质和多种矿物质的毛豆，适宜高血压、高脂血症、糖尿病、癌症、肥胖症等患者食用。

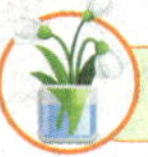

营养面面观

每100克所含营养成分

成分	含量
热量	883千焦
蛋白质	20克
碳水化合物	61.7克
脂肪	1.2克

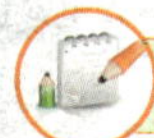

趣味小知识

香菇又称香菌、冬菇，味道鲜美，香气沁人，营养丰富，位列草菇、平菇、白蘑菇之上，素有"植物皇后"之誉，为"山珍"之一，是我国传统的著名食用菌。

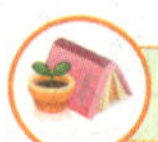

人群宜忌

一般人均可食用。

尤其适宜贫血、抵抗力低下、高脂血症、高血压、动脉粥样硬化、糖尿病、癌症以及肾炎患者食用。

脾胃寒湿、气滞或皮肤瘙痒患者忌食。

◆聪明选购

要选择菇香浓、菇肉厚实、菇面平滑、大小均匀、色泽黄褐或黑褐、菇面稍带白霜、菇褶紧实细白、菇柄短而粗壮、干燥、不霉、不碎的优质香菇。

◆聪明保鲜

放在干燥、低温、避光、密封的环境中。

◆聪明料理

干香菇烹调前，最好先用80℃的热水将其适度泡发，才能将香菇所含的核苷酸催化而释放出鲜味物质。但不可浸泡过久，以免香菇的鲜味物质流失。

自制养生菜肴

松仁烩香菇

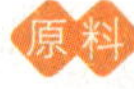

松仁、香菇、葱姜、淀粉、糖、生抽、蚝油、花生油各适量。

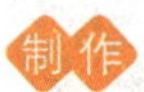

1. 香菇用热水发开，葱姜切片。
2. 锅中注油烧至七成热，放入控干水的香菇，过油捞出；松仁过油捞出备用。
3. 锅中留少许油，下葱姜片炒香，加入水、蚝油、糖、生抽、香菇，小火烧10分钟，用淀粉勾芡，撒上松仁，装盘即成。

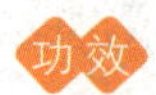

味道香浓，营养丰富，滋补身体。

养生食疗方

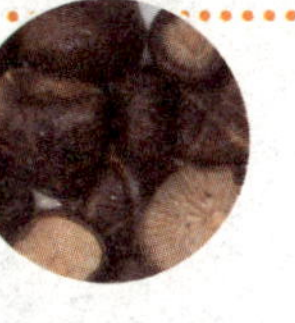

◆香菇瘦肉粥用于失眠

鲜香菇、猪瘦肉末各50克，香油、盐、味精、葱末和小麦各适量。现将小麦煮粥，加入香菇、瘦肉末炖熟，再加入调料即可食用。每2天吃一次，常食有安神健眠作用。

金针菇

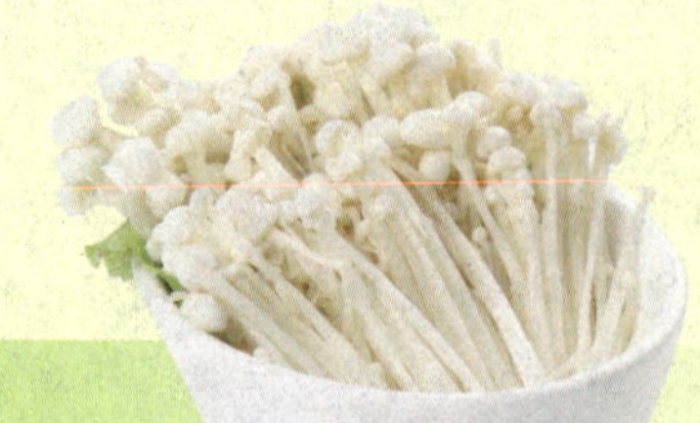

性味归经 | 性寒，味甘，归肝、胃经

养生关键点

金针菇中的赖氨酸和精氨酸含量特别丰富，且含锌量较高，还含有胡萝卜素、核酸，能促进儿童的智力发育和成长，在日本被誉为“益智菇”、“增智菇”。金针菇中还含有一种叫朴菇素的物质，能增强机体对癌细胞的抵抗能力。

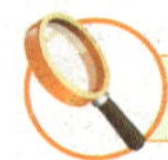

搭配宜忌

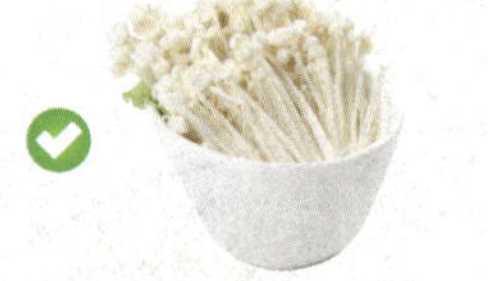

金针菇＋豆腐＝二者搭配有抗癌、降血脂、降血压的功效。

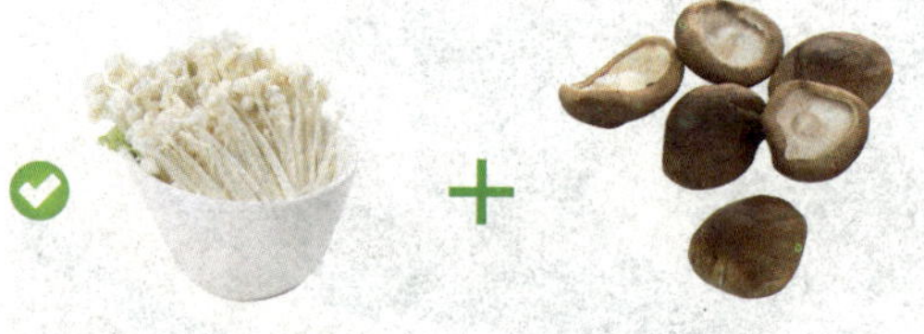

金针菇＋蘑菇＝二者搭配食用可以消食化痰、清神解压、益智健脑、强健骨骼。

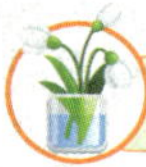

营养面面观

每100克所含营养成分

成分	含量
热量	109千焦
蛋白质	2.4克
碳水化合物	6.0克
脂肪	0.4克

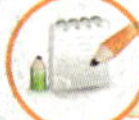

趣味小知识

金针菇学名毛柄金钱菌，又称构菌、朴菇、冬菇、冻菌、金菇、智力菇等，因其菌柄细长似金针菜，故称金针菇。

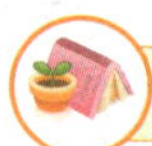

人群宜忌

适合气血不足、营养不良的老人、儿童、癌症患者、肝病、消化道溃疡及心脑血管疾病患者食用。

脾胃虚寒者不宜食用太多。

◆聪明选购

新鲜的金针菇未开伞、菇体洁白如玉、菌柄挺直、均匀整齐、无褐根、基部少粘连。

◆聪明保鲜

将金针菇晒干，用塑料袋包好，可以保存一段时间。

◆聪明料理

将金针菇鲜品水分挤干，放入沸水锅内焯一下捞起，凉拌、炒、炝、熘、烧、炖、煮、蒸、做汤均可，亦可作为荤素菜的配料使用。金针菇是凉拌菜和火锅的上好食材，营养丰富，清香扑鼻且味道鲜美。

自制养生菜肴

菇香豆苗

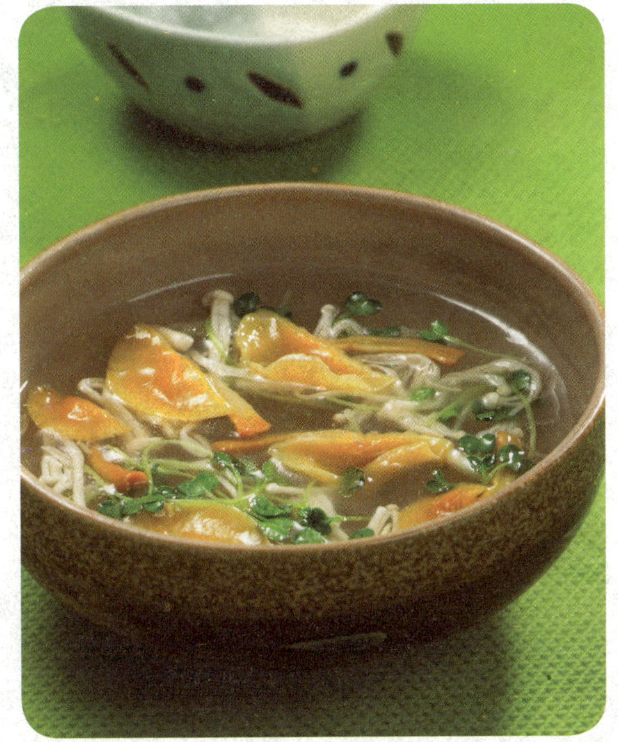

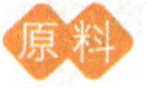

蘑菇 100 克，金针菇、豆苗各 50 克，姜片、盐、香油、鸡汤各适量。

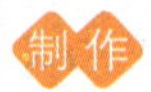

1. 将蘑菇洗净，去蒂，破开；豆苗、金针菇洗净。
2. 锅中加鸡汤、姜片煮开，加入蘑菇、水烧开。
3. 加入金针菇、豆苗、盐，待水再次烧开，熄火，淋入香油即可。

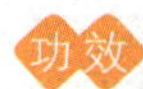

此汤清香鲜美，排毒通便，健脑益智。

养生食疗方

◆芥油金针菇香辣开胃

金针菇 250 克，香菜、火腿、盐、芥末油、香油各适量。将金针菇去老根洗净，香菜去叶洗净切段，火腿切丝，分别焯过控水；将焯过水的金针菇、香菜、火腿放盆内，加入芥末油、盐、香油拌匀，装盘即可。

草菇

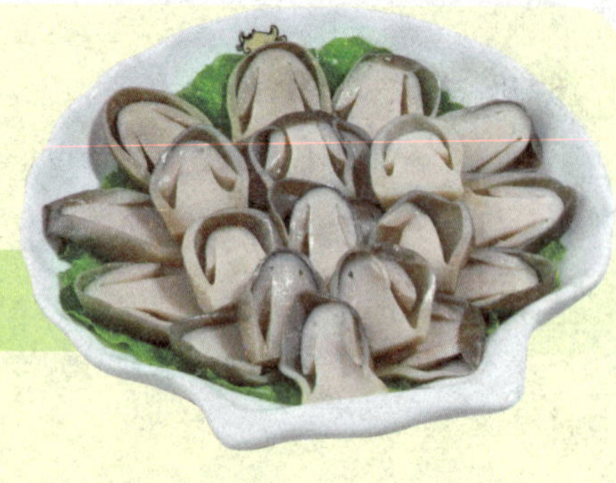

性味归经 | 性寒，味甘、微咸，归肺、胃经

养生关键点

草菇能够减慢人体对碳水化合物的吸收，是糖尿病患者的适宜食品，还能消食去热、滋阴壮阳、增加乳汁分泌、促进创伤愈合、护肝健胃、增强人体免疫力，是优良的食药兼用型的营养保健食材。

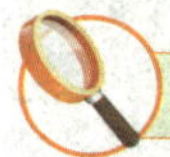

搭配宜忌

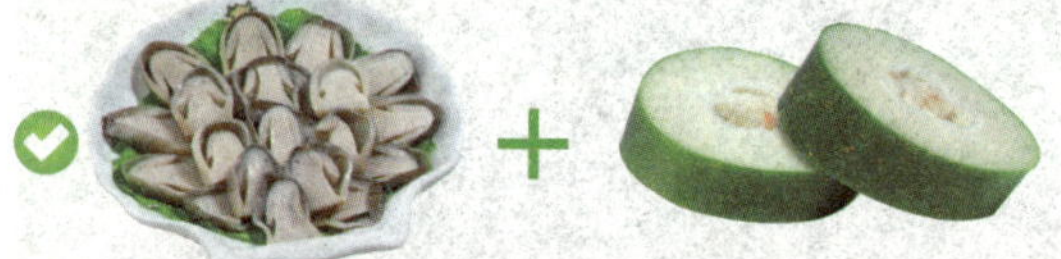

草菇＋冬瓜＝冬瓜利尿清热，与草菇一起搭配食用，能够起到进补消暑的功效。

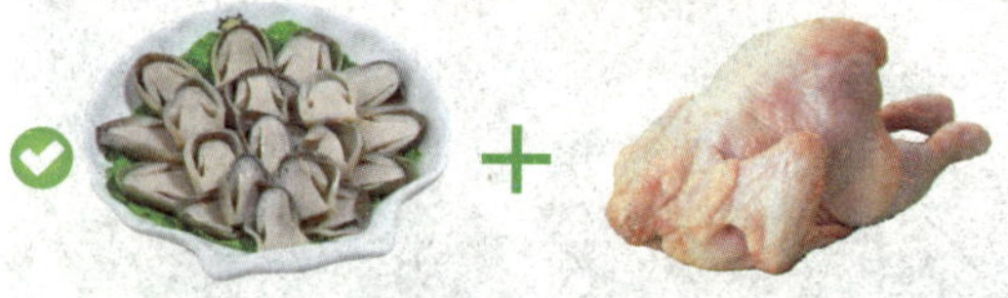

草菇＋鸡肉＝草菇与鸡肉一起食用，能够滋补身心。

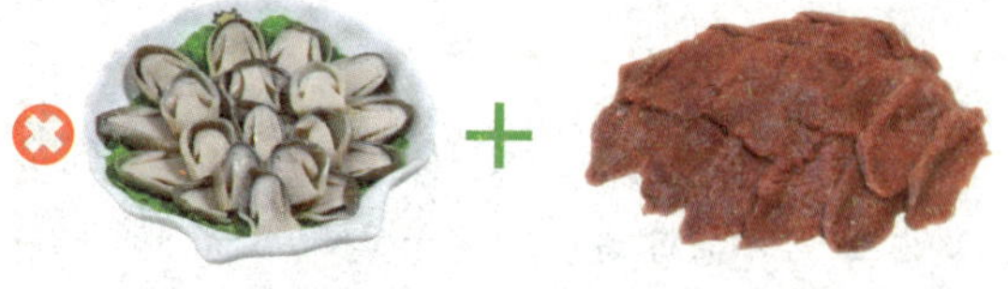

草菇＋驴肉＝两者共食，对心脏健康无益。

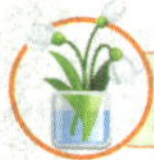

营养面面观

每 100 克所含营养成分

成分	含量
热量	96 千焦
蛋白质	2.7 克
碳水化合物	4.3 克
脂肪	0.2 克

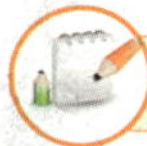

趣味小知识

草菇又名包腿菇、兰花菇，具有肉质脆嫩、味道鲜美、香味浓郁等特点，素有“放一片，香一锅”之美誉。我国草菇的出口量较大，国际上称草菇为“中国蘑菇”。

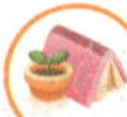

人群宜忌

一般人皆可食用。

肠胃偏寒者不宜多食。

◆聪明选购

无论是罐头制品还是干制品，都应以菇身粗壮均匀、质嫩、菇伞未开或开展小的为好。

◆聪明保鲜

最适宜的储存温度为 12 ~ 15℃，只能存放两三天。

◆聪明料理

草菇可炒、熘、烩、烧、酿、蒸、做汤或作各种荤菜的配料。注意无论鲜品还是干品都不宜浸泡时间过长。

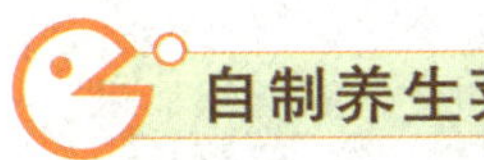

草菇蚝油菜心

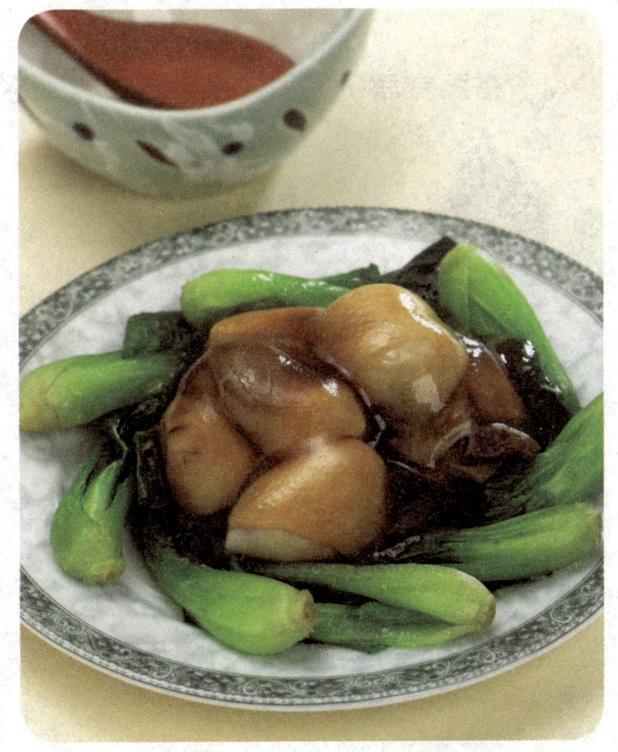

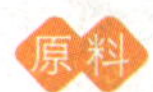

草菇 300 克，嫩菜心 150 克，盐、蚝油、料酒、味精、酱油、胡椒粉、水淀粉、花生油各适量。

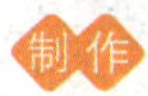

1. 草菇摘洗净，锅内添清水加少许盐和食油烧开，将草菇下沸水焯一下。
2. 炒锅注花生油烧热，下草菇煸炒至熟盛出，放入酱油、料酒、盐、味精、胡椒粉、蚝油和少量水烧开，用水淀粉勾芡，取出盛于盘子中间。
3. 炒锅注油烧热，下菜心煸炒，随后放盐、味精调味，炒匀后出锅，整齐摆放在盘子周围即可。

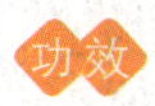

味道鲜香，脆嫩爽口，维生素丰富。

养生食疗方

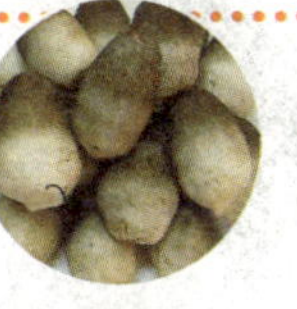

◆草菇丝瓜汤润燥滑肠，利水祛肿，凉血解毒

丝瓜 300 克，豆腐 100 克，草菇 25 克，姜、盐、胡椒粉、香油各适量。草菇、豆腐、丝瓜处理干净，用姜丝爆锅后一起煮汤，撒入盐、胡椒粉，滴入香油调味食用。

木耳

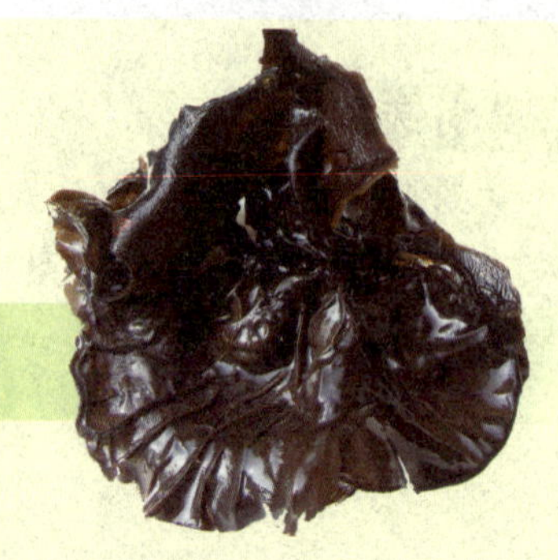

性味归经 | 性平，味甘，归肺、胃、肝、大肠经

养生关键点

木耳中铁的含量极为丰富，可降血压、预防老年人缺铁性贫血。木耳对胆结石、肾结石等内源性异物有比较显著的化解功能。木耳含有抗肿瘤活性物质，能增强机体免疫力，经常食用可防癌抗癌。

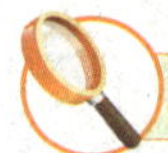

搭配宜忌

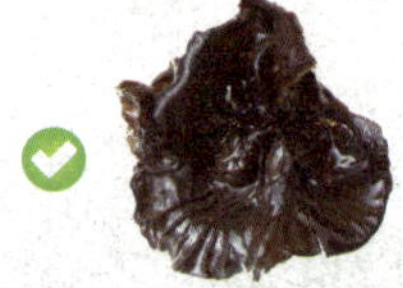

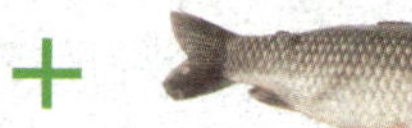

木耳＋鲫鱼＝二者搭配有温中补虚、利尿的作用，且脂肪含量低、蛋白质含量高，很适合减肥人士和老年体弱者食用。

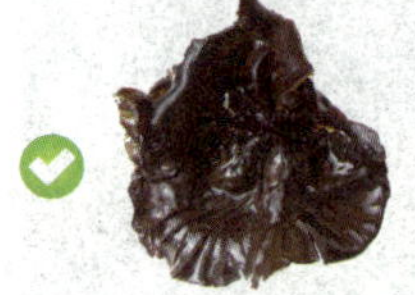

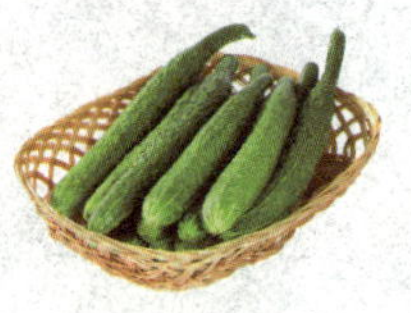

木耳＋黄瓜＝黄瓜有抑制体内糖转化为脂肪的作用，有减肥的功效，二者同食既可平衡营养，又能减肥瘦身。

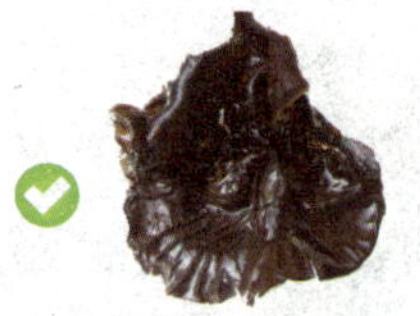

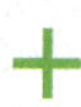

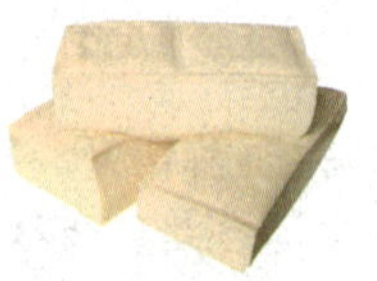

木耳＋豆腐＝木耳搭配有益气、生津、润燥作用的豆腐共食，对高血压、高脂血症、糖尿病、心脑血管疾病有防治作用。

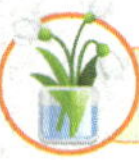

营养面面观

每 100 克所含营养成分

成分	含量
热量	858 千焦
蛋白质	12.1 克
碳水化合物	65.6 克
脂肪	1.5 克

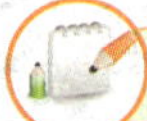

趣味小知识

木耳颜色黑褐，质地柔软，味道鲜美，营养丰富，可素可荤，有养血驻颜、祛病延年的功效，被现代营养学家盛赞为“素中之荤”，是一种营养丰富的著名食用菌。

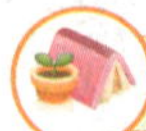

人群宜忌

尤其适宜心脑血管疾病患者、结石症患者、缺铁人士、矿工、冶金工人、纺织工、理发师等食用。

有出血性疾病及腹泻患者、孕妇应不食或少食。

◆聪明选购

优质木耳表面黑而光润，有一面呈灰色，手摸上去感觉干燥，无颗粒感，嘴尝无异味。

◆聪明保鲜

保存干木耳要注意防潮，最好用塑料袋装好封严，常温或冷藏保存。

◆聪明料理

尽量食用干木耳，少食用鲜木耳，因为鲜木耳中含较多卟啉，会引起皮肤瘙痒，发生皮疹、水疱、水肿等不适。

木耳在烹调前必须用水泡发，若有未发开的部分，应该去除，不要食用。

自制养生菜肴

黄瓜炒木耳

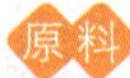

原料

黄瓜 150 克，水发木耳 100 克，葱末、姜末、盐、味精、香油、色拉油各适量。

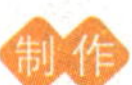

制作

1. 黄瓜去外皮切片；木耳择洗净。
2. 炒锅注油烧热，下入葱末、姜末爆香，放入木耳略炒，再加入黄瓜片、盐、味精、香油炒熟即可。

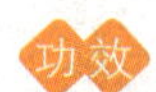

功效

制作简单，既能平衡营养，又能减肥瘦身。

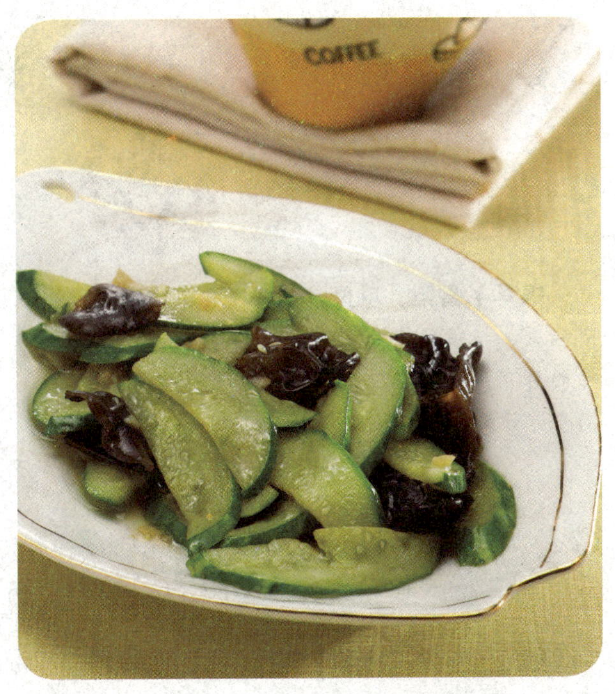

养生食疗方

◆木耳茶饮可使白发变黑

木耳 3 克，龙眼肉 5 克，冰糖适量。木耳浸泡洗净，3 味加水煮汤，当茶饮用。功能滋阴补虚，和血养营，久服能使白发变黑，枯发柔软滋润。

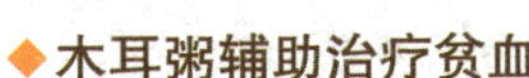

◆木耳粥辅助治疗贫血

木耳 15 克，大枣 15 个，冰糖 10 克。将木耳、大枣用温水泡发并洗净，放入小碗中，加水和冰糖。将碗放置锅中蒸约 1 小时。一次或分次食用，吃大枣、木耳，饮汤。

银耳

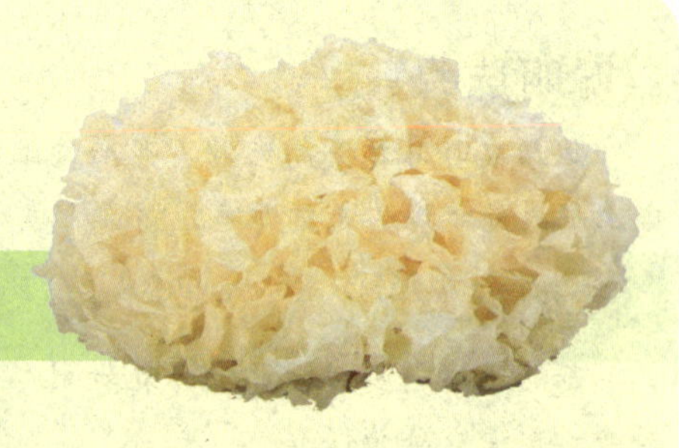

性味归经 | 性平、味甘，入肺、胃、肾经

养生关键点

银耳富含硒等微量元素，可以增强机体抗肿瘤的能力，还能增强肿瘤患者对放疗、化疗的耐受力。银耳富含天然植物性胶质，加上它的滋阴作用，长期服用可以润肤。

搭配宜忌

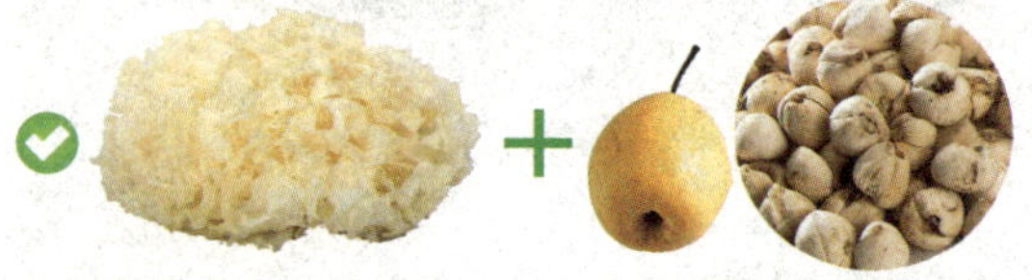

银耳＋雪梨、川贝＝银耳和雪梨均有滋阴润肺、镇咳祛痰的功效，川贝亦有润肺止咳的作用，三者搭配，对慢性支气管炎有辅助食疗作用。

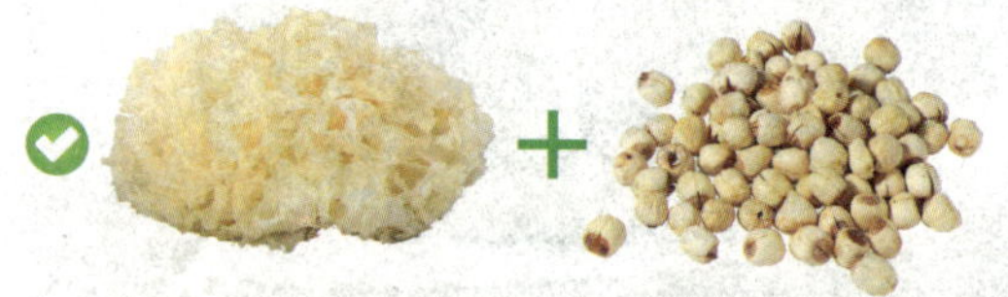

银耳＋莲子＝银耳与莲子搭配，有助于胃肠蠕动，对肥胖症、黄褐斑、雀斑有一定疗效。

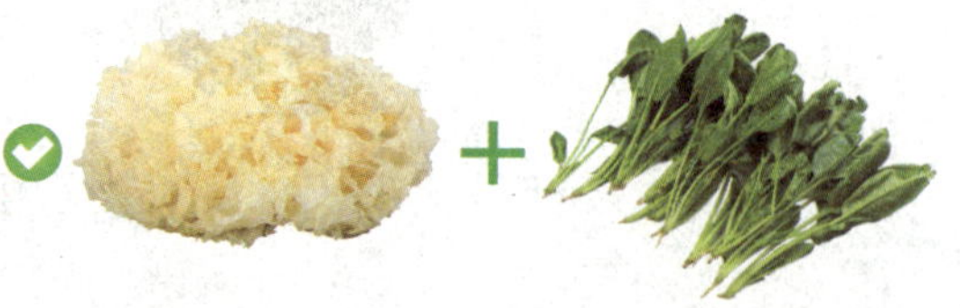

银耳＋菠菜＝菠菜搭配银耳煮汤，具有滋阴润燥、补气利水的功效，可辅助治疗肾阴亏损型糖尿病等。

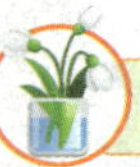

营养面面观

每 100 克所含营养成分

成分	含量
热量	837 千焦
蛋白质	10 克
碳水化合物	67.3 克
脂肪	1.4 克

趣味小知识

银耳，又名白木耳，质量上乘者称为雪耳，被人们誉为“菌中之冠”，是名贵营养滋补佳品。历代皇家贵族将银耳视为“延年益寿之品”、“长生不老良药”。

人群宜忌

一般人均可食用。

外感风寒者忌用。

◆聪明选购

优质银耳耳花大而松散，耳肉肥厚，色泽呈白色或微黄，蒂头无黑斑或杂质。

◆聪明保鲜

干银耳存放于阴凉干燥处即可，熟银耳忌久放。

◆聪明料理

银耳宜用开水泡发，泡发后应去掉未发开的部分，特别是呈淡黄色的物质。变质银耳不宜食用，否则会发生中毒反应，严重者会有生命危险。

自制养生菜肴

莲子银耳蛋汤

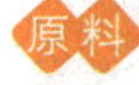

原料

山药、莲子、银耳各 25 克，鸡蛋 3 个，冰糖适量。

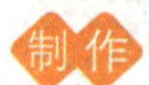

制作

1. 莲子去心洗净，银耳泡发，山药去皮洗净切片。
2. 锅中添入适量清水，放入莲子、银耳、山药烧开，转小火煮至熟烂。
3. 打入鸡蛋，撒入冰糖煮开即可。

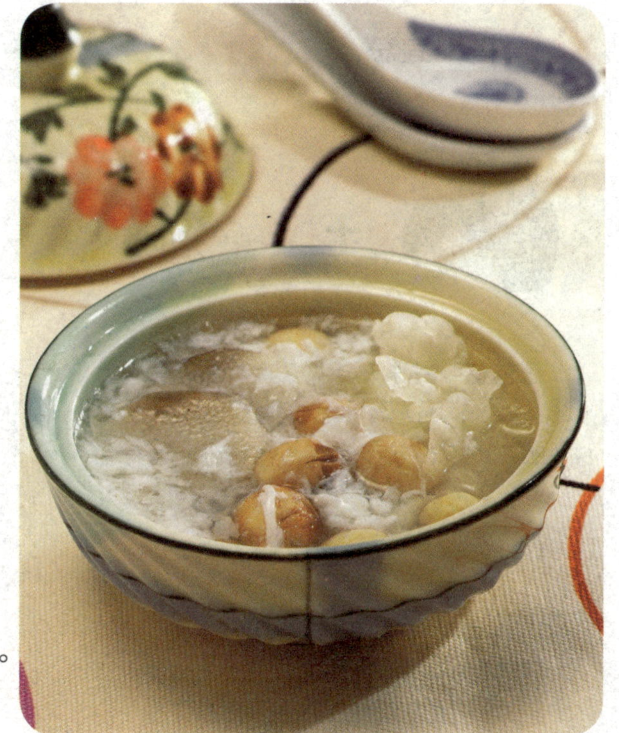

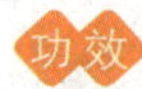

功效

蛋香浓郁，莲子清新爽口，并且美容养颜。

养生食疗方

◆竹荪银耳汤滋阴养肾

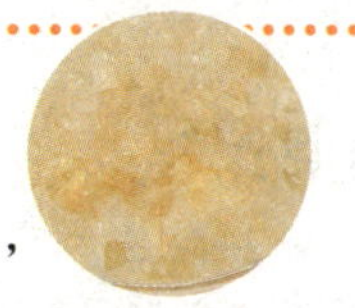

干竹荪、银耳、冰糖各适量。将竹荪、银耳泡发洗净，切段焯烫，再加冰糖、水煮化即成。

西蓝花

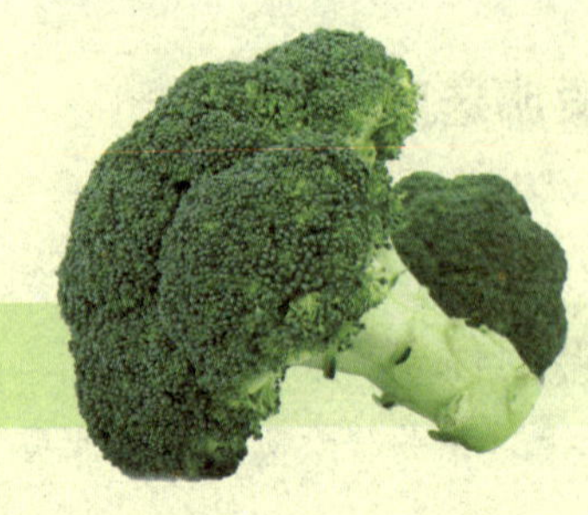

性味归经 | 性凉、味甘，归肾、脾、胃经

养生关键点

西蓝花营养丰富，含蛋白质、糖类、脂肪、维生素和胡萝卜素，含维生素C较多，比大白菜、番茄、芹菜都高。西蓝花最显著的就是具有防癌抗癌的功效，尤其是在防治胃癌、乳腺癌方面效果尤佳。

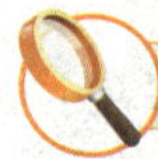

搭配宜忌

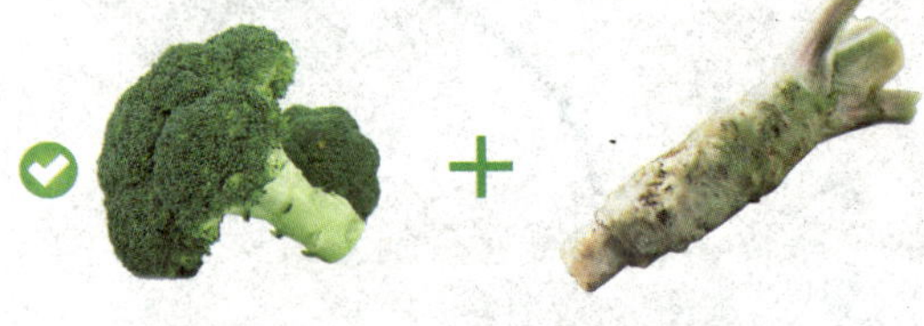

西蓝花＋芥末＝西蓝花煮熟后，其中的黑芥子酶会受到破坏，而芥末能有效补充黑芥子酶，所以二者搭配使西蓝花的抗癌特性得到更好发挥。

聪明选购

花蕾青绿、柔软和饱满，中央隆起的西蓝花质量较高。另外，挑选时还要注意西蓝花花蕾的完整性。

聪明保鲜

用保鲜膜包住西蓝花（可喷少量的水），然后直立放入冰箱的冷藏室内，一般可保存1周左右。

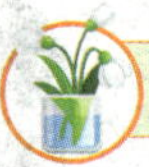

营养面面观

每100克所含营养成分

成分	含量
热量	138千焦
蛋白质	4.1克
碳水化合物	4.3克
脂肪	0.6克

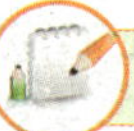

趣味小知识

西蓝花为一二年生草本植物，原产于地中海东部沿岸地区，我国有少量栽培，主要供西餐使用。西蓝花营养成分位居同类蔬菜之首，被誉为“蔬菜皇冠”。

人群宜忌

一般人皆可食用。

红斑狼疮患者忌食。

聪明料理

西蓝花虽然营养丰富，但常有残留的农药，还容易生菜虫，所以在吃之前，可将西蓝花放在盐水里浸泡几分钟，菜虫就跑出来了，还有助于去除残留农药。

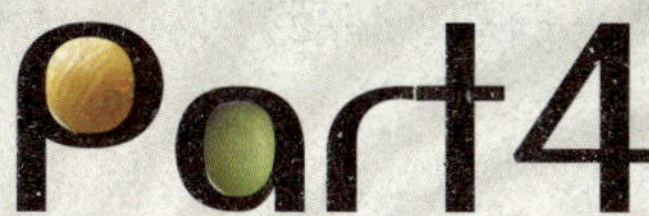

水果和干果篇

《黄帝内经》认为“五果为助”，五果指枣、李、杏、栗、桃等水果、坚果，有帮助养身和健身之功。水果和干果是我们日常生活中食用较多的食物，其口味与质地均为人们所喜爱，而且含有多种人体不可缺少的维生素及其他营养成分。

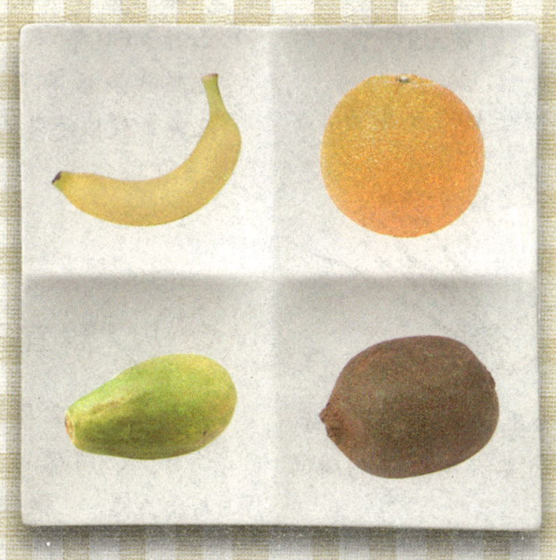

苹果

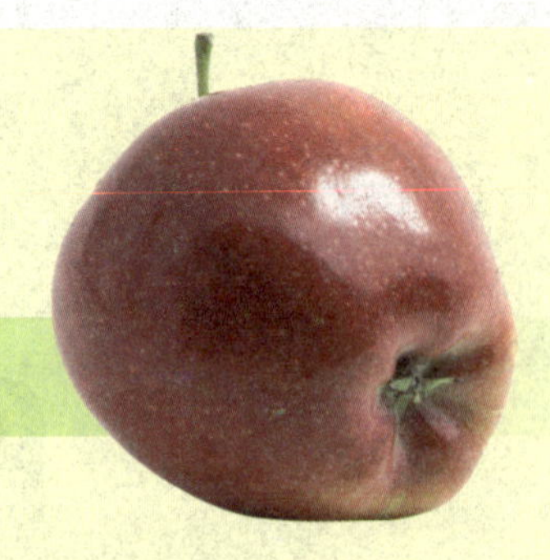

性味归经 | **性平，味甘酸，归脾、肺经**

养生关键点

苹果具有生津止渴、润肺除烦、健脾益胃、养心益气、润肠止泻、解暑、醒酒、降低胆固醇的功效。其特有的香味可以缓解人们因压力过大造成的不良情绪，有提神醒脑的功效。

搭配宜忌

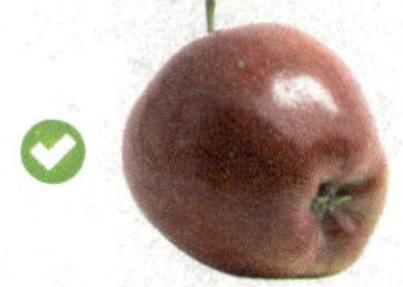
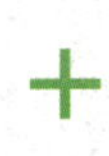
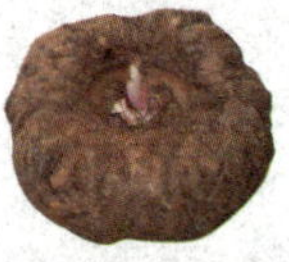

苹果＋魔芋＝苹果搭配低热量、高膳食纤维的魔芋食用，可以促进肠道蠕动。

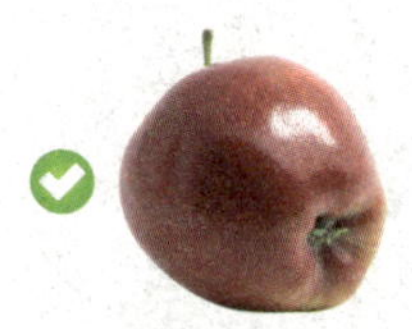
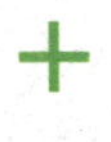
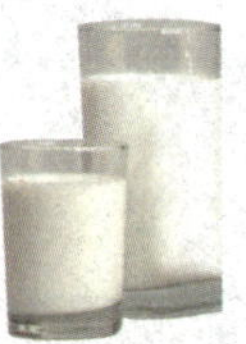

苹果＋牛奶＝苹果与牛奶同食具有清凉解渴、生津润燥的功效。

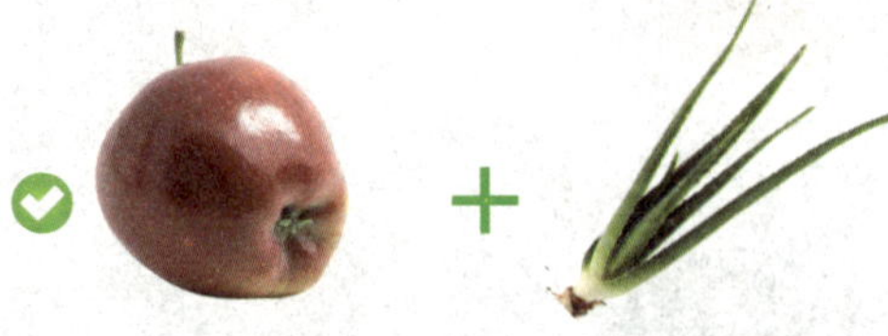

苹果＋芦荟＝二者搭配食用可生津止渴、健脾益肾、消食顺气，还具有润肺、宽胸的作用。

营养面面观

每 100 克所含营养成分

成分	含量
热量	218 千焦
蛋白质	0.2 克
碳水化合物	13.5 克
脂肪	0.2 克

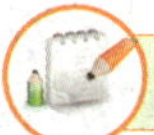

趣味小知识

苹果营养成分丰富，原产于欧洲、中亚和我国新疆西部一带，栽培历史已有 5000 年以上。中亚野苹果被认为是现代栽培苹果发源地之一，为欧洲及美国栽培苹果的原始种。

人群宜忌

尤其适宜婴幼儿、中老年人及慢性胃炎、消化不良、便秘、高血压、高脂血症、肥胖、气滞不通等患者食用。

肾炎及糖尿病患者不宜多食。

◆聪明选购

优质的苹果结实、色泽美观，用指尖轻轻敲，会有清脆的声音。

◆聪明保鲜

苹果放在阴凉处可保存7～10天，如果装入塑料袋放进冰箱中，能保存更长时间。

◆聪明料理

苹果中的维生素、果胶、抗氧化物质等营养成分多含在皮和近核的部分，所以应该将苹果洗干净连皮食用，尽量不要削去表皮。苹果中的酸能腐蚀牙齿，吃完苹果后最好漱口。

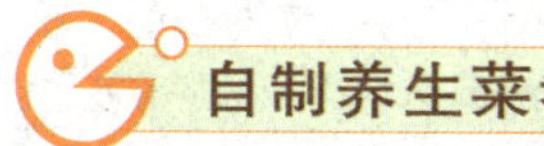

牛奶荷包蛋

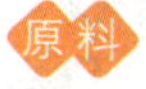

鸡蛋2个，苹果1个，牛奶100毫升，白糖适量。

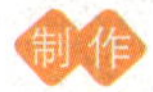

1. 鸡蛋打入沸水锅中，煮熟捞出。
2. 苹果去皮、核，切成小丁，加白糖、牛奶、荷包蛋煮开即可。

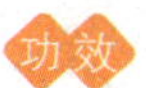

色泽纯白，甜润适口，可以生津去燥。

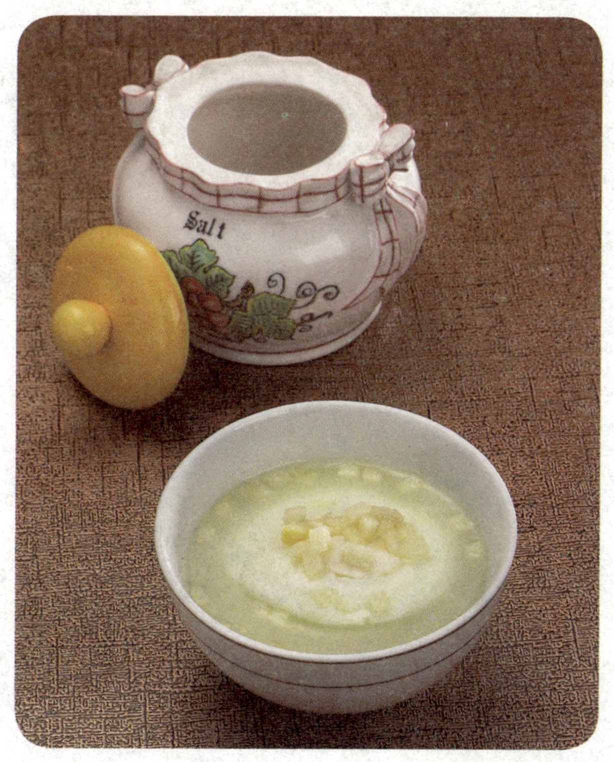

养生食疗方

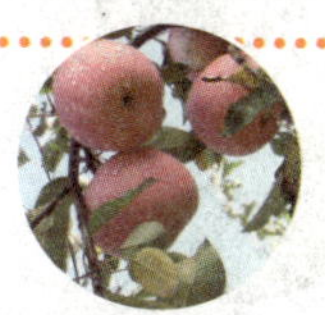

◆苹果雪梨汤化痰止咳

苹果1个，雪梨1个，白糖30克，陈皮3克，湿淀粉适量。将苹果、雪梨去皮、核，切成丁，陈皮洗净切碎，一同放入锅内，煮熟至烂，加入白糖，再用湿淀粉勾薄芡，佐餐食用。

梨

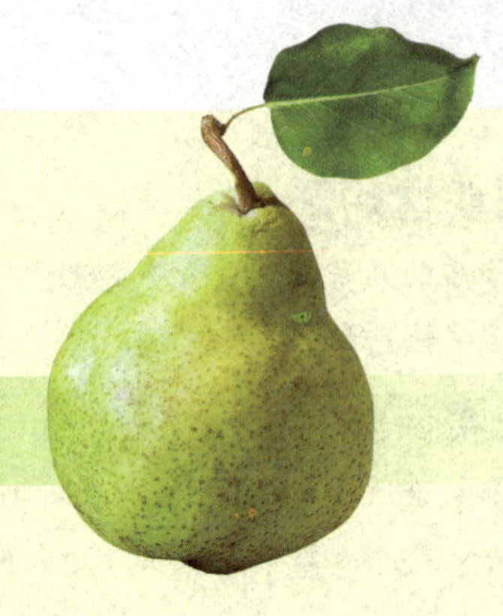

性味归经 性寒，味甘、微酸，归肺、胃经

养生关键点

梨中含有丰富的B族维生素，能保护心脏、减轻疲劳、增强心肌活力、降低血压。梨所含的多糖及鞣酸等成分能祛痰止咳，对咽喉有养护作用。梨有较多糖类物质和多种维生素，易被人体吸收，可增进食欲，对肝脏也有保护作用。

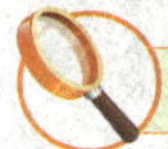

搭配宜忌

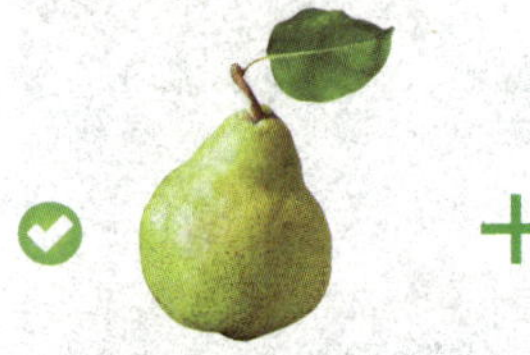

梨＋冰糖＝二者搭配食用，对气管炎、消化不良、便秘等症有一定的食疗功效。

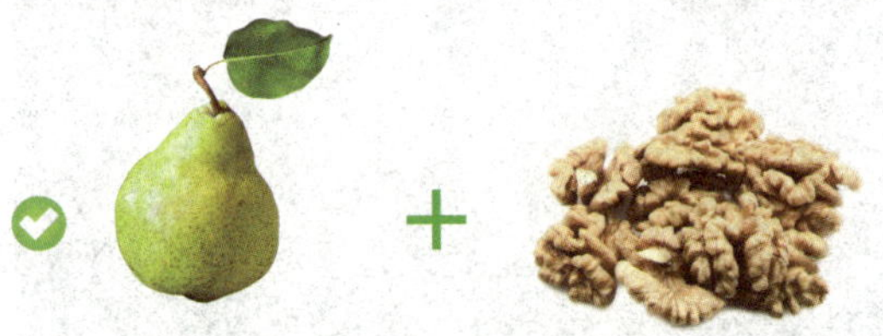

梨＋核桃仁＝核桃仁若与清热解毒、生津润肺的梨搭配食用，对支气管炎有辅助治疗作用。

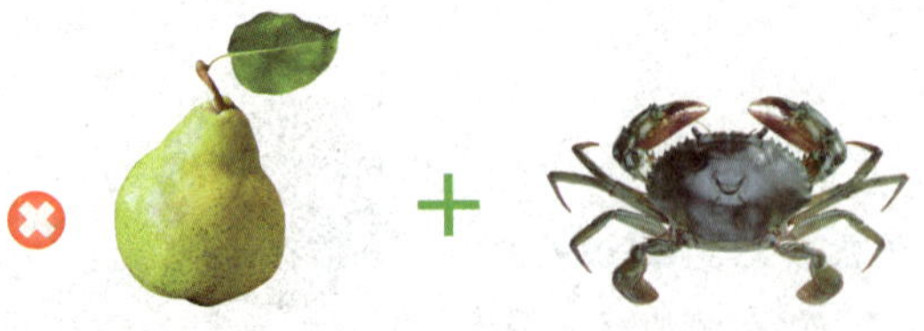

梨＋螃蟹＝损伤肠胃，陶弘景《名医别录》云：“梨性冷利，多食损人，故俗谓之快果。”

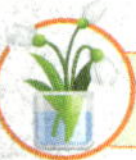

营养面面观

每100克所含营养成分

成分	含量
热量	184千焦
蛋白质	0.4克
碳水化合物	13.3克
脂肪	0.2克

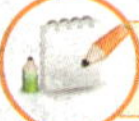

趣味小知识

梨又称快果、玉乳等，鲜嫩多汁，酸甜适口。我国是梨属植物中心发源地之一，亚洲梨属的梨大都源于亚洲东部，日本和朝鲜也是亚洲梨的原始产地，白梨、砂梨、秋子梨都原产我国。

人群宜忌

一般人皆可食用。

尤其适合口干便秘、高血压、心脏病及肝炎、肝硬化等患者食用。

慢性肠炎、胃寒患者忌食生梨，糖尿病患者宜少食。

◆聪明选购

应挑选个头适中、果皮薄细、光泽鲜艳、果肉脆嫩、汁多味香甜、无虫眼及损伤者。

◆聪明保鲜

贮藏梨的适宜温度为 -1 ~ 2℃。在冰箱中保存梨，温度在 0 ~ 5℃为宜。冬天可以将梨用纸包好放在阳台上保存。

◆聪明料理

将梨煮着吃，既能去除梨的寒性，还可以将其去燥润肺的功效完全发挥出来。吃梨的时候最好连皮一起吃掉，因为皮中的膳食纤维等营养素含量非常丰富。

自制养生菜肴

雪梨炖木瓜

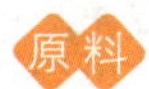

雪梨 350 克，木瓜 300 克，牛奶 500 毫升，蜂蜜适量。

制作

1. 雪梨、木瓜均洗净去皮、核、瓤切块。
2. 炖盅内放入雪梨块、木瓜块，添入鲜牛奶、清水用大火煮开，转小火炖至软烂时，滴入蜂蜜调味即可。

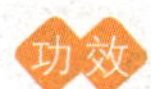

色泽乳黄，香味浓郁，可以生津润肺。

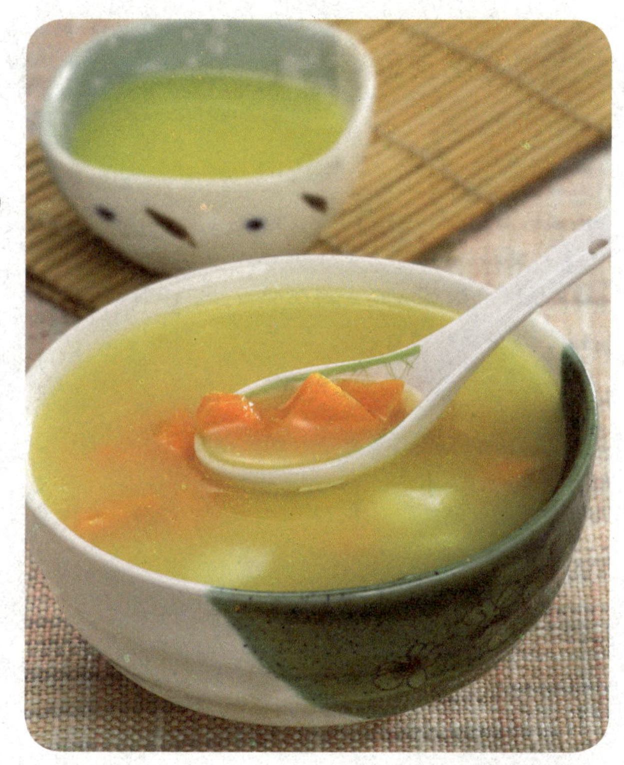

养生食疗方

◆茯苓川贝母炖梨清热润肺、生津止咳

梨 1 个，茯苓 10 克，川贝母、蜂蜜、冰糖各适量。茯苓及川贝母洗净；梨洗净，去核，切成丁。将茯苓、川贝母放入锅中，加入适量清水，用中火煮沸；加入梨、蜂蜜、冰糖继续煮至梨熟，出锅即成。

香蕉

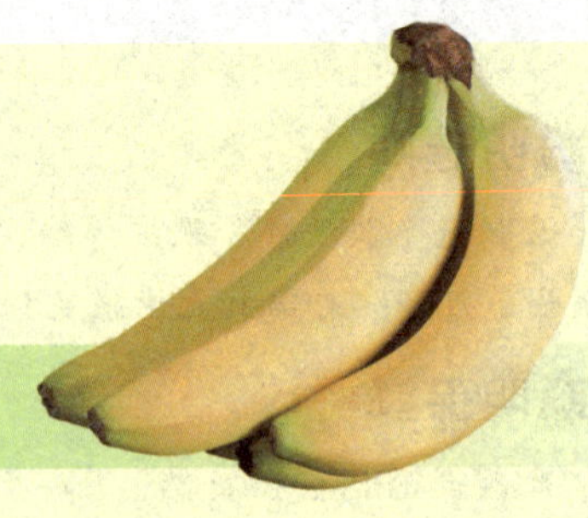

性味归经 | 性寒，味甘，归脾、胃、大肠经

养生关键点

香蕉果肉营养价值颇高，富含多种微量元素和维生素。香蕉富含钾，可将过多的钠离子排出，帮助控制血压。香蕉含有较多膳食纤维，可刺激肠胃蠕动，帮助排便。

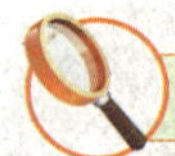

搭配宜忌

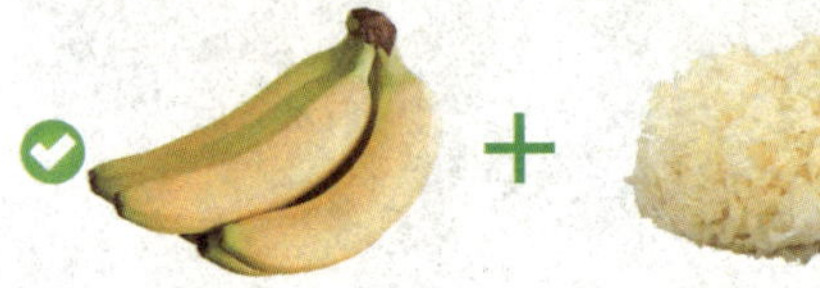

香蕉 + 银耳 = 二者搭配食用，有养阴润肺、生津整肠的功效。

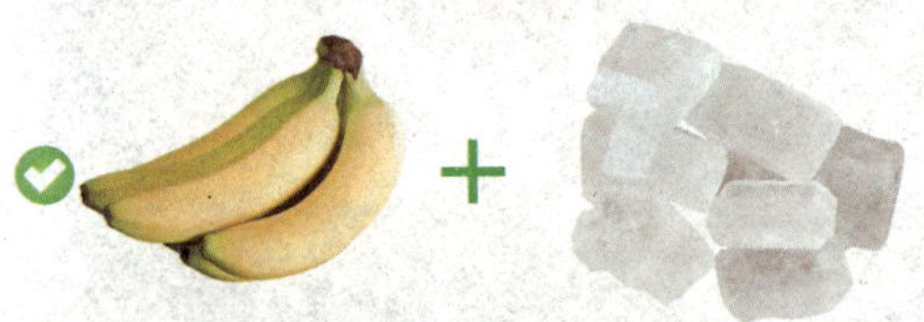

香蕉 + 冰糖 = 香蕉可清热润燥、解毒生津，冰糖甘润，二者搭配食用可起到通便泻热、止咳生津的功效。

营养面面观

每 100 克所含营养成分

成分	含量
热量	381 千焦
蛋白质	1.4 克
碳水化合物	22 克
脂肪	0.2 克

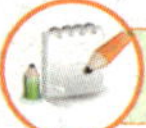

趣味小知识

香蕉为芭蕉科芭蕉属植物，可食部为果实，热带地区广泛栽培。香蕉喜湿热气候，在土层深、土质疏松、排水良好的地里生长旺盛。

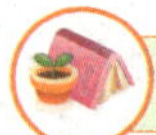

人群宜忌

适宜口干烦躁、咽干喉痛、大便干燥、痔疮、宿醉未解者食用。

适宜高血压、冠心病、动脉粥样硬化者食用。

脾胃虚寒、便溏腹泻者不宜多食、生食。

◆聪明选购

优质香蕉体弯曲，果实丰满、色泽新鲜、光亮、果面光滑，无病斑、虫疤、创伤，果实易剥离，果肉稍硬。

◆聪明保鲜

把香蕉放进塑料袋里，放一个苹果，排出袋子里的空气，扎紧袋口，放在阴凉通风处保存。

◆聪明料理

没有熟透的香蕉不宜食用，因为其含有较多的鞣酸，对消化道有收敛作用，会抑制胃肠液分泌并抑制胃肠蠕动，加重便秘。

自制养生菜肴

牛奶香蕉糊

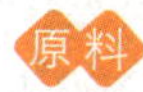

原料

香蕉25克，牛奶25毫升，玉米面、白糖各适量。

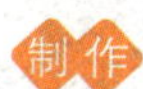

制作

1. 香蕉去皮碾成泥。
2. 牛奶加玉米面煮熟，放入香蕉泥拌匀。
3. 撒入白糖搅匀即成。

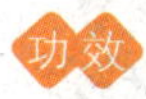

功效

滑润可口，营养丰富，通便养颜。

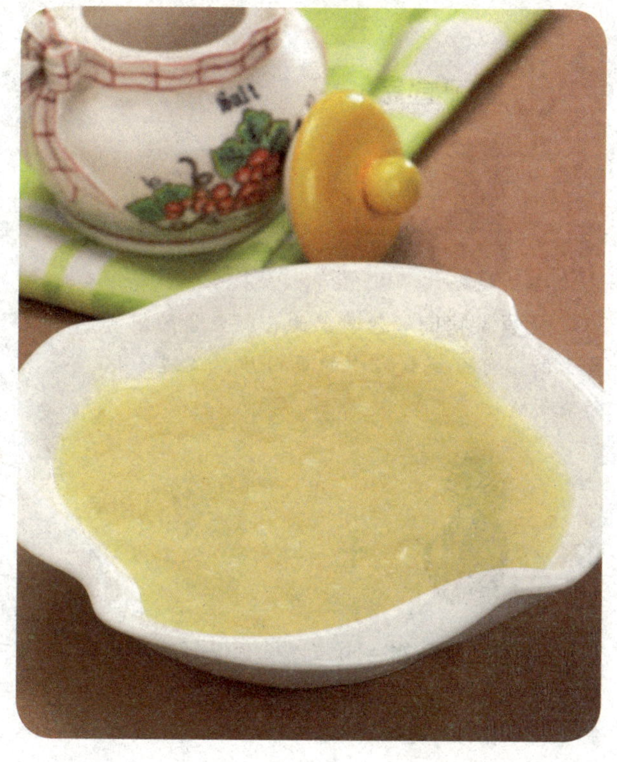

养生食疗方

◆香蕉奶糊促进新陈代谢，润泽肌肤

香蕉1根，牛奶100毫升，蜂蜜适量。将香蕉去皮，放入果汁机打成糊。牛奶倒入锅内煮开，加入香蕉糊、蜂蜜搅匀即成。

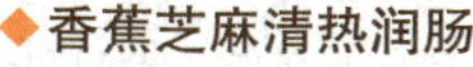

◆香蕉芝麻清热润肠

香蕉500克，黑芝麻25克。用香蕉蘸炒至半生的黑芝麻，嚼食。每天分3次吃完。

菠萝

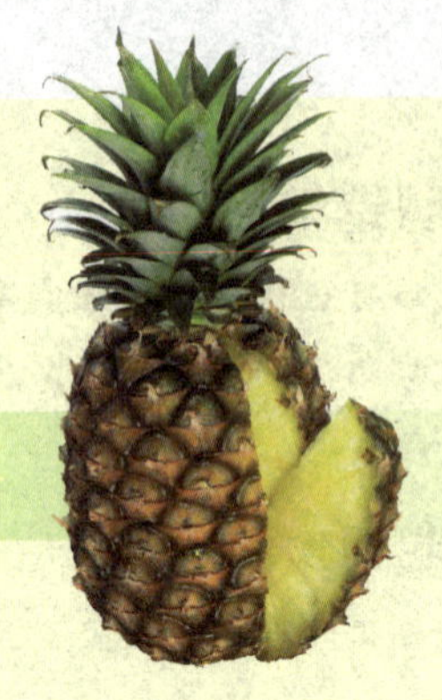

性味归经 性平，味甘、微酸，归脾、胃经

养生关键点

菠萝营养丰富，其所含成分包括糖类、蛋白质、脂肪、胡萝卜素、维生素 B_1、维生素 B_2、维生素 C、蛋白质分解酶及钙、镁、磷、铁、有机酸类、烟酸等。菠萝蛋白酶能有效分解食物中的蛋白质，增加肠胃蠕动。

搭配宜忌

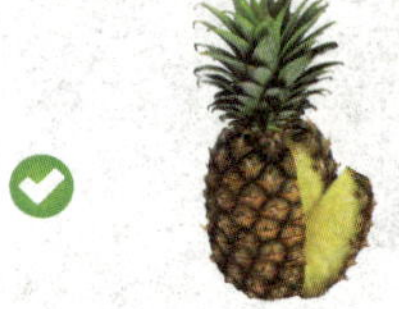

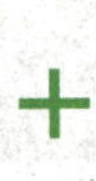

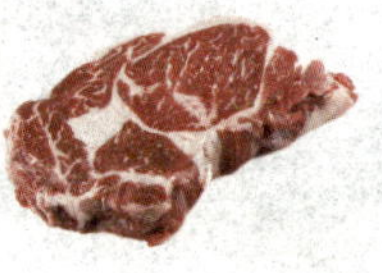

菠萝 + 猪肉 = 菠萝里面含有大量的菠萝蛋白酶，可分解猪肉中的蛋白质，促进人体的消化吸收。

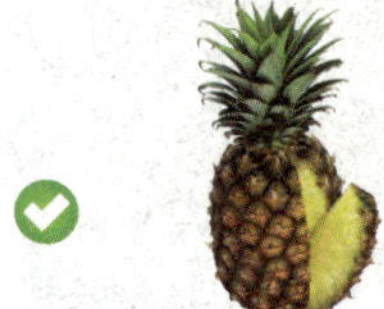

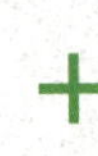

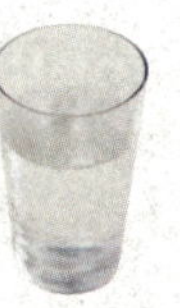

菠萝 + 淡盐水 = 有些人吃菠萝可出现过敏反应，用淡盐水浸泡后再食用，不仅味道鲜美，还会预防过敏。

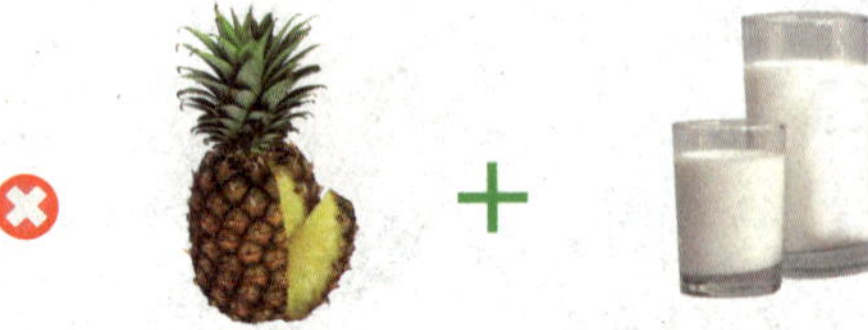

菠萝 + 牛奶 = 菠萝中的果酸会使牛奶中的蛋白质凝固，影响人体对蛋白质的消化吸收。

营养面面观

每 100 克所含营养成分

成分	含量
热量	172 千焦
蛋白质	0.5 克
碳水化合物	10.8 克
脂肪	0.1 克

趣味小知识

菠萝属于凤梨科、凤梨属，多年生草本果树植物，生长迅速，生产周期短，年平均气温 23℃以上的地区终年可以生长。16 世纪中期由葡萄牙的传教士带到澳门，然后引进到广东各地，后在广西、福建、台湾等省栽种，经过长期的选育，陆续培育了许多品种。

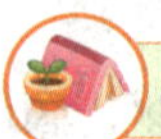

人群宜忌

一般人皆可食用。

对菠萝过敏者、凝血功能障碍者、胃病或胃溃疡患者不宜食用。

◆聪明选购

优质菠萝的果实呈圆柱形或两头稍尖的卵圆形，大小均匀适中，果形端正，芽眼数量少。

◆聪明保鲜

用保鲜膜包好放在冰箱中，食用时用盐水泡一下即可。

◆聪明料理

菠萝除了生吃外，还能制罐头、果汁、蜜饯、果干、盐渍食品等。菠萝切忌过量食用，否则易刺激口腔黏膜及降低味觉。饭后食用菠萝保健效果最好。

自制养生菜肴

菠萝土豆丁

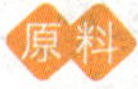

原料

菠萝、土豆各150克，黄瓜100克，盐、白糖各适量。

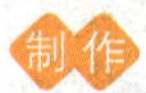

制作

1. 菠萝去皮洗净切丁，加盐水略泡，捞出沥干；土豆洗净煮熟去皮，切成丁；黄瓜洗净切成小丁。
2. 将菠萝丁、土豆丁、黄瓜丁加盐、白糖拌匀即可。

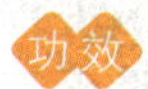

功效

香甜味美，脆爽可口，可增强肠胃蠕动。

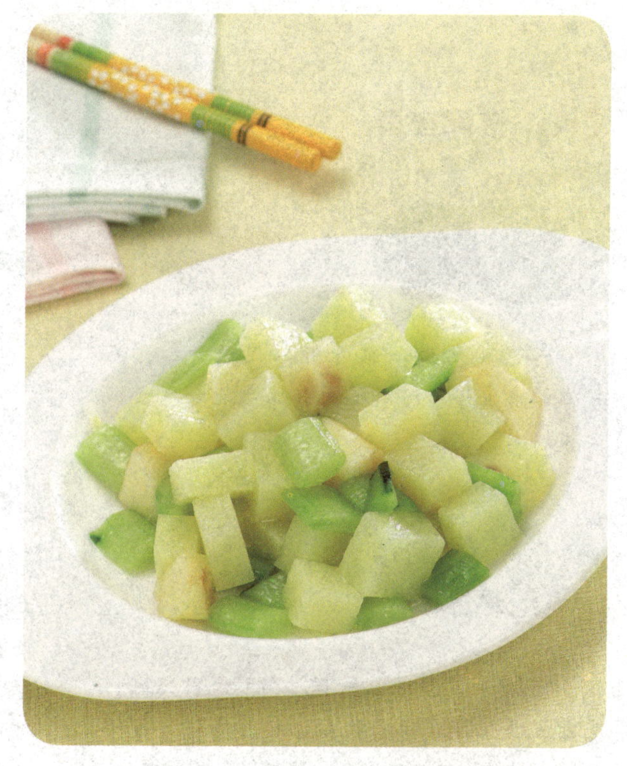

养生食疗方

◆菠萝姜汁帮助降血压

胡萝卜1根，黄椒1个，菠萝125克，生姜50克。胡萝卜洗净后切成小块；菠萝、生姜均洗净，去皮后切成小块；黄椒洗净，去除蒂、子后切成小片。将所有原料放入榨汁机中榨成汁，倒入杯中，搅拌均匀后即可饮用。

柠檬

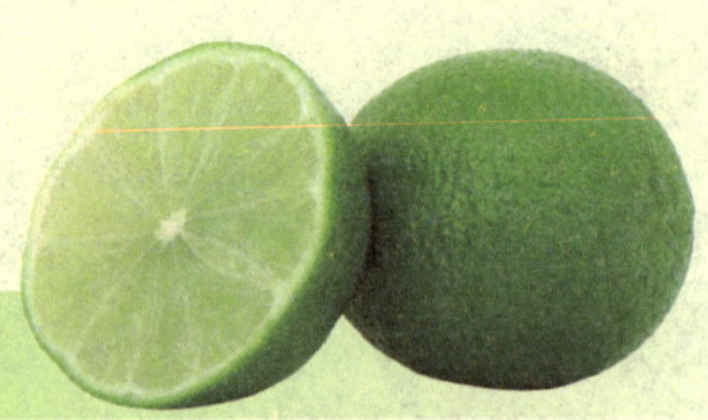

性味归经 | **性平，味酸、辛，归脾、胃、肺经**

养生关键点

鲜柠檬维生素含量极为丰富，是美容的天然佳品，能防止和消除皮肤色素沉着，具有美白作用。柠檬有收缩毛细血管，提高凝血功能及增加血小板数量的作用，可以防治心血管疾病；柠檬有缓解钙离子促使血液凝固的作用，可预防和治疗高血压和心肌梗死。

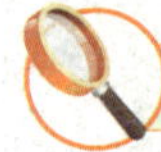

搭配宜忌

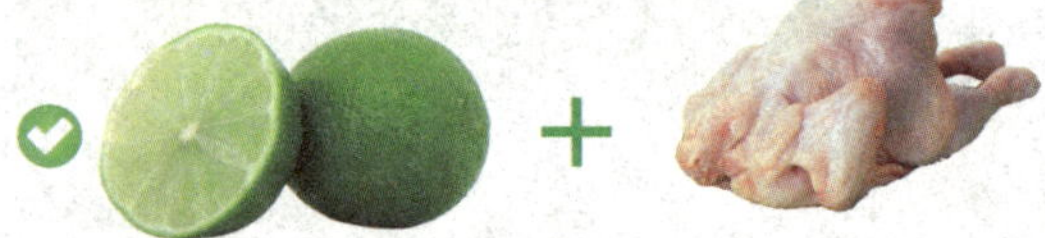

柠檬＋鸡肉＝酸味可以促进食欲，而柠檬的清香搭配烤鸡腿的香味更能令人食欲大振。

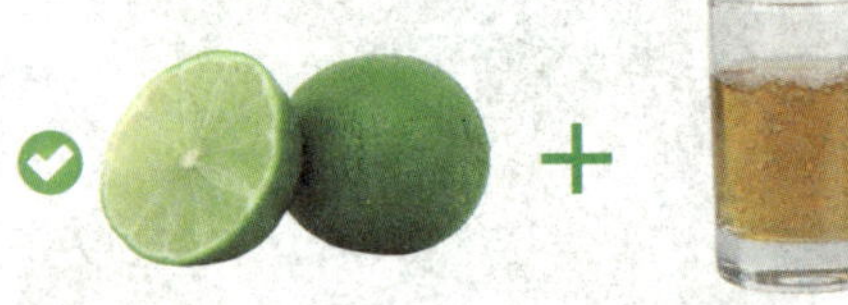

柠檬＋甘蔗汁＝柠檬汁与甘蔗汁搭配，更能益胃生津、止渴除烦、和胃降逆，可用于饮酒过度，积热伤津，心烦口渴，呕哕少食。

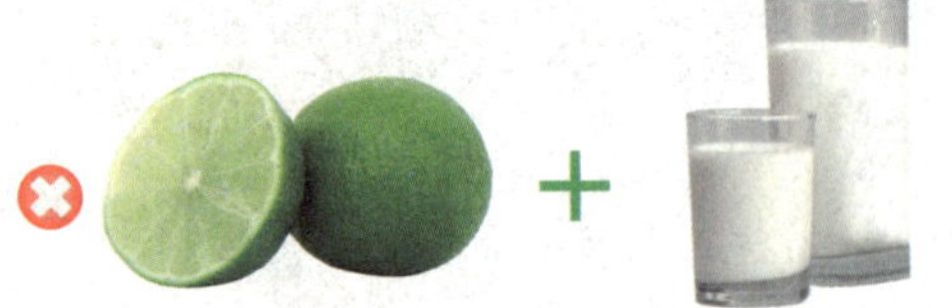

柠檬＋牛奶＝牛奶中含有丰富的蛋白质和钙质，柠檬和牛奶同食会影响胃肠的消化。

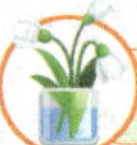

营养面面观

每100克所含营养成分

成分	含量
热量	146千焦
蛋白质	1.1克
碳水化合物	6.2克
脂肪	1.2克

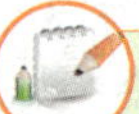

趣味小知识

对坏血病的治疗研究，最早始于英国医生林德，18世纪中叶，他用柠檬治愈了坏血病。事隔40多年后，英国海军采用这种方法，规定水兵入海期间，每人每天要饮用定量的柠檬叶子水。只过了2年，英国海军中的坏血病就绝迹了。

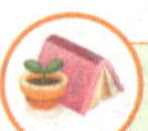

人群宜忌

一般人皆可食用。

胃溃疡、胃酸分泌过多，患有龋齿者慎食柠檬。

◆聪明选购

优质柠檬个头中等，果形椭圆，两端均突起而稍尖，似橄榄球状，成熟者皮色鲜黄，具有浓郁的香气。

◆聪明保鲜

柠檬一旦切开，剩下的部分要用保鲜膜包好，放入冰箱冷藏保存，但最多可保存4～5天。即使保鲜处理的柠檬，维生素C含量仍在不断减少，所以应当尽快吃完。

◆聪明料理

柠檬皮的祛痰功效比柑橘还强。柠檬一般不生食，而是加工成饮料或食品，如柠檬汁、柠檬果酱、柠檬片、柠檬饼等，可以发挥同样的药理作用，如提高视力及暗适应能力，减轻疲劳等。

自制养生菜肴

柠香茄瓜汁

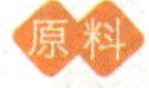

西瓜100克，番茄1个，柠檬1/2个，盐适量。

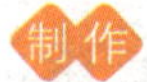

1. 西瓜取瓤，切块。
2. 番茄、柠檬洗净去皮，切成小丁；将以上原料全部放入榨汁器榨成汁，倒入杯中，加盐调味即可。

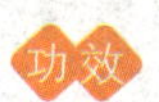

酸咸可口，夏季解暑佳品。

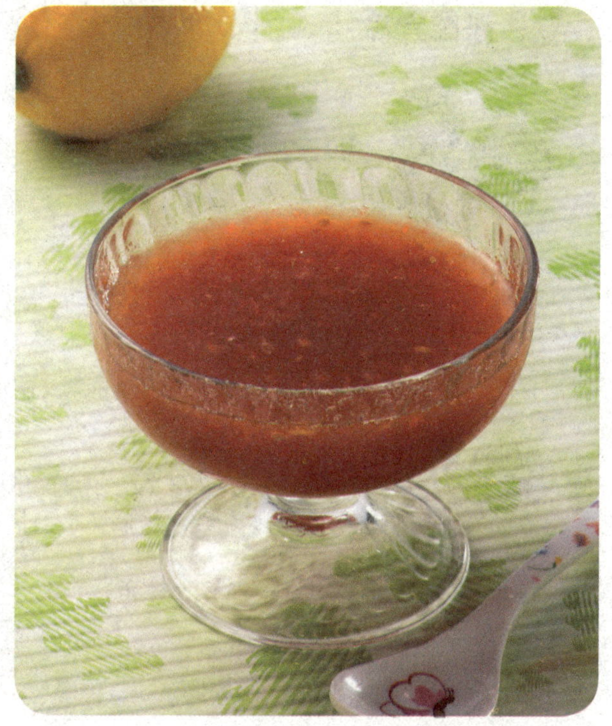

养生食疗方

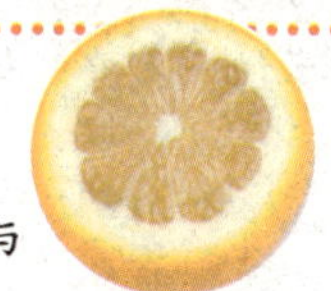

◆柠檬盐汁生津解暑

鲜柠檬2个，盐、温开水各适量。将鲜柠檬榨汁，加入盐与温开水即可。

猕猴桃

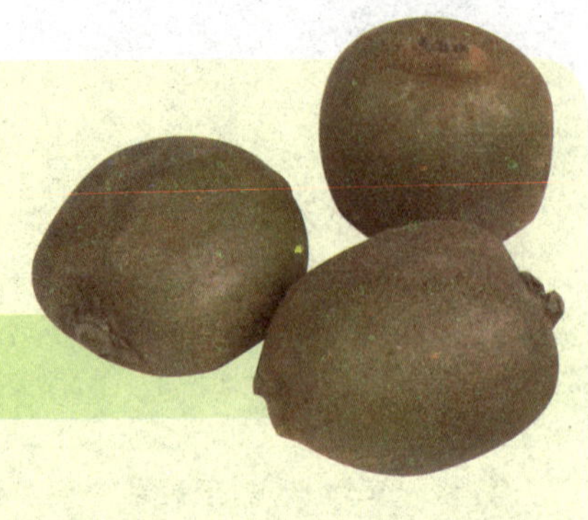

性味归经 | 性寒，味甘酸，归肾、胃、膀胱经

养生关键点

猕猴桃有生津解热、调中下气、止渴利尿、滋补强身的功效。猕猴桃含有的血清促进素具有稳定情绪、镇静心情的作用，所含的天然肌醇有助于脑部活动，膳食纤维能降低胆固醇，促进心脏健康。此外，猕猴桃还有乌发美容、娇嫩皮肤的作用。

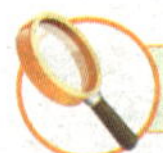

搭配宜忌

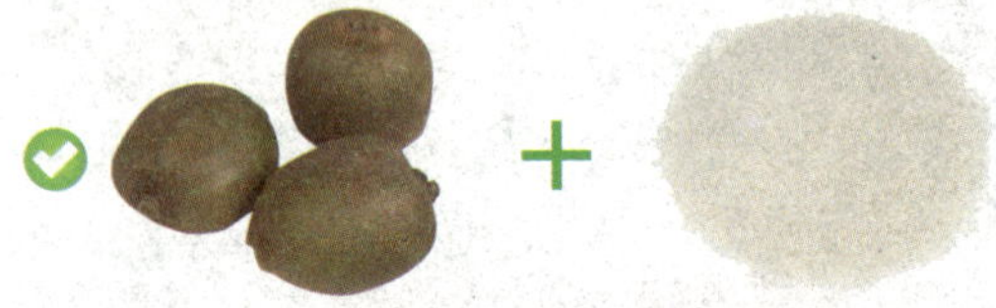

猕猴桃 + 大米 = 二者一起煮粥，可以除烦解渴、健脾补肺、滋肾益精。

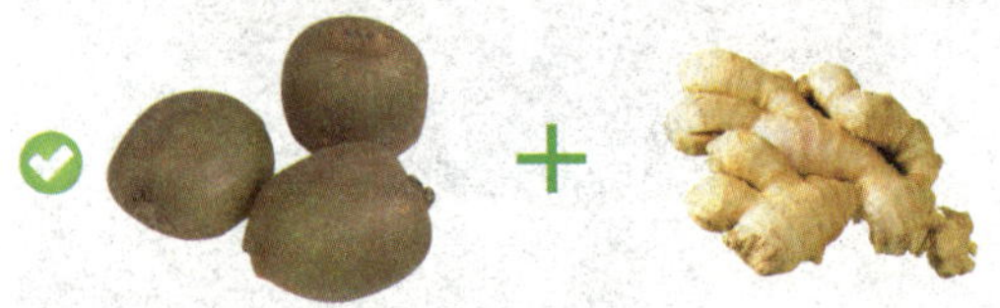

猕猴桃 + 生姜 = 二者一起榨汁饮用，可起到清胃止呕的作用。

聪明选购

猕猴桃一定要选择饱满、无伤无病、软硬适中者。

聪明保鲜

软的猕猴桃要及时吃，硬的可放置在阴凉、潮湿处，室温下熟透后放到冰箱冷藏，可保存几个星期。

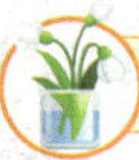

营养面面观

每 100 克所含营养成分

成分	含量
热量	234 千焦
蛋白质	0.8 克
碳水化合物	14.5 克
脂肪	0.6 克

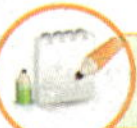

趣味小知识

猕猴桃，是中华猕猴桃栽培种水果的称谓，也称猕猴梨、藤梨、羊桃、阳桃、木子与毛木果等，原产于中国南方，一般为椭圆形。深褐色并带毛的表皮一般不食用，可食用的是呈亮绿色的果肉和黑色的种子。

人群宜忌

一般人皆可食用。

脾胃虚寒者应慎食，经常腹泻和尿频者不宜食用。

聪明料理

猕猴桃的维生素 C 含量很高，每日最佳食用量为 1 个。餐前吃猕猴桃主要是摄取其中的营养成分，餐后食用可以促进消化、帮助排泄。

桃

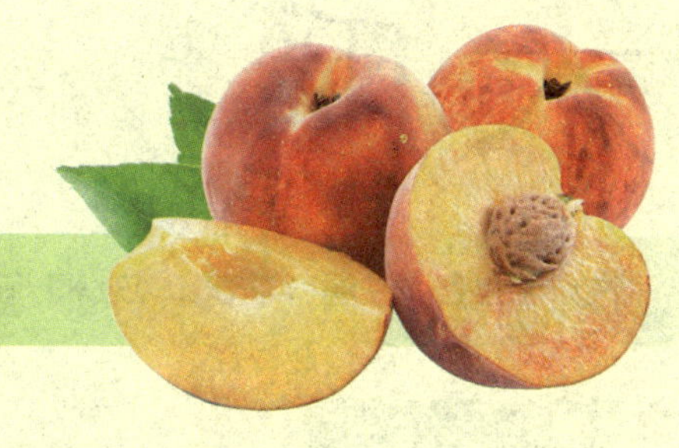

性味归经 | 性温，味甘酸，归胃、大肠经

养生关键点

桃子的果肉中富含糖、磷、铁、维生素C及大量的水分，对慢性支气管炎、肺结核等出现的干咳、咯血、慢性发热、盗汗等症，可起到养阴生津、补气润肺的保健作用。

搭配宜忌

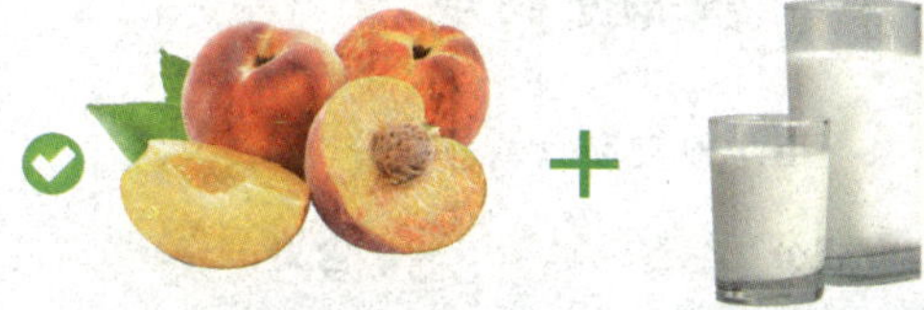

桃子＋牛奶＝桃子与牛奶均含有丰富的营养，二者同食既可滋补身体，又可清凉解渴。

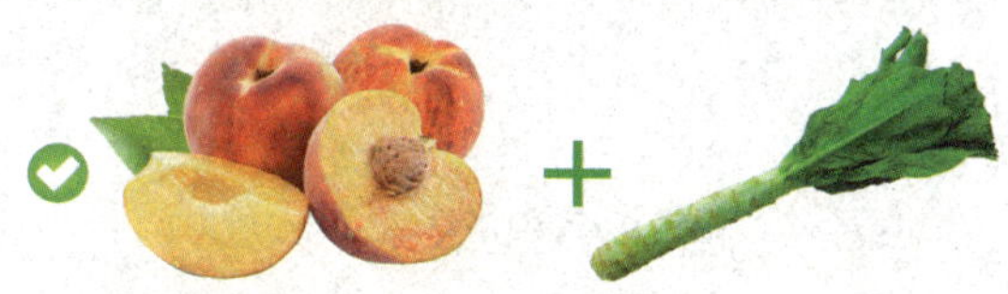

桃子＋莴笋＝桃子含有丰富的果糖、维生素等，具有养阴生津的功效，与莴笋一起食用具有利水消肿的作用。

聪明选购

要选择果肉白净、粗纤维少、肉质柔软并与果核粘连、皮薄易剥离的桃子。

聪明保鲜

将桃子放在室温下，避免阳光直射，变软后放到冰箱中冷藏即可。

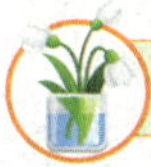

营养面面观

每100克所含营养成分

成分	含量
热量	201千焦
蛋白质	0.9克
碳水化合物	12.2克
脂肪	0.1克

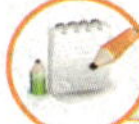

趣味小知识

桃是一种落叶小乔木，花可以观赏，果实多汁，可以生食或制桃脯、罐头等，核仁也可以食用。果肉有白色和黄色之分，一般在亚洲最受欢迎的品种多为白色果肉，多汁而甜；欧洲、澳大利亚和北美洲的人则在历史上喜欢黄色果肉、味道较酸的品种。

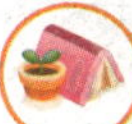

人群宜忌

适合肠燥便秘、身体瘦弱、阳虚肾亏者食用。

内热偏盛、易生疮疖、糖尿病患者宜少吃。

聪明料理

食用前要将桃毛洗净，以免刺激皮肤引起皮疹，或吸入呼吸道引起咳嗽、咽喉刺痒等不适。如果桃子有腐烂的地方不可食用。

木瓜

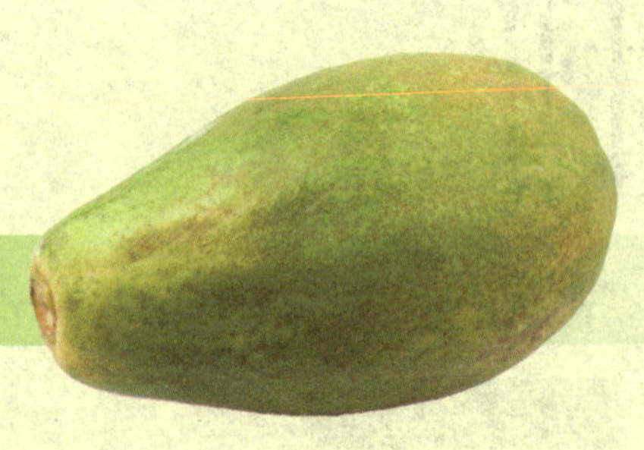

性味归经 | **性温，味酸，归肝、脾经**

养生关键点

木瓜含有木瓜酶、丰富的维生素A、维生素C及维生素E等营养成分。木瓜中含有的木瓜碱具有抗肿瘤的功效，并能阻止人体致癌物质亚硝胺的合成，所以木瓜有一定的抗癌作用。

搭配宜忌

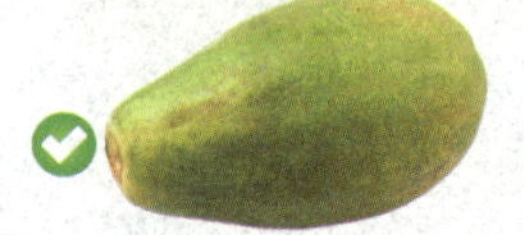

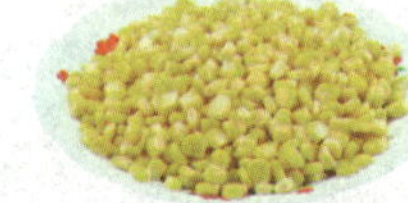

木瓜＋玉米＝木瓜与玉米同食，可预防慢性肾炎和冠心病等。

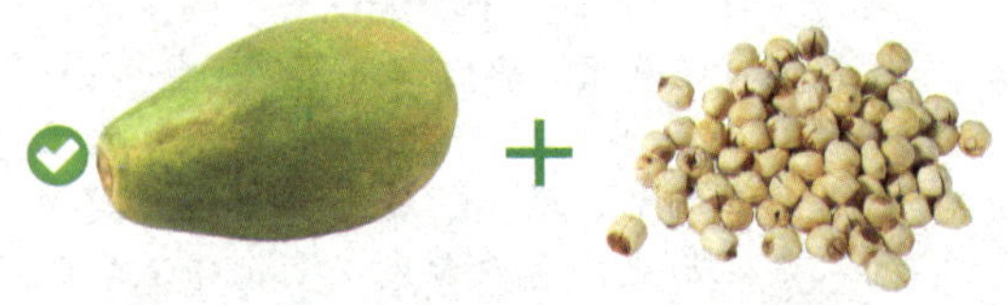

木瓜＋莲子＝莲子可以养心安神、健脾止泻，木瓜能帮助消化及清理肠胃，二者搭配食用可辅助治疗产后虚弱等病症。

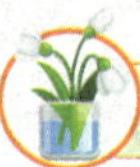

营养面面观

每100克所含营养成分

成分	含量
热量	113千焦
蛋白质	0.4克
碳水化合物	7克
脂肪	0.1克

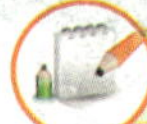

趣味小知识

作为水果食用的木瓜实际是番木瓜，果皮光滑美观，果肉厚实细致、香气浓郁、汁水丰多、甜美可口、营养丰富，有“百益之果”“水果之皇”“万寿瓜”之雅称，是岭南四大名果之一。

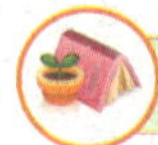

人群宜忌

尤其适宜消化不良、胃病、风湿性关节炎、脚气病等患者。

过敏体质、小便淋痛、胃气积滞者忌用。

聪明选购

木瓜宜选购大半熟的，其肉质爽滑可口。购买时用手触摸，果实坚实而有弹性者为质佳。

聪明保鲜

木瓜不宜在冰箱中存放太久，以免长斑点或变黑。

聪明料理

青木瓜中富含的木瓜酶可以刺激机体产生雌激素，勿食用过多。木瓜取果肉同牛奶一同榨汁，具有一定的美容功效。

自制养生菜肴

木瓜排骨煲

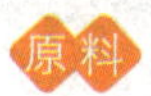

原料

木瓜2个，排骨250克，花旗参25克，陈皮、老姜、盐各适量。

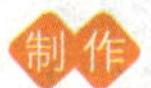

制作

1. 木瓜去皮、核洗净切块；排骨洗净剁小块，下入开水锅焯烫，捞出沥干。
2. 花旗参洗净切片，陈皮洗净。
3. 锅中放入木瓜、排骨、花旗参、陈皮、老姜，添入清水，小火煲3小时，撒入盐调味即可。

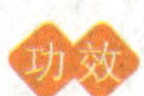

功效

补气养阴、清热降火。

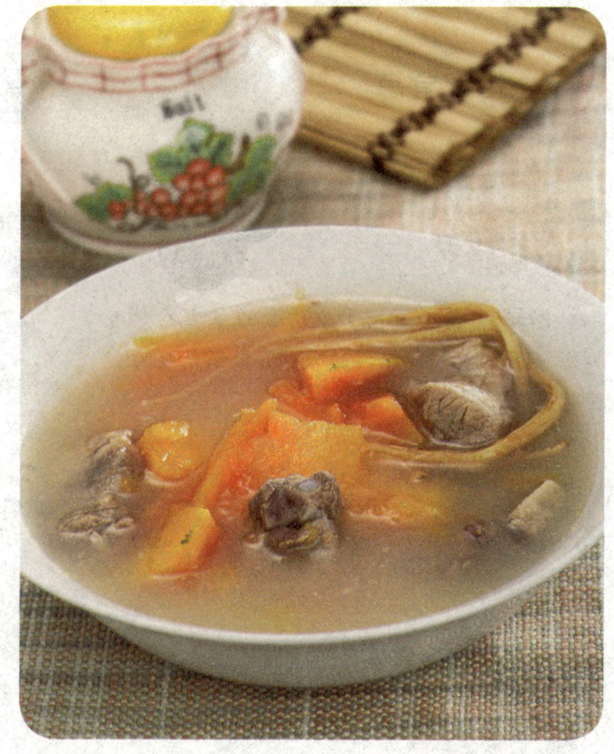

养生食疗方

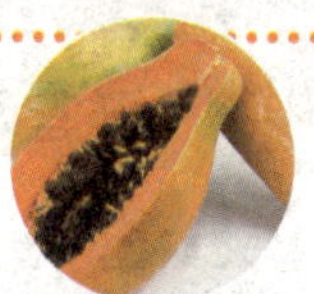

◆蒸木瓜用于咳嗽

取鲜熟木瓜1个，去皮后蒸熟，加蜂蜜服食。

◆木瓜用于霍乱转筋

用木瓜50克，酒1升，煎服。不饮酒的人用水煎服，再用布浸水裹脚。

橙子

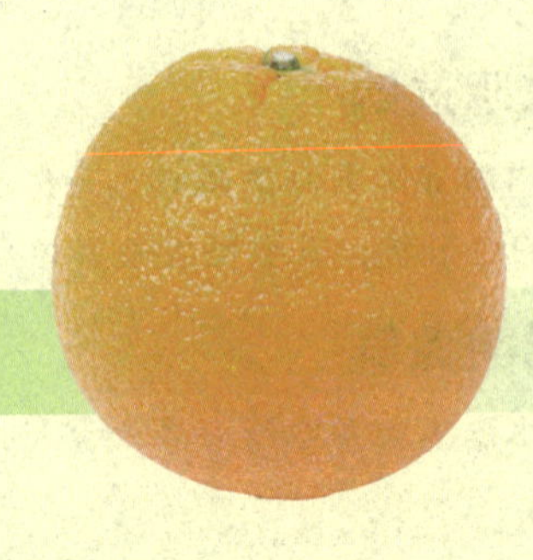

性味归经 | 性微凉，味甘酸，归胃、肺经

养生关键点

橙子具有生津止渴、开胃下气、帮助消化、防治便秘的功效。正常人饭后食橙子或饮橙汁，有解油腻、消积食、止渴、醒酒的作用。橙子中含丰富的维生素C、维生素P，能增强机体抵抗力，增加毛细血管弹性，降低血胆固醇。

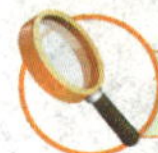

搭配宜忌

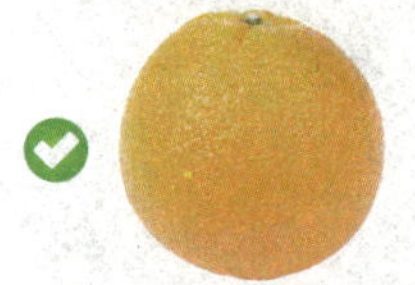
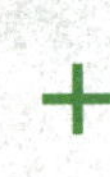
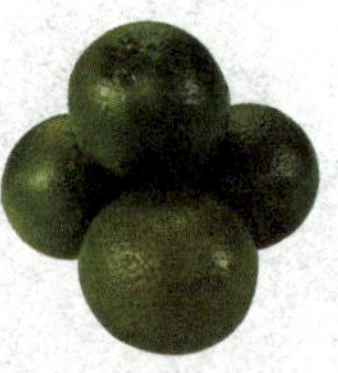

橙子＋橘子＝橘子中所含的维生素P可加强橙子所含维生素C的吸收，增强免疫力，预防感冒。

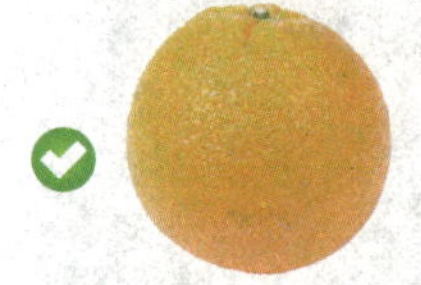

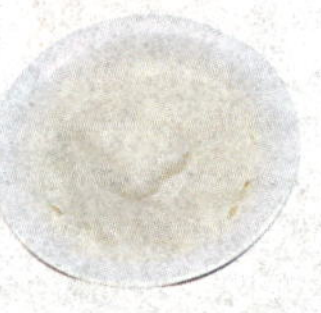

橙子＋蛋黄酱＝橙子中的维生素C与蛋黄酱所含的维生素E搭配，有助于血液循环、护肤、防老、抗癌。

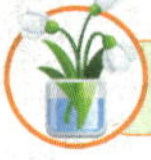

营养面面观

每100克所含营养成分

成分	含量
热量	197千焦
蛋白质	0.8克
碳水化合物	11.1克
脂肪	0.2克

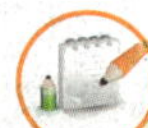

趣味小知识

橙子为芸香科、柑橘亚科、柑橘属、柑橘亚属以下的一种植物。品种有锦橙、脐橙等。果实呈圆形或长圆形，表皮光滑、较薄、包裹紧密、不易剥离，果肉酸甜适度，富有香气。

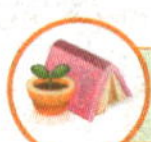

人群宜忌

一般人群均可食用。

尤宜适宜胸膈满闷、恶心欲吐者以及饮酒过多、宿醉未醒者食用。

糖尿病患者少食。

◆聪明选购

橙子并不是越光滑越好，进口橙子往往表皮破孔较多，比较粗糙，而经过“美容”之后的橙子，则非常光滑，几乎没有破孔。

◆聪明保鲜

橙子存放时用保鲜袋装起来，不要接触空气。

◆聪明料理

得了胆结石的人，除了吃橙子外，用橙皮泡水喝，以减少胆固醇的吸收，也能起到不错的辅助治疗效果。

自制养生菜肴

酸辣橙子饭

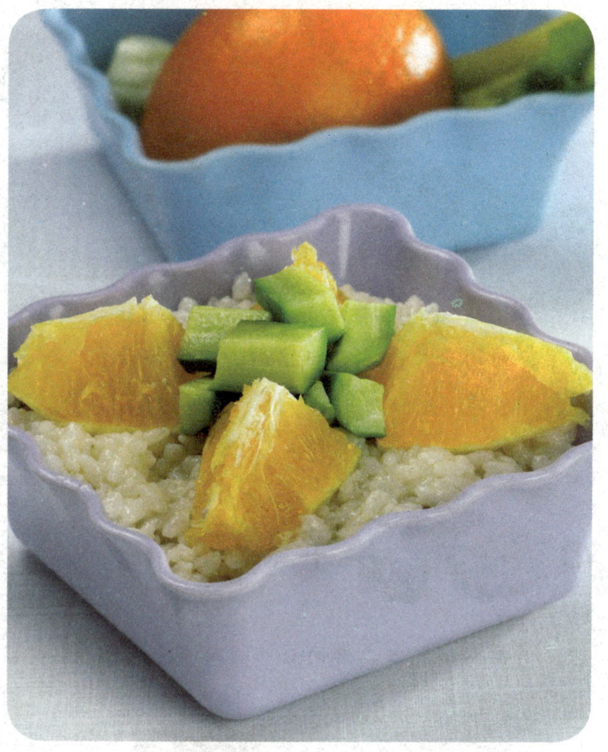

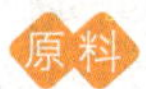

米饭 250 克，黄瓜 50 克，橙子 3 个，葱花、辣椒碎、白糖、酱油、色拉油各适量。

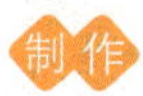

1. 黄瓜洗净切丁；橙子去皮、子，1 个切丁，2 个榨汁。
2. 炒锅注油烧热，下入葱花、辣椒碎爆香，烹入酱油略炒，加入橙子丁、橙汁、白糖用大火煮沸，转小火煮至汤汁收浓，放入米饭、黄瓜丁炒匀即可。

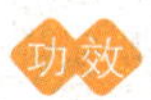

酸甜微辣，清爽开胃。

养生食疗方

◆橙汁米酒消肿止痛

橙子 2 个，米酒 1 ~ 2 汤匙。将橙子洗净，用刀划破挤去核，连皮放入果汁机中榨汁，再调入米酒饮用。每日 1 ~ 2 次。

葡萄

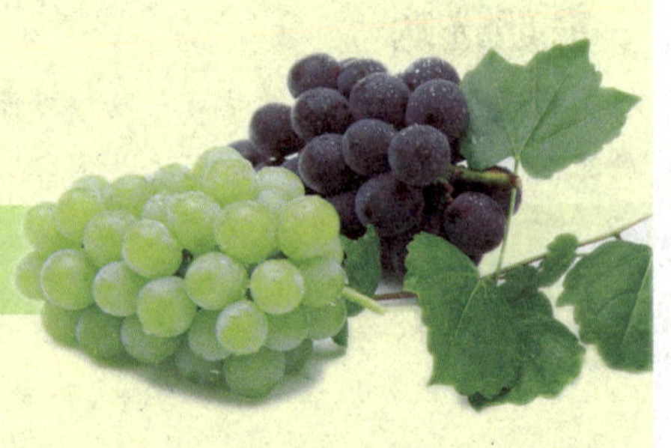

性味归经 | 性平，味甘涩，归肺、脾、肾经

养生关键点

葡萄含有蛋白质、卵磷脂、维生素及钙、钾、磷、铁等多种营养成分，特别是糖分含量很高，而且主要是葡萄糖，容易被人体直接吸收。葡萄中含有葡多酚，是天然的抗氧化剂。

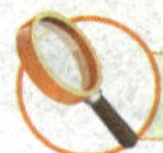

搭配宜忌

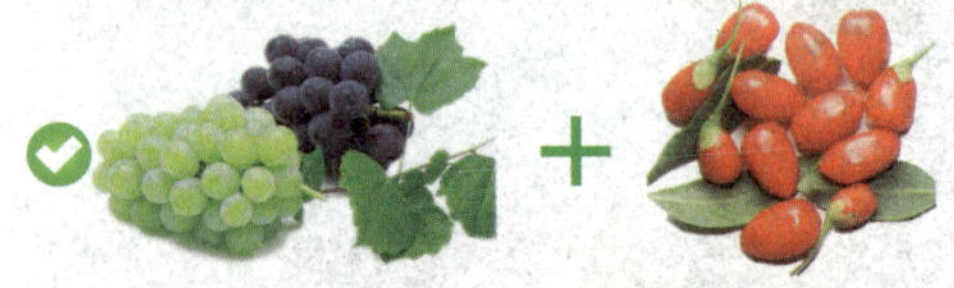

葡萄＋枸杞＝枸杞含天然多糖、B族维生素，葡萄含维生素C与铁质，二者搭配食用是补血佳品。

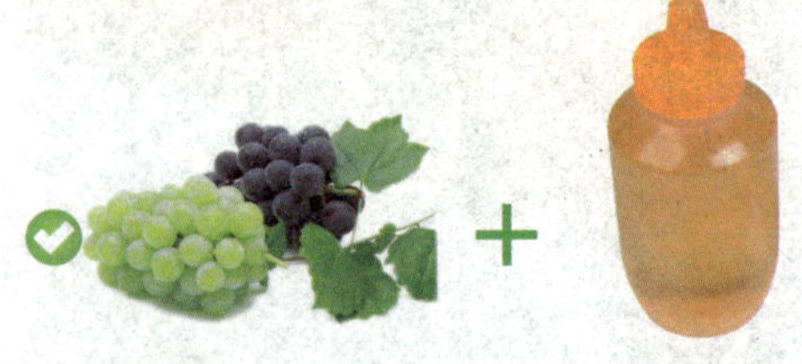

葡萄＋蜂蜜＝二者同食可辅助治疗感冒。

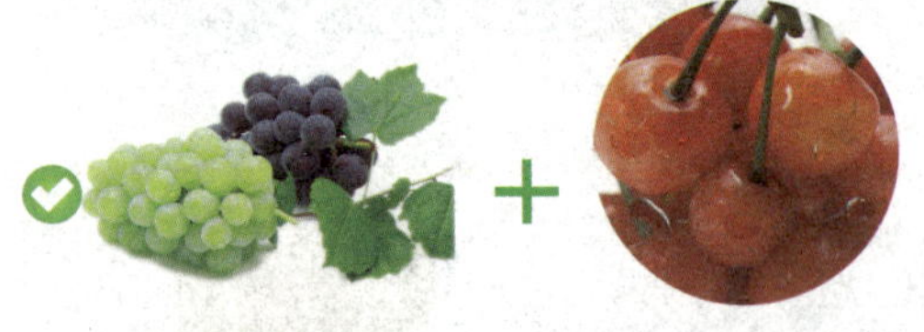

葡萄＋樱桃＝二者搭配食用可补气血、解疲劳。

营养面面观

每100克所含营养成分

成分	含量
热量	180千焦
蛋白质	0.5克
碳水化合物	10.3克
脂肪	0.2克

趣味小知识

葡萄为落叶藤本植物，是世界最古老的植物之一，原产于欧洲、西亚和北非一带。据考古资料，最早栽培葡萄的地区是小亚细亚里海和黑海之间及其南岸地区。中国栽培葡萄已有2000多年历史，相传为汉代张骞引入。

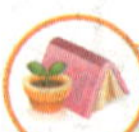

人群宜忌

适宜肾炎、高血压、水肿、贫血、神经衰弱、过度疲劳、肺虚咳嗽患者，以及儿童、孕妇食用。

糖尿病、腹泻、脾胃虚寒患者应少食。

◆聪明选购

葡萄要选购枝梗新鲜牢固，颗粒均匀饱满，且粒与粒之间很密，并且葡萄粒带一点白霜的。

◆聪明保鲜

无需清洗，直接放入冰箱冷藏，可保存 5 天。

◆聪明料理

吃葡萄时最好不要将葡萄皮去掉，因为葡萄的很多营养成分都储存在表皮中，若是单吃果肉，会失去很多营养素，降低营养成分的完整摄取。

自制养生菜肴

葡萄干粥

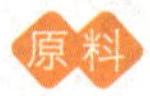

粳米 100 克，葡萄干 50 克，白糖适量。

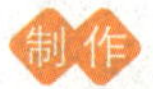

1. 葡萄干洗净，粳米淘洗净，加冷水浸泡 30 分钟，捞出沥干。
2. 锅中添入适量水，放入葡萄干、粳米用旺火煮开，转小火熬煮成粥，撒入白糖调味即可。

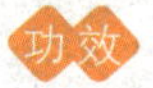

粥香，味甜糯，补充体力。

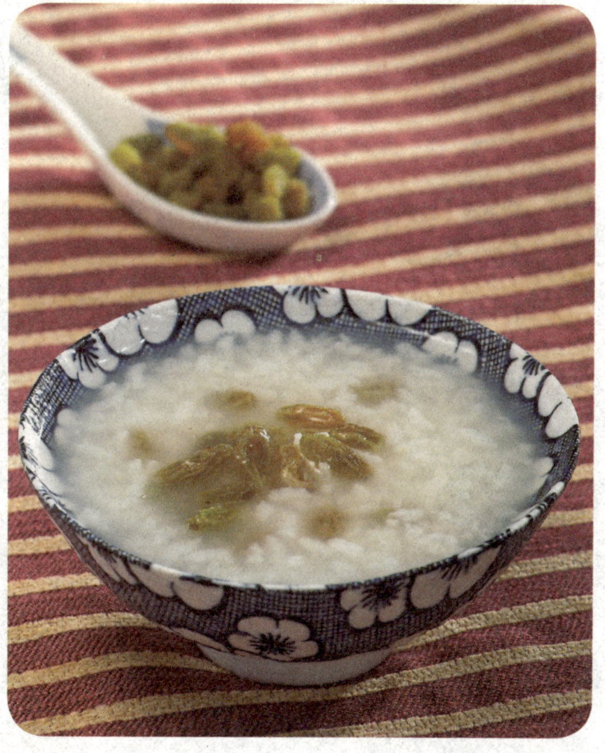

养生食疗方

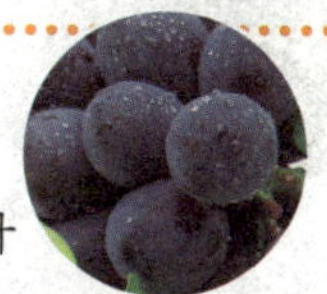

◆葡萄汁辅助治疗头晕心悸、四肢无力

以鲜葡萄 200 克打汁，滤去渣服用即可；或每天饮用 30 毫升葡萄酒，对头晕心悸、四肢无力等症状有一定的改善作用。

西瓜

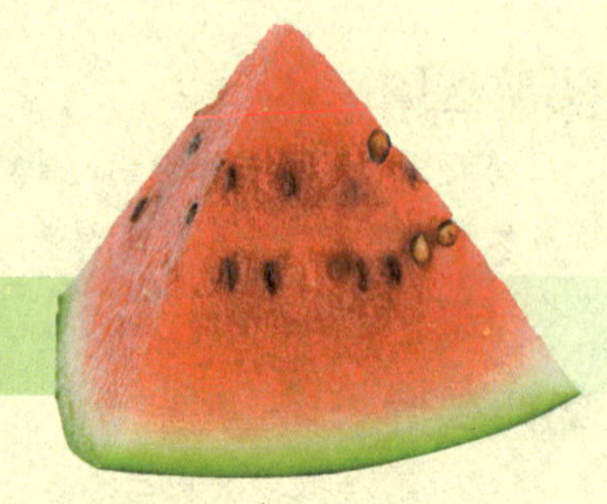

性味归经 | 性寒，味甘，归心、胃、膀胱经

养生关键点

西瓜具有解暑、生津、利尿的功效，在急性热病发烧、口渴汗多、烦躁时，吃上一块西瓜，症状会马上改善。西瓜所含的糖和盐能利尿，缓解肾脏炎症，蛋白酶能把不溶性蛋白质转化为可溶性蛋白质，增加肾炎病人的营养吸收。

搭配宜忌

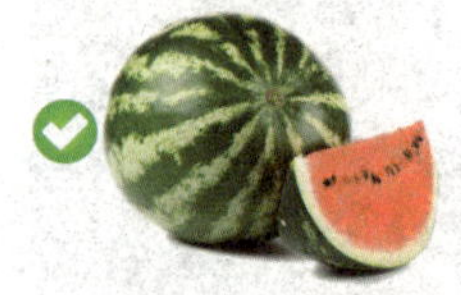

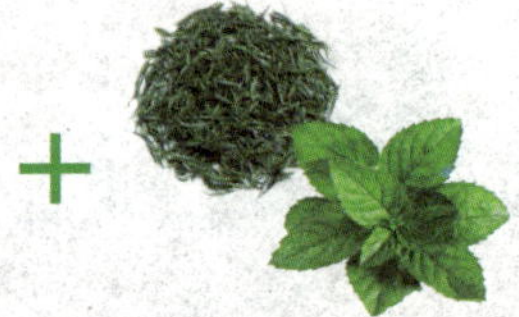

西瓜＋绿茶、薄荷＝西瓜具有生津止渴的功效，绿茶可以清火排毒，薄荷能提神醒脑、镇静，三者搭配食用让口气更清新。

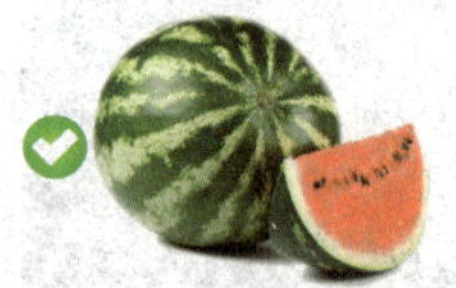

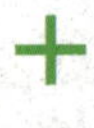

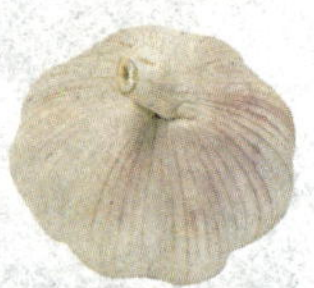

西瓜＋蒜＝对慢性咽炎和肝硬化有一定的辅助治疗作用。

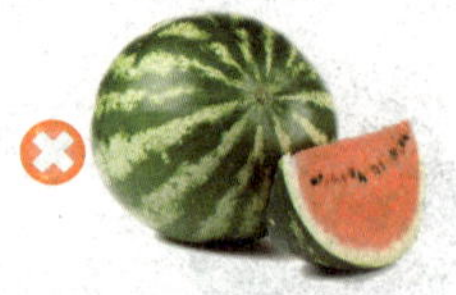

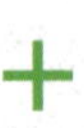

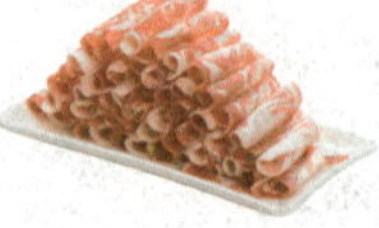

西瓜＋羊肉＝二者搭配有碍脾胃，极易引起脾胃功能失调。中医认为吃羊肉后进食西瓜容易“伤元气”，因二者同食可降低羊肉的温补作用。

营养面面观

每100克所含营养成分

成分	含量
热量	105千焦
蛋白质	0.6克
碳水化合物	5.8克
脂肪	0.1克

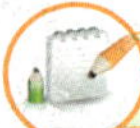

趣味小知识

西瓜因是在汉代从西域引入，故称“西瓜”。西瓜味道甘甜多汁，清爽解渴，乃盛夏佳果，是一种最富有营养、最纯净、食用最安全的食品，堪称“瓜中之王”。

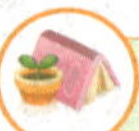

人群宜忌

一般人均可食用。

尤其适宜高血压、急慢性肾炎、胆囊炎、高热不退者食用。

感冒初期、糖尿病、心衰患者以及体虚胃寒者不宜食用。

糖尿病患者不宜多食。

◆聪明选购

瓜蒂、瓜脐部位向里凹入，藤柄向下贴近瓜皮，近蒂部粗壮青绿，是西瓜成熟的标志。

◆聪明保鲜

未切开的西瓜可以放在室温下，一旦切开后，需要包上保鲜膜，放入冰箱冷藏，并且尽快吃完。

◆聪明料理

刚从冰箱里拿出来的西瓜不要马上吃，待瓜温升高一些再吃，以免因为过于寒凉而损伤脾胃。西瓜亦适宜随切随吃，不要存放时间太久，以免腐坏变质。

自制养生菜肴

什锦西瓜丁

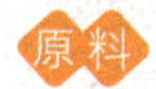

原料

西瓜1000克，苹果、橘子、菠萝各50克，荔枝、甜瓜各25克，白糖、冰糖各适量。

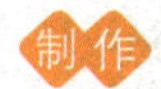

制作

1. 西瓜取瓤去子切成小丁；苹果、橘子瓣、菠萝、荔枝、甜瓜均洗净，切成小丁。
2. 锅中添入适量清水，放入白糖、冰糖熬化，凉凉入冰箱内冷藏。
3. 将西瓜丁、苹果丁、菠萝丁、荔枝丁、甜瓜丁、橘子丁放于盘中，浇入糖水即可。

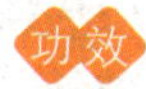

功效

色泽美观，冰凉甜香，可补充各种维生素。

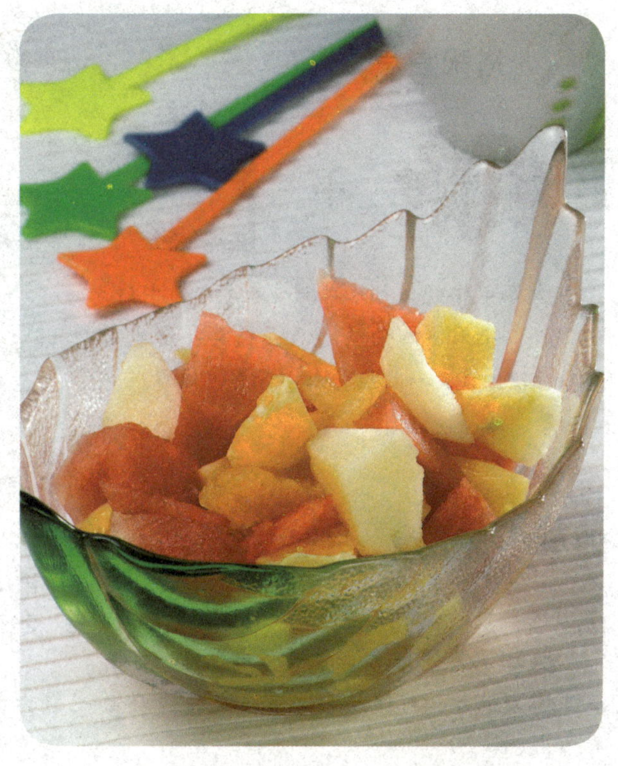

养生食疗方

◆西瓜煲蒜清热利尿、行滞降压

西瓜剖一个三角形的洞，从洞口放入大蒜，把剖去的瓜盖盖好，盛入大碗中，蒸10分钟即可。

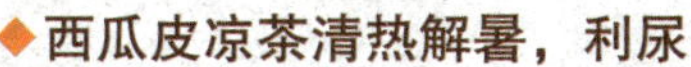

◆西瓜皮凉茶清热解暑，利尿

西瓜皮200克，冰糖适量。西瓜皮洗净，取外皮绿色部分切碎，加水，放榨汁机中榨成汁，去渣取汁，在汁液中加入适量冰糖，搅匀后即可饮用。

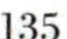

大枣

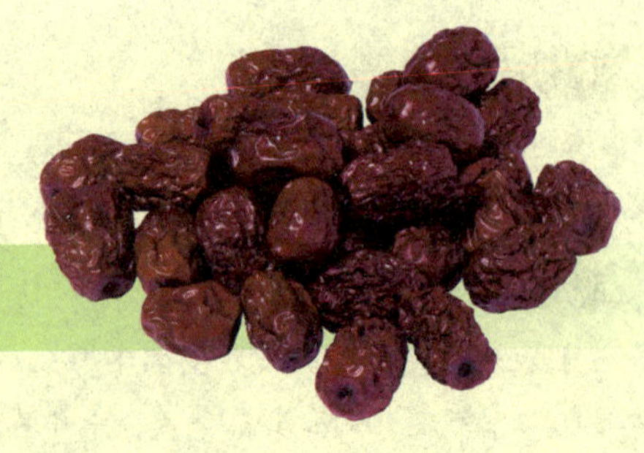

性味归经 | 性温，味甘，归心、脾、胃经

养生关键点

大枣中富含钙和铁，对防治骨质疏松和贫血有重要作用。大枣含蛋白质、脂肪、糖类、膳食纤维等，鲜枣中维生素 C 的含量尤其丰富，所以有“天然维生素”的美称。

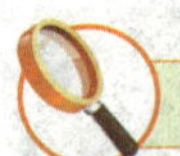

搭配宜忌

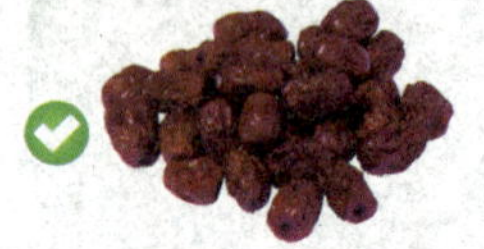
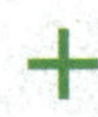
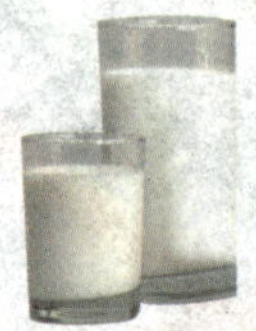

大枣＋牛奶＝大枣搭配营养丰富的牛奶，不但可以摄入丰富的蛋白质、糖类、钙、磷及多种维生素，而且能补血、开胃、健脾。

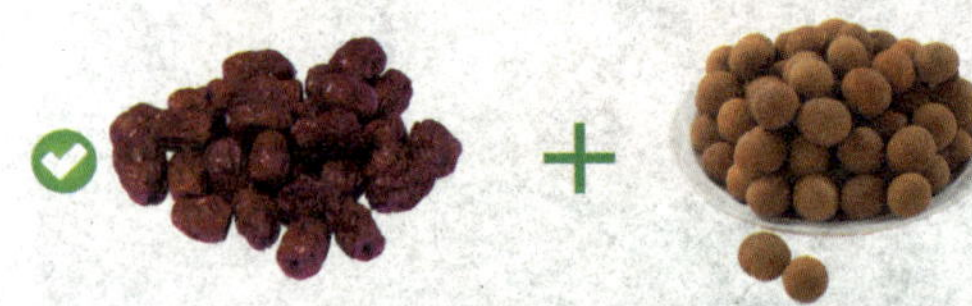

大枣＋桂圆＝二者搭配食用能为机体提供丰富的营养，对闭经患者有一定的辅助食疗作用。

人群宜忌

一般人均可食用，尤其适宜女性、中老年人食用。

糖尿病患者应少食。

营养面面观

每 100 克所含营养成分

成分	含量
热量	1247 千焦
蛋白质	2.1 克
碳水化合物	81.1 克
脂肪	0.4 克

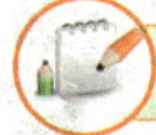

趣味小知识

大枣又名红枣、干枣、枣子，起源于中国，已有 4000 多年的种植历史。大枣自古以来就被列为“五果”（桃、李、梅、杏、枣）之一，现代研究发现其含有抑制癌细胞，甚至可使癌细胞向正常细胞转化的物质。

大枣喜光，好干燥气候，耐寒，耐热，又耐旱涝。对土壤要求不高，除沼泽地和重碱性土地外，平原、沙地、沟谷、山地皆能生长。

◆聪明选购

鲜枣以果皮光滑新鲜、肉厚质脆、有香甜气味的为佳。用手捏一下红枣，感觉坚实而干燥的为上品。

◆聪明保鲜

鲜枣不易保存，最好现买现吃。干枣在常温下保存即可。

◆聪明料理

大枣虽然可以经常食用，但每天不要超过20颗，否则容易引发便秘，有损消化功能。腐烂的红枣在微生物的作用下会产生甲醇，人食用后会中毒，重者可危及生命，所以千万不能吃烂枣。

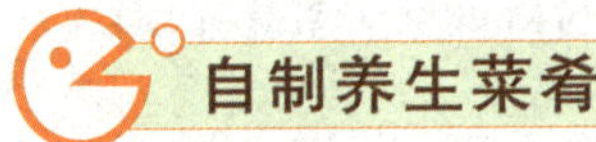

生炒糯米饭

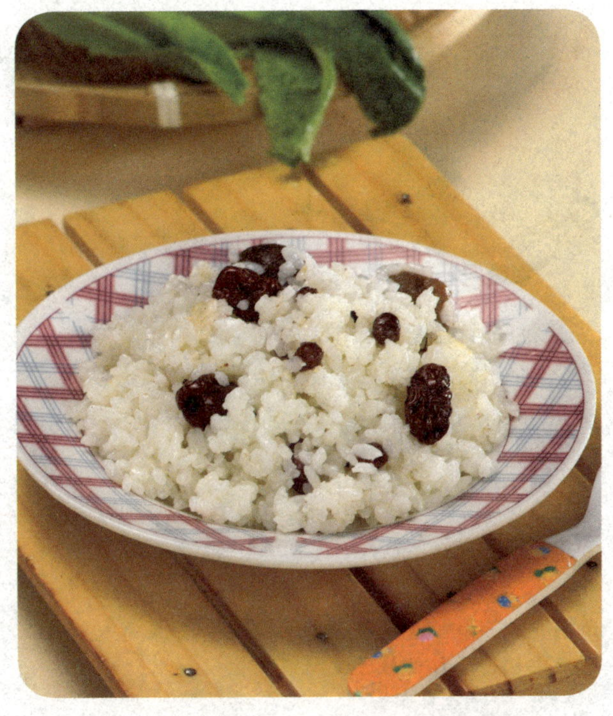

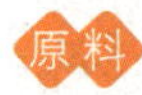

糯米250克，白糖100克，赤小豆、干枣、桂圆各25克，色拉油适量。

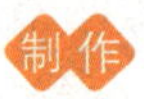

1. 糯米、赤小豆分别淘洗净，干枣洗净去核，桂圆去皮取肉。
2. 炒锅注油烧至四成热，下入糯米翻炒，加入赤小豆、干枣、桂圆肉、白糖、适量水煮沸，再炒至水干，用筷子在饭上戳几个洞，小火焖熟即可。

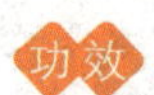

制作简单，滋补强身。

养生食疗方

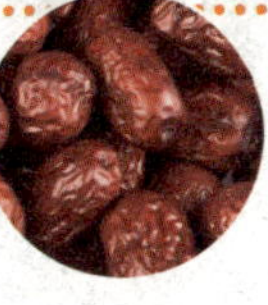

◆鸡蛋枣汤补养产后体虚

鸡蛋2个，大枣10颗，红糖适量。锅内加水煮沸，打入鸡蛋，水再沸下大枣及红糖，文火煮20分钟即成。

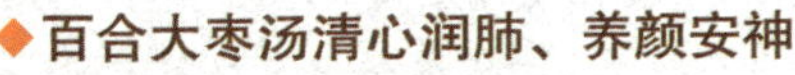

百合50克，大枣10枚，枇杷叶6克，冰糖20克。百合洗净后撕成小片，大枣洗净，枇杷叶去毛后洗净。锅内注入清水，加入百合、大枣、枇杷叶同煮，至水开用文火煮10分钟，加冰糖煮化即成。

柚子

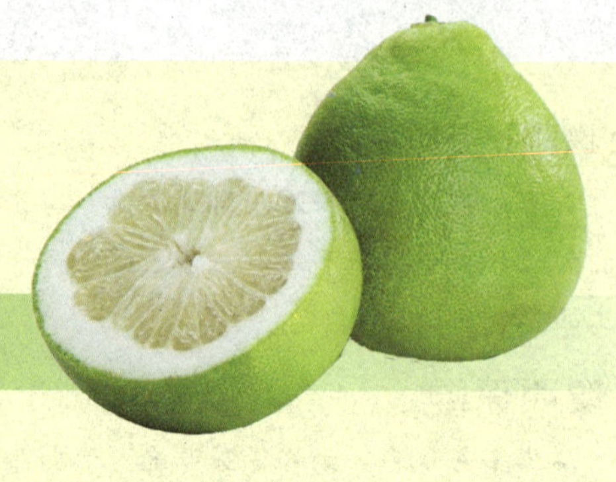

性味归经 | 性温，味甘，归脾、胃经

养生关键点

柚子中富含钾、维生素C，几乎不含钠，能降低血胆固醇，因此是心脑血管疾病患者最佳的食疗水果。柚子的果胶不仅可降低低密度脂蛋白胆固醇水平，而且可以保护动脉血管壁。柚子肉中含有铬，可增强胰岛素的功效，降低血糖。

搭配宜忌

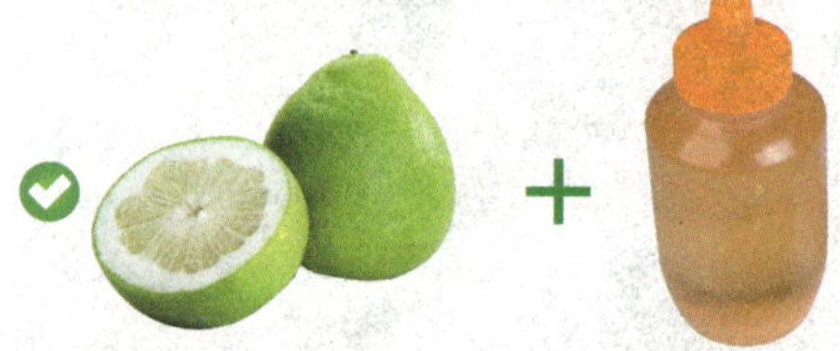

柚子＋蜂蜜＝柚子与蜂蜜搭配能养颜美容、润喉止咳、润肠通便、促进消化，还可以减少血栓的形成。

聪明选购

柚子最好选择上尖下宽的标准型，表皮须薄而光润，并且色泽呈淡绿或淡黄，如果看起来是柔软、多汁的样子更好。

聪明料理

刚采下来的柚子，滋味不是最佳，最好在室内放置几天，一般放置两周。待果实水分逐渐蒸发，此时甜度提高，吃起来味道更好。太苦的柚子不宜食用。

聪明保鲜

柚子最好存放于通风处，温度不宜过低。

营养面面观

每100克所含营养成分

成分	含量
热量	172千焦
蛋白质	0.8克
碳水化合物	9.5克
脂肪	0.2克

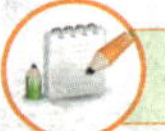

趣味小知识

柚子是芸香科植物柚的成熟果实，产于我国福建、江西、广东、广西等南方地区。柚子药用价值很高，是人们喜食的水果之一，也是医学界公认的最具食疗价值的水果。柚子茶和柚子皮也都具食用价值。

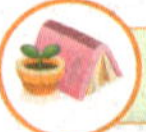

人群宜忌

一般人群均可食用。

尤其适合胃病患者、消化不良者，慢性支气管炎、咳嗽、痰多气喘患者食用。

脾虚便溏、肾功能不全及伴有高钾血症者则禁食。

山楂

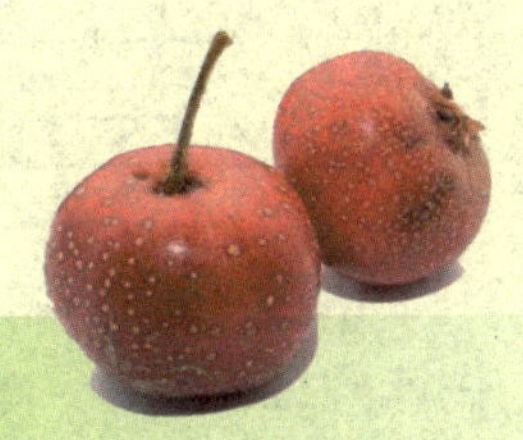

性味归经 | 性微温，味酸、甘，归脾、胃、肝、肺经

养生关键点

山楂能够开胃消食、化滞消积、活血散瘀、化痰行气，适用于肉食滞积、癥瘕积聚、腹胀痞满、瘀阻腹痛、痰饮、泄泻、肠风下血等。

搭配宜忌

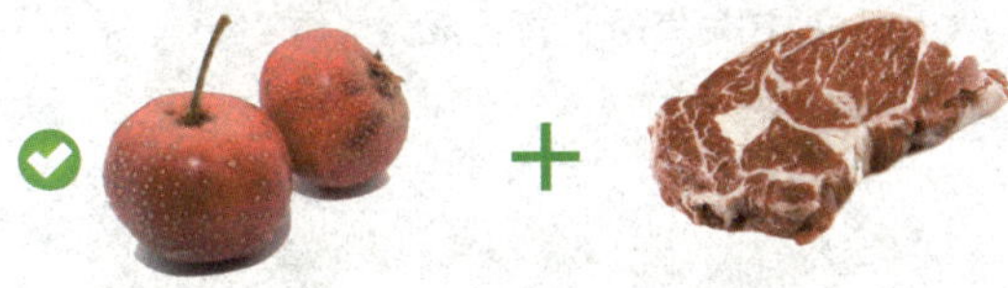

山楂 + 猪肉 = 猪肉与山楂搭配食用，有滋阴健脾、开胃消食的功效。

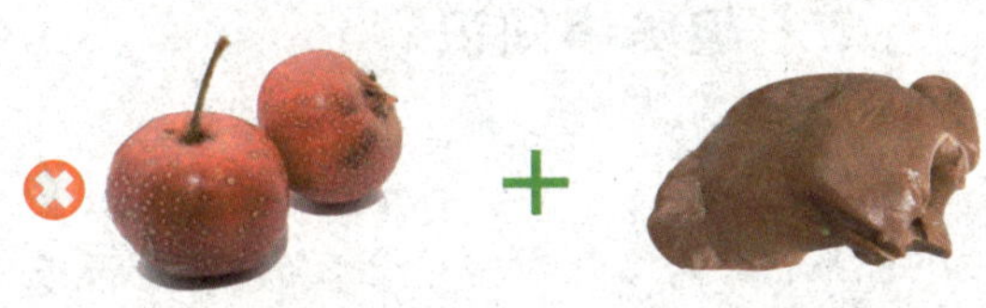

山楂 + 猪肝 = 山楂中的维生素C遇到猪肝中的金属元素会加速氧化，导致维生素C和金属元素都遭到破坏。

聪明选购

以果大、肉厚、核少、皮红者为佳。

聪明保鲜

置通风干燥处，防霉，防蛀。炮制品储于干燥容器中，密闭保存。

聪明料理

炖肉时，每500克肉放入3块山楂片，可使肉很快熟烂，且味道更加鲜美。

营养面面观

每100克所含营养成分

成分	含量
热量	397千焦
蛋白质	0.5克
碳水化合物	25.1克
脂肪	0.6克

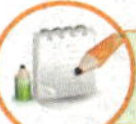

趣味小知识

南宋绍熙年间，宋光宗最宠爱的黄贵妃生了怪病，突然变得面黄肌瘦，不思饮食。御医用了许多贵重药品，都不见效。皇帝无奈，只好张榜招医。一位江湖郎中揭榜进宫说："只要将'棠球子'（即山楂）与红糖煎熬，每饭前吃5～10枚，半月后病准会好。"黄贵妃按此方服用后，果然如期病愈了。于是龙颜大悦，命如法炮制。后来，这道酸脆香甜的美食传到民间，就成了冰糖葫芦。

人群宜忌

一般人皆可食用。

尤其适合积食不消化、高血压、肥胖症及脂肪肝患者。

糖尿病、胃酸过多患者和孕妇忌食。

糖尿病患者少食。

草莓

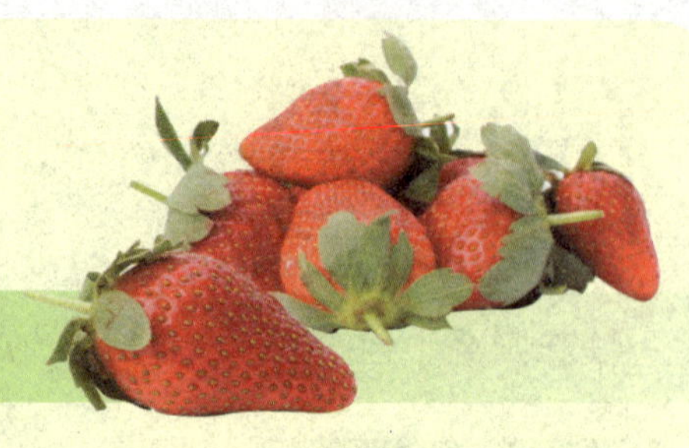

性味归经 | 性凉，味甘酸，归肺、脾经

养生关键点

草莓富含氨基酸、葡萄糖、苹果酸、果胶、胡萝卜素、维生素 B_1、维生素 B_2、烟酸及矿物质等。草莓中所含的胡萝卜素是合成维生素 A 的重要物质，具有明目养肝作用。

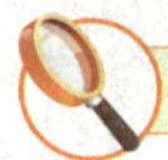

搭配宜忌

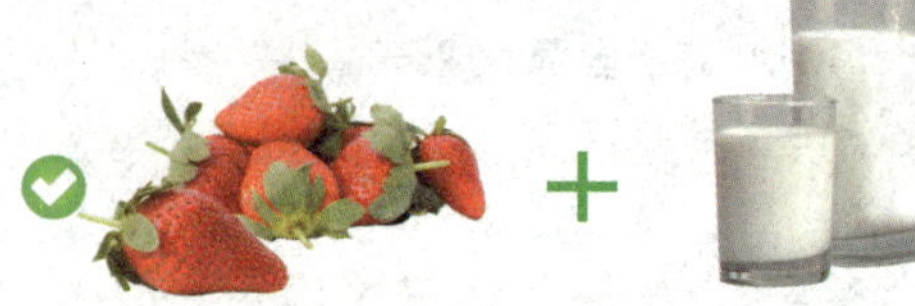

草莓 + 牛奶 = 二者搭配食用，不仅为机体提供丰富营养，还具有清凉解渴、养心安神的功效。

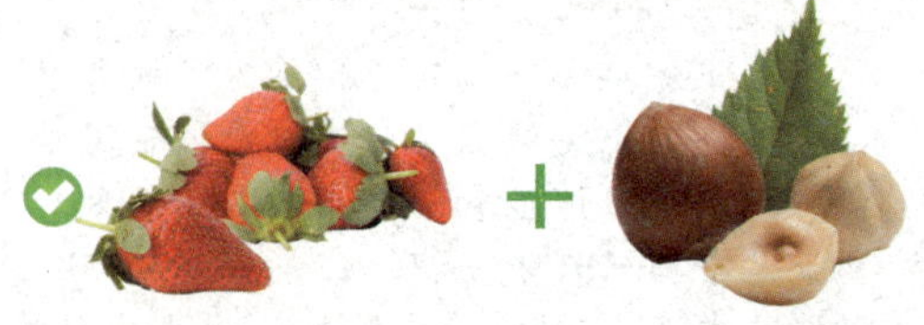

草莓 + 榛果 = 富含维生素C的草莓与富含铁的榛果一起食用，可促进人体吸收铁，并有助于预防贫血、增强体力。

◆聪明选购

草莓以果实大、形状完整、香气浓、蒂头叶片鲜绿、果实颜色鲜红光亮、无损伤者为佳。

◆聪明保鲜

将草莓放入保鲜盒中，蒂头朝下，摆放整齐，放入冰箱冷藏，可保存一两天。

营养面面观

每 100 克所含营养成分

成分	含量
热量	126 千焦
蛋白质	1 克
碳水化合物	7.1 克
脂肪	0.2 克

趣味小知识

草莓又叫红莓、洋莓、地莓等，是一种红色的水果。草莓的外观呈心形，鲜美红嫩，果肉多汁，含有特殊的浓郁水果芳香。草莓营养价值高，含丰富的维生素 C，有帮助消化的功效。草莓还可以稳固齿龈，清新口气，润泽喉部。

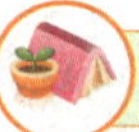

人群宜忌

一般人皆可食用。

适宜风热咳嗽、咽喉肿痛、鼻咽癌、扁桃体癌、喉癌患者食用。

痰湿内盛、腹泻、尿路结石患者不宜多食。

◆聪明料理

每天只要吃 5 ~ 10 颗草莓，就可以摄取丰富的营养素，但不宜过量食用。饭后吃一些草莓，可分解食物脂肪，有利消化。

芒果

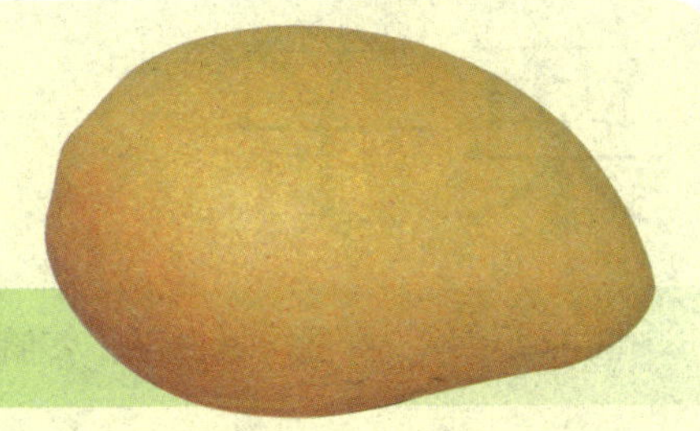

性味归经 | 性平，味甘酸，归肺、脾、胃经

养生关键点

芒果含芒果酮酸、异芒果醇酸等三醋酸和多酚类化合物，具有抗癌的药理作用。芒果汁能增加胃肠蠕动，使粪便在结肠内停留时间缩短，因此多食芒果对预防结肠癌很有裨益。

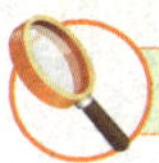

搭配宜忌

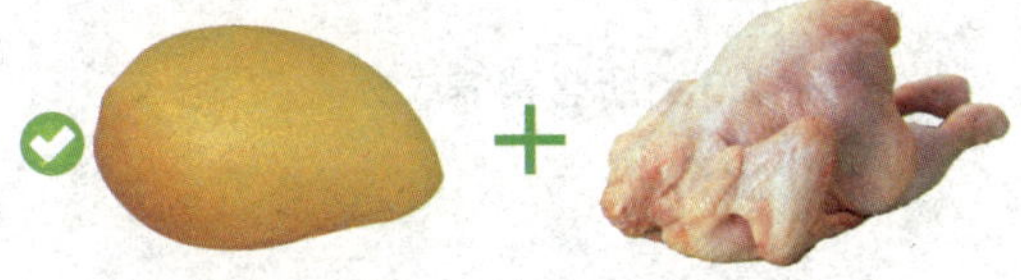

芒果 + 鸡肉 = 芒果搭配温中益气、补虚填精的鸡肉，可以强身健体。

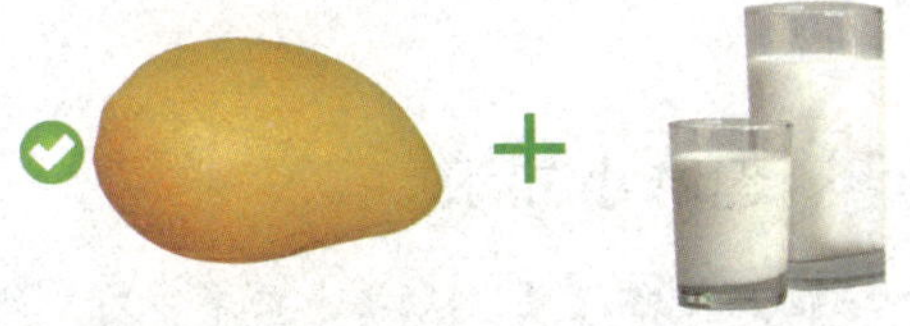

芒果 + 牛奶 = 芒果搭配营养全面、补虚损的牛奶，有很好的增强体质功效。

聪明选购

选皮质细腻且颜色深的，这样的芒果新鲜熟透。

聪明保鲜

未成熟的芒果可以放在米缸中催熟。如果已经熟了的芒果可放在保鲜盒中，置于冰箱内存储。

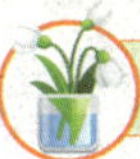

营养面面观

每 100 克所含营养成分

成分	含量
热量	134 千焦
蛋白质	0.6 克
碳水化合物	8.3 克
脂肪	0.2 克

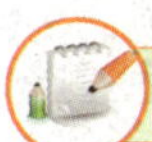

趣味小知识

芒果果实呈肾形，主要品种有土芒果与外来的芒果，未成熟前土芒果的果皮呈绿色，外来种呈暗紫色；土芒果成熟时果皮颜色不变，外来种则变成橘黄色或红色。

人群宜忌

一般人皆可食用。

皮肤病、糖尿病患者应少食芒果。

过敏体质者要慎吃芒果，以免发生过敏反应。

聪明料理

芒果每日的最佳食用量为 1 个，食用过多的话，可能引起短暂性失声，最好吃完马上以淡盐水漱口。

栗子

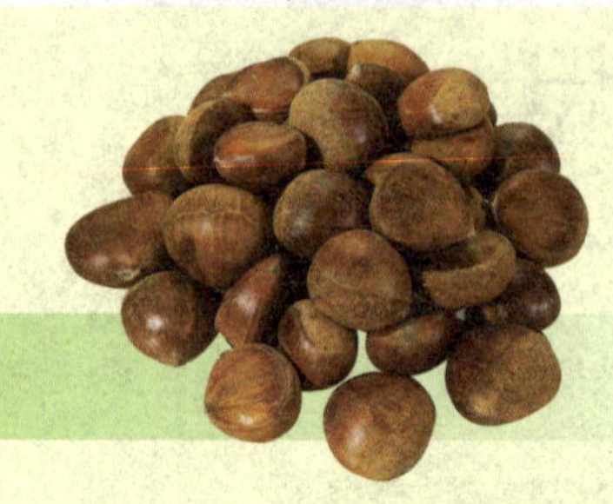

性味归经 | 性温，味甘平，归脾、胃、肾经

养生关键点

栗子含淀粉、蛋白质、脂肪及多种维生素、矿物质，营养丰富。栗子所含的不饱和脂肪酸和各种维生素有抗高血压、冠心病、骨质疏松和动脉粥样硬化的功效，是抗衰老、延年益寿的滋补佳品。

搭配宜忌

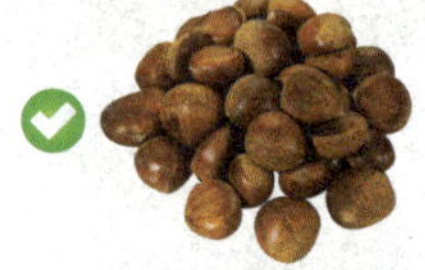
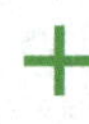
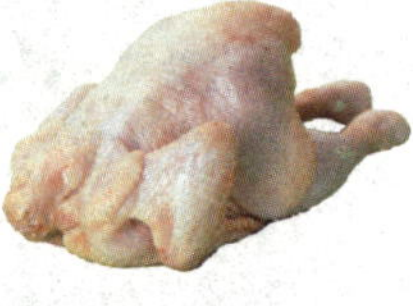

栗子+鸡肉=栗子健脾，鸡肉补脾养血，两者共食有利于吸收鸡肉的营养成分，造血功能也会随之增强，用老母鸡汤煨栗子效果更佳。

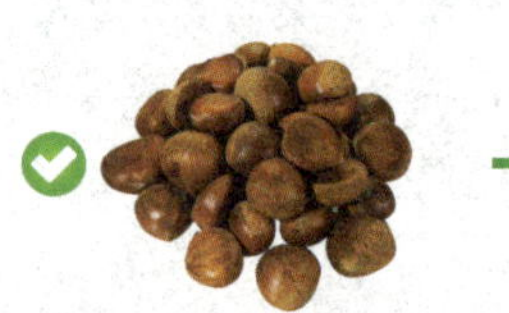
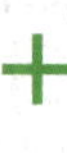
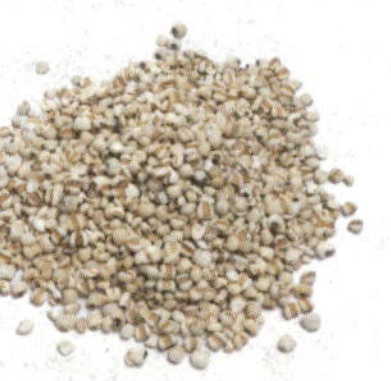

栗子+薏米=栗子与薏米均含有丰富的糖类、蛋白质及多种维生素，二者搭配食用能补脾益胃、补肾利尿、利湿止泻、防癌。

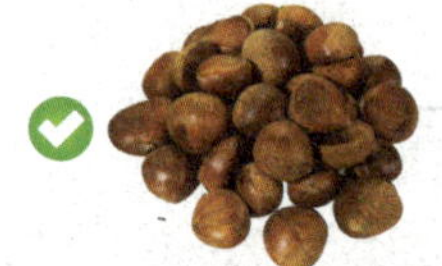
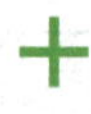
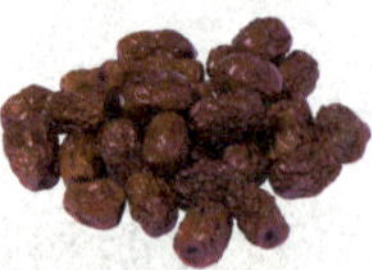

栗子+红枣=红枣补血、养脾安神、生津液，二者搭配适宜肾虚、腰酸背痛、腿脚无力及尿频患者食用。

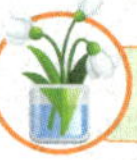

营养面面观

每100克所含营养成分

成分	含量
热量	774千焦
蛋白质	4.2克
碳水化合物	42.2克
脂肪	0.7克

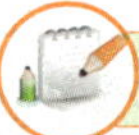

趣味小知识

栗子又名板栗、大栗、栗果，有“千果之王”的美称，味道甘甜芳香，可供人体吸收和利用的养分很高，属于健胃补肾、延年益寿的上等果品。

人群宜忌

一般人均可食用。

尤其适宜老人及肾虚者食用。

糖尿病患者慎食。

婴幼儿、脾胃虚弱、消化不良、风湿病患者不宜多食。

◆聪明选购

优质栗子外壳为褐紫色、有光泽，果实饱满、无虫蛀，皮壳完整而无变色。

◆聪明保鲜

如果栗子的量比较少，可以加热待冷却后放入冰箱中存储。

◆聪明料理

食用栗子时，最好在两餐之间把它当成零食，或做在饭菜里吃，而不要饭后大量吃。这是因为栗子含淀粉较多，饭后吃容易摄入过多的热量，不利于保持理想体重。

自制养生菜肴

板栗鸡块

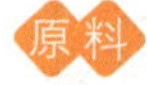

原料

净鸡1只，栗子300克，葱段、姜片、盐、味精、白糖、淀粉、酱油、料酒、色拉油各适量。

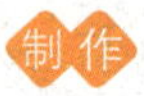

制作

1. 净鸡切块洗净，下入加了部分葱段、姜片的开水锅中焯烫，捞出沥干；栗子煮熟去皮。
2. 炒锅注油烧热，下入剩余葱段、姜片爆锅，放入鸡块炒透，添入适量水，烹入酱油、料酒，撒入白糖、盐、味精烧开，加入栗子，盖盖煮熟，勾芡，淋入热油即可。

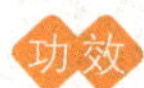

功效

色泽红亮，甜香味美，健脾养胃。

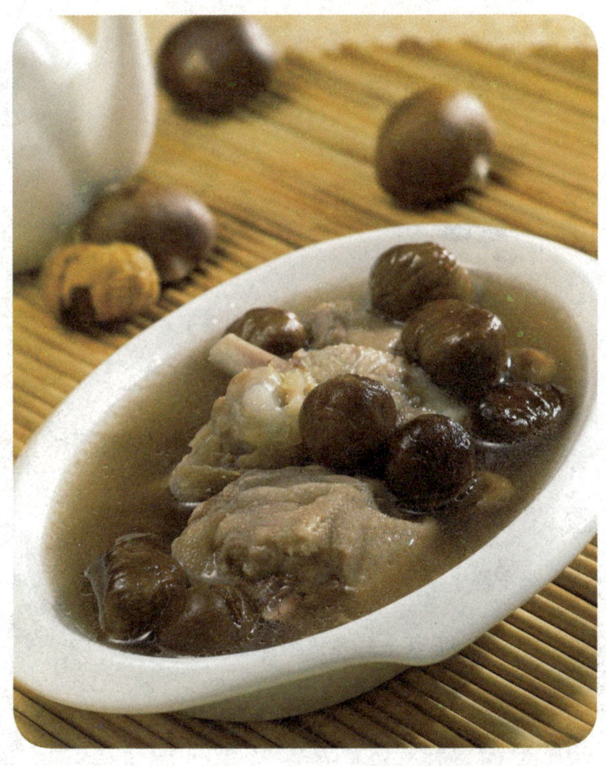

养生食疗方

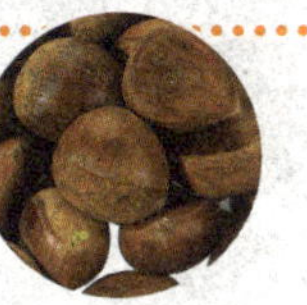

◆栗粉大枣粥滋补老年体弱无力

取栗子7枚，大枣5枚，大米50克。将栗子去壳后研粉备用。大枣与大米共煮粥，待粥将熟时加入栗子粉调匀，稍煮片刻即成，佐餐食，每日1次。

桂圆

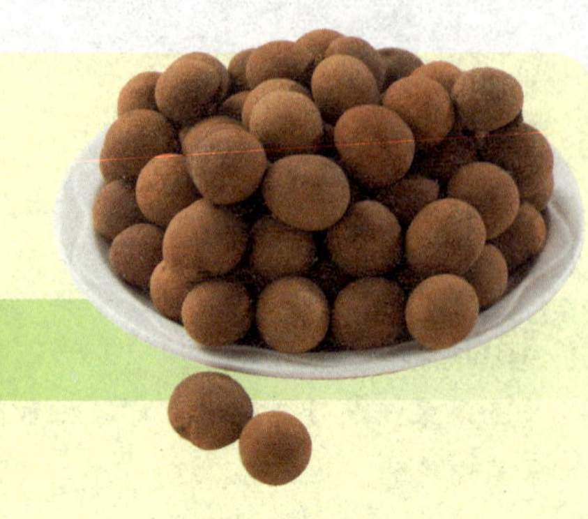

性味归经 | 性温，味甘，归心、脾经

养生关键点

桂圆含有蛋白质、脂肪、糖类、有机酸、粗纤维及多种维生素及矿物质等，能养心安神，可以辅助治疗失眠、健忘、惊悸。桂圆具有提高机体免疫功能、抑制肿瘤细胞、降血脂、增加冠状动脉血流量等作用。

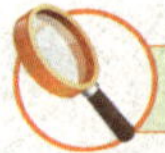

搭配宜忌

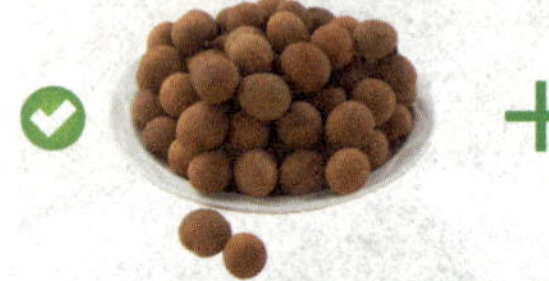

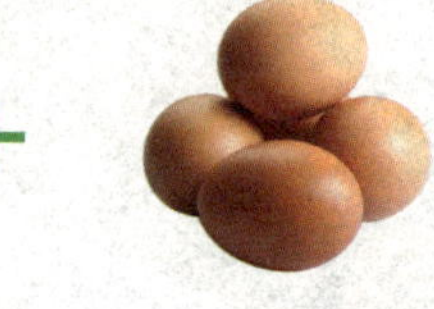

桂圆＋鸡蛋＝桂圆与鸡蛋同食，具有补气血、益心神、安神美容的功效。

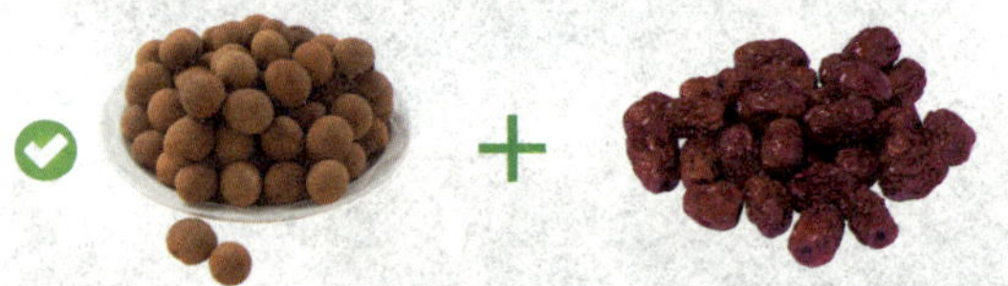

桂圆＋红枣＝红枣是补血养血的食物，二者同食对养血安神比较有益。

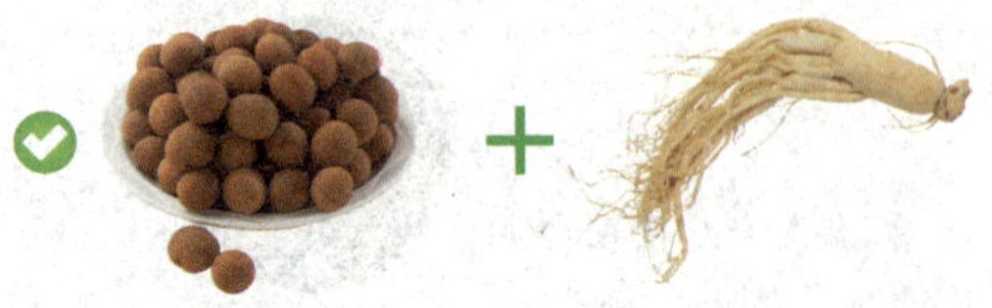

桂圆＋人参＝桂圆与人参都有滋养强壮的功效，做成饮品饮用，可增强体力。

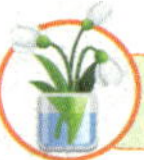

营养面面观

每100克所含营养成分

成分	含量
热量	297千焦
蛋白质	1.2克
碳水化合物	16.6克
脂肪	0.1克

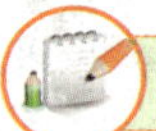

趣味小知识

桂圆又称龙眼，《名医别录》称其为“益智”，因其功能养心益智故也。桂圆原产于我国南部及西南部，现主要分布于广西、广东、福建和台湾等省（区），此外，海南、四川、云南和贵州也有小规模栽培。

人群宜忌

适合体弱贫血、年老体衰、久病体虚、记忆力低下、头晕失眠者以及妇女食用。

有上火、发炎症状者不宜食用。

◆聪明选购

好桂圆颗粒较大，壳色黄褐，壳面光洁、薄而脆，肉色黄亮，质脆柔糯，味浓甜。

◆聪明保鲜

桂圆应置于避光阴凉处保存。也可置于冰箱内冷藏，不但保存效果最佳，而且可以吃后不易上火。

◆聪明料理

桂圆可安神，但是疲乏的人不宜多吃，否则会嗜睡。

自制养生菜肴

桂圆肉蒸蛋羹

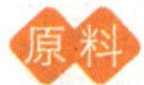

原料

鸡蛋 4 个，桂圆肉、白糖各适量。

制作

1. 桂圆肉洗净，下入开水锅煮开，捞出凉凉切碎。
2. 鸡蛋打入碗中，加适量清水、糖、碎桂圆肉搅匀。
3. 将蛋液放入碗中，入蒸笼大火蒸熟即成。

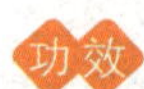

功效

柔嫩味甜，滋补营养。

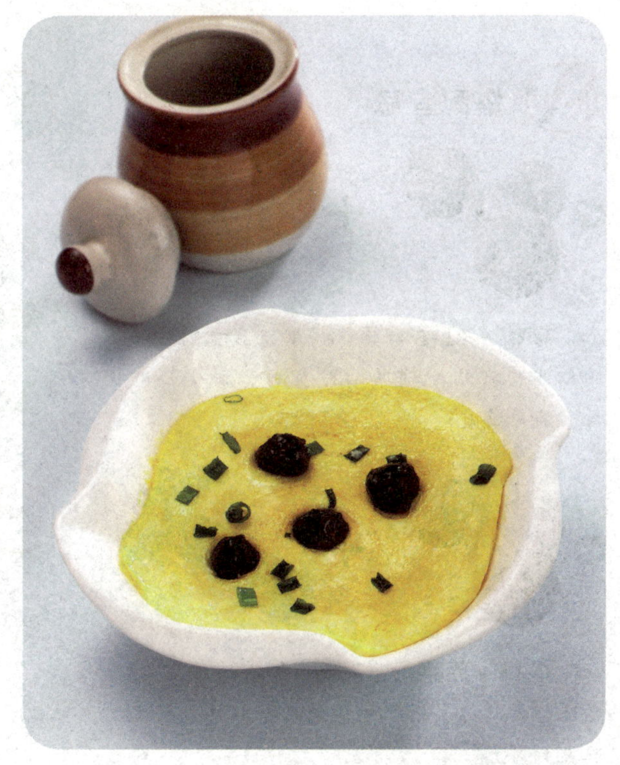

养生食疗方

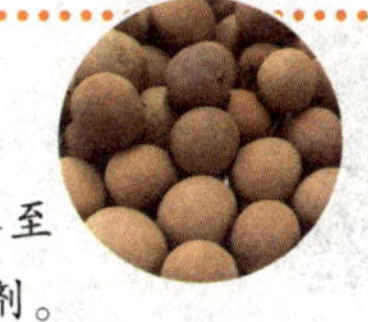

◆桂圆鸡蛋羹用于胃下垂

鸡蛋 1 个，桂圆肉 50 克。将鸡蛋打入碗内，不要搅散，蒸至蛋白凝固、蛋黄未熟时，放入桂圆肉，再蒸 10 分钟即可。每日 1 剂。

核桃

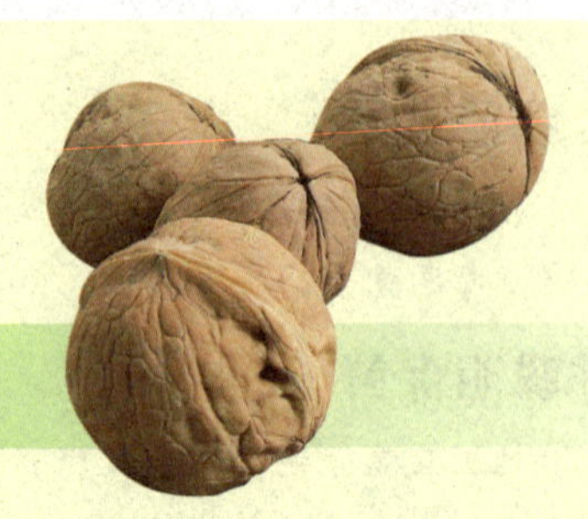

性味归经 | 性温，味甘，归肾、肺、大肠经

养生关键点

核桃仁所含的蛋白质及人体必需的不饱和脂肪酸皆为大脑组织细胞代谢的重要物质，能滋养脑细胞、增强脑功能，还有防治动脉粥样硬化的功效。核桃仁中含有锌、锰、铬等人体不可缺少的微量元素，有促进葡萄糖利用、胆固醇代谢和保护心血管的功能。

搭配宜忌

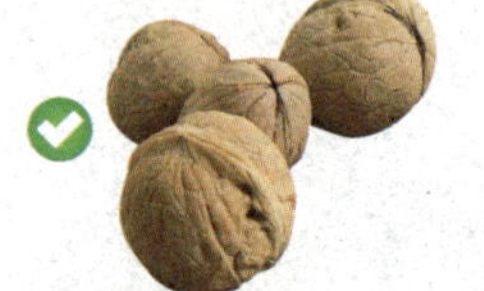

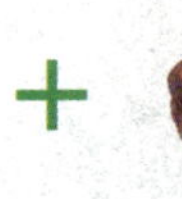

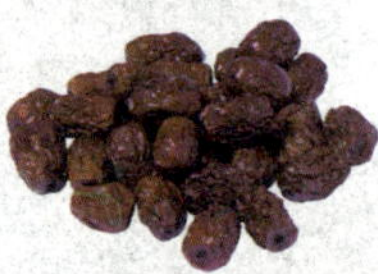

核桃＋红枣＝核桃搭配铁含量较为丰富的红枣，常用于辅助治疗贫血、血小板减少性紫癜等病症。

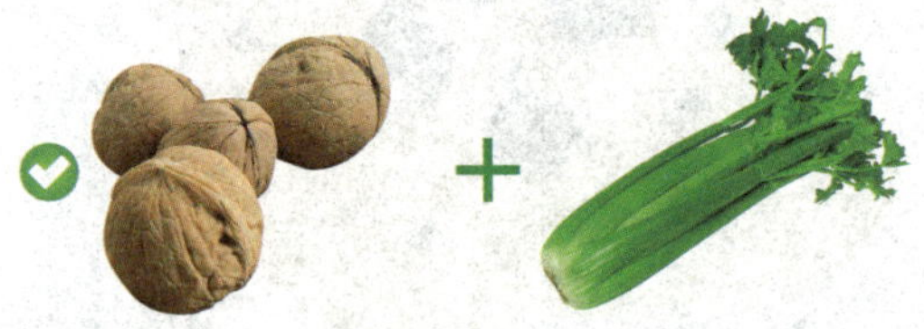

核桃＋芹菜＝芹菜含有丰富的维生素C、铁及膳食纤维，搭配核桃食用有润发、明目、养血的作用。

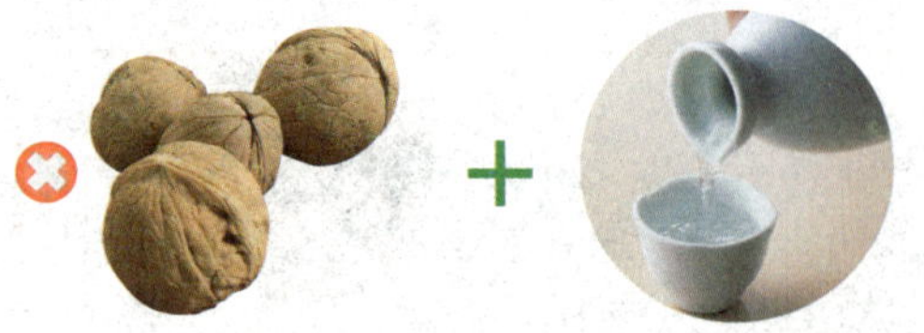

核桃＋白酒＝核桃性温，多食易生痰动火，而白酒也属甘辛大热之品，二者同食易致血热。特别是有咯血宿疾的人，更应禁用。

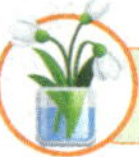

营养面面观

每100克所含营养成分

成分	含量
热量	2623千焦
蛋白质	14.9克
碳水化合物	19.1克
脂肪	58.8克

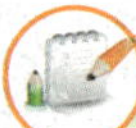

趣味小知识

核桃又名胡桃、合桃，与杏仁、腰果、榛子一起，并列为世界四大干果。核桃仁营养丰富，含有较多的蛋白质及人体必需的不饱和脂肪酸，所以被称为“大力士食品”“益智果”。

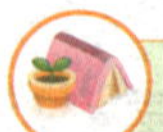

人群宜忌

一般人均可服用。

腹泻、痰热咳嗽、阴虚火旺者不宜过多食用。

◆聪明选购

应挑选个大圆整、壳薄白净、出仁率高、干燥、含油量高的优质核桃。

◆聪明保鲜

核桃应放在阴凉处或者在冰箱中保存，一般可保存6个月。

◆聪明料理

核桃表面覆盖的褐色薄皮不应剥掉，否则会损失一部分营养。核桃既可以生食、炒食，也可以制成糕点、糖果等，不仅味美，而且营养价值很高。核桃生食营养损失最少，在收获季节不经干燥取得的鲜核桃仁更是美味。

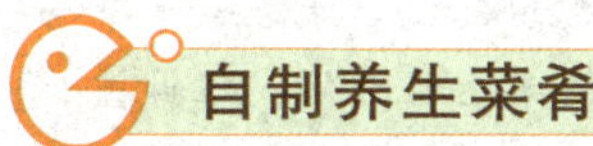

桂花核桃仁

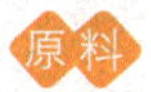

核桃100克，糖桂花、白糖、花生油各适量。

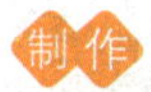

1. 核桃仁去外皮，糖桂花加适量清水调成桂花汁。
2. 炒锅注油烧至三成热，下入核桃肉炸至表面金黄，捞出沥油。
3. 锅中添入适量水，放入白糖熬至浓稠，加入桂花汁、核桃肉炒匀，入盘即可。

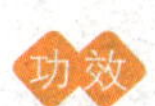

核桃甘香，口味爽脆，可健脑益智。

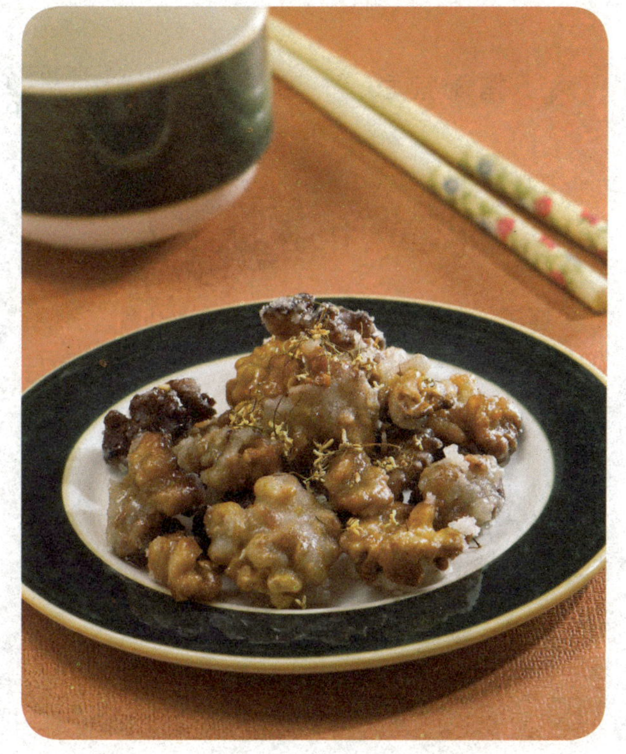

养生食疗方

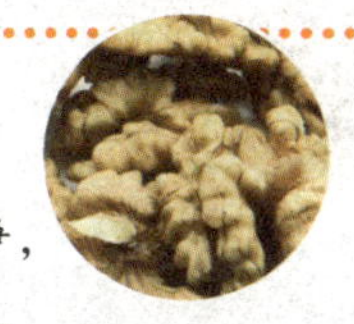

◆黑芝麻核桃饮滋补肾阴，预防便秘

黑芝麻、核桃仁各30克，蜂蜜20克。黑芝麻、核桃仁分别洗净，控干水分。将黑芝麻、核桃仁一同放入容器中捣烂后放入杯中，用开水冲泡，待温热后加入蜂蜜调匀即成。

莲子

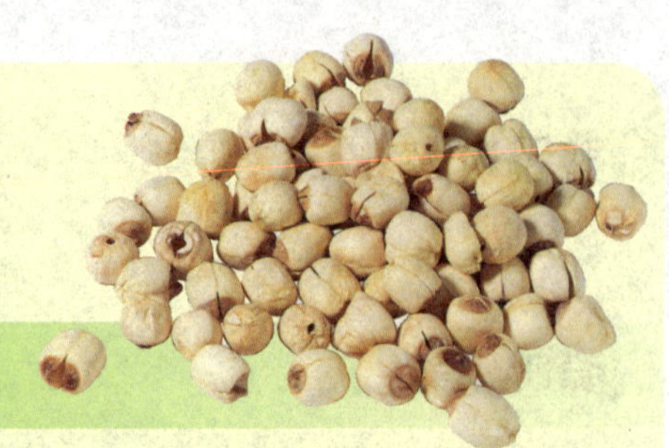

性味归经 | 性平、味甘，归脾、肾、心经

养生关键点

莲子的钙、磷和钾含量非常丰富，还含有多种维生素、植物功能成分等。莲子中的营养成分除可以促进骨骼和牙齿的生长外，还有促进凝血、使某些酶活化、维持神经传导性、镇静神经、维持肌肉的伸缩性和心跳节律等作用。

搭配宜忌

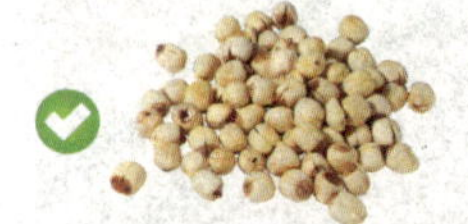
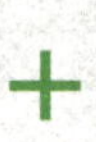
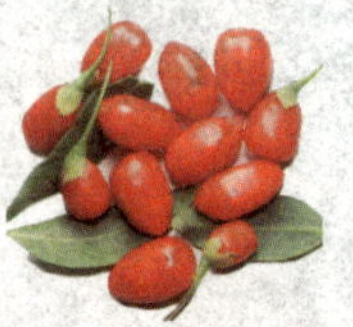

莲子 + 枸杞 = 二者搭配食用，功效协同，能乌发明目、轻身延年。

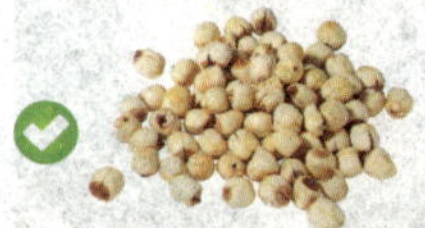
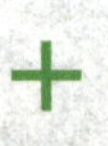
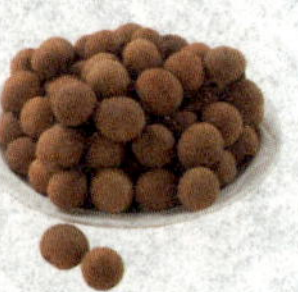

莲子 + 桂圆 = 桂圆是传统的滋补佳品，二者搭配能增强养血、补脾、益胃的功效。

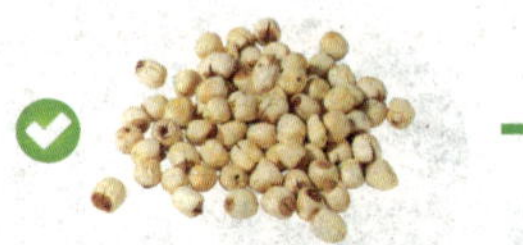
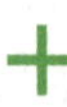
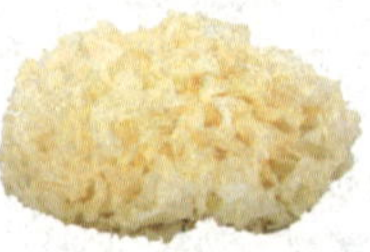

莲子 + 银耳 = 莲子与银耳搭配，有助于胃肠蠕动，能减少脂肪吸收，对肥胖症有辅助食疗作用。

营养面面观

每 100 克所含营养成分

成分	含量
热量	1439 千焦
蛋白质	17.2 克
碳水化合物	67.2 克
脂肪	2 克

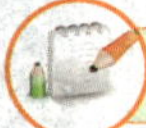

趣味小知识

莲子，俗名藕实、莲蓬子，是常见的滋补之品，古人称它“享清芳之气，得稼穑之味、乃脾之果也”，经常服食莲子可祛百病。

人群宜忌

一般人均可食用。

尤其适合体质虚弱、心慌、失眠多梦、慢性腹泻者。

◆聪明选购

优质莲子外观上有一点儿自然的皱皮或残留的红皮，孔较小。

◆聪明保鲜

保存莲子时以保持干燥为主，夏天可以放入冰箱中冷藏，秋冬在室温放置即可。

◆聪明料理

莲子可以直接烹制。莲子心苦，常用来泡茶，适宜与莲子肉分开食用。

自制养生菜肴

莲子猪心汤

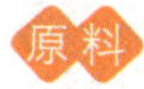

猪心 100 克，莲子 50 克，红枣、桂圆、大葱、姜、酱油、盐、味精、香油、色拉油各适量。

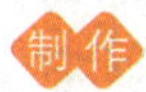

1. 猪心洗净切块，莲子去心洗净，红枣去核洗净，桂圆去壳、核洗净，葱切花，姜切片。
2. 炒锅注油烧热，下入葱花、姜片爆锅，添入水、酱油，放入猪心、莲子、桂圆肉、红枣、盐烧沸，转小火煮至莲子酥软，撒入味精、滴入香油即可。

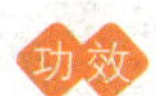

香鲜微甜，清淡可口，可补脾益胃，补心。

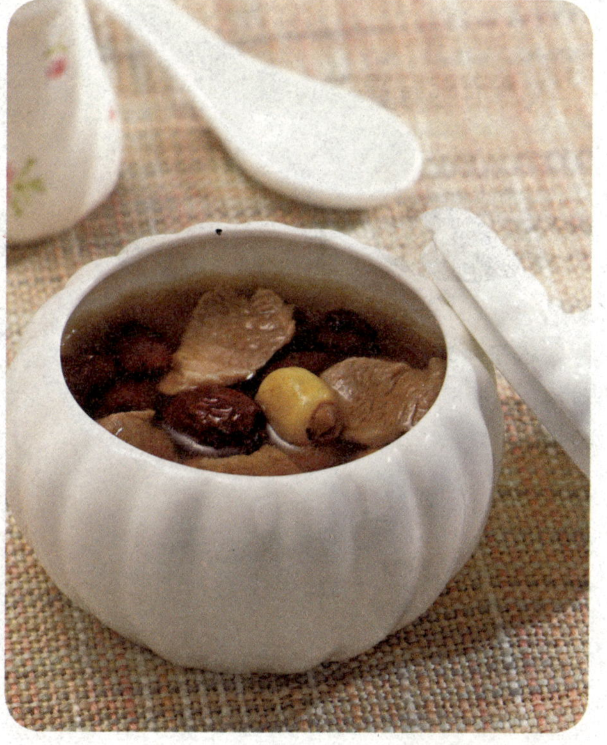

养生食疗方

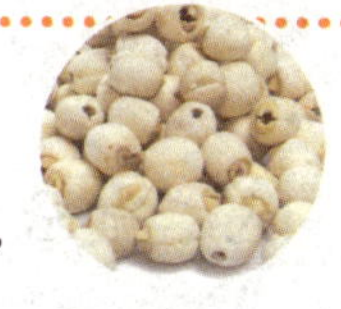

◆莲子桂圆汤补气虚

桂圆肉 5 枚，莲子、芡实各 20 克。3 味水煎汤，每日 1 次，可以于睡前服用。长期服用能补气虚、益阴血。

松子

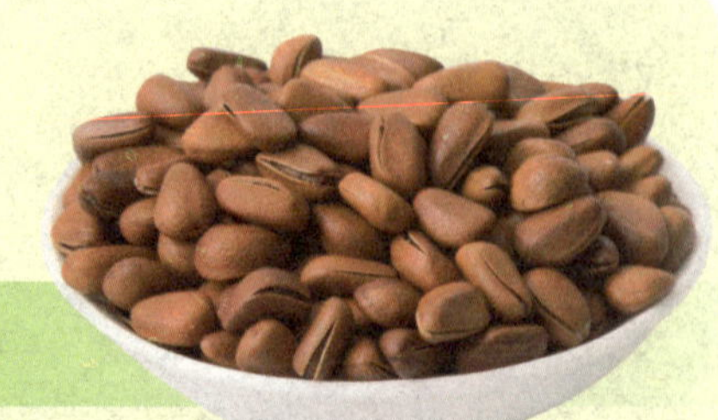

性味归经 | **性微温，味甘，归肝、肺、大肠经**

养生关键点

松子富含不饱和脂肪酸，如亚油酸、亚麻酸等，能降低血脂、预防心脑血管疾病。松子中含大量矿物质如钙、铁、钾等，能给机体组织提供丰富的营养成分，强壮筋骨、消除疲劳，对老年人保健有极大的益处。

搭配宜忌

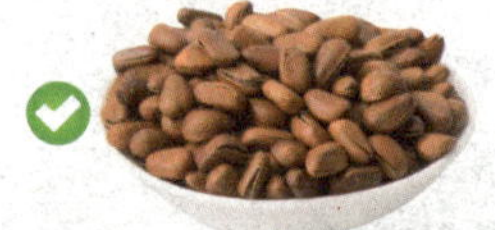
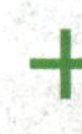
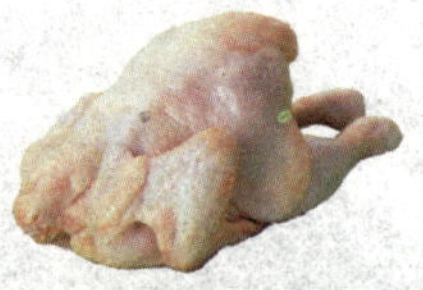

松子＋鸡肉＝二者同食能增加维生素E的摄入，若用植物油拌炒，更能提高维生素E的摄取。

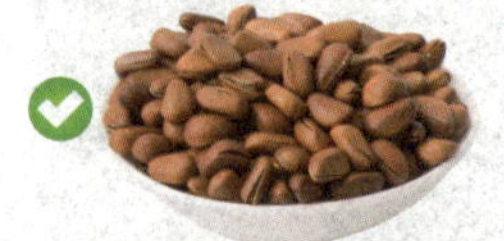
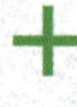

松子＋大米＝二者同食可以辅助治疗肺燥、咳嗽及大便干结。

营养面面观

每100克所含营养成分

成分	含量
热量	2920千焦
蛋白质	13.4克
碳水化合物	12.2克
脂肪	70.6克

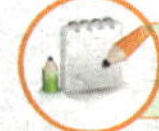

趣味小知识

松子，又叫罗松子、海松子、红松果等，为松科松属植物的种仁。唐代的《海药本草》中有“海松子温胃肠，久服轻身，延年益寿”的记载。松子被视为“长寿果”，又被称为“坚果中的鲜品”。

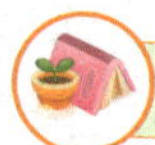

人群宜忌

尤其适宜中老年体质虚弱、大便干结之人食用。

滑精、咳嗽痰多、腹泻、肝功能严重不良者应忌食。

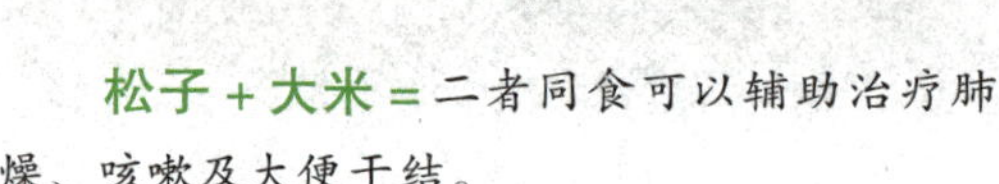

聪明选购

松子（熟）应选色泽光亮，壳色浅褐，壳硬且脆，内仁易脱出，粒大均匀，壳形饱满的。

聪明保鲜

松子最好密封保存在阴凉通风处或者直接存放在冰箱中，以防油脂氧化变质。

聪明料理

熟松子油性比较大，一日摄入量不超过30克为佳。

自制养生菜肴

松子炒饭

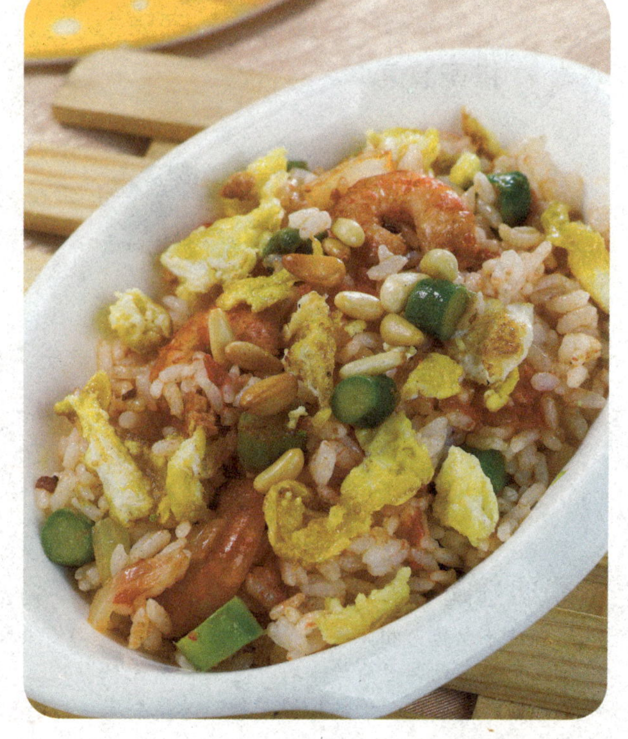

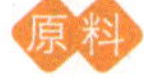

米饭250克，鸡蛋1个，洋葱、番茄、青笋、虾仁、松子、盐、色拉油各适量。

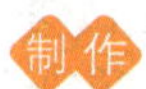

1. 洋葱、番茄切丁；青笋及虾仁切丁；鸡蛋打散，搅成蛋液。
2. 炒锅注油烧热，倒入蛋液，炒熟拌碎后盛出备用。
3. 炒锅注油烧热，加入洋葱、番茄、青笋、虾仁炒香，再加入米饭、鸡蛋、松子、盐翻炒至熟即成。

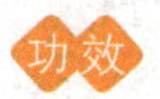

松香浓厚，可以辅助治疗肺燥、咳嗽及大便干结。

养生食疗方

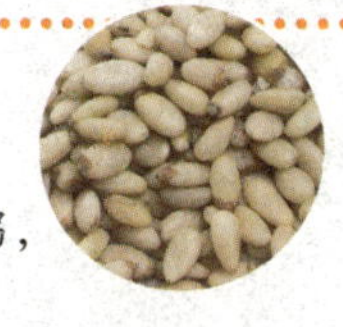

◆松子粥补虚，润肺滑肠

松子仁、粳米各50克，蜂蜜适量。将松子仁研碎，与粳米煮粥，粥熟后调入适量蜂蜜即可。早晨空腹及晚上睡前食用。

葵花子

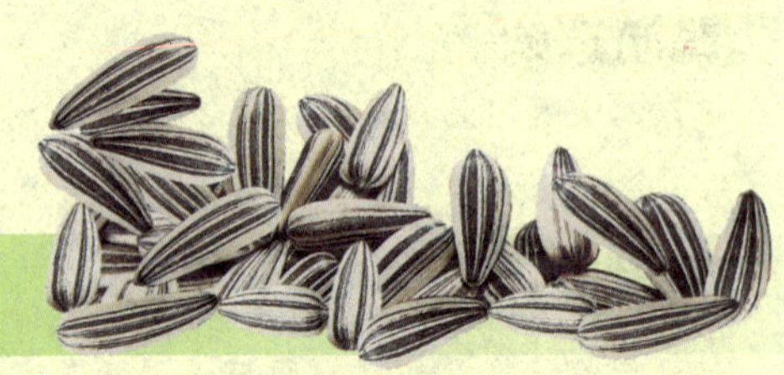

性味归经｜**性平，味甘，归心经。**

养生关键点

葵花子的亚油酸可达70%，有助于降低人体血液胆固醇水平，有益于保护心血管健康。葵花子的维生素E含量特别丰富，可安定情绪，防止细胞衰老，预防非传染性慢性疾病。葵花子还具有治疗失眠、增强记忆力的作用，对癌症、动脉粥样硬化、高血压、冠心病、神经衰弱有一定的预防功效。

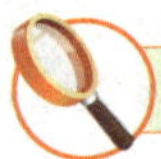

搭配宜忌

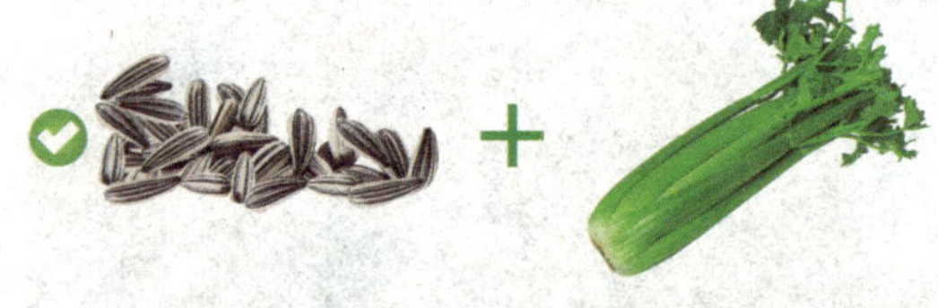

葵花子 + 芹菜 = 葵花子搭配上降压降脂的芹菜，对辅助治疗高血压有很好的作用。

聪明选购

葵花子以黑白相间长条纹、颗粒大、均匀、饱满、壳面有光泽者为佳。打开包装袋，无油哈喇味、易于嗑开、子仁松脆香甜、味道鲜美者为佳。

聪明料理

葵花子炒后性温燥，多食易引起口干、口疮、牙痛、便燥等“上火”症状，所以食疗时多生用或与其他食品同煮。

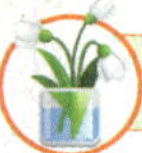

营养面面观

每100克所含营养成分

成分	含量
热量	2498千焦
蛋白质	23.9克
碳水化合物	19.1克
脂肪	49.9克

趣味小知识

葵花子是向日葵的果实。向日葵属于菊科向日葵属，为一年生草本植物，别名葵花，我国古籍上又叫西番莲、丈菊、迎阳花等，在欧洲叫太阳花，还有些国家叫太阳草、转日莲、朝阳花等。

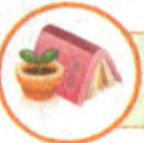

人群宜忌

一般人均可食用。

尤其适宜癌症、高脂血症、动脉粥样硬化、高血压、神经衰弱、失眠、蛲虫患者食用。

聪明保鲜

密封干燥保存。

Part5

畜禽肉篇

《黄帝内经》认为“五畜为益”，指牛、犬、羊、猪、鸡等禽畜肉食，对人体有补益作用，能增补五谷主食营养之不足。现代营养学认为，畜肉富含铁质和人体必需的各种氨基酸，禽肉的蛋白质营养与畜肉大致相同，与畜肉不同的是饱和脂肪酸含量较低。

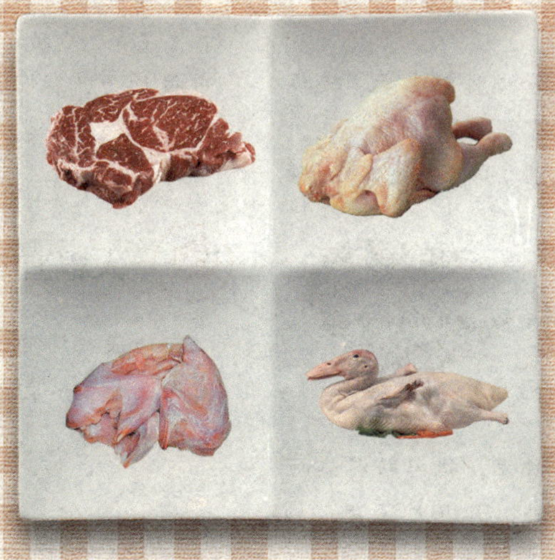

猪肉

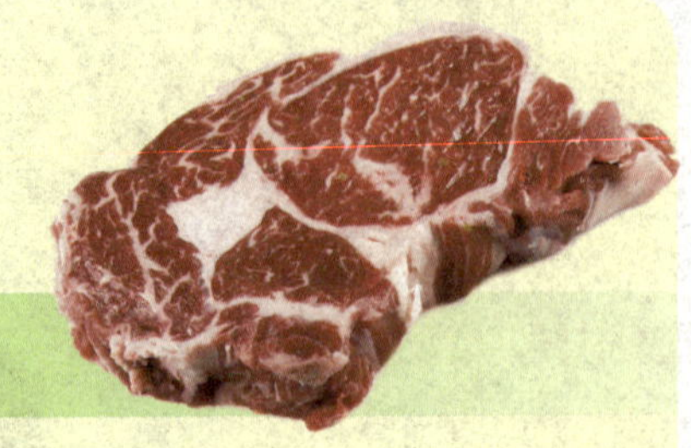

性味归经 | 性平，味甘、咸，入脾、胃、肾经

养生关键点

猪肉具有润肠胃、生津液、补肾气、解热毒的功效，同时可以和胃补中、滋阴润燥、润滑肌肤、补血养颜，适用于热病伤津、肾虚体弱、产后血虚、燥咳、便秘、补虚等。

搭配宜忌

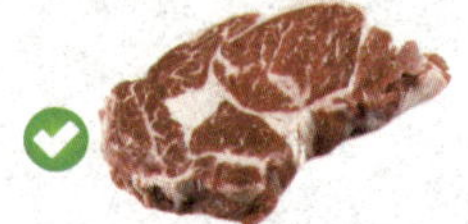

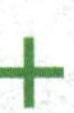

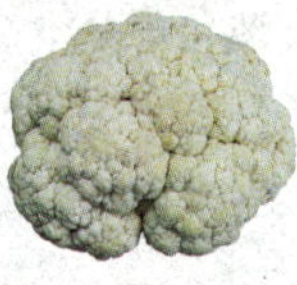

猪肉＋菜花＝菜花配以滋阴润燥、补中益气的猪肉，可为人体提供丰富的维生素C、蛋白质等营养物质，起到强身健体、滋阴润燥的功效。

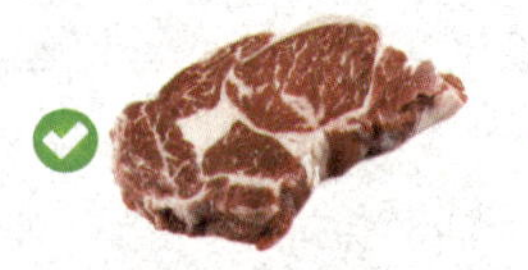

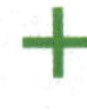

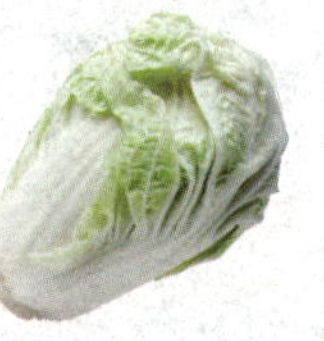

猪肉＋白菜＝白菜含多种维生素、较多的钙及丰富的纤维素，有滋阴润燥等功能，两者搭配可用于贫血、头晕、大便干燥等病症。

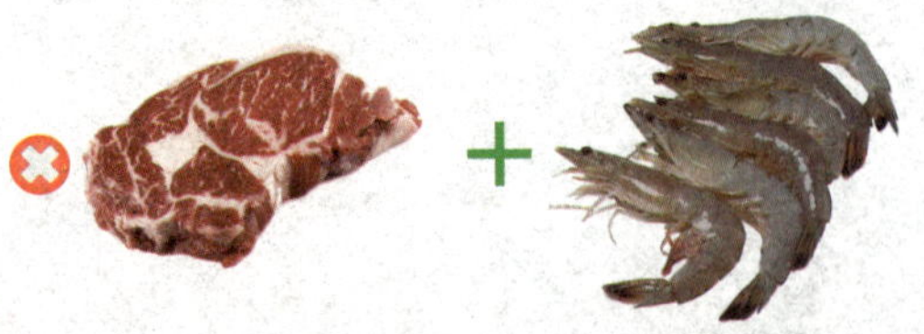

猪肉＋虾＝虾性味甘温，猪肉助湿热而动火，二者不宜搭配食用。阴虚火旺者，尤忌猪肉与虾配食。

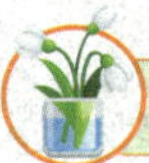

营养面面观

每100克所含营养成分

成分	含量
热量	395千焦
蛋白质	13.2克
碳水化合物	2.4克
脂肪	37克

趣味小知识

猪自古以来的称呼较多，在《尔雅》中被称为猪，在《诗经》中被称为“豕”，在《庄和》中被称为“豨”，在《周礼》中被称为“豚”，在《尔雅》中被称为“彘”。

人群宜忌

一般人均可食用，尤其适合头晕、贫血及营养不良者。

肥胖者、高血脂及心血管疾病患者慎食。

◆聪明选购

优质的猪肉肉质紧密、富有弹性，脂肪白而硬，带有香味，手指压后凹陷处立即复原。

◆聪明保鲜

将肉用塑料薄膜逐层包裹，放入冰箱冷冻室储存即可。

◆聪明料理

猪瘦肉可直接洗净，剔去筋膜，斜切成片。猪五花肉可以将其洗净，皮向下，切块或片。猪肉烹调前莫用热水清洗。

自制养生菜肴

白菜包

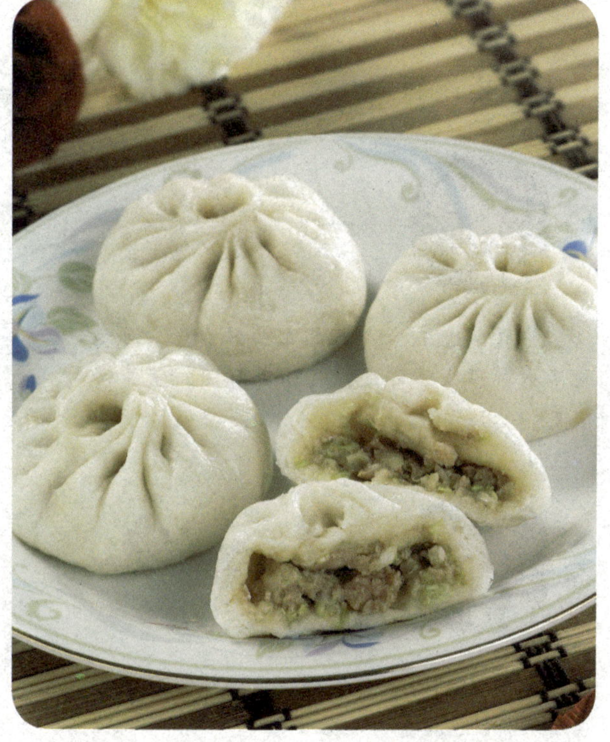

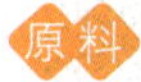

原料

白菜500克，面粉300克，猪肉200克，葱粒、姜粒、香油、色拉油、盐、味精、糖、泡打粉、酵母各适量。

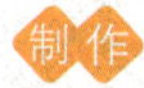

制作

1. 面粉加水、泡打粉、酵母揉成面团；白菜洗净沥干切末，放盆中加盐揉捏出水，清水漂后挤干；猪肉洗净绞成肉馅。
2. 将白菜和肉馅放入盆中，加葱粒、姜粒、香油、盐、味精、糖、色拉油拌匀入味，制成馅。
3. 将发好的面团切小段，擀成包子皮，包入调好的馅，制成包子，放入蒸锅蒸15分钟即成。

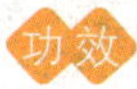

功效

温热松软，清爽宜口，可滋阴润燥。

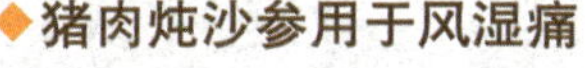

养生食疗方

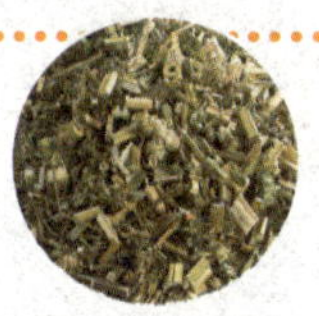

◆猪肉益母草用于月经不调

猪瘦肉50克，益母草10克，水煎煲汤。每日饮2次。

◆猪肉炖沙参用于风湿痛

猪瘦肉250克，沙参30克，油、盐、葱、姜各少许。猪瘦肉切片，锅置于火上烧热下油，先煸炒猪肉，再放入沙参及各种调料，加适量温水煮熟。连肉带汤分2次吃下。

牛肉

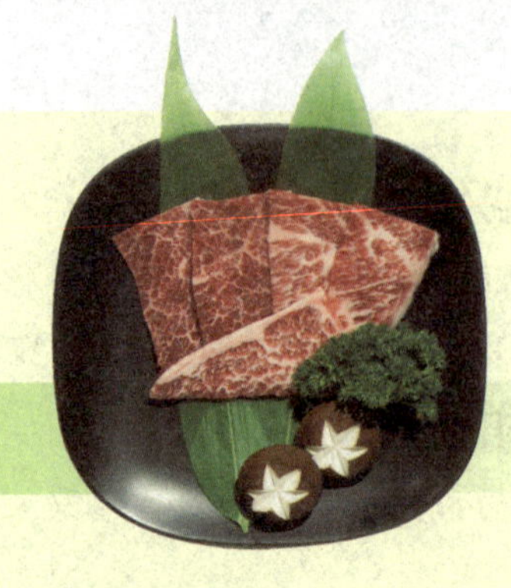

性味归经 | 性平，味甘，归脾、胃经

养生关键点

牛肉有补中益气、滋养脾胃、强健筋骨、化痰息风、止渴止涎之功效。牛肉富含蛋白质，且氨基酸组成比猪肉更接近人体需要，能提高机体抗病能力，对生长发育及术后、病后调养的人在补充失血、修复组织等方面特别适宜。

搭配宜忌

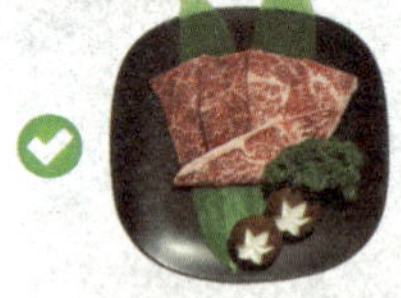

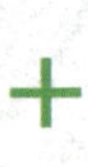

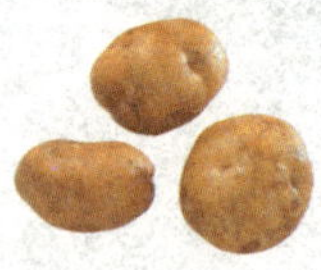

牛肉＋土豆＝牛肉搭配土豆食用，可起到保护胃黏膜的作用，且味道鲜美，营养价值高。

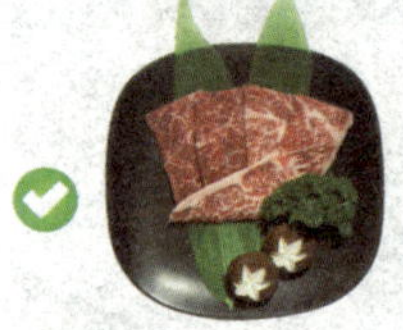

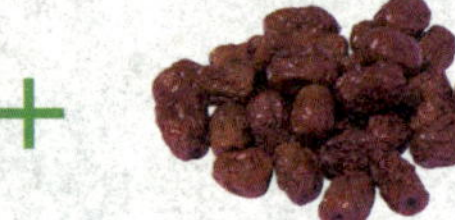

牛肉＋红枣＝牛肉加红枣炖服，有助肌肉生长和促伤口愈合之功效。

营养面面观

每100克所含营养成分

成分	含量
热量	523千焦
蛋白质	19.9克
碳水化合物	2克
脂肪	4.2克

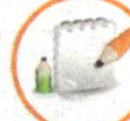

趣味小知识

牛肉是中国人的第二大肉类食品，食用量仅次于猪肉。牛肉蛋白质含量高，而脂肪含量低，味道鲜美，受人喜爱，享有“肉中骄子”的美称。

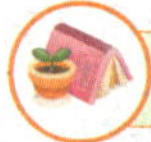

人群宜忌

一般人均可食用，尤其适宜生长发育及术后、病后调养者。

感染性疾病、肝病、肾病患者应慎食。

高血脂、老年人、儿童、消化力弱的人不宜多吃。

◆聪明选购

新鲜牛肉有光泽感，红色均匀，脂肪洁白或淡黄，外表微微发干或有风干膜，不黏手，弹性好。

◆聪明保鲜

将买回的牛肉用水洗净，然后分割成小块，分别放入保鲜袋中，再放入冰箱冷冻保存。

◆聪明料理

炖牛肉时加适量生姜，不但增添美味，而且有温阳祛寒的作用。牛肉纤维较粗，不易炖烂，加点山楂，可让口感变得柔嫩鲜香。红烧牛肉时，加少许雪里蕻，味道更鲜美。

自制养生菜肴

西梅牛肉焖土豆

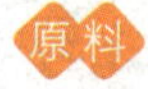

牛肉300克，土豆250克，胡萝卜100克，洋葱50克，去核西梅、盐、冰糖、生抽、料酒、牛肉汤、花生油各适量。

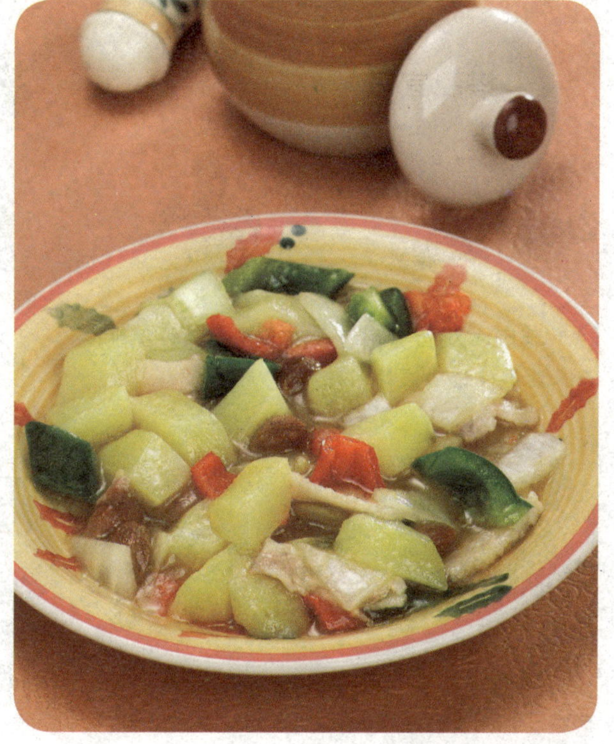

制作

1. 牛肉切片，加生抽、料酒略腌；土豆去皮切块，浸于清水中备用；洋葱、胡萝卜洗净切块。
2. 炒锅注油烧热，下入牛肉片、洋葱炒香，放入土豆、胡萝卜略炒，添入牛肉汤、西梅、盐煮熟，撒入冰糖，旺火收浓汤汁即可。

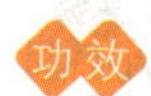

牛肉营养丰富，是补益佳品。

养生食疗方

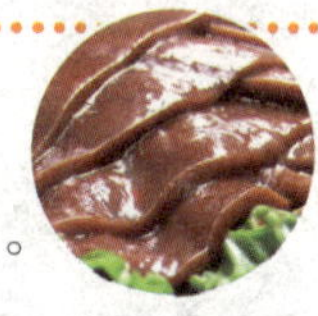

◆牛肝养肝血，辅助治疗头晕眼花

牛肝100克，枸杞子50克。两者共煮。吃肝饮汤，每日1剂。

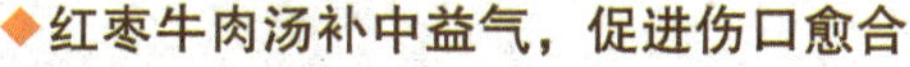

◆红枣牛肉汤补中益气，促进伤口愈合

牛肉300克，红枣25克，姜、盐、味精各适量。牛肉洗净切条，红枣洗净，姜切片。砂锅中放入牛肉条、红枣，加清水、姜片，炖至牛肉熟烂，加盐、味精调味即可。

羊肉

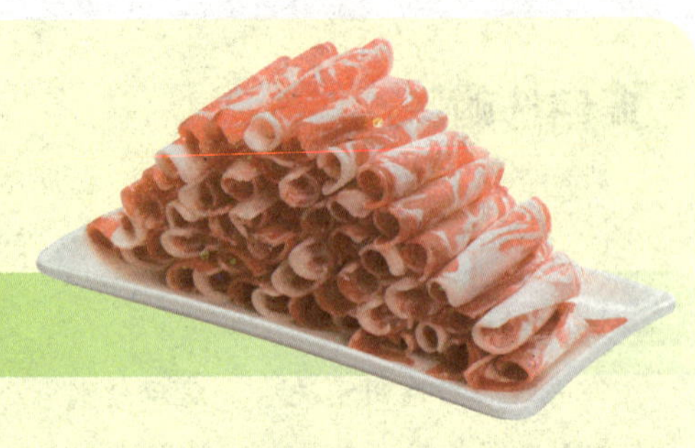

性味归经 | 性温，味甘，归脾、肾经

养生关键点

羊肉具有助元阳、补精血、疗肺虚、益劳损功效，其主要的营养成分有优质蛋白质、脂肪、糖类等。常吃羊肉可以抵御寒冷，还能增加消化酶、保护胃壁、修复胃黏膜、帮助消化。

搭配宜忌

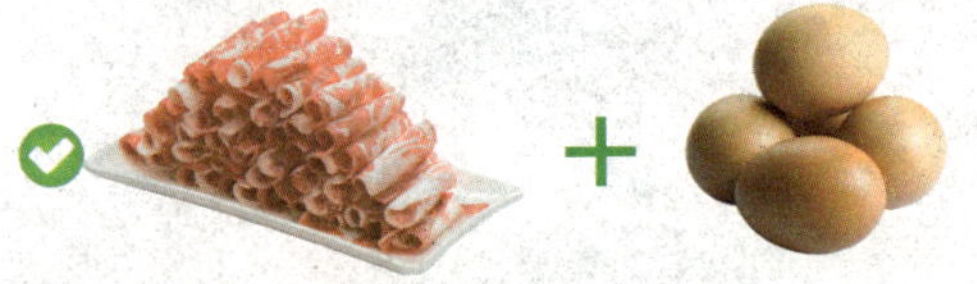

羊肉 + 鸡蛋 = 两者一起食用，滋补营养，而且能够促进血液的新陈代谢。

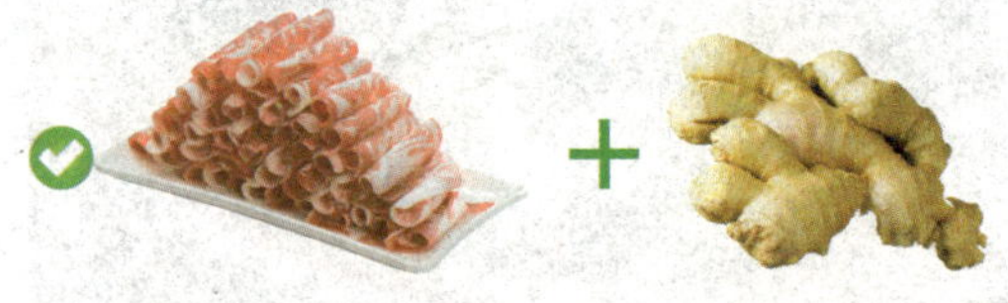

羊肉 + 生姜 = 羊肉补阳生暖，生姜驱寒保暖，搭配食用暖上加暖，同时可以驱外邪，并可辅助治疗寒性腹痛。

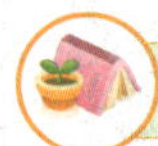

人群宜忌

一般人皆可食用，尤其适用于体虚胃寒者食用。

营养面面观

每 100 克所含营养成分

成分	含量
热量	849 千焦
蛋白质	19 克
碳水化合物	0 克
脂肪	14.1 克

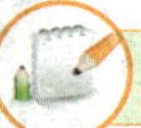

趣味小知识

羊肉是指从羊身上得出的肉，古时称为羖肉、羝肉、羯肉，为全世界普遍的肉品之一。羊肉肉质与牛肉相似，但肉味较浓。羊肉较猪肉的肉质要细嫩，较猪肉和牛肉的脂肪、胆固醇含量少。

从口感上说，绵羊肉比山羊肉更好吃，这是由于山羊肉脂肪中含有一种叫 4- 甲基辛酸的脂肪酸，这种脂肪酸挥发后会产生一种特殊的膻味。

聪明选购

新鲜羊肉鲜红均匀，有光泽，肉纤维细，有弹性，外表略干，不黏手，气味新鲜。

聪明保鲜

买回的羊肉可用抹布或餐巾擦干水分，用保鲜膜密封放入冰箱冷冻保存。

聪明料理

煮制羊肉时放几枚山楂或一些萝卜、绿豆，炒制时放些葱、姜、孜然等作料可去膻味。羊肉中有很多筋膜，切丝之前应先将其剔除，否则炒熟后肉膜硬，吃起来难以下咽。

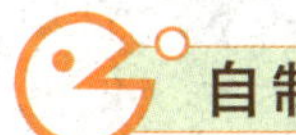

自制养生菜肴

桂花羊肉丝

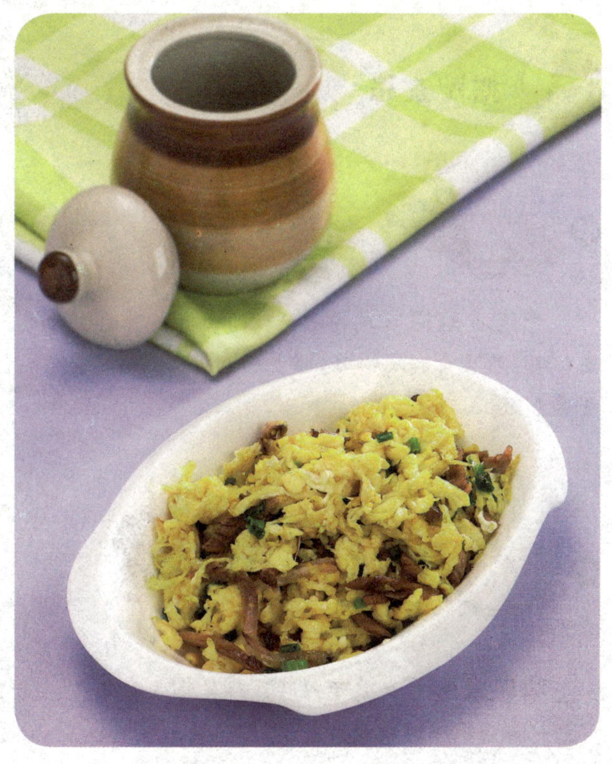

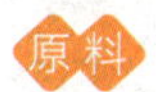

羊肉300克，鸡蛋2个，葱、盐、胡椒粉、淀粉、料酒、香油、花生油各适量。

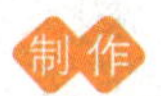

1. 羊肉切丝，加蛋清、盐、料酒、胡椒粉、淀粉上浆；鸡蛋打入碗内加盐、少许水搅匀；葱洗净切丝。
2. 炒锅注油烧至四成热，下入羊肉炒散，盛出。
3. 锅中留油烧热，下部分葱丝炒香，倒入鸡蛋液炒熟，放入羊肉丝炒匀，淋入香油，撒入剩余葱丝即成。

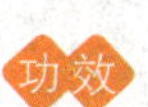

形似桂花，蛋嫩肉滑，滋补营养。

养生食疗方

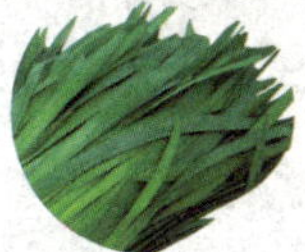

◆韭菜羊肝温肾固精

韭菜100克，羊肝120克，油、盐、酱油各适量。韭菜洗净，切成小段，羊肝切片，二者置旺火上爆炒，加调料即成。每日1次，佐餐食用。

鸡肉

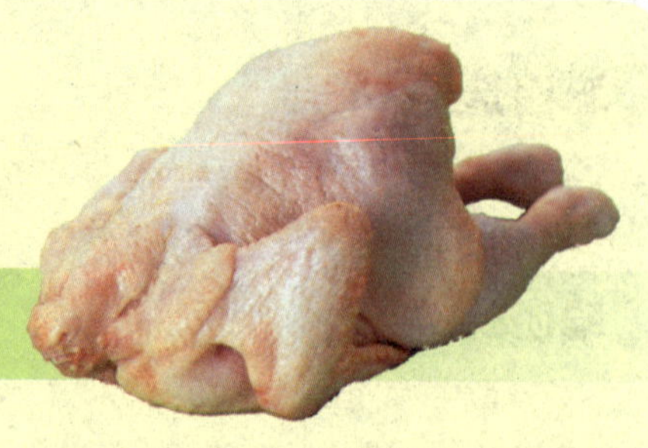

性味归经 性温，味甘，归脾、胃、肝经

养生关键点

鸡肉有益五脏、补虚亏、健脾胃、强筋骨、活血脉、调月经和止白带等功效。可用于虚劳瘦弱、中虚食少、泄泻、头晕心悸、月经不调、产后乳少、消渴、水肿、小便数频、遗精、耳聋耳鸣等不适。

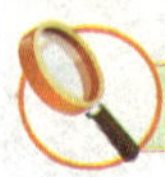

搭配宜忌

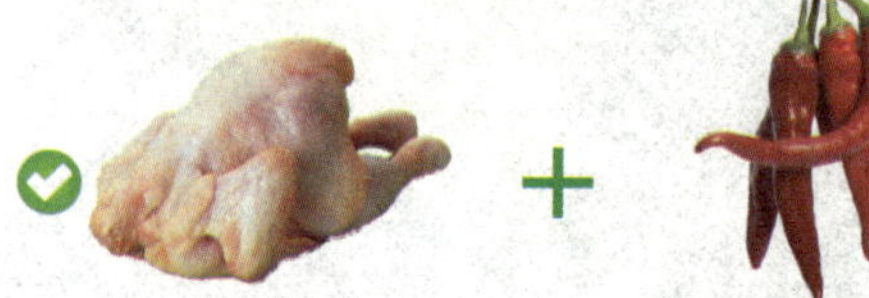

鸡肉 + 辣椒 = 鸡肉与辣椒均含有丰富的蛋白质、维生素和矿物质，搭配食用开胃消食、营养全面。

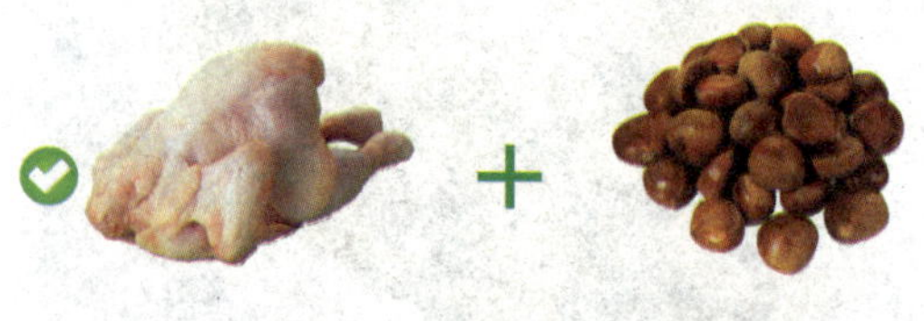

鸡肉 + 栗子 = 栗子健脾，脾胃健运则更有利机体吸收鸡肉的营养成分，增强造血功能。

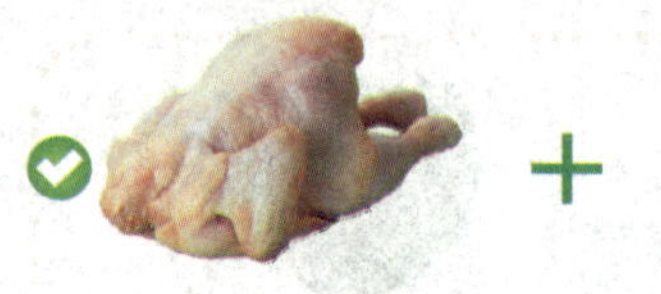

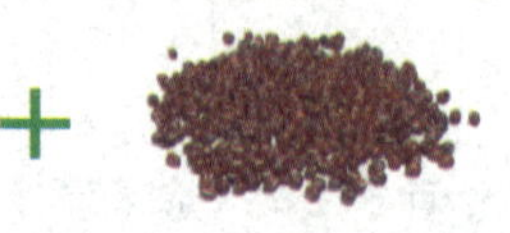

鸡肉 + 红豆 = 红豆有补肾滋阴、补血、明目的功效。二者搭配有活血、利尿、祛风解毒、润肤等功效。

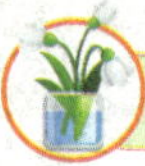

营养面面观

每100克所含营养成分

成分	含量
热量	699千焦
蛋白质	19.3克
碳水化合物	1.3克
脂肪	9.4克

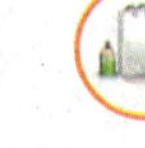

趣味小知识

鸡肉不但适于热炒、炖汤，而且是比较适合冷食凉拌的肉类。鸡的全身上下都可以食用，且营养功效丰富，故民间称鸡为“济世良药”。

人群宜忌

一般人均可食用。

尤其适合老人、病人、体弱者。

感冒伴有头痛、乏力、发热的人及内火偏旺和痰湿偏重之人忌食鸡肉、鸡汤。

◆聪明选购

优质鸡肉肉质结实有弹性，有光泽，毛孔突出，鸡冠呈淡红色，鸡软骨白净。

◆聪明保鲜

买回鸡肉后应立即包好，置于冰箱内冷冻保存。

◆聪明料理

喝鸡汤时最好将浮油撇去，以减少油脂的摄取量，避免肥胖。鸡屁股是淋巴最为集中的地方，也是储存病菌、病毒和致癌物的仓库，应弃掉不要。

自制养生菜肴

山椒啤酒鸡

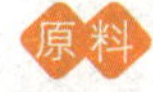

原料

净白鸡350克，野山椒、泡青菜、西芹、蒜薹、泡椒、大蒜、香辣酱、盐、糖、淀粉、胡椒粉、酱油、啤酒、鲜汤、色拉油各适量。

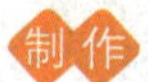

制作

1. 鸡剁成块，加盐、啤酒略腌；野山椒、泡椒、泡青菜切粗粒；大蒜剖开；蒜薹、西芹切小段，下入开水锅焯烫，捞出沥干。
2. 炒锅注油烧热，分别下入鸡块、蒜块炸酥，捞出沥油。
3. 炒锅注油烧热，下入野山椒、泡椒、泡青菜炒香，放入鸡块、香辣酱煸炒，添入啤酒、酱油、鲜汤、胡椒粉、蒜薹、西芹、糖煮熟，勾芡即成。

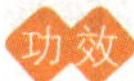

功效

鸡肉软嫩，酒香浓郁，鲜辣微酸，开胃消食。

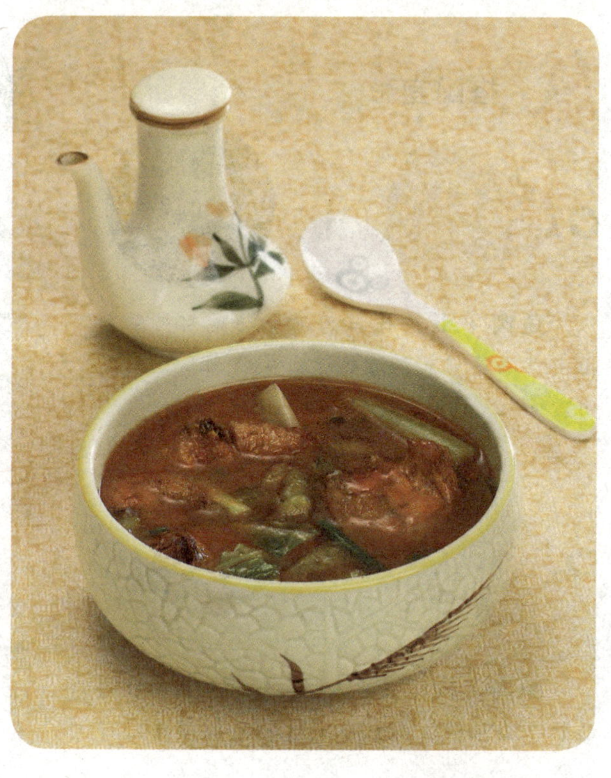

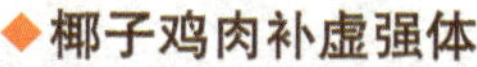

养生食疗方

◆制首乌鸡汤用于子宫脱垂

制首乌20克，老母鸡1只，盐少许。老母鸡宰杀去毛及内脏，洗净，将制首乌装入鸡腹内，加水适量煮至肉烂，加盐调味，饮汤吃肉。

◆椰子鸡肉补虚强体

椰子肉、糯米、鸡肉各适量。将椰子肉切成小块，加糯米、鸡肉，置大碗内加水蒸熟。当主食用，每日1次。

兔肉

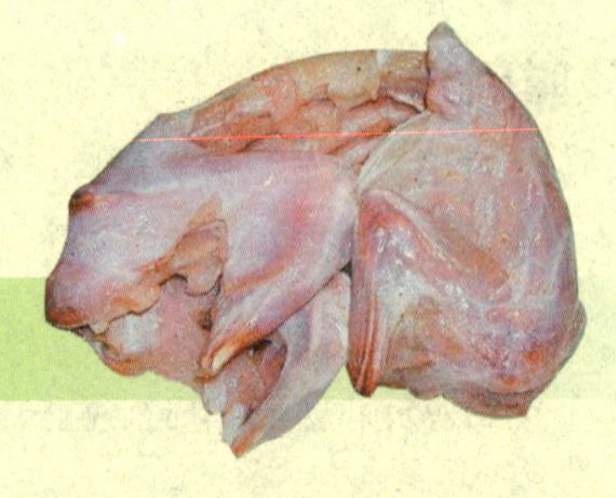

性味归经 | 性凉，味甘酸，归肝、脾、大肠经

养生关键点

兔肉富含大脑和其他器官发育不可缺少的卵磷脂，有健脑益智的功效。兔肉属高蛋白质、低脂肪、少胆固醇的肉类，常吃可强身健体，但不会增肥。常食兔肉有祛病强身作用，助儿童健康成长，助老人延年益寿。

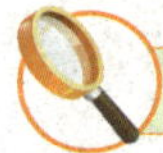

搭配宜忌

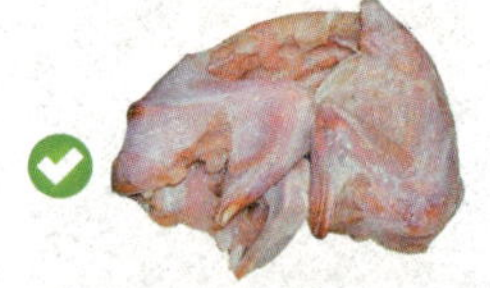

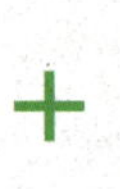

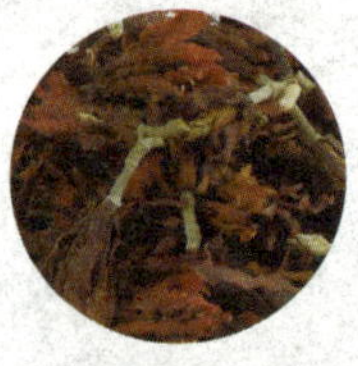

兔肉＋玉兰花＝玉兰花与兔肉搭配食用具有滋养补气、清热凉血等作用，适用于阴虚咳嗽、口渴、体弱等病症。

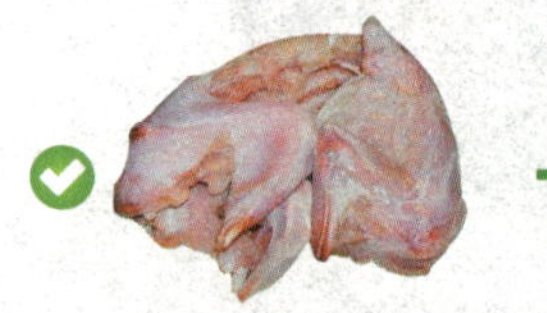

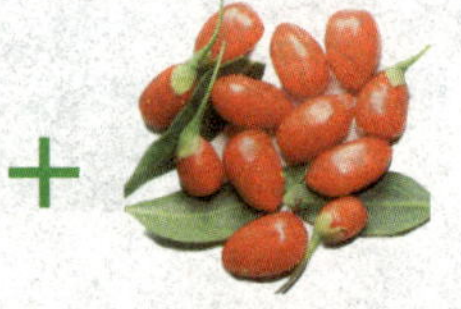

兔肉＋枸杞＝兔肉搭配枸杞食用对腰膝酸软、糖尿病、头晕耳鸣有一定的辅助治疗作用。

营养面面观

每100克所含营养成分

成分	含量
热量	427千焦
蛋白质	19.7克
碳水化合物	0.9克
脂肪	2.2克

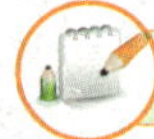

趣味小知识

兔肉包括家兔肉和野兔肉两种，家兔肉又称为菜兔肉。兔肉蛋白质含量高达70%，比一般肉类都高。兔肉每年深秋至冬末间味道更佳，是肥胖者和心血管疾病患者的理想肉食。

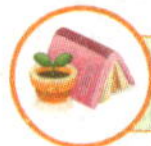

人群宜忌

一般人皆可食用。

尤其适宜老人及肥胖者，肝病、心血管疾病、糖尿病患者食用。

孕妇及经期女性、有明显阳虚症状者，脾胃虚寒者不宜多食。

◆聪明选购

新鲜的兔肉肌肉有光泽，红色均匀，脂肪为淡黄色，肌肉外表微干或微湿润、不黏手，肌肉有弹性，指压后的凹陷立即恢复。

◆聪明保鲜

兔肉的贮存时间不宜过长，因为容易变质，可在购买后放入冰箱内，并在一两天内吃完。

◆聪明料理

处死的肉兔应及时剥皮，如果放置时间长，尸体会变僵硬，皮与肉就不容易剥离。

自制养生菜肴

葱烧兔肉

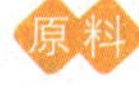

原料

兔肉500克，香葱、泡椒、灯笼椒、花椒、姜片、盐、高汤、花生油各适量。

制作

1. 将兔肉切块，放入凉水中浸泡30分钟，下入开水锅焯烫，捞出过凉沥干。
2. 泡椒剁碎，香葱切段。
3. 炒锅注油烧热，下入姜片、泡椒、灯笼椒、花椒爆香，加入兔肉煸炒，撒盐调味，添入高汤用小火焖熟，放入香葱段即可。

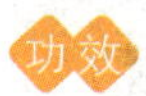

功效

兔肉酥软，健脾开胃，补中益气，老少皆宜。

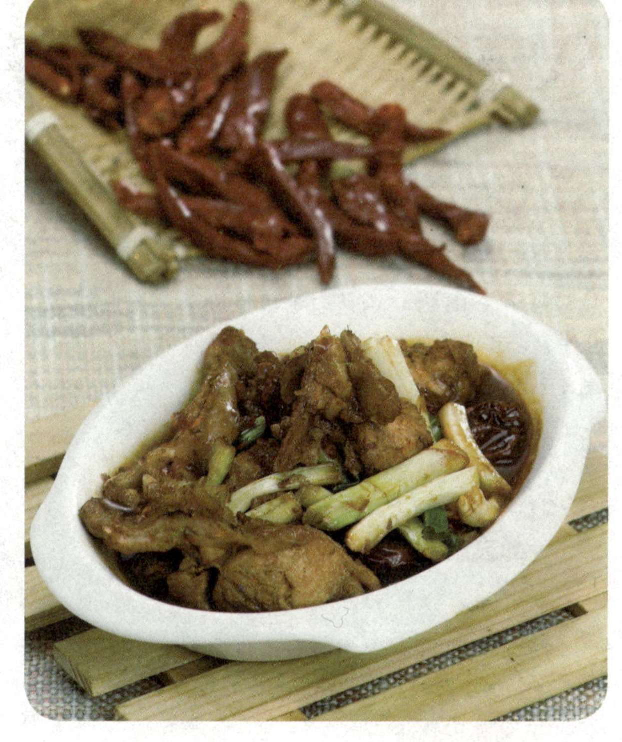

养生食疗方

◆红枣炖兔肉美容养颜、滋阴补肾

兔肉500克，红枣20克，葱花、姜片、盐、胡椒粉各适量。兔肉洗净切块，加入盐腌渍20分钟；红枣洗净。将兔肉、红枣放入锅中，添适量水，加葱花、姜片炖至兔肉熟烂，撒胡椒粉、盐调味即可。

鸭肉

性味归经 | 性凉，味甘咸，归脾、胃、肺、肾经

养生关键点

鸭肉含蛋白质、脂肪、糖类、维生素A、维生素B_1、维生素B_2等营养物质，能有效防治脚气病、神经炎等多种炎症，还能抗衰老。鸭肉中含有较丰富的烟酸，对心肌梗死等心脏疾病患者有保护作用。

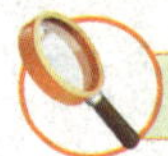

搭配宜忌

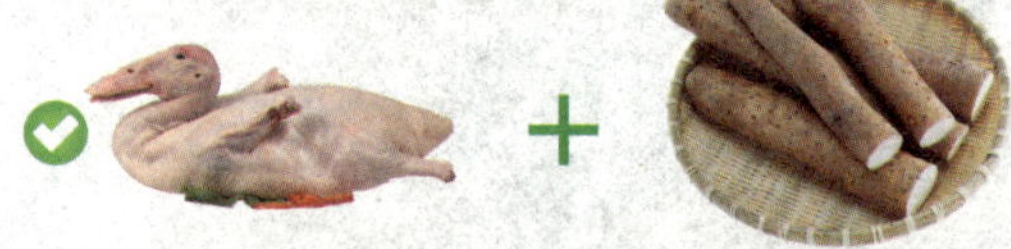

鸭肉 + 山药 = 山药的补阴作用强，与鸭肉伴食，可消除油腻，可以很好地补益肺气，适用于体质虚弱者。

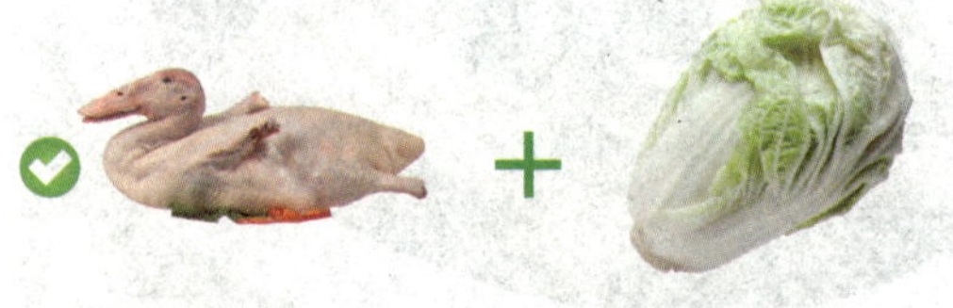

鸭肉 + 白菜 = 鸭肉与白菜搭配食用可促进血液中胆固醇的代谢。

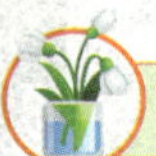

营养面面观

每100克所含营养成分

成分	含量
热量	1004千焦
蛋白质	15.5克
碳水化合物	0.2克
脂肪	19.7克

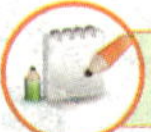

趣味小知识

鸭属脊椎动物门，鸟纲雁形目，鸭科动物，是由野生绿头鸭和斑嘴鸭驯化而来的。鸭肉是一种美味佳肴，适于滋补，是各种美味名菜的主要原料。人们常言“鸡鸭鱼肉”四大荤，鸭肉蛋白质含量比畜肉高得多，脂肪含量适中且分布较均匀。

人群宜忌

一般人均可食用。

尤其适宜体内有热、上火之人食用。

素体虚寒、慢性肠炎者应少食；感冒患者不宜食用。

◆聪明选购

优质鸭肉肌肉新鲜、脂肪有光泽；劣质鸭肉皮的表面比较干或者水较多，脂肪稀松。

◆聪明保鲜

鸭肉比较容易变质，购买后要马上放进冰箱里。如果一时吃不完，最好将剩下的鸭肉煮熟保存。

◆聪明料理

炖制老鸭时，加几片火腿或腊肉，能增加鸭肉的鲜香味；放几片木瓜皮，可以使鸭肉迅速变熟烂。为预防禽流感疾病，在处理及烹调鸭肉时，一定要完全煮熟再食用。

自制养生菜肴

冬瓜糯米煲鸭

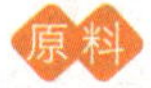

原料

冬瓜500克，净鸭块300克，糯米50克，葱丝、姜茸、盐、鸡精、陈皮、米酒、色拉油各适量。

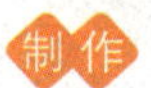

制作

1. 姜茸泡入米酒中制成姜汁酒，鸭块洗净。
2. 炒锅注油烧热，下入鸭块略煎，烹入姜汁酒，捞出沥油。
3. 砂锅添入适量清水，放入鸭块、冬瓜、陈皮、糯米用旺火烧开，转小火煲至汤浓，撒盐、鸡精、葱丝即可。

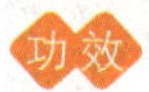

功效

浓香淳厚，口感软糯，滋补身体。

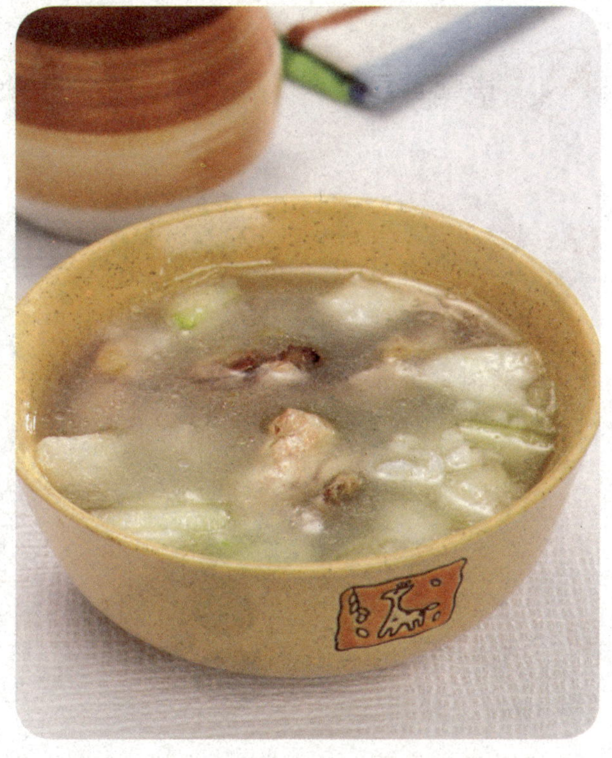

养生食疗方

◆芡实鸭用于脾虚水肿

芡实200克，老鸭1只，葱、姜、盐、味精、料酒各适量。芡实洗净，将老鸭宰杀后，去毛和内脏，洗净血水，将芡实、葱、姜放入鸭腹内。将鸭放入砂锅内，加料酒和水适量，置于旺火上烧沸，后改用文火炖熬，约2小时，至鸭肉烂、加盐及味精调味即成。

鹌鹑肉

性味归经 | 性平，味甘，归肺、胃经

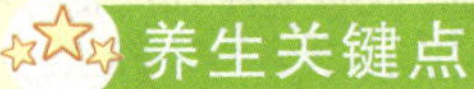

养生关键点

鹌鹑肉适宜于营养不良、体虚乏力、贫血头晕、肾炎浮肿、泻痢、高血压、肥胖症、动脉粥样硬化等患者食用。鹌鹑肉含丰富的卵磷脂，可生成溶血磷脂，有抑制血小板凝聚的作用，可阻止血栓形成，保护血管壁，阻止动脉硬化。

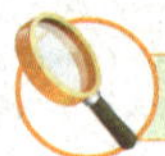

搭配宜忌

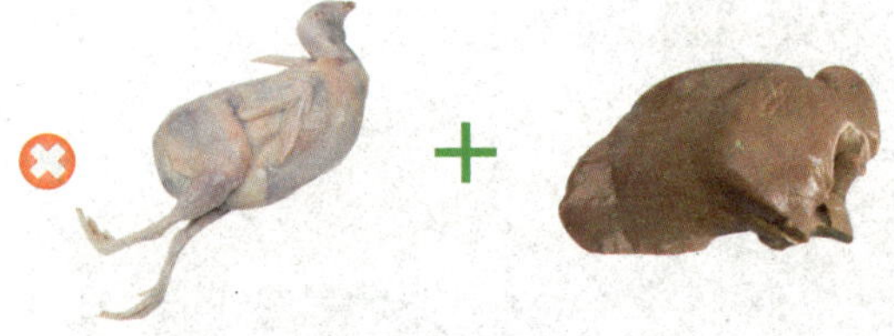

鹌鹑肉＋猪肝＝新鲜的猪肝与鹌鹑肉所含的酶与其他微量元素可能在体内发生复杂的化学反应，形成色素沉淀，引起色斑。

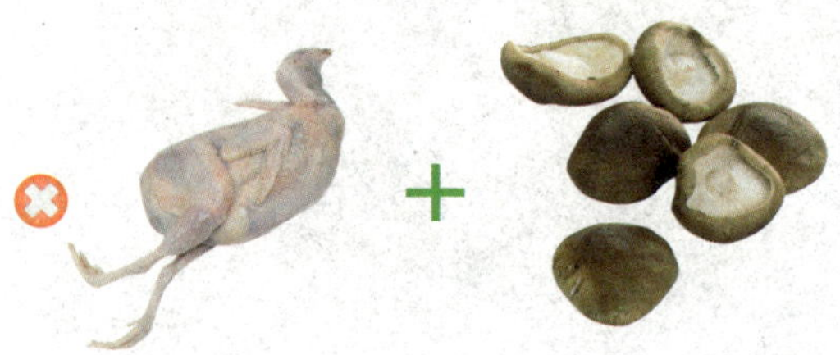

鹌鹑肉＋香菇＝两者共食会导致人体血管痉挛。

营养面面观

每100克所含营养成分

成分	含量
热量	460千焦
蛋白质	20.2克
碳水化合物	0.2克
脂肪	3.1克

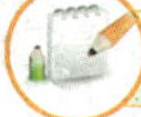

趣味小知识

鹌鹑为雉科动物。俗话说：“要吃飞禽，鸽子鹌鹑。”鹌鹑简称鹑，是一种头小、尾巴短、不善飞的赤褐色小鸟。鹌鹑可与补药之王人参相媲美，被誉为“动物人参”。

人群宜忌

一般人均可食用。

是老幼病弱，以及高血压、肥胖症患者的上佳补品。

◆聪明选购

选购鹌鹑以皮肉光滑、嘴柔软的嫩鹌鹑为好；鹌鹑皮起皱、嘴坚硬的是老鹌鹑，品质较差。

◆聪明保鲜

置冰箱内冷冻储存。

◆聪明料理

鹌鹑肉质非常嫩，一烧就酥，所以烧之前可先将鹌鹑用油炸一下。

自制养生菜肴

鹌鹑山药粥

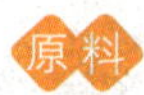

净鹌鹑肉300克，粳米100克，山药50克，姜、葱、盐各适量。

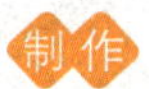

1. 鹌鹑肉切碎块，山药去皮洗净切块，姜切片，葱切段，粳米淘洗净。
2. 锅中放入粳米、山药、鹌鹑肉、水用旺火烧开，转小火熬煮成粥。
3. 待粥将熟时，加姜、葱、盐调味即可。

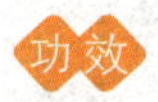

具有益气养血、消结去热、健脾和胃的作用。

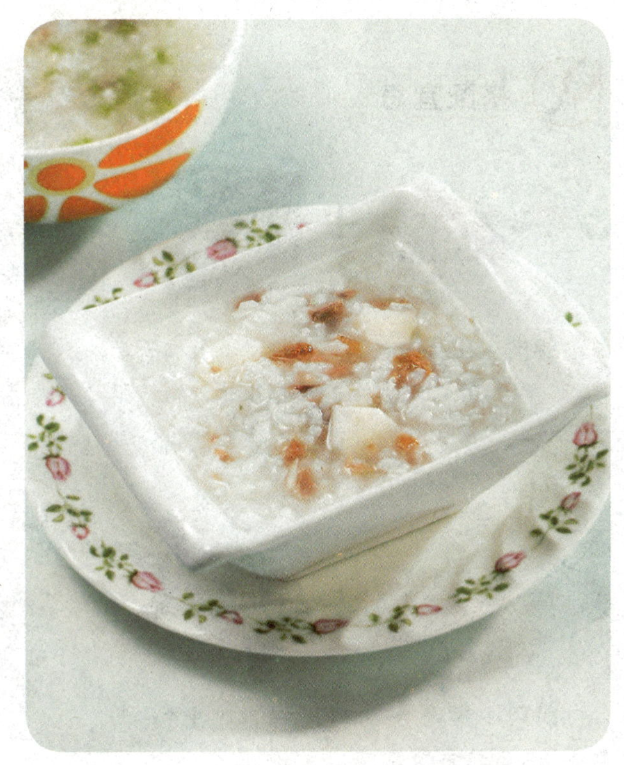

养生食疗方

◆红枣鹌鹑汤补血益精

鹌鹑2只，枸杞子30克，鹿茸25克，红枣5颗，盐适量。将鹿茸、枸杞子洗净；将红枣浸软，洗净，去核；将鹌鹑宰杀，去毛、内脏，斩大件，汆水。将除盐外的全部材料放入炖盅内，加清水适量，隔水炖2小时，加盐调味即可。

鸽肉

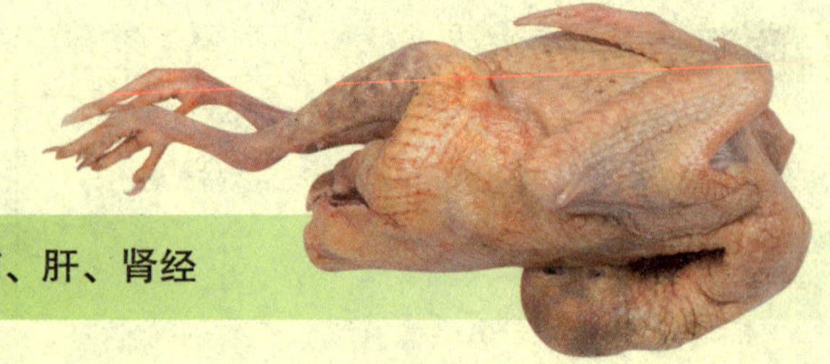

性味归经 | 性平，味甘咸，归肺、肝、肾经

养生关键点

鸽肉具有壮体补肾、健脑补神、提高记忆力、降低血压、调节血糖、养颜美容的功效。鸽肉所含的钙、铁、铜等元素及维生素A、B族维生素、维生素E等营养元素，对脱发、白发和未老先衰有很好的食疗效果。

搭配宜忌

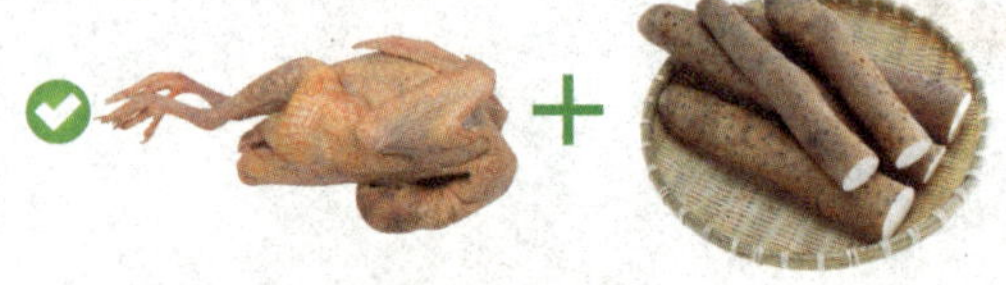

鸽肉 + 山药 = 鸽肉有补肝肾、益精血的作用，山药有健脾止泻、补肺益肾、滋阴强壮的功效，同食可补肾滋阴、益气健中、补气强身。

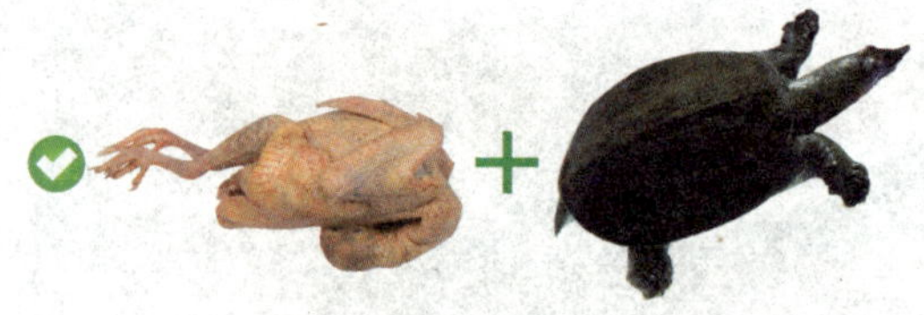

鸽肉 + 鳖肉 = 二者同食可滋阴补肾、散结通经、润肤养颜。

营养面面观

每100克所含营养成分

成分	含量
热量	841千焦
蛋白质	16.5克
碳水化合物	1.7克
脂肪	14.2克

趣味小知识

鸽子亦称家鸽、鹁鸽，祖先是野生原鸽，是鸟纲、鸠鸽科、鸽属。早在几万年以前，人们就从无意识到有意识地把鸽子作为家禽饲养。古话说"一鸽胜九鸡"，鸽子的营养价值极高，既是名贵的美味佳肴，又是高级滋补佳品。

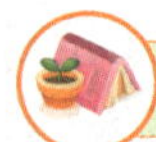

人群宜忌

一般人均可食用，尤其适宜身体虚弱、高血压、冠心病、神经衰弱者。

性欲旺盛者及肾功能衰竭者少吃。

◆聪明选购

优质鸽肉无鸽痘，皮肤无红色充血痕迹，肌肉有弹性，表皮和肌肉切面有光泽。

◆聪明保鲜

鸽肉容易变质，购买后要马上放进冰箱里。如果一时吃不完，最好将剩下的鸽肉煮熟保存。

◆聪明料理

鸽肉以清蒸或煲汤最佳，这样能使营养成分保存得最为完好。

自制养生菜肴

银耳炖乳鸽

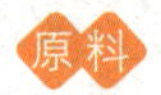

原料

净乳鸽1只，番茄150克，水发银耳75克，油菜50克，葱花、姜片、盐、鸡精、料酒、醋、清汤、香油、熟猪油各适量。

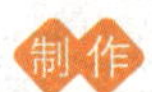

制作

1. 将乳鸽洗净剁块；银耳撕成小块；番茄切块；油菜洗净切段。
2. 锅内添清水烧开，放入乳鸽块焯透捞出。
3. 炒锅注熟猪油烧热，下葱花、姜片炒香，滴入料酒，添入清汤，撒鸡精，放入乳鸽块、银耳炖至熟烂，再加入番茄块、油菜略炖，撒盐，滴醋调味，淋入香油，装盘即可。

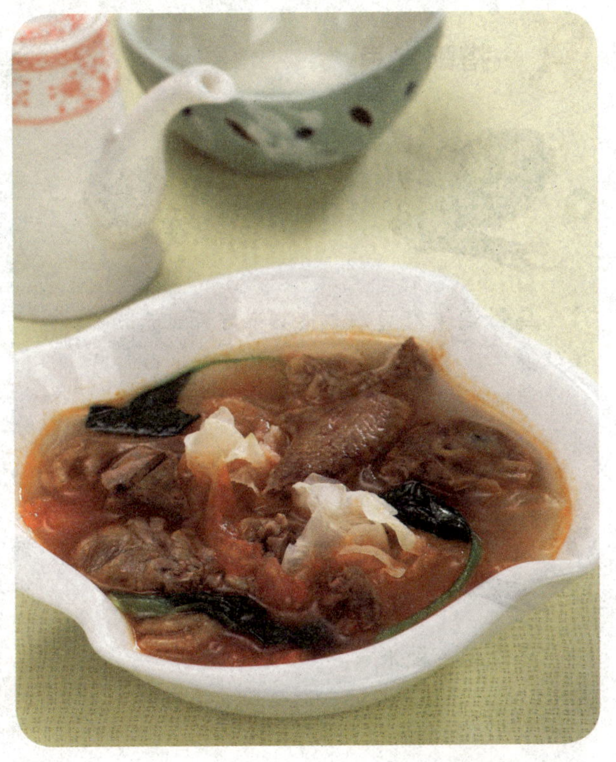

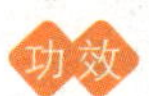

功效

营养丰富，滋补养身。

养生食疗方

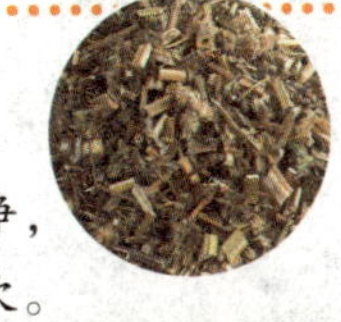

◆乳鸽汤用于产后体虚

乳鸽1只，枸杞子30克，盐少许。将乳鸽去毛及肚内杂物，洗净，放入锅内加水与枸杞子共炖，熟时下盐少许。吃肉饮汤，每日2次。

乌骨鸡

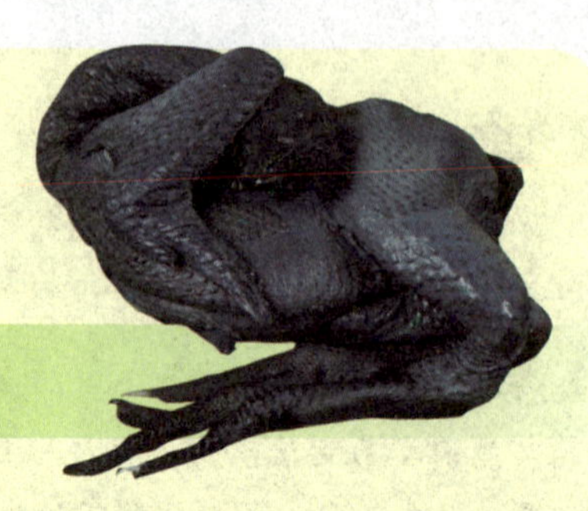

性味归经 | 性温，味甘，归肝、肾、肺经

养生关键点

乌骨鸡含有人体不可缺少的赖氨酸、蛋氨酸和组氨酸，以及多种维生素和微量元素等物质，营养价值极高。乌骨鸡含有的维生素A、微量元素硒，具有清除体内自由基，抑制过氧化脂质形成，抗衰老和抑制癌细胞生长的功效。

搭配宜忌

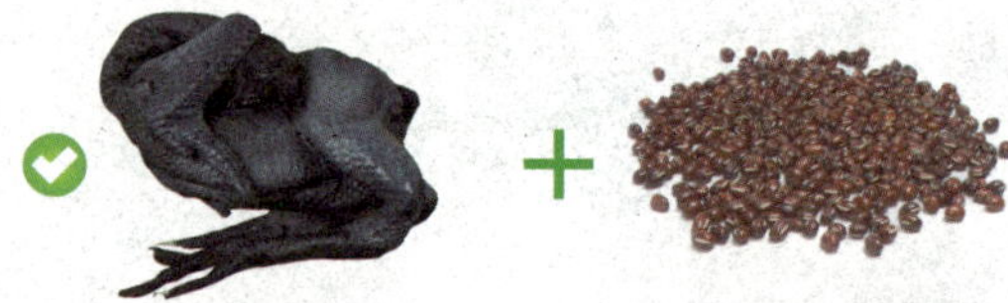

乌骨鸡+红豆=二者搭配可补血养颜、强健身体，多用于脾虚体弱、面色苍白、月经不调等病症，是女性滋补养颜的佳品。

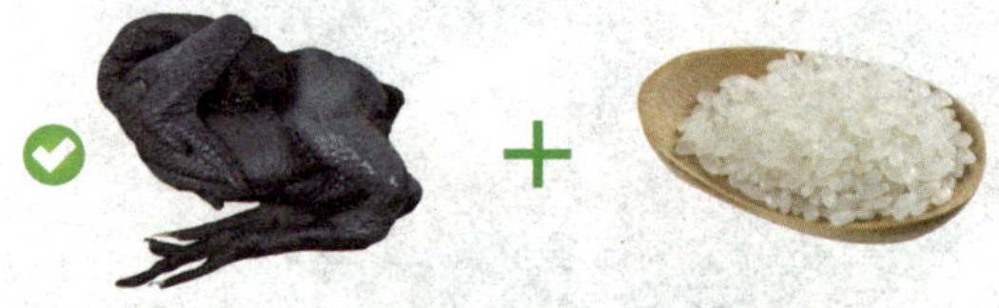

乌骨鸡+粳米=二者同食可养阴、退热、补中，适用于阴虚瘦弱、赤白带下等病症。

聪明选购

要选择血水少、毛孔粗大、胸部平整、鸡肉新鲜度高、成熟度足的乌骨鸡。

聪明保鲜

没吃完的乌鸡肉可用保鲜膜包好后放入冰箱中保存。

营养面面观

每100克所含营养成分

成分	含量
热量	464千焦
蛋白质	22.3克
碳水化合物	0.3克
脂肪	2.3克

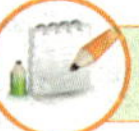

趣味小知识

乌鸡又称武山鸡、乌骨鸡，是一种杂食家养鸟。从营养价值上看，乌鸡的营养远远高于普通鸡，吃起来的口感也非常细嫩。至于食疗作用，更是普通鸡所不能相比的，所以被人们称为“名贵食疗珍禽”。

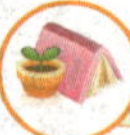

人群宜忌

尤其适宜贫血、体虚、病后或产后的调理所用。

外感未愈、脾胃湿滞、食欲不振者不宜食用。

聪明料理

乌骨鸡连骨熬汤滋补效果更好。用砂锅文火慢炖为佳，最好不用高压锅。

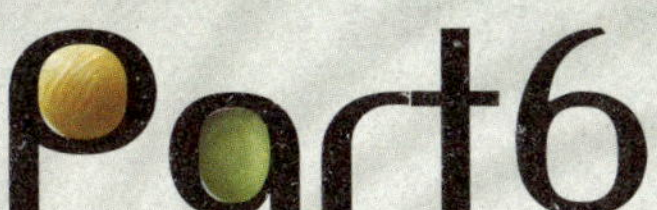

Part6 河海鲜篇

我们经常食用的河海鲜有鱼、虾、海参、鱿鱼等，它们的营养成分与肉类相似，是人体蛋白质的一个重要来源。河海鲜中钙含量一般较高，合理烹饪后比较适合人体吸收。

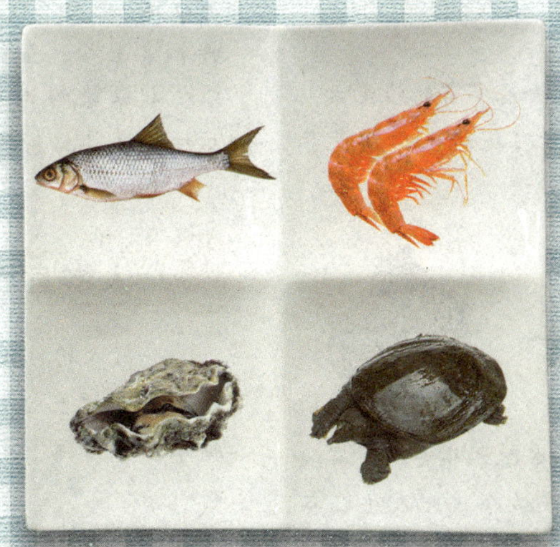

鲫鱼

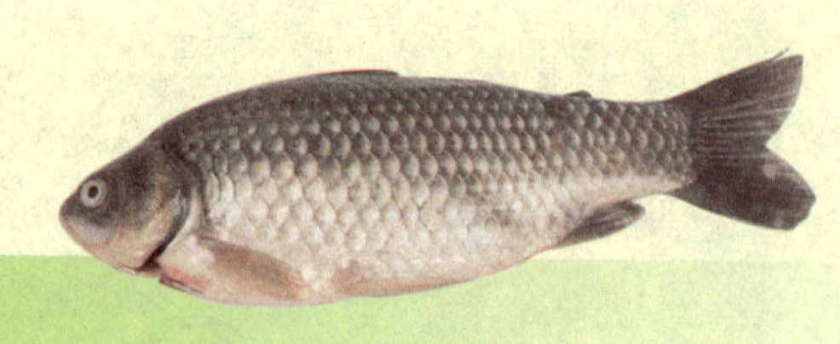

性味归经 | 性平，味甘，归胃、肾经

养生关键点

鲫鱼有健脾利湿、和中开胃、活血通络、温中下气的功效，对脾胃虚弱、水肿、溃疡、气管炎、哮喘、糖尿病有很好的滋补和食疗作用。鲫鱼中所含的蛋白质容易消化吸收，是肝肾疾病、心脑血管疾病患者的良好蛋白质来源。

搭配宜忌

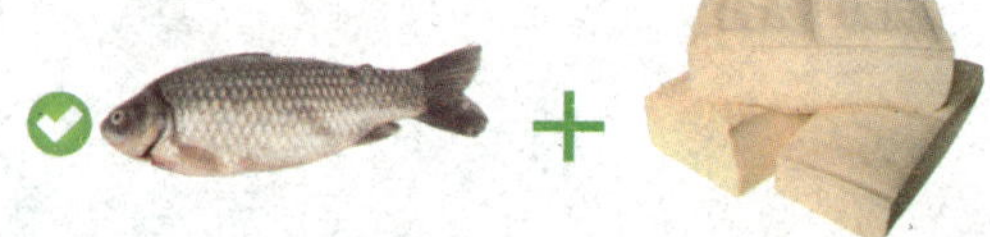

鲫鱼＋豆腐＝豆腐中蛋氨酸、赖氨酸的含量相对较少，苯丙氨酸含量较高，二者搭配，可以取长补短。

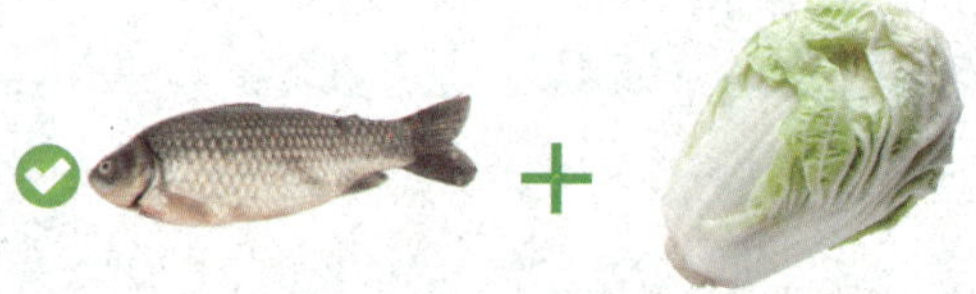

鲫鱼＋白菜＝白菜含有丰富的维生素C和钙、磷、钾，二者同食可促进人体对营养物质的吸收。

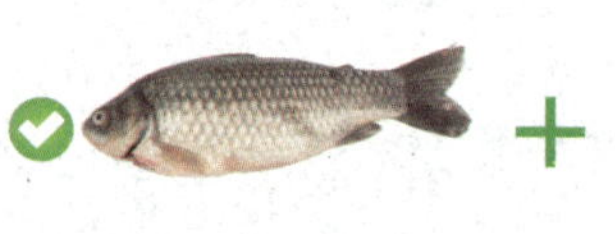

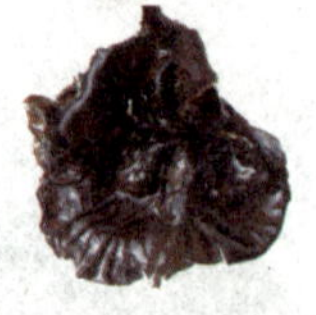

鲫鱼＋木耳＝鲫鱼搭配木耳食用，有温中补虚、利尿的作用，很适合减肥人士和年老体弱者食用。

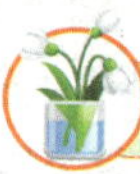

营养面面观

每100克所含营养成分

成分	含量
热量	452千焦
蛋白质	17.1克
碳水化合物	3.8克
脂肪	2.7克

趣味小知识

鲫鱼俗称鲫瓜子，味道鲜美，肉质细嫩，极为可口。鲫鱼营养价值极高，营养素全面，含糖分多、脂肪少，所以吃起来既鲜嫩又不肥腻，还有点甜丝丝的感觉，冬令时节食用效果最佳。

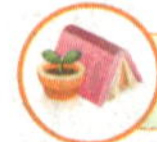

人群宜忌

一般人均可食用。

尤其适宜慢性肾炎水肿、肝硬化腹水、营养不良性浮肿、脾胃虚弱者食用。

◆聪明选购

身体扁平、颜色偏白的鲫鱼肉质会很嫩。新鲜鲫鱼的眼睛略凸，眼球黑白分明，眼白发亮。

◆聪明保鲜

用浸湿的纸贴在鱼的眼睛上，防止鱼视神经后的死亡腺离开水后断掉，用此法可延长鱼的寿命。

◆聪明料理

在熬鲫鱼汤时，可以先用油煎一下，再加开水小火慢熬，使整个汤呈现出乳白色，味道更鲜美。煎鱼时，先要在鱼身上抹一些干淀粉，这样既可以使鱼保持完整，又可以防止鱼被煎煳。

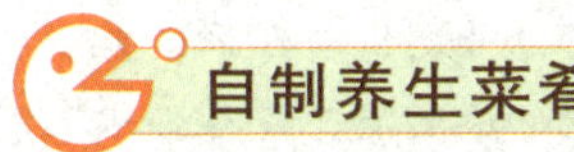

豆腐鲫鱼汤

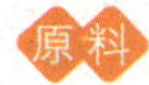

鲫鱼400克，豆腐250克，萝卜100克，香菜末、葱姜丝、盐、料酒、胡椒粉、清汤、花生油各适量。

1. 鲫鱼去鳃、内脏洗净，放入开水锅焯烫后捞出；豆腐洗净切块，萝卜洗净切丝。
2. 炒锅注油烧热，下入葱姜丝爆锅，放入鱼、清汤烧开，撇去浮沫。
3. 加入豆腐、萝卜丝、盐、胡椒粉、料酒，用慢火炖至汤汁浓厚，撒入香菜末，出锅即成。

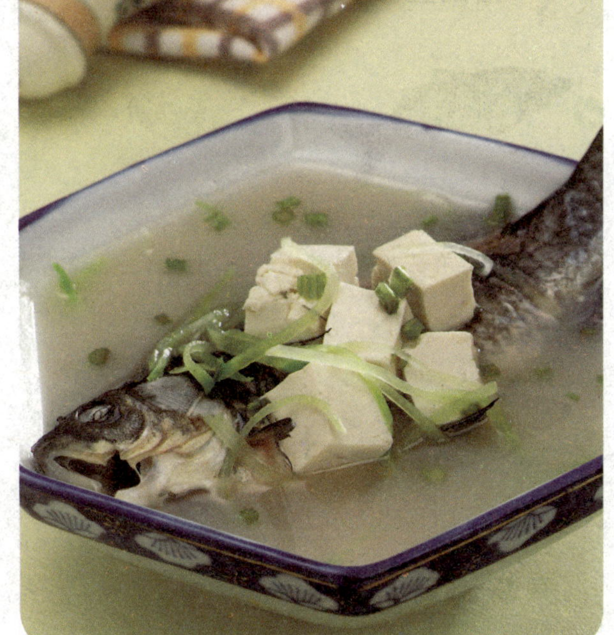

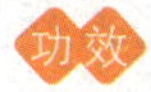

营养最佳，适于吸收，口感也好。

养生食疗方

◆鲫鱼蒸蛋养气健脾，滋养补益

鲫鱼1条，鸡蛋4个，高汤500克，葱丝、姜丝、盐、胡椒粉、香葱末、料酒各适量。将鸡蛋打入汤盆内，加高汤、料酒、盐、胡椒粉、香葱末和少许油搅打均匀；鲫鱼处理干净，放入开水锅中，煮至五成熟捞出，放在盛放蛋液的汤盆内，露出头尾，撒上葱丝、姜丝。将汤盆上屉，用中火隔水蒸15分钟，盛出淋上少量熟油即可。

鲤鱼

性味归经 性平，味甘，归脾、胃、肝、肺经

养生关键点

鲤鱼的蛋白质含量高，且质量佳，人体消化吸收率可达96%，并能供给人体必需的氨基酸、矿物质、维生素A和维生素D。鲤鱼的脂肪多为不饱和脂肪酸，能很好地降低胆固醇，辅助治疗动脉粥样硬化、冠心病。

搭配宜忌

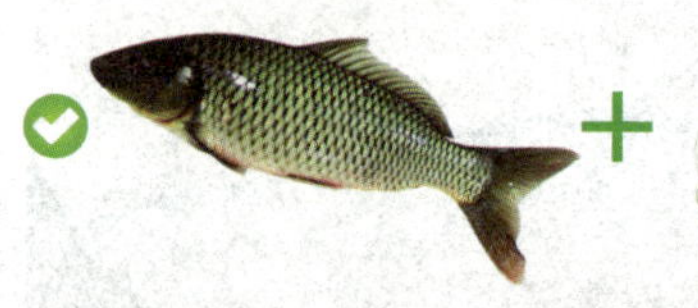

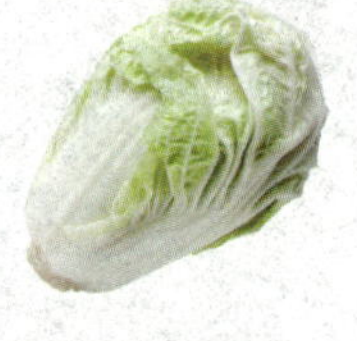

鲤鱼＋白菜＝二者搭配食用营养丰富，对妊娠水肿具有辅助治疗作用。

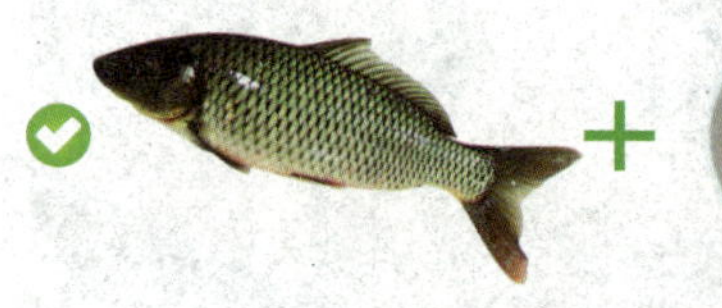

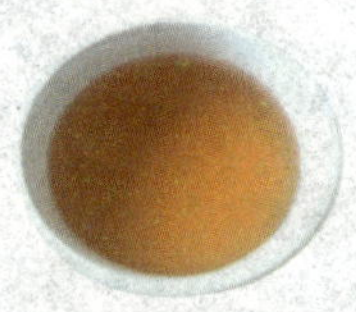

鲤鱼＋米醋＝鲤鱼本身有涤水之功，米醋有利湿的功能，二者共食利湿的功能倍增。

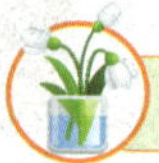

营养面面观

每100克所含营养成分

成分	含量
热量	456千焦
蛋白质	17.6克
碳水化合物	0.5克
脂肪	4.1克

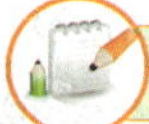

趣味小知识

鲤鱼是人们日常喜爱食用并且很熟悉的水产品。逢年过节，餐桌上都少不了它，取其“年年有余”“鱼跃龙门”之意，增添喜庆气氛。

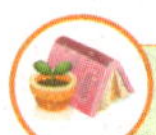

人群宜忌

一般人均可食用。

尤其适合水肿患者和孕产妇等食用。

恶性肿瘤、支气管哮喘、痈疽疔疮、荨麻疹、皮肤湿疹等患者忌食。

聪明选购

好的鲤鱼体呈纺锤形，青黄色，游在水的下层，呼吸时鳃盖起伏均匀，生命力旺盛。

聪明保鲜

鲤鱼放在冰箱中储存会变得太干，而放在盐水中冰冻就可以防止变干。

聪明料理

鲤鱼肉质较干，最好选用湿热烹饪法，可以加上辣椒、葱、姜等调料后放入锅中煮或炖。鲤鱼可整条烹制，在烹饪前，最好将整条鱼表面都划上口子，这样可以使鱼更入味。将洗净的鲤鱼放到淡醋水中浸泡两三个小时，可以去掉泥腥味。

自制养生菜肴

椒香鲤鱼

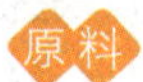

原料

鲤鱼 750 克，灯笼椒、熟芝麻、豆芽各 25 克，姜、葱片、盐、淀粉、鲜汤、料酒、辣椒油、花生油各适量。

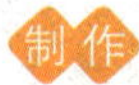

制作

1. 鲤鱼去鳞、鳃、内脏洗净，头尾切块，背部肉切鱼片，加盐、淀粉拌匀；豆芽焯水。
2. 炒锅注油烧热，下入葱、姜片、鱼块炒变色，烹入料酒、鲜汤，撒入盐，炖至汤色乳白，放入豆芽，出锅入盘。
3. 炒锅注辣椒油、花生油烧热，下灯笼椒炒香，浇在鱼肉上，撒入熟芝麻即成。

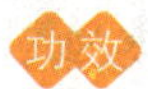

功效

鱼肉鲜嫩，味道微辣，营养滋补。

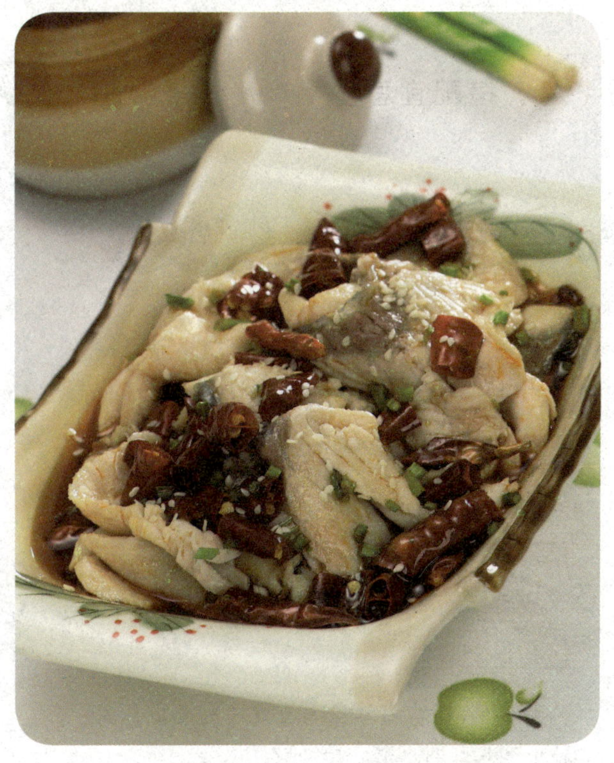

养生食疗方

◆木瓜鲤鱼煲帮助降胆固醇

鲤鱼 600 克，木瓜 150 克，干枣、姜片、盐、味精、黄酒、色拉油、清汤各适量。将鲤鱼清理洗净，沥干水分；木瓜洗净去皮、子切成滚刀块；干枣洗净去核。锅内注色拉油烧至五成热，加入姜片煸香后放入鲤鱼煎至两面微黄断火。砂锅内添如适量清汤，大火烧开，放入鲤鱼、木瓜块、枣、黄酒，开锅后，改转小火煲 2 小时，加盐、味精调味即可。

草鱼

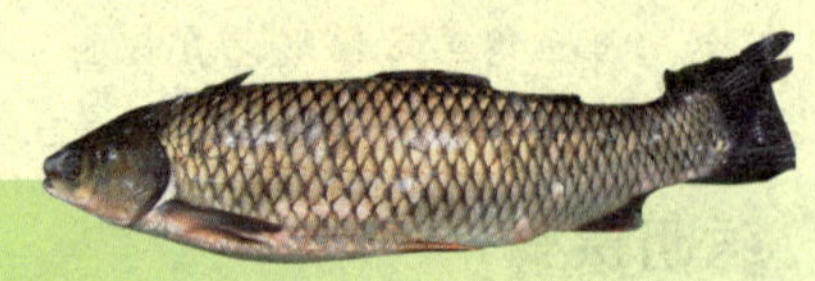

性味归经 | **性温，味甘，归脾、胃、肝经**

养生关键点

草鱼肉质细嫩，营养丰富，有暖胃和中、平肝祛风等功效。草鱼含有丰富的不饱和脂肪酸，对血液循环有利，是心血管疾病患者的良好食物。草鱼还含有丰富的硒元素，经常食用有抗衰老、养颜的功效，而且对肿瘤也有一定的抑制作用。

搭配宜忌

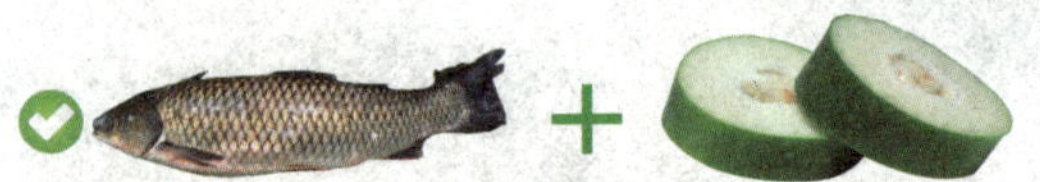

草鱼＋冬瓜＝两者搭配食用可以祛风、清热、平肝。

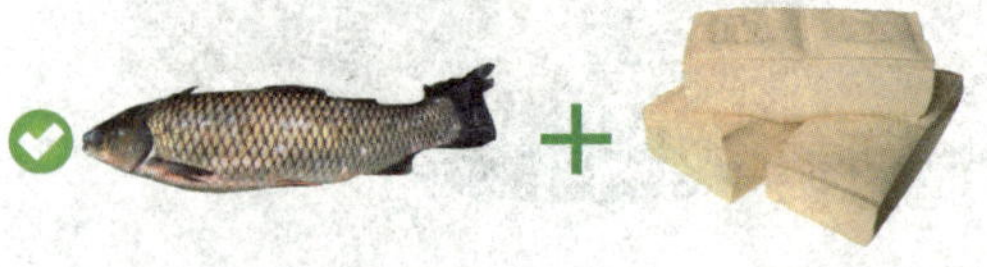

草鱼＋豆腐＝草鱼与豆腐一起食用，具有补中调胃、利水消肿的功效。

营养面面观

每100克所含营养成分

成分	含量
热量	473千焦
蛋白质	16.6克
碳水化合物	0克
脂肪	5.2克

趣味小知识

草鱼又称鲩鱼，与青鱼、鳙鱼、鲢鱼并称为我国四大淡水鱼。草鱼肉质细嫩，骨刺少，营养丰富。

草鱼为典型的草食性鱼类。草鱼幼鱼期食幼虫、藻类等，也吃一些荤食，如蚯蚓、蜻蜓等。在干流或湖泊的深水处越冬。

人群宜忌

一般人均可食用，尤其适宜虚劳、风虚头痛、肝阳上亢型高血压、久疟、心血管疾病患者食用。

◆聪明选购

购买草鱼时要注意与青鱼的区分，二者主要区别在体色和嘴部。青鱼体色乌黑、嘴部稍尖，草鱼体色茶黄、嘴部稍圆。

◆聪明保鲜

将活鱼宰杀洗净，放置冰箱内保存。

◆聪明料理

草鱼要趁新鲜烹食，烹煮时火候不能太大，以免把鱼肉煮散。

自制养生菜肴

豆花水煮鱼

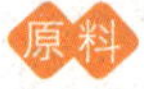

原料

草鱼1条，内脂豆腐1块，豌豆苗、干辣椒、花椒、葱、姜、蒜、鸡蛋、淀粉、盐、豆瓣酱、花生油、高汤各适量。

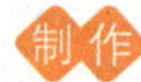

制作

1. 内脂豆腐切丁，豌豆苗洗净，葱、姜、蒜分别切末；草鱼取肉切片，加盐、淀粉、鸡蛋液上浆。
2. 炒锅注油烧热，下入干辣椒、花椒爆香，捞出剁碎。锅内放入高汤、鱼头熬成鲜汤。
3. 炒锅注油烧热，下入豆瓣酱、葱末、姜末、蒜末炒香，添入鲜汤烧开，放入鱼肉烧开，撒入盐、豌豆苗、辣椒末、花椒末，淋入热油即可。

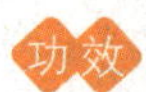

功效

麻辣鲜香，嫩滑无比，可以利水消肿。

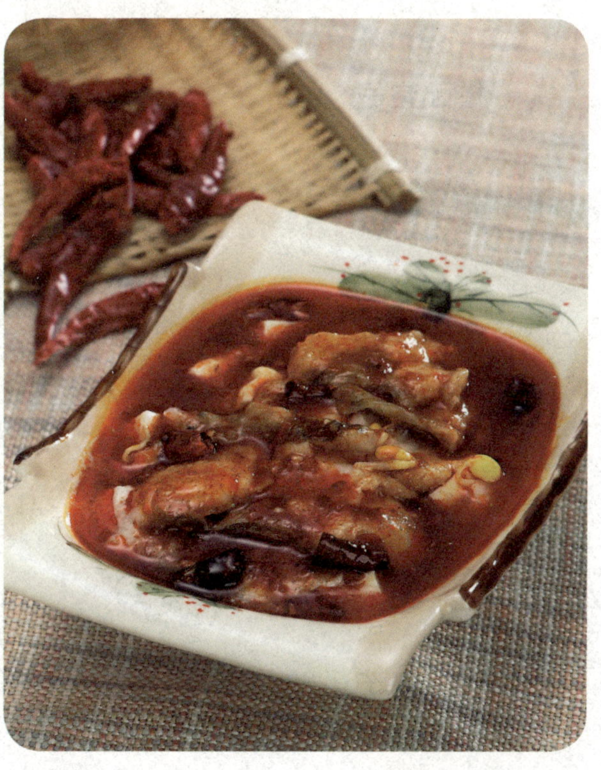

养生食疗方

◆草鱼汤缓解伤风鼻塞

草鱼肉片150克，生姜片25克，米酒100克，盐适量。用半碗水煮沸后，放入鱼肉片、姜片及米酒共炖约30分钟，加盐调味。趁热食，食后卧床盖被至出微汗。每日2次，注意避风寒。

鲢鱼

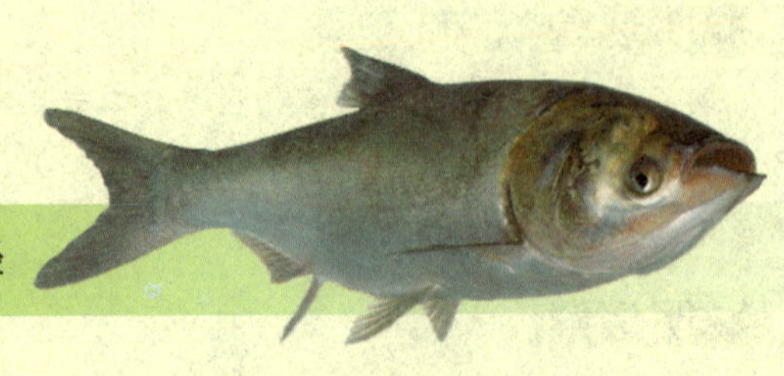

性味归经 性温，味甘，归脾、胃经

养生关键点

鲢鱼为温中补气、暖胃、润泽肌肤的养生食品，适用于脾胃虚寒体质，也可用于脾胃气虚所致的乳少等病症。鲢鱼能提供丰富的胶原蛋白，既能健身又能美容，是女性滋养肌肤的理想食品。鲢鱼对皮肤粗糙、脱屑、头发干脆易脱落等病症均有帮助。

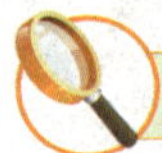

搭配宜忌

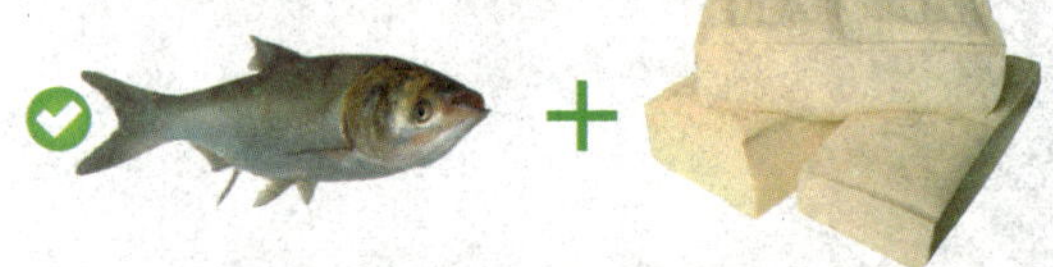

鲢鱼＋豆腐＝鲢鱼与豆腐搭配营养丰富，适合虚型肥胖者食用。

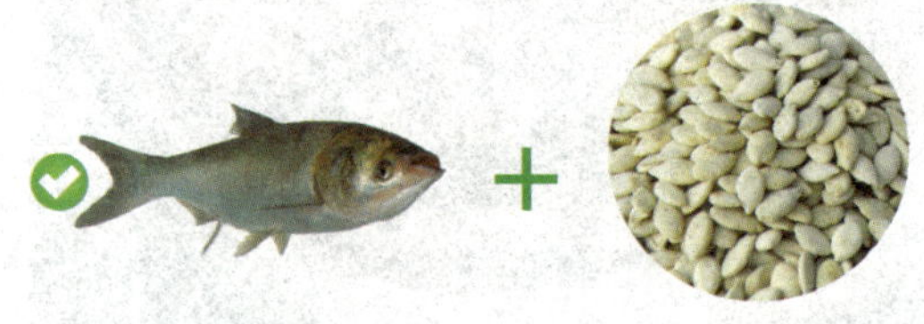

鲢鱼＋冬瓜子＝可利尿消肿，二者同食更有益滋补。

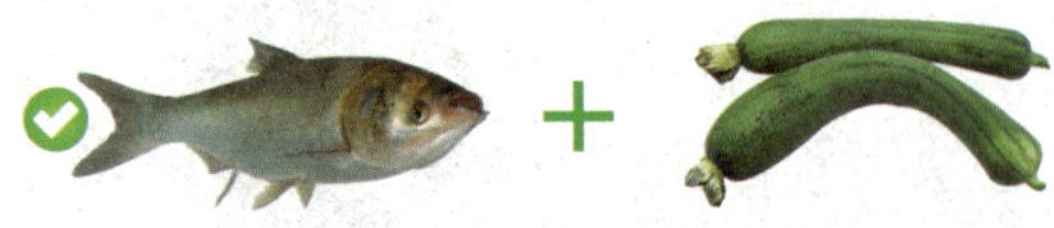

鲢鱼＋丝瓜＝二者炖汤服用有温补气血、生乳通乳的功效。

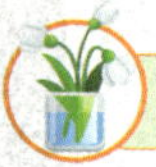

营养面面观

每100克所含营养成分

成分	含量
热量	435千焦
蛋白质	17.8克
碳水化合物	0克
脂肪	3.6克

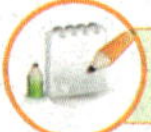

趣味小知识

鲢鱼又叫白鲢、水鲢、跳鲢、鲢子，属于鲤形目，其肉质鲜嫩、营养丰富，是人们喜欢食用的淡水鱼之一，与青鱼、鳙鱼、草鱼并称为我国四大淡水鱼。

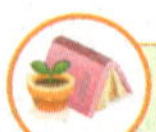

人群宜忌

一般人均可食用。

尤其适合便溏、皮肤干燥者。

脾胃蕴热者不宜食用，瘙痒性皮肤病、内热、荨麻疹、癣病患者应忌食。

◆聪明选购

挑选时应按一按鱼身，新鲜的鲢鱼按起来感觉硬硬的，很有弹性，按压后鱼身不会留下压痕。

◆聪明保鲜

清理干净后放入冰箱冷冻保存。

◆聪明料理

将鲢鱼去鳞剖腹洗净后，放入盆中倒一些黄酒，就能除去鱼的腥味，并能使鱼滋味鲜美。鲜鱼剖开洗净，在牛奶中泡一会儿既可除腥，又能增加鲜味。

自制养生菜肴

清炖鲢鱼头

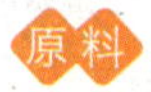
原料

鲢鱼头300克，熟火腿肉、豌豆苗各25克，葱段、姜片、盐、料酒、鲜汤、色拉油各适量。

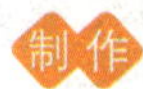
制作

1. 鲢鱼头去鳃洗净，劈为两块，放入开水锅中焯烫，捞出沥干；火腿切片，豌豆苗洗净。
2. 炒锅注油烧热，下鱼头煎至两面金黄，加入料酒、葱段、姜片和适量鲜汤用旺火烧开，转小火烧至酥熟、汤汁乳白，捞入汤碗中，撒上豌豆苗。
3. 原锅汤汁烧开，去葱、姜，加盐、火腿片调匀，淋入鱼头碗内即成。

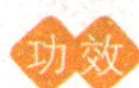
功效

鱼肉鲜嫩，汤鲜味美，可以滋润肌肤，美容。

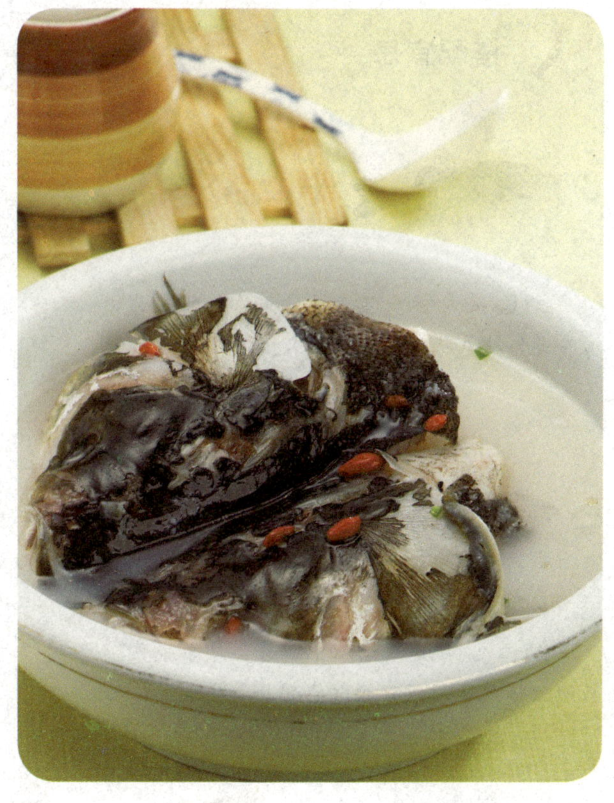

养生食疗方

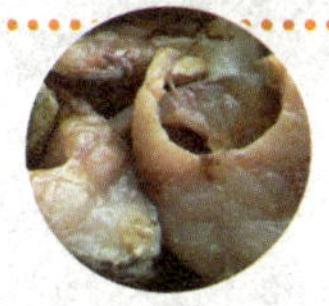

◆清蒸鲢鱼补脾温中

鲢鱼1尾，生姜5克，盐适量。鲢鱼清理干净，生姜切末，加食盐少许，蒸熟食。

鲈鱼

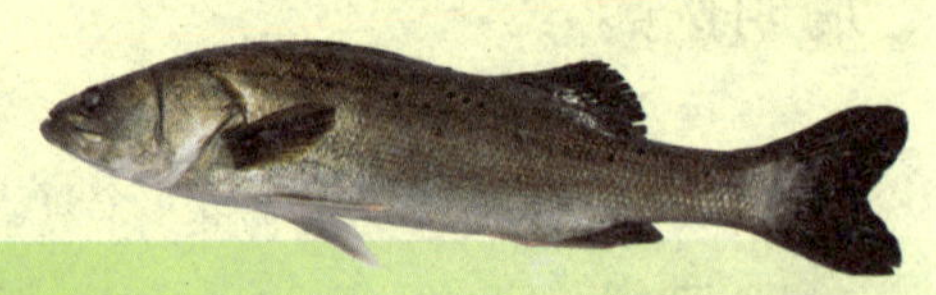

性味归经 | **性平，味甘，归肝、脾、肾经**

养生关键点

鲈鱼中富含蛋白质、维生素A、B族维生素、钙、镁、锌、硒等营养元素，具有补肝肾、益脾胃、化痰止咳之效，对肝肾不足的人有很好的补益作用。

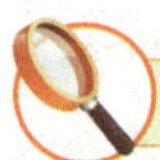

搭配宜忌

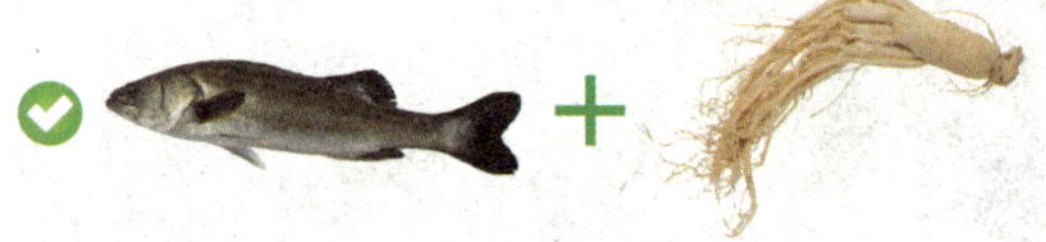

鲈鱼＋人参＝二者同食可增强记忆力，消除身体缺氧状态，增强基本代谢功能。

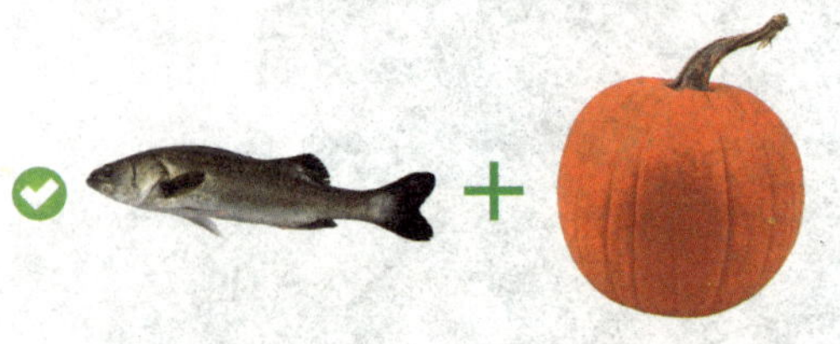

鲈鱼＋南瓜＝南瓜中富含类胡萝卜素，与鲈鱼搭配食用，可预防感冒。

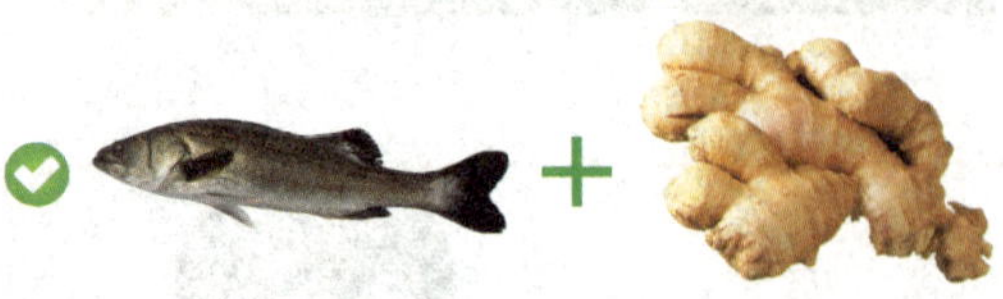

鲈鱼＋姜＝鲈鱼与姜同食，具有润肺止咳的功效。

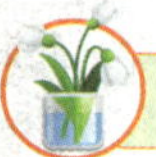

营养面面观

每100克所含营养成分

成分	含量
热量	439千焦
蛋白质	18.6克
碳水化合物	0克
脂肪	3.4克

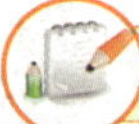

趣味小知识

鲈鱼，又称花鲈、寨花、鲈板、四肋鱼等，俗称鲈鲛，与长江鲥鱼、太湖银鱼等并称为“四大名鱼”之一。鲈鱼分布于太平洋西部、中国沿海及通海的淡水中，黄海、渤海较多。

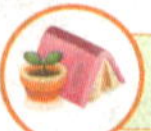

人群宜忌

一般人均可食用。

尤其适宜贫血头晕、妇女妊娠水肿、胎动不安之人食用。

患有皮肤疮肿者忌食。

◆聪明选购

新鲜鲈鱼鱼身偏青，鱼鳞有光泽，翻开鳃呈鲜红色，表皮及鱼鳞无脱落。鱼重以750克大小为宜。

◆聪明保鲜

鲈鱼一般使用低温保鲜法：去内脏清洗干净后，吸干表皮水分，用保鲜膜包好，放入冰箱冷冻保存。

◆聪明料理

鲈鱼中含有铁，食用时加些含有维生素C的醋或柠檬水，可提高机体对铁的吸收率。鲈鱼肉质白嫩、清香，没有腥味，最宜清蒸、红烧或炖汤。

自制养生菜肴

蛋黄炒鲈鱼

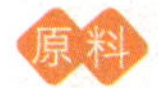

原料

鲈鱼肉400克，咸蛋黄2个，鲜鸡蛋1个，姜末、香菜末各25克，胡椒粉、盐、淀粉、料酒、花生油各适量。

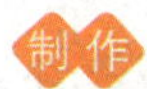

制作

1. 鲈鱼肉去皮切片，加盐、料酒、蛋液稍腌，拍匀淀粉；咸蛋黄剁成茸。
2. 炒锅注油烧至六成热，下入鱼片滑散，捞出沥油。
3. 炒锅留底油烧热，下入姜末、香菜末、鱼片翻炒，撒入盐、胡椒粉调味，加入蛋黄茸炒匀，出锅即成。

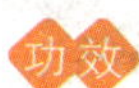

功效

功效：蛋香和鲈鱼肉交杂，味道鲜美，可以补肝肾、益脾胃。

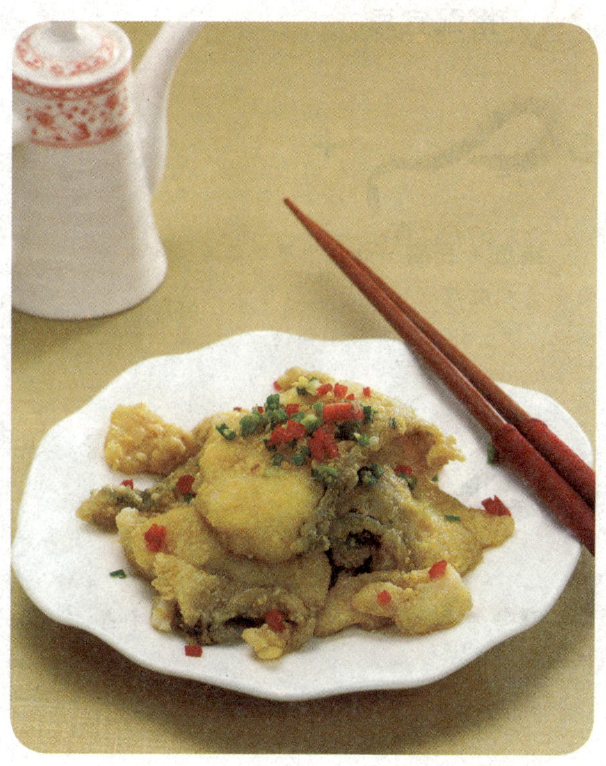

养生食疗方

◆黄芪鲈鱼养肝护肝

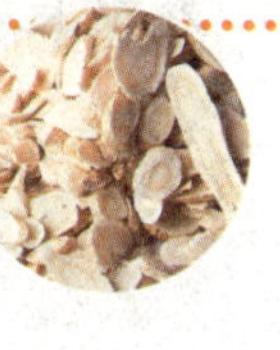

黄芪20克，鲈鱼1条，盐适量。黄芪洗净，稍浸泡，鲈鱼宰杀洗净，去鳞、鳃和肠脏，然后把黄芪和鲈鱼一起放进锅内，加适量清水炖，快熟时加入适量盐，起锅即可。

鳝鱼

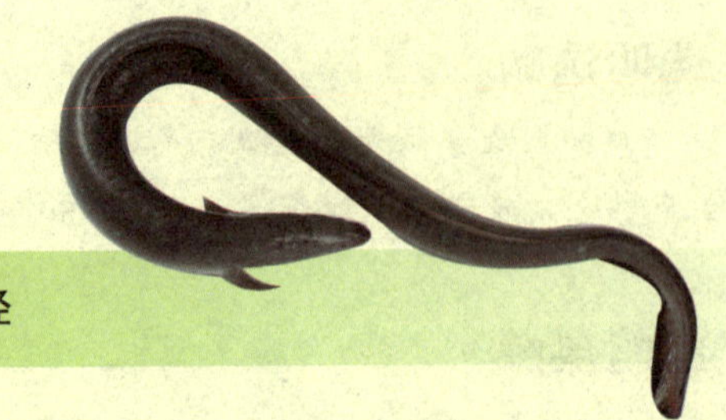

性味归经 | 性温，味甘，归肝、脾、肾经

养生关键点

鳝鱼中含调节血糖的鳝鱼素，所含脂肪也少，是糖尿病患者的理想食品。鳝鱼富含DHA、卵磷脂、维生素A，能增进视力、补充大脑营养、促进皮肤的新陈代谢。

搭配宜忌

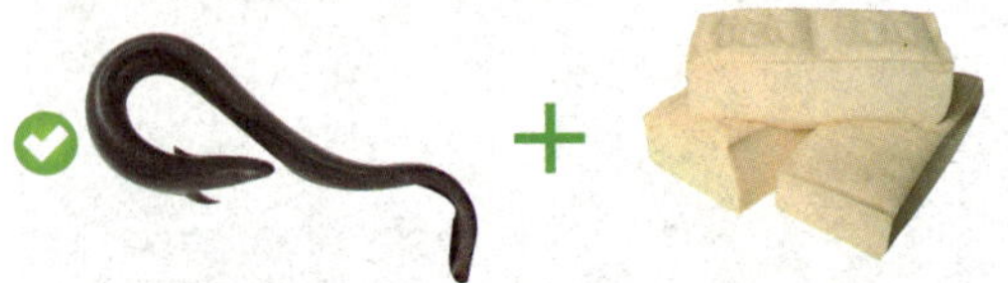

鳝鱼＋豆腐＝豆腐中甲硫氨酸、赖氨酸的含量相对较少，苯丙氨酸含量较高，二者搭配，取长补短，有助于补钙。

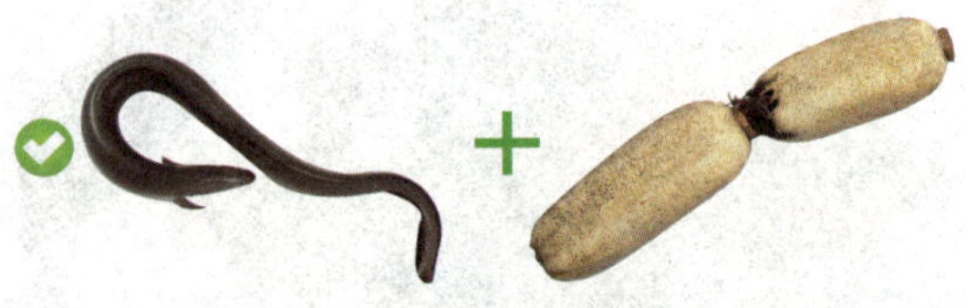

鳝鱼＋莲藕＝二者搭配食用具有滋养身体的显著功效。

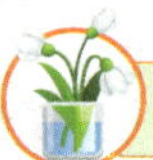

营养面面观

每100克所含营养成分

成分	含量
热量	372千焦
蛋白质	18克
碳水化合物	1.2克
脂肪	1.4克

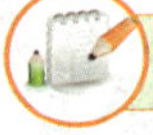

趣味小知识

相传，古代有些大力士之所以力大无穷，就是由于常吃鳝鱼的缘故。古医书《本经逢原》上，还有“大力丸”的配方，其中一味主药就是鳝鱼。鳝鱼味鲜，小暑前后1个月的鳝鱼最为滋补味美，故有“小暑黄鳝赛人参”之说。

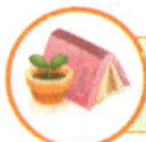

人群宜忌

一般人均可食用。

特别适宜身体虚弱、气血不足、糖尿病、高脂血症、冠心病等患者食用。

虚热或热证初愈，痢疾、腹胀属实者不宜食用。

◆聪明选购

要挑选大而肥、体色为灰黄色的活鳝。不要购买灰褐色的鳝鱼和死鳝。

◆聪明保鲜

鳝鱼要现杀现烹，不要吃死鳝鱼。如果需要存放一两天时，可以买几条泥鳅跟鳝鱼一起放在盆里，这样可以保持鳝鱼鲜活的品质。

◆聪明料理

将鳝鱼背朝下铺在砧板上，用刀背从头至尾拍打一遍，这样可使烹调时受热均匀，更易入味；鳝鱼肉紧，拍打时可用力大些。鳝鱼一定要烧熟煮透后才能食用，以免寄生虫或病菌残留引起食物中毒。

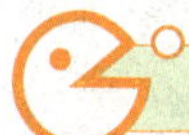

自制养生菜肴

豉味鳝鱼

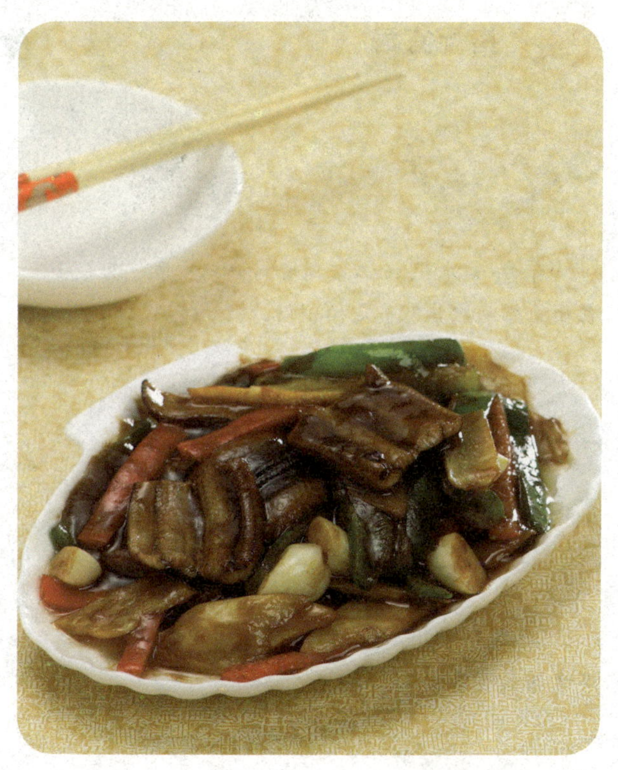

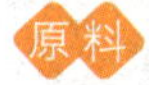

净黄鳝500克，豆豉50克，青辣椒、红辣椒各25克，姜片、蒜末、盐、白糖、淀粉、酱油、料酒、香油、花生油、鲜汤各适量。

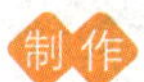

1. 黄鳝背部剞深花刀，切段，加盐、料酒略腌；豆豉剁末，青辣椒、红辣椒去子切丝。

2. 炒锅注油烧至七成热，放入鳝鱼段炸透，捞出沥油。

3. 炒锅留油烧热，下豆豉、蒜末爆香，放入鳝鱼段、姜片，添入鲜汤，烹入酱油、料酒，转小火烧熟，加辣椒条、白糖、盐拌匀，勾芡，淋入香油即成。

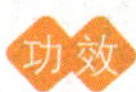

鳝鱼富含营养，味道鲜嫩可口。

养生食疗方

◆当归鳝鱼用于久病体虚

鳝鱼500克，当归、党参各15克，盐、葱末、姜末各适量。将鳝鱼去头、尾，剔出骨刺，洗净，切成细丝。当归、党参用纱布包好，入砂锅加适量水，同鱼丝共炖1小时，然后捞出药包，放入盐、葱、姜末，分顿佐餐，喝汤吃鱼。

带鱼

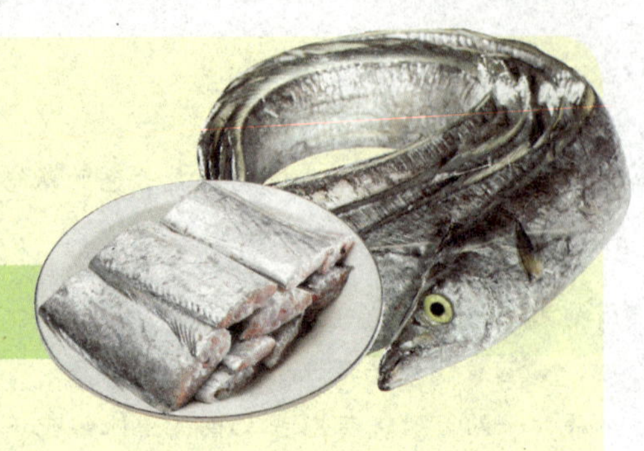

性味归经 | **性温，味甘，归脾、胃经**

养生关键点

带鱼含有丰富的镁元素和脂肪，对心血管系统有很好的保护作用。中医认为带鱼能暖胃补虚、补益五脏，还有润泽肌肤、美容的功效。

搭配宜忌

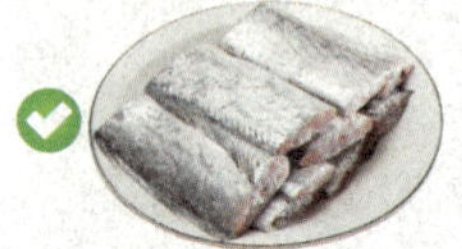

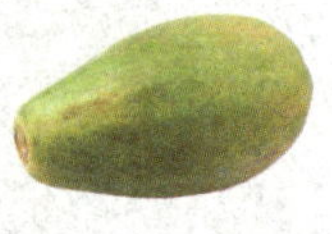

带鱼 + 木瓜 = 二者同食对产后少乳、外伤出血等病症具有一定的辅助疗效。

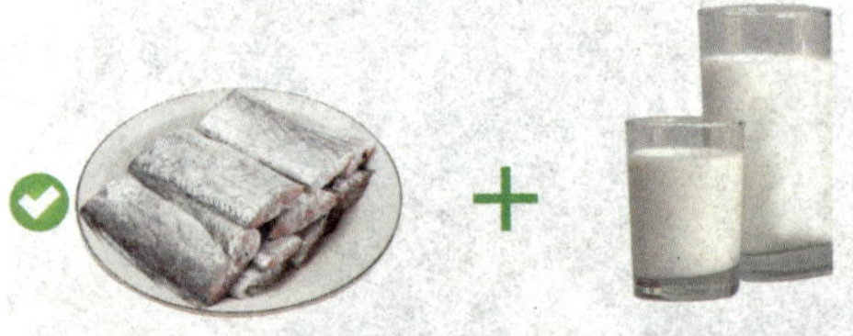

带鱼 + 牛奶 = 牛奶能补虚弱、止渴养血，二者同食有益健康。

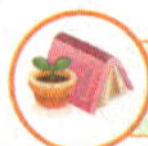

人群宜忌

一般人均可食用。

尤其适合急慢性肠炎患者、孕产妇等食用。

湿疹、痛风及过敏体质的人不宜食用。

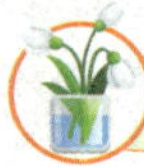

营养面面观

每100克所含营养成分

成分	含量
热量	531 千焦
蛋白质	17.7 克
碳水化合物	3.1 克
脂肪	4.9 克

趣味小知识

带鱼又叫刀鱼、牙带鱼，鱼纲鲈形目带鱼科动物，身体侧扁如带，呈银灰色，背鳍及胸鳍浅灰色，带有很细小的斑点，尾巴为黑色，头尖口大，到尾部逐渐变细。

带鱼体肥肉嫩、味道鲜美，只有中间一条大骨，无其他细刺，食用方便，是人们喜欢食用的一种海洋鱼类。

◆聪明选购

质量好的带鱼体表富有光泽，全身鳞全，鳞不易脱落，翅全，无破肚和断头现象，眼球饱满、角膜透明，肌肉厚实、富有弹性。

◆聪明保鲜

将带鱼洗净切成段，装在袋子里放进冰箱冷冻室储存即可。

◆聪明料理

为了消除带鱼的腥味，可采用油煎的方式来烹调。带鱼的鱼鳞中营养丰富，所以食用时不要去掉鱼鳞。

自制养生菜肴

木瓜炖带鱼

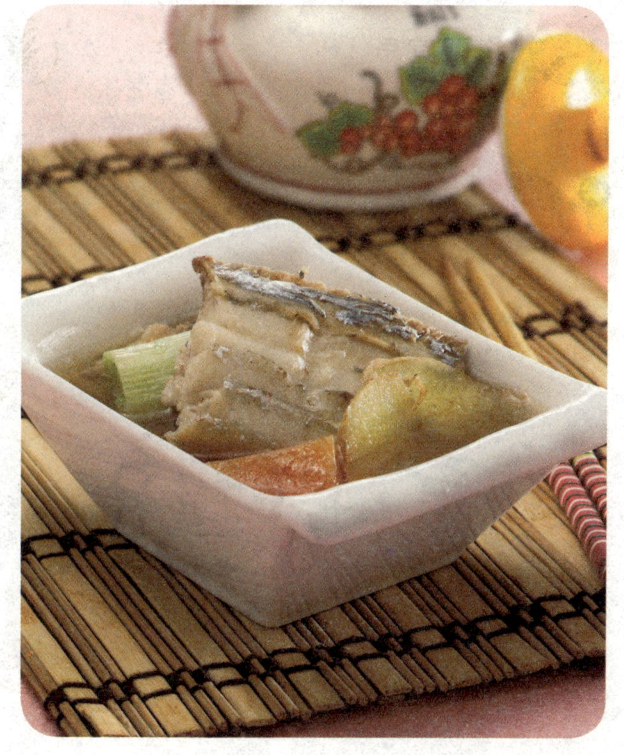

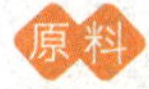

带鱼250克，木瓜150克，姜粒、葱花、酱油、醋各适量。

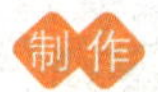

1. 木瓜洗净取肉切片，带鱼洗净切成块。
2. 锅中添入水，放入带鱼、木瓜煮至鱼熟，加入酱油、醋、姜粒、葱花调味即成。

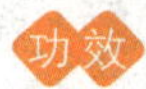

香滑营养，味道别具一格，对产后乳少有辅助治疗功效。

养生食疗方

◆清蒸带鱼营养丰富，调养身体

带鱼段380克，料酒、蒸鱼豉油各1勺，葱丝、葱花、姜丝、红椒丝、盐各适量。将带鱼段洗净，摆入盘中，加盐、葱丝、姜丝、料酒腌制10分钟；加蒸鱼豉油，浇上1勺熟油，放入开水锅中隔水蒸7分钟，关火后再闷3分钟，取出，拣去葱丝、姜丝，撒上葱花与红椒丝点缀即可。

鲅鱼

性味归经 | 性平，味甘、咸，归肺经

养生关键点

鲅鱼肉含丰富的蛋白质、矿物质等营养素，有补气、止咳作用，对体弱咳喘有一定辅助疗效。鲅鱼还具有提神和防衰老等食疗功效，常食对贫血、早衰、营养不良、产后虚弱和神经衰弱等病症有一定辅助疗效。

搭配宜忌

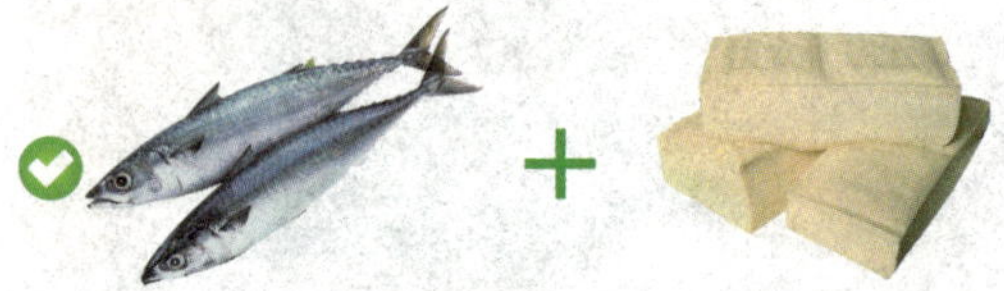

鲅鱼＋豆腐＝鲅鱼搭配豆腐食用，具有促进蛋白质吸收的功效。

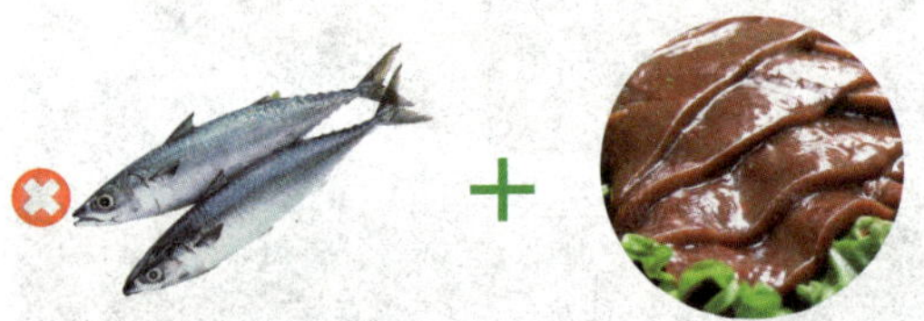

鲅鱼＋牛肝＝两者搭配食用，容易发生消化不良的现象。

聪明选购

新鲜的鲅鱼应该为鳞片完整且无脱落，鳍条完成无缺；鳃丝鲜红完整，没有异物。

聪明保鲜

处理后的鲅鱼应保存在冰箱里，但最多能保存2天。

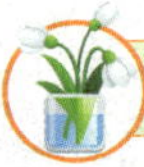

营养面面观

每100克所含营养成分

成分	含量
热量	506千焦
蛋白质	21.2克
碳水化合物	2.1克
脂肪	3.1克

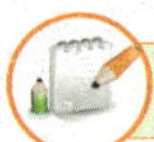

趣味小知识

鲅鱼体长而侧扁，体色银亮，背具暗色条纹或黑蓝斑点，口大，吻尖突，牙齿锋利，其肉质细腻、味道鲜美、营养丰富。

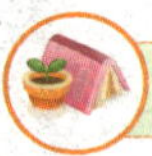

人群宜忌

一般人都可食用。

尤适宜体弱咳喘、贫血、早衰、营养不良、产后虚弱和神经衰弱等人群食用。

聪明料理

鲅鱼富含脂肪，鲜肥可口，适于家常食用，洗净后即可烹制，最宜红烧。鲅鱼还适合烹制红焖、清炖等菜肴。其肉还可制馅。

青鱼

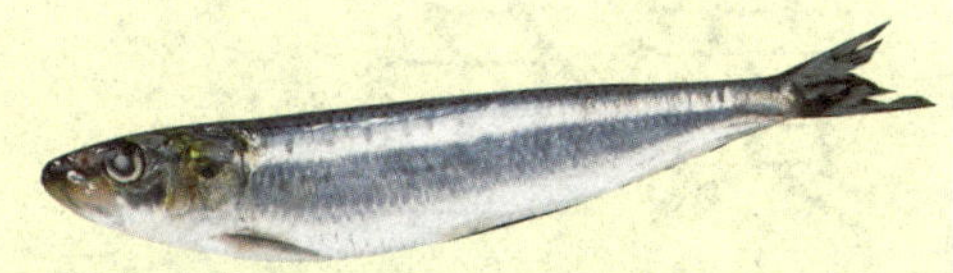

性味归经 性平，味甘，入脾、胃、肝经

养生关键点

青鱼中除含有丰富蛋白质、脂肪外，还含丰富的硒、碘等微量元素，故有抗衰老、抗癌作用。

搭配宜忌

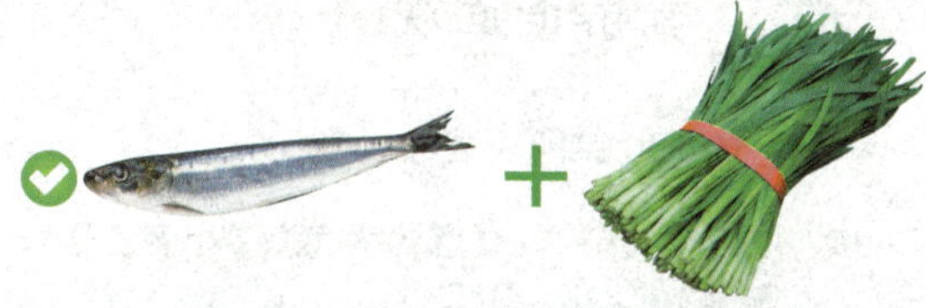

青鱼＋韭菜＝青鱼搭配温阳健脾的韭菜，可以治疗脚气和下肢软弱无力，还能补气，解除烦闷。

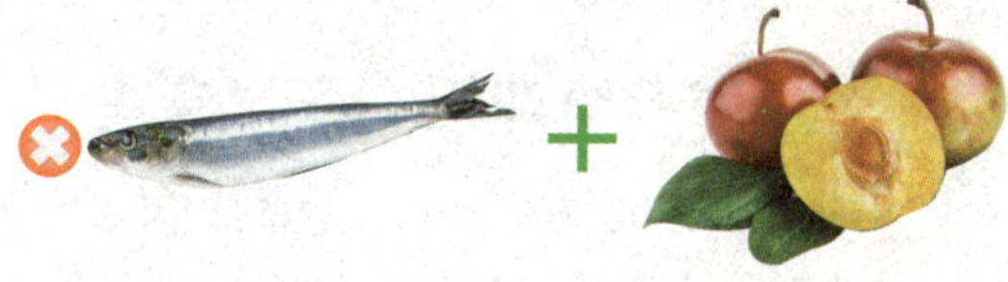

青鱼＋李子＝二者搭配会引起脾胃虚弱，消化不良。

聪明选购

选购青鱼的时候应选择鳃盖紧闭，不易打开，鳃片鲜红，鳃丝清晰者，这表明鱼新鲜。新鲜的青鱼，鱼眼球饱满突出，角膜透明，眼白发亮。

聪明保鲜

在活鱼嘴里滴些白酒，放在阴凉黑暗的地方，盖上透气的东西，即使在夏天，青鱼也能存放 3 ~ 5 天。用打湿的纸贴在鱼的眼睛上，可以使青鱼存活 3 个小时。

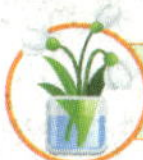

营养面面观

每 100 克所含营养成分

成分	含量
热量	494 千焦
蛋白质	20.1 克
碳水化合物	0 克
脂肪	4.2 克

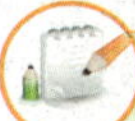

趣味小知识

青鱼主要分布于我国长江以南的平原地区，长江以北较稀少。它是长江中、下游和沿江湖泊里的重要渔业资源和各湖泊、池塘中的主要养殖对象，为我国淡水养殖的“四大家鱼”之一。

人群宜忌

适宜各类水肿、肝炎、肾炎、脾胃虚弱、气血不足、营养不良、高脂血症、高胆固醇血症、动脉粥样硬化者食用。

脾胃蕴热者不宜食用，瘙痒性皮肤病、内热、荨麻疹、癣病者应忌食。

聪明料理

收拾青鱼时，要将腹部的黑膜用刀刮一刮，再冲洗干净，可有效去除腥味。

黄鱼

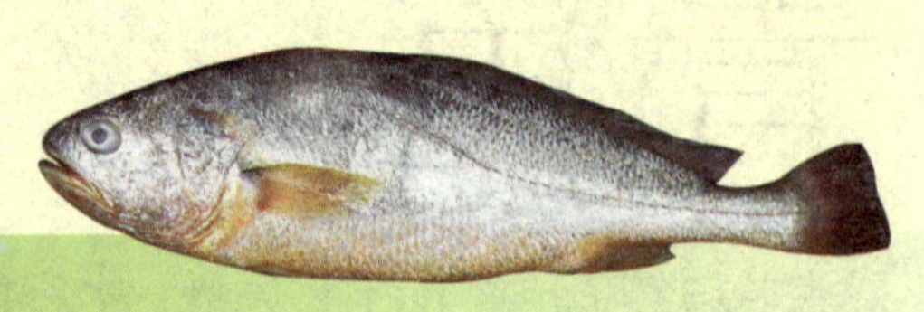

性味归经｜性平，味甘，归胃、肾经

养生关键点

黄鱼有健脾升胃、安神止痢、益气填精的功效。黄鱼中含有丰富的蛋白质、微量元素和维生素，对人体有很好的补益作用。黄鱼中含有丰富的微量元素硒，能清除人体代谢产生的自由基，延缓衰老，并对各种癌症有防治功效。

搭配宜忌

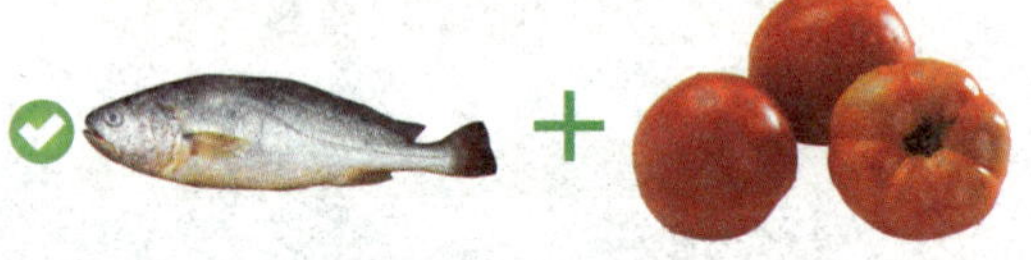

黄鱼 + 番茄 = 二者同食可提供丰富的蛋白质、钙、磷、铁及多种维生素，非常适合幼儿骨骼发育。

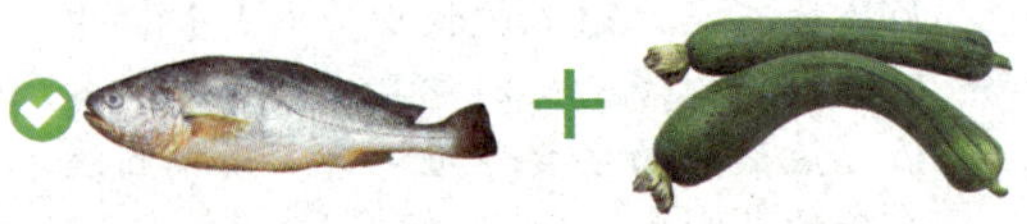

黄鱼 + 丝瓜 = 丝瓜含有护肤祛斑的维生素C，与黄鱼搭配食用，可为人体提供更加全面的营养，并能延缓衰老。

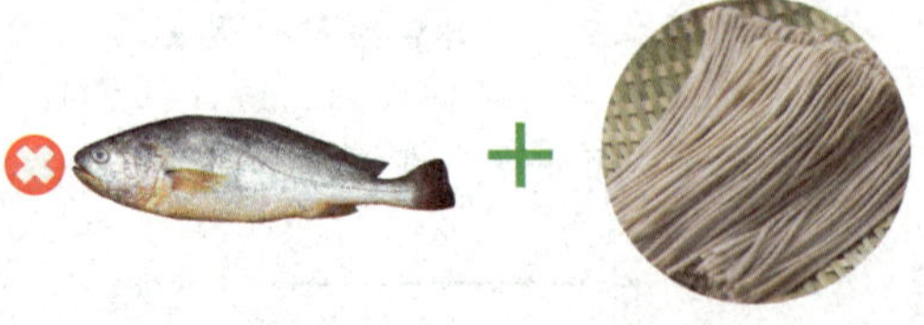

黄鱼 + 荞麦面 = 荞麦面性味甘寒，黄鱼脂肪含量较高，二者都是不易消化之物，同食会引起消化不良。

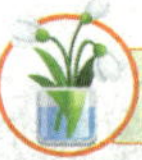

营养面面观

每 100 克所含营养成分

成分	含量（大黄鱼 / 小黄鱼）
热量	406/414 千焦
蛋白质	17.7/17.9 克
碳水化合物	0.8/0.1 克
脂肪	2.5/3 克

趣味小知识

黄鱼，属硬骨鱼纲，鲈形目，石首鱼科，黄鱼属，又名大王鱼、大鲜、大黄花鱼、红瓜、金龙、黄金龙、桂花黄鱼、大仲、红口、石首鱼、石头鱼、黄瓜鱼。为传统“四大海产”（大黄鱼、小黄鱼、带鱼、乌贼）之一。是我国近海的主要经济鱼类。

人群宜忌

一般人均可食用。

尤其适合头晕、失眠、贫血以及久病胃虚食减者食用。

急慢性皮肤病患者忌食。

◆聪明选购

新鲜黄鱼体表呈金黄色、有光泽、鳞片完整、不易脱落，鱼眼球饱满、角膜透明，肌肉弹性强。

◆聪明保鲜

活的黄鱼出水即死，所以只能将其冷冻保存。

◆聪明料理

黄鱼不能用热水解冻，那样会烫熟鱼皮，应放在冷水中浸泡，慢慢解冻。

自制养生菜肴

丝瓜炒小黄鱼

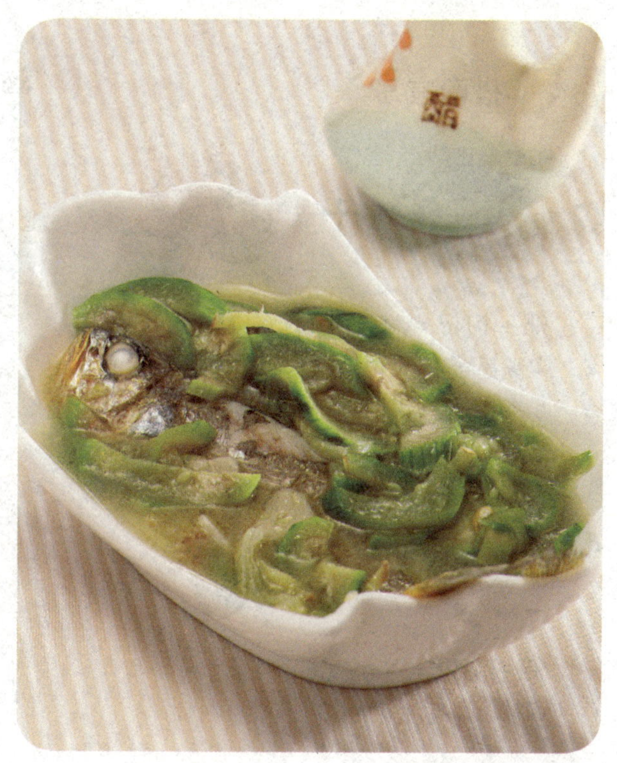

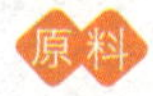

小黄鱼300克，丝瓜100克，葱花、姜片、红辣椒、盐、白糖、味精、胡椒粉、淀粉、鸡蛋清、料酒、花生油各适量。

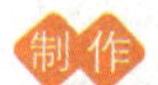

1. 小黄鱼去鳞、内脏切片，加盐、味精、料酒、蛋清、淀粉上浆；丝瓜、红椒均洗净切片。
2. 炒锅注油烧至四成热，下入葱花、姜片爆香，放入鱼片、丝瓜、红椒滑熟，烹入料酒，撒入盐、味精、白糖、胡椒粉调味，勾芡即可。

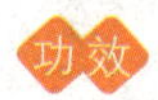

营养丰富，口感不腻，可以祛斑美容。

养生食疗方

◆清蒸黄鱼养胃润肠

黄鱼1条，葱50克，盐、酱油、料酒、姜丝各适量。黄鱼清理后切成段，放盐，拌匀，腌10分钟。将葱白放入盘中铺底，再放入黄鱼，加盐和酱油、料酒、姜丝，锅里的水烧开后，把鱼放进锅里，大火蒸10分钟即可。

虾

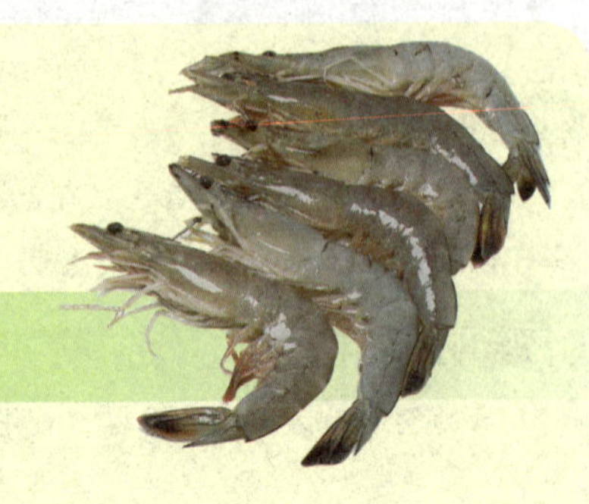

性味归经 | 性微温，味甘，归肝、肾经

养生关键点

虾肉有补肾壮阳、通乳抗毒、养血固精、化瘀解毒、通络止痛、开胃化痰等功效。虾中含有丰富的镁，对心脏活动具有重要的调节作用，能很好地保护心血管系统。虾的通乳作用较强，并且富含磷、钙，对小儿、孕妇尤有补益功效。

搭配宜忌

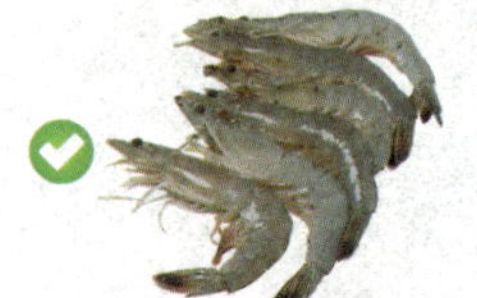 + 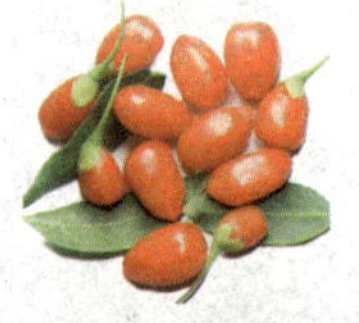

虾 + 枸杞 = 枸杞被称为“明眼子”，二者搭配具有滋阴补肾之功效，适宜于体弱乏力、肾虚目眩、视物模糊等人群食用。

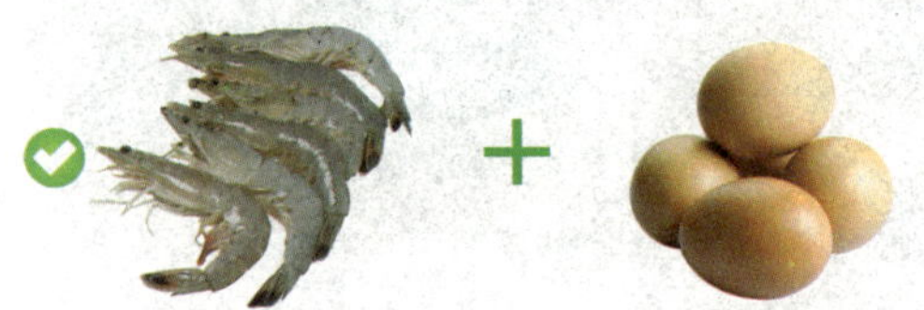

虾 + 鸡蛋 = 虾含钙多，鸡蛋也是钙元素的“富矿”，二者相加，补钙功效加倍。

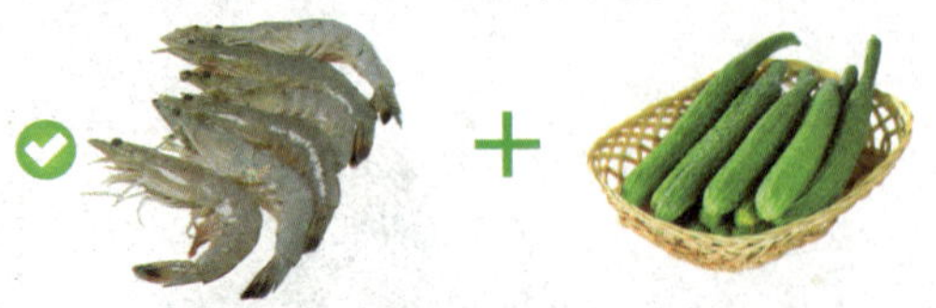

虾 + 黄瓜 = 虾可温补肾阳，配以黄瓜，具有清热、利尿、补肾的功效，可辅助治疗消渴、烦热、咽喉肿痛、目赤、腰膝酸疼等病症。

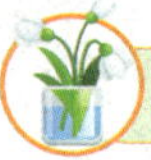

营养面面观

每 100 克所含营养成分

成分	含量（河虾 / 海虾）
热量	364/331 千焦
蛋白质	16.4/16.8 克
碳水化合物	0/1.5 克
脂肪	2.4/0.6 克

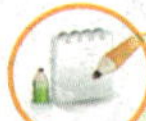

趣味小知识

虾按出产来源不同，分为海水虾和淡水虾两种。海虾又叫红虾，包括龙虾、对虾等，其中以对虾的味道最美，为食中上味、海产名品。

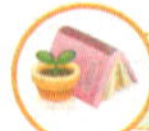

人群宜忌

尤其适宜中老年人、孕妇、心血管疾病患者食用。

体有宿疾、正值上火之时不宜食虾，患有皮肤疥癣者忌食。

◆聪明选购

新鲜的虾体形完整，呈青绿色，外壳硬实、发亮，头体紧紧相连，肉质细嫩，有弹性、有光泽。

◆聪明保鲜

将虾的沙肠挑出，剥除虾壳，然后洒上少许酒，控干水分，再放进冰箱冷藏。

◆聪明料理

烹调虾之前，先用泡桂皮的沸水把虾冲烫一下，味道会更鲜美。海虾属于寒凉性食物，食用时最好与姜、醋等作料共同食用，既能杀菌，又可以防止身体不适。

自制养生菜肴

虾仁黄瓜炒蛋

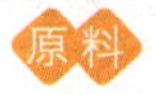

原料

鸡蛋4个，虾仁150克，黄瓜100克，韭菜50克，盐、胡椒粉、料酒、姜汁、色拉油各适量。

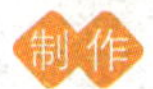

制作

1. 虾仁加盐、料酒、姜汁拌匀，韭菜择洗净切成段；黄瓜去皮切片，加盐略腌，洗净沥干；鸡蛋液加盐、胡椒粉搅匀。
2. 炒锅注油烧热，倒入蛋液、韭菜段、黄瓜片、虾仁炒熟即可。

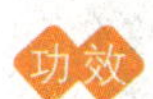

功效

蛋白质含量高，口感不腻清爽，可清热、利尿、补肾。

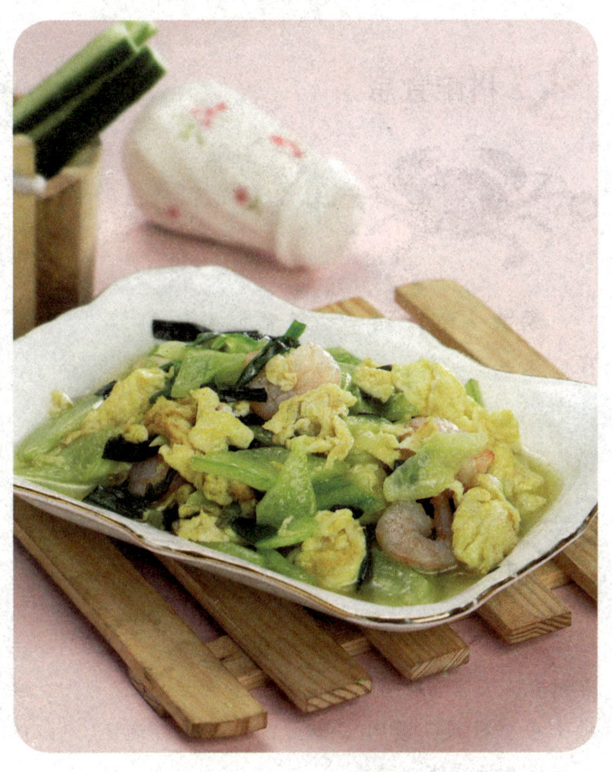

养生食疗方

◆丝瓜炒虾仁清热泻火，凉血解毒

丝瓜1根，鲜虾、鸡蛋、葱段、姜片、盐、小苏打、料酒各适量。将鸡蛋搅匀；虾去壳、虾线，用小苏打抓匀腌渍后洗净，加入盐、料酒、蛋液拌匀；将丝瓜去皮，切滚刀块；炒锅注油烧热，爆香葱、姜，下虾仁炒至变色后迅速起锅；用余油将丝瓜炒至变色，加盐、虾仁炒匀即成。

螃蟹

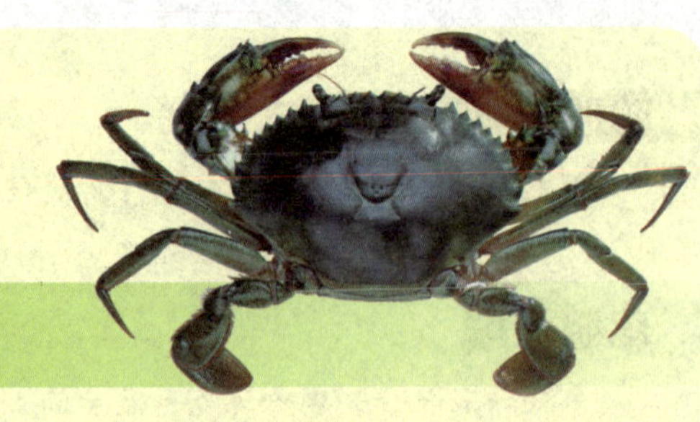

性味归经 | 性寒，味咸，归肝、胃经

养生关键点

螃蟹有清热解毒、补骨添髓、养筋活血、通经络、利肢节、滋肝阴、充胃液的功效。蟹肉中含有丰富的蛋白质及微量元素，对身体有很好的滋补作用。螃蟹还有抗结核的作用，吃蟹对结核病的康复大有补益。

搭配宜忌

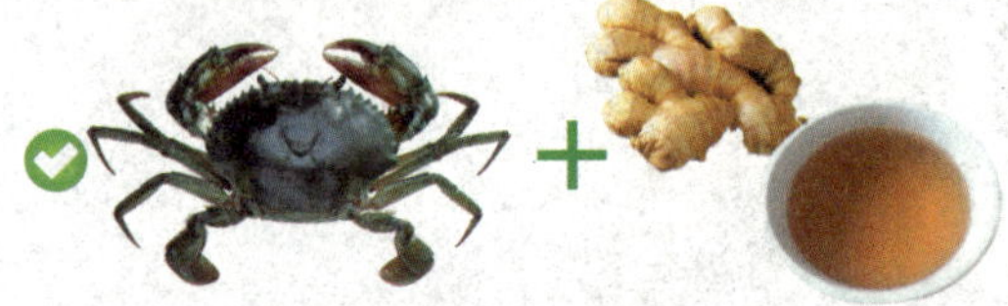

螃蟹 + 姜、醋 = 吃蟹配食姜、醋，也可以放入一些糖，以消毒杀菌、去除螃蟹的腥气。

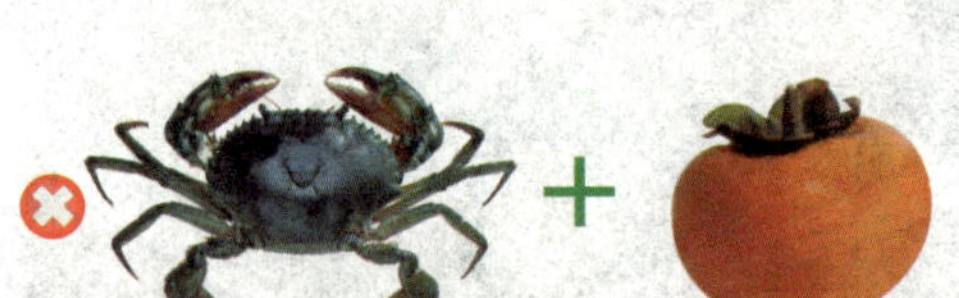

螃蟹 + 柿子 = 柿子与螃蟹皆为寒性，二者同食，寒凉伤脾胃，身体虚寒者尤应忌之。柿子中含鞣酸，蟹肉富含蛋白，二者相遇不易消化且妨碍消化功能。

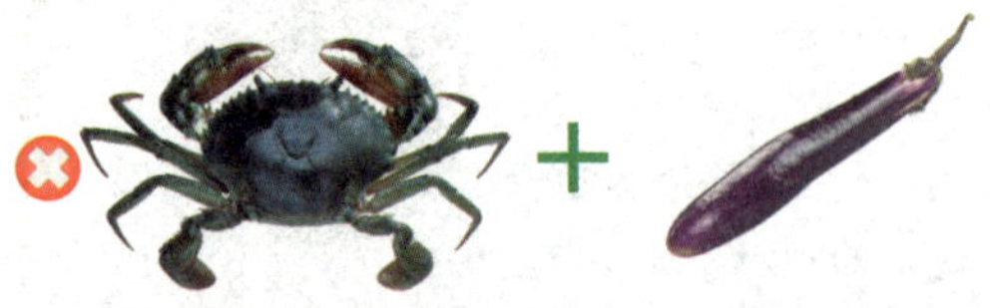

螃蟹 + 茄子 = 茄子性寒，《本草纲目》曰："茄性寒利，多食必腹痛下利。"蟹肉性寒凉，与茄同食会伤脾胃。

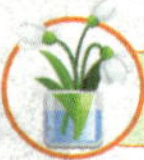

营养面面观

每 100 克所含营养成分

成分	含量
热量	397 千焦
蛋白质	13.8 克
碳水化合物	4.7 克
脂肪	2.3 克

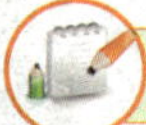

趣味小知识

螃蟹会用大部分时间寻找食物，它们并不挑食，只要螯能够弄到的食物都可以吃。小鱼虾是它们的最爱，有些螃蟹也吃海藻，甚至于连动物尸体或植物都吃。

人群宜忌

适宜生长发育的儿童及青少年食用。

孕妇、胃痛、腹泻及高脂血症患者不宜多食。

聪明选购

优质螃蟹背甲壳呈青灰色、有光泽，腹白色，金爪丛生黄毛，脐部圆润向外凸，肢体连接牢固。

聪明保鲜

鲜螃蟹可焯烫后沥干水分，凉后分装，放入保鲜袋，入冷冻室保存。

聪明料理

买回螃蟹后不用水冲洗，放入干净的坛中，加糙米、鸡蛋、黑芝麻将蟹盖淹没，然后用棉布蒙住坛口，使空气能流通，但又不能直射阳光，养3天左右取出，蟹肚壮实丰满，重量明显增加，吃起来肥鲜香美。

自制养生菜肴

姜汁活蟹

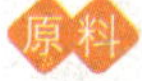

原料

活蟹2只，姜末50克，香醋、香油各适量。

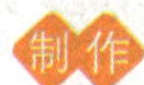

制作

1. 活蟹洗净入蒸锅蒸熟后取出，撬开蟹盖，拍碎蟹螯，原样盛盘中。
2. 碗内加入姜末、香醋、香油调成汁，同蟹上桌蘸食即成。

功效：蟹脂香美，姜醋味浓，可以滋补身体。

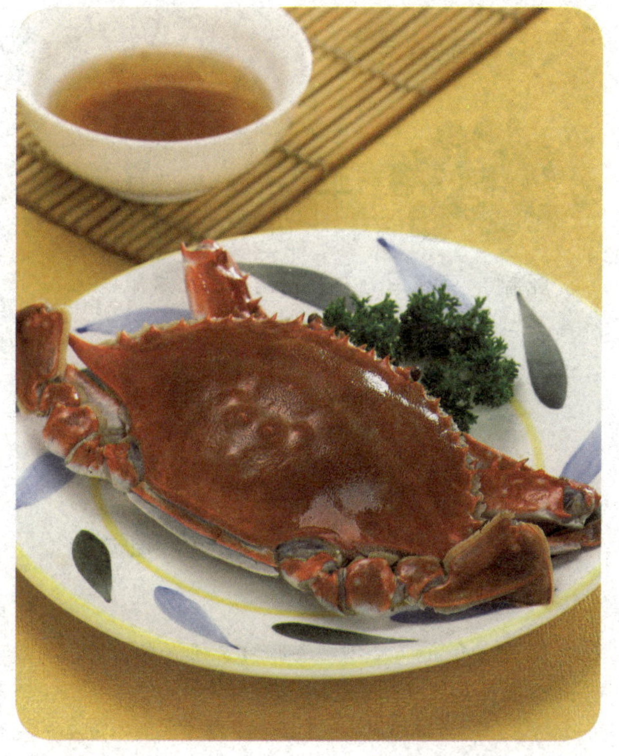

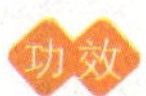

功效

蟹脂香美，姜醋味浓，可以滋补身体。

养生食疗方

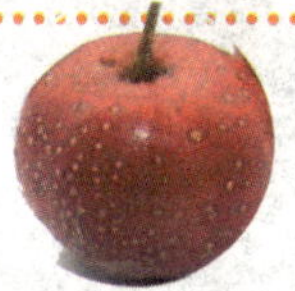

◆**螃蟹山楂用于产后血瘀**

螃蟹、山楂各30克，烘干研成细末，每次20克，白酒送服。

蛤蜊

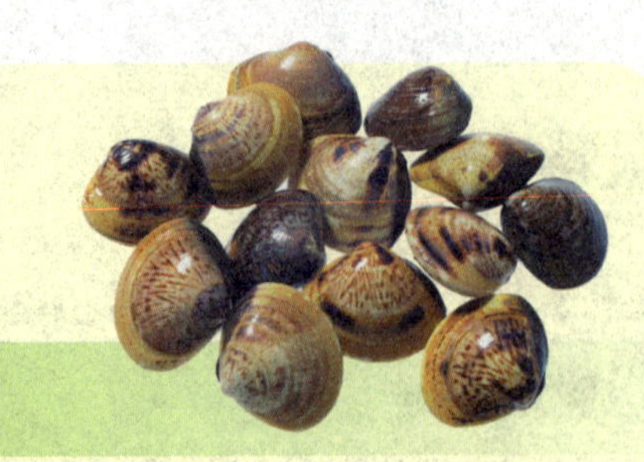

性味归经 | 性寒，味咸，归胃经

养生关键点

蛤蜊肉有滋阴明目、软坚、化痰的功效。蛤蜊中含有蛋白质、脂肪、碳水化合物、铁、钙、磷、碘、维生素等多种成分，具有高蛋白、高钙的营养特点。

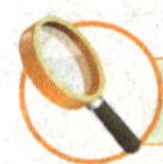

搭配宜忌

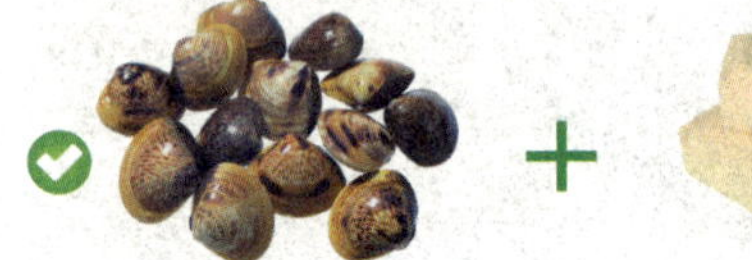

蛤蜊＋豆腐＝蛤蜊滋阴润燥，豆腐清热解毒，二者搭配食用可以辅助治疗气血不足之证，还可改善皮肤粗糙现象。

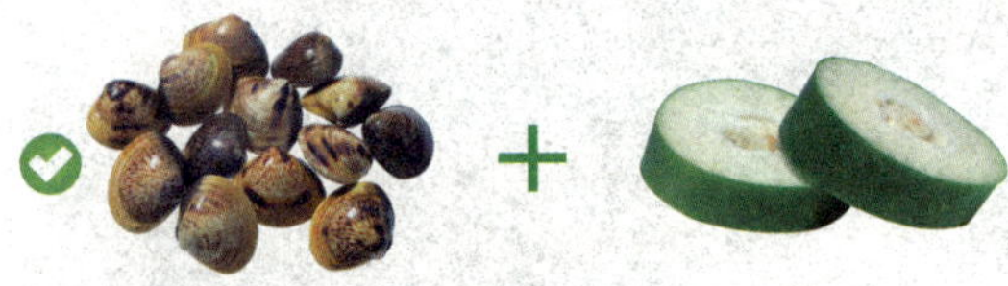

蛤蜊＋冬瓜＝蛤蜊与冬瓜同食可消水肿，并且味道鲜美。

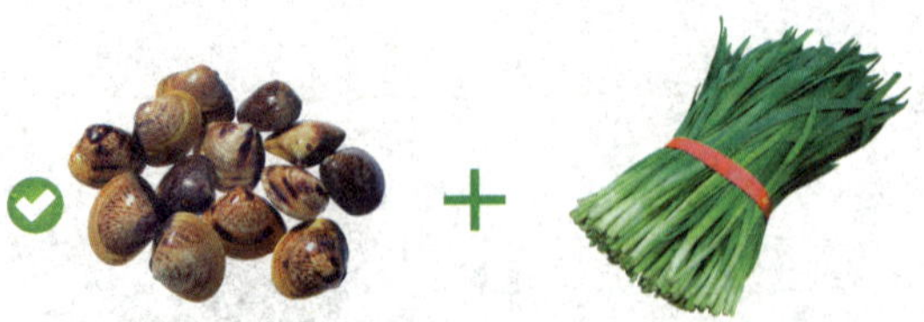

蛤蜊＋韭菜＝蛤蜊搭配韭菜食用，对肺结核、潮热、阴虚盗汗有辅助食疗作用。

营养面面观

每 100 克所含营养成分

成分	含量
热量	259 千焦
蛋白质	10.1 克
碳水化合物	2.8 克
脂肪	1.1 克

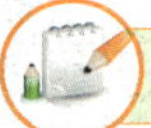

趣味小知识

蛤蜊的中文名叫杂色蛤仔，生活于浅海泥沙滩中，我国沿海均有分布。蛤蜊栖息在潮间带中、下区以下的泥沙滩海底，以干潮线以下产量最多。蛤蜊不仅味道鲜美，而且它的营养也比较全面，实属物美价廉的海产品。

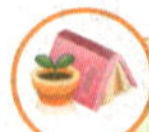

人群宜忌

一般人均可食用。

脾胃虚寒者不宜多吃。

◆聪明选购

新鲜蛤蜊带有硬壳，肉足常露出壳外活动，偶尔会喷出水柱。

◆聪明保鲜

新鲜的蛤蜊应即买即食，不应长久存放。干蛤蜊肉应置于阴凉、干燥、通风处，注意避免发霉。

◆聪明料理

蛤蜊本身极富鲜味，烹制时千万不要再加味精，也不宜多放盐，以免鲜味受损。

自制养生菜肴

蛤蜊炒冬瓜

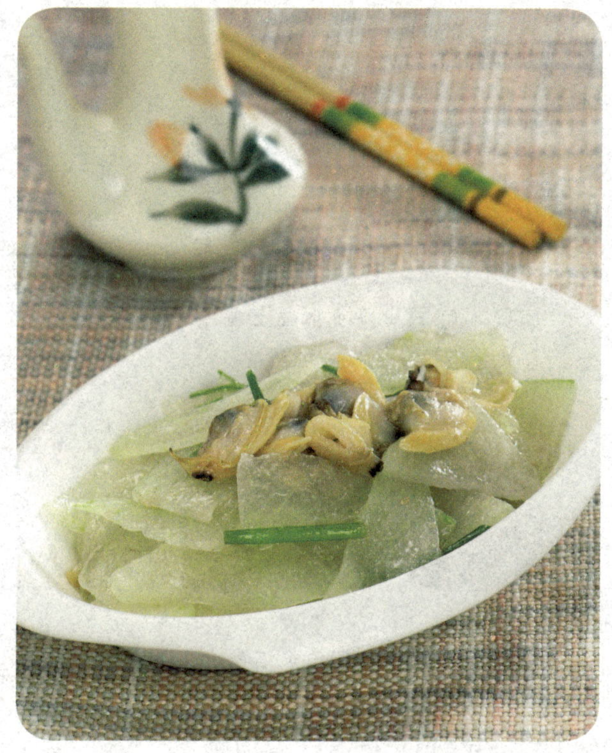

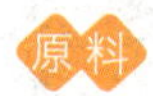

冬瓜500克，蛤蜊250克，葱丝、姜丝、香菜、盐、胡椒粉、色拉油各适量。

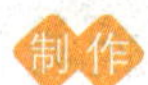

1. 蛤蜊洗净，冬瓜去皮洗净切片，香菜择洗净切末。
2. 锅内添入水，放入蛤蜊、姜丝、盐，大火煮至蛤蜊开口，捞出取肉，原汤备用。
3. 炒锅注油烧热，下入葱丝、姜丝爆锅，放入冬瓜片煸炒，添入蛤蜊汤烧开，加入蛤蜊肉、盐、胡椒粉调味，最后撒入香菜末即可。

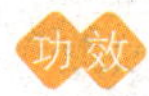

味道鲜香，色泽清爽，可以消水肿。

养生食疗方

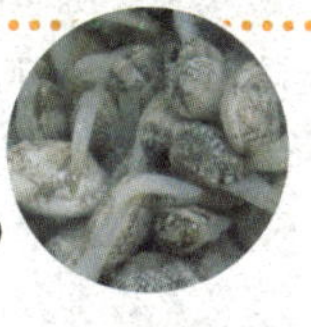

◆蛤蜊丸子用于气虚水肿

大蒜10个捣成泥，加蛤蜊粉调成丸子，如梧桐子大。每服20丸，饭前服，开水送下。

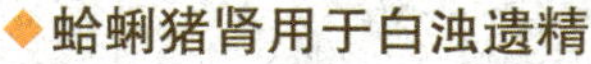

蛤粉炒黄，研为末，加油蜡化做成丸子，如皂角子大，放入猪肾中，扎定，蒸食。每天吃1次。

扇贝

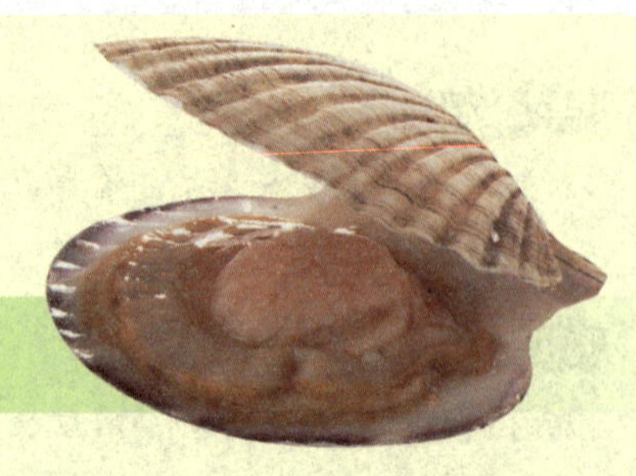

性味归经 | 性寒，味咸，入肝、胆、肾经

养生关键点

扇贝含有蛋白质、维生素、钙、铁、镁、钾等多种矿物质，对于防治高血压、心脏病，促进人体器官的新陈代谢以及甲状腺的正常分泌具有特效。扇贝能促进人体的新陈代谢，减缓衰老，具有养颜美容的功效。

搭配宜忌

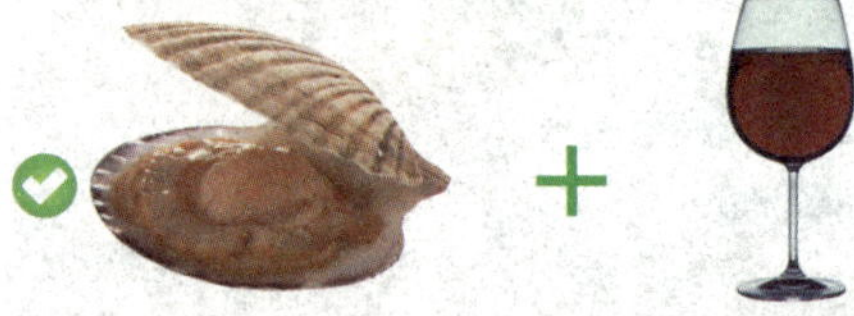

扇贝＋红酒＝扇贝搭配上理气活血的红酒，有很好的补血、降血压功效。

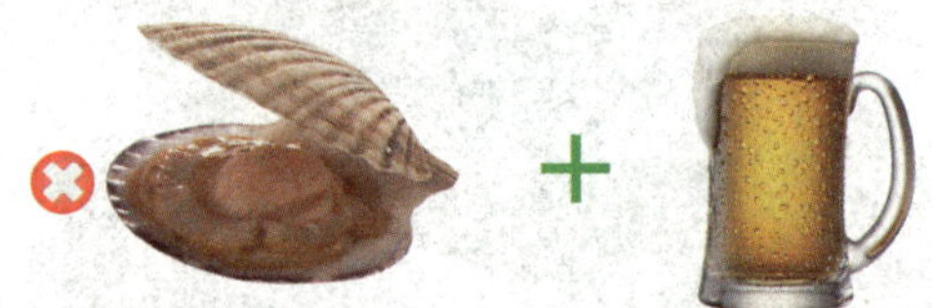

扇贝＋啤酒＝扇贝与啤酒同食，会加大痛风的发生概率。

聪明选购

新鲜扇贝肉色泽正常且有光泽，无异味，手摸有爽滑感，弹性好；不新鲜扇贝肉色泽减退或无光泽，有酸味，手感发黏，弹性差。

聪明保鲜

鲜活的扇贝不适合放在冰箱长时间保存，最好用清水盛放，待扇贝吐尽泥沙后，尽快烹饪。

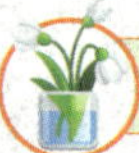

营养面面观

每100克所含营养成分

成分	含量
热量	251千焦
蛋白质	11.1克
碳水化合物	2.6克
脂肪	0.6克

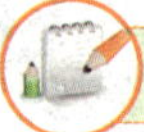

趣味小知识

扇贝是扇贝属双壳类软体动物的代称，约有400余种，是世界各地重要的海洋渔业资源之一，壳、肉、珍珠层均具有极高的利用价值。

人群宜忌

扇贝适宜患支气管炎、胃病等疾病的人食用。

贝类性多寒凉，故脾胃虚寒者不宜多吃。

聪明料理

扇贝本身极富鲜味，烹制时千万不要再加味精，也不宜多放盐，以免反失鲜味。扇贝中的泥肠不宜食用。

甲鱼

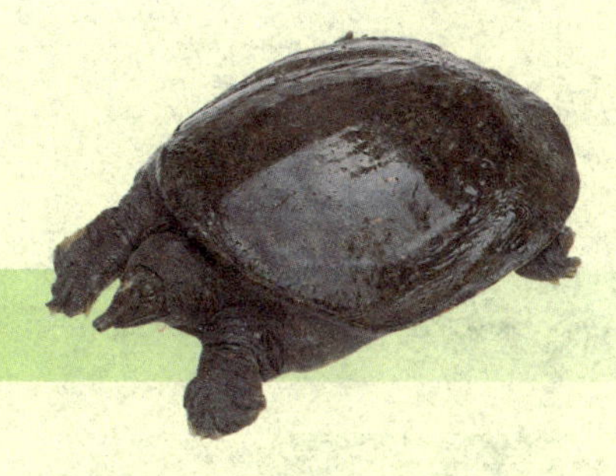

性味归经 | 性平，味甘咸，归肝、肾经

养生关键点

甲鱼能“补劳伤，壮阳气，大补阴之不足”，食甲鱼对肺结核、贫血、体质虚弱等多种病患亦有一定的辅助疗效。甲鱼肉及其提取物能有效地预防和抑制肝癌、胃癌、急性淋巴细胞性白血病，并可用于防治因放疗、化疗引起的虚弱、贫血等。

搭配宜忌

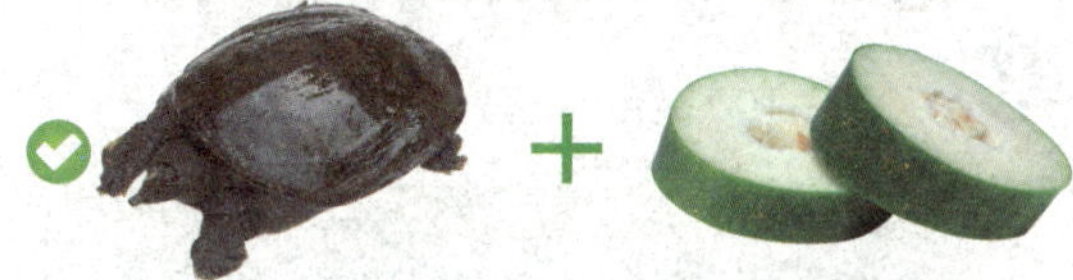

甲鱼＋冬瓜＝甲鱼有润肤健肤、明目的作用，冬瓜生津止渴、除湿利尿、散热解毒，两者同食可防止人体脂肪堆积，多吃有助于减肥。

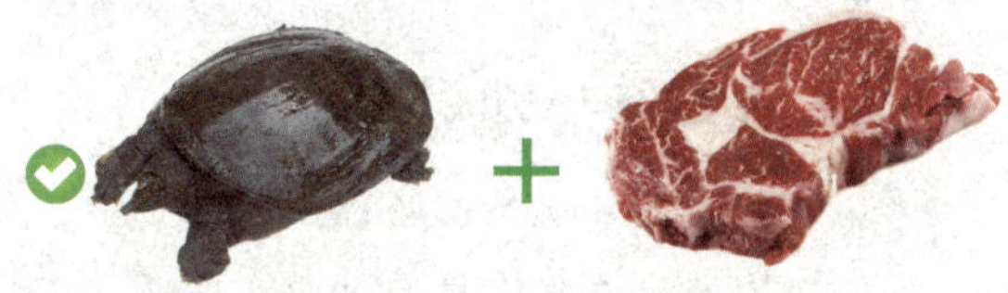

甲鱼＋猪肉＝二者搭配同食，有补气血的功效，对气血不足之闭经有一定疗效。

聪明选购

好的甲鱼无病无伤，四腿粗而有力，腹甲有光泽，背甲肋骨模糊，肌肉肥厚。

聪明保鲜

可将甲鱼养在冰箱保鲜室，有助于延长甲鱼的存活时间。

营养面面观

每100克所含营养成分

成分	含量
热量	494千焦
蛋白质	17.8克
碳水化合物	2.1克
脂肪	4.3克

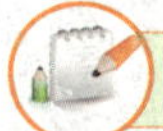

趣味小知识

甲鱼又称鳖、团鱼，南方一些地方称为潭鱼、嘉鱼。其头象龟，但背甲没有乌龟般的条纹，边缘呈柔软状裙边，壳要比乌龟的软。

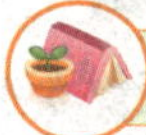

人群宜忌

尤其适宜体质衰弱、肝肾阴虚的人食用。

食欲不振、消化功能减退之人忌食。

聪明料理

甲鱼营养丰富，无论蒸煮、清炖，还是烧卤、煎炸，都风味香浓。烹制甲鱼一定要选用鲜活的，现吃现宰，不要食用死甲鱼，否则对身体有害。

牡蛎

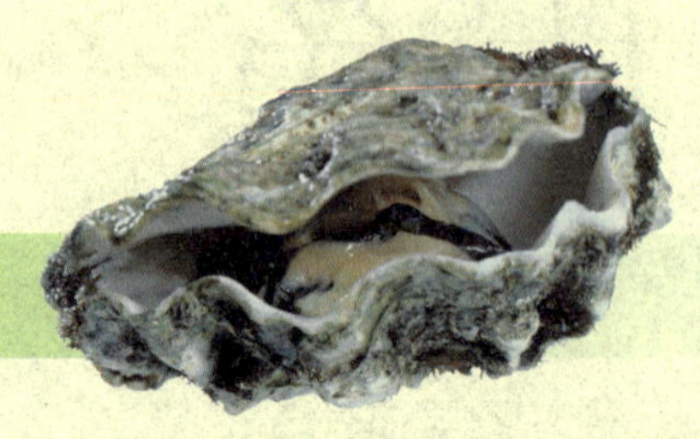

性味归经 性微寒，味咸，归肝、胆、肾经

养生关键点

牡蛎能上收下敛，治疗头晕、便稀，有收敛、镇静、解毒、镇痛的作用。牡蛎中所含丰富的牛磺酸有明显的保肝利胆作用，也是防治妊娠期肝内胆汁淤积症的良药。牡蛎中锌含量极高，有助改善男性性功能。

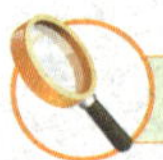

搭配宜忌

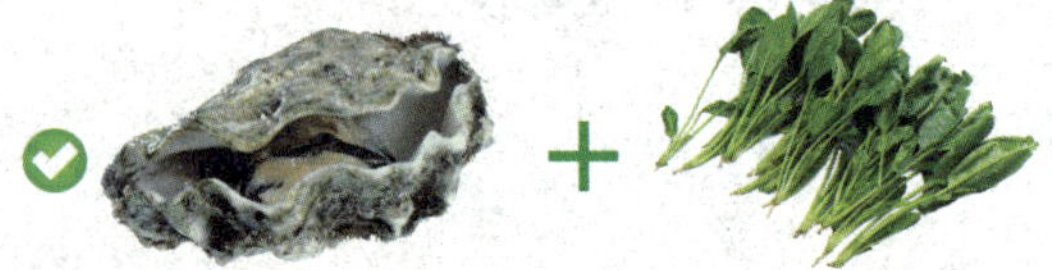

牡蛎＋菠菜＝菠菜中富含牡蛎缺少的胡萝卜素和维生素C，二者同食有助于缓解更年期不适。

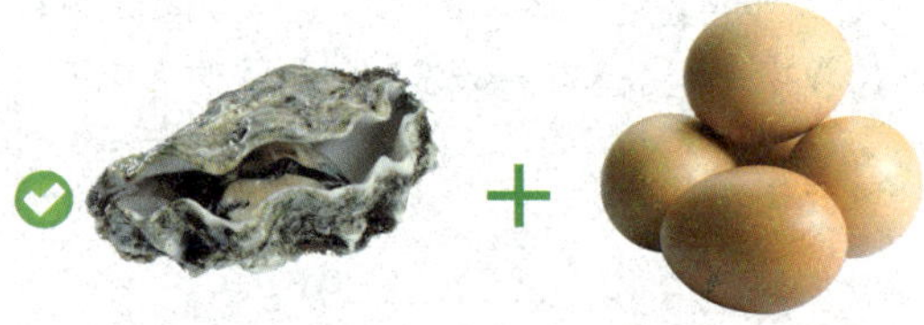

牡蛎＋鸡蛋＝二者同食可促进骨骼生长、健脑益智。

人群宜忌

一般人均可食用。

患有急慢性皮肤病者忌食。

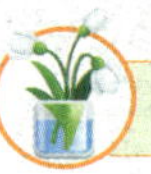

营养面面观

每100克所含营养成分

成分	含量
热量	305千焦
蛋白质	5.3克
碳水化合物	8.2克
脂肪	2.1克

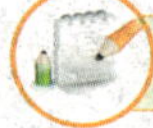

趣味小知识

牡蛎为牡蛎科动物近江牡蛎、长牡蛎及大连湾牡蛎等的贝壳。近江牡蛎、长牡蛎中国沿海均有分布，大连湾牡蛎分布于中国北方沿海。

在每年的五六月，当牡蛎生殖腺高度发达而又未进行繁殖，软体部最肥时进行采集，采收时将牡蛎捞起，开壳去肉，取壳洗净，晒干。

◆聪明选购

优质牡蛎外形完整结实，表面无沙和碎壳，肉质饱满且呈金黄色，光滑肥壮。

◆聪明保鲜

鲜牡蛎需用清水浸泡，置于低温处保存，可保存1天。牡蛎干可置于阴凉、干燥、通风处储存。

◆聪明料理

牡蛎食用前可取肉加白醋腌30分钟，以去腥杀菌。

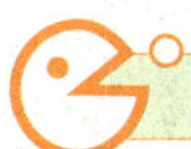

自制养生菜肴

蛎黄炒蛋

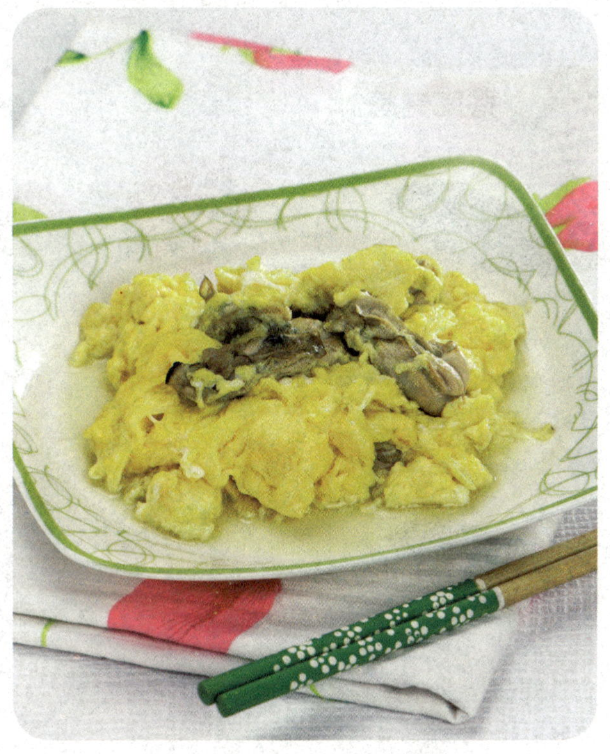

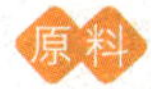

鲜牡蛎50克，鸡蛋3个，葱、盐、料酒、色拉油各适量。

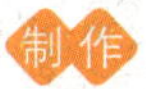

1. 鲜牡蛎取蛎黄，加入料酒略腌。
2. 鸡蛋打入碗内，加盐、葱花、蛎黄拌匀。
3. 炒锅注油烧热，倒入蛎黄蛋液炒熟即成。

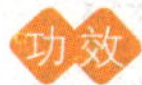

鲜美可口，营养丰富，健脑益智。

养生食疗方

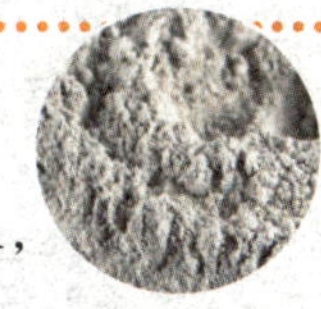

◆牡蛎粉用于虚劳盗汗

牡蛎粉、麻黄根各等份为末。每服2钱，水1盏，煎七分，温服，每日1服。

海参

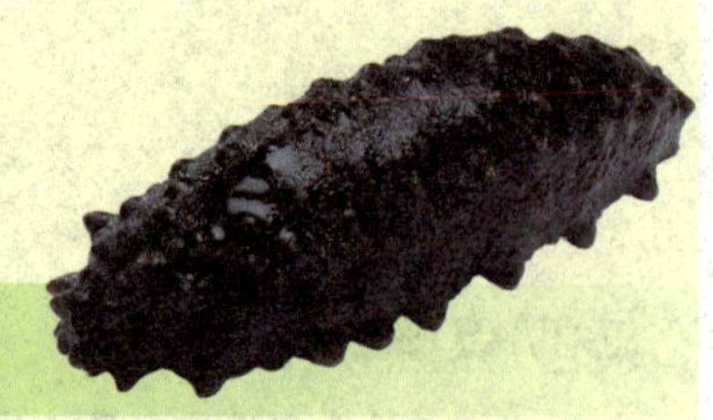

性味归经 | 性微温，味甘咸，归肺、肾、大肠经

养生关键点

海参中含有硫酸软骨素，有助于人体生长发育，增强造血功能及免疫力。海参蛋白质含量高且易被人体消化吸收，脂类物质丰富且多为不饱和脂肪酸，对人体营养平衡极为有利，有壮阳、养血润燥、通便利尿的作用。

搭配宜忌

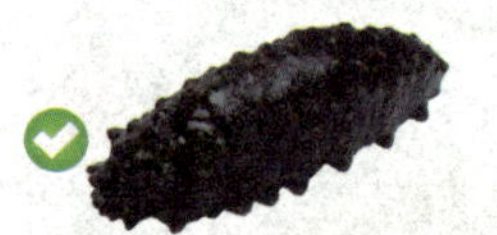

+

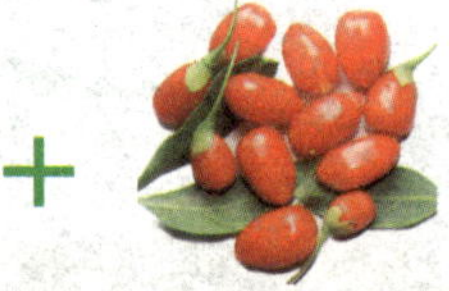

海参＋枸杞＝二者同食有补肾益精、养血润燥的功效，可辅助治疗肾虚腰痛、耳鸣目眩、尿频等病症。

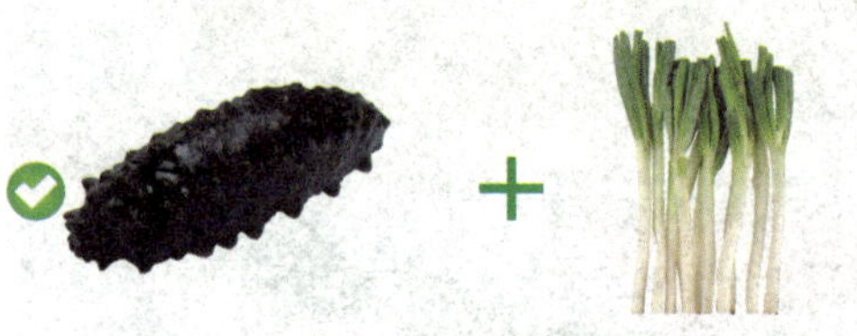

海参＋葱＝二者搭配营养丰富，有补肾滋肺、益精壮阳的功效。

人群宜忌

适合老年人、儿童、体质虚弱、高血压及冠心病等患者食用。

急性肠炎、感冒、咳嗽及大便溏薄者忌食。

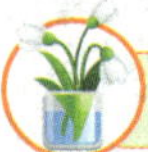

营养面面观

每 100 克所含营养成分

成分	含量
热量	326 千焦
蛋白质	16.5 克
碳水化合物	2.5 克
脂肪	0.2 克

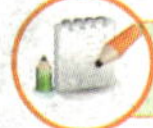

趣味小知识

海参全身长满肉刺，广泛分布于世界各海洋中，我国南海沿岸种类较多，约有二十余种可供食用。海参与人参、燕窝、鱼翅齐名，是世界八大珍品之一，不仅是珍贵的食品，也是名贵的药材。

◆聪明选购

优质海参颜色为黑褐色或黄褐色，肉质厚实，参刺挺直无残缺，腹部切口整齐，体内洁净无杂质。

◆聪明保鲜

发好的海参用凉水浸泡，每天换水 3 次，不要沾油，或放入无霜冰箱中保存。

◆聪明料理

发好的海参应反复冲洗以去除残留化学成分。海参发好后适合于红烧、葱烧、烩等烹调方法。

自制养生菜肴

葱烧海参

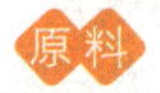

原料

水发海参 400 克，大葱白 150 克，湿淀粉、酱油、料酒、鲜汤、葱油、花生油各适量。

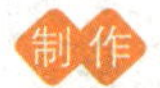

制作

1. 水发海参切斜刀片，入开水锅中焯烫后，捞出沥干；大葱白切段，再切对半。
2. 炒锅注油烧热，下葱白炒至表面金黄，放入海参略炒，烹入酱油、鲜汤、料酒烧熟，勾芡，淋入葱油拌匀即可。

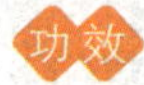

功效

海参味美，营养丰富，可以补肾滋肺、益精壮阳。

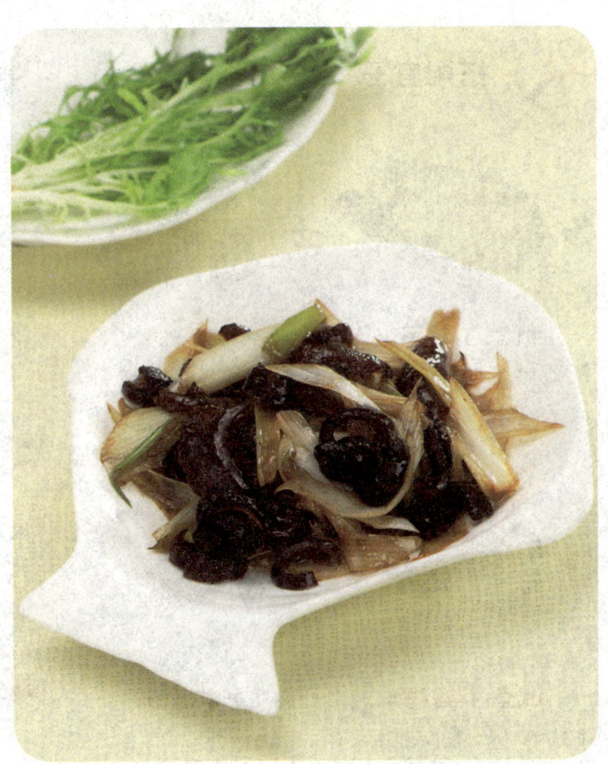

养生食疗方

◆海参粥用于肾虚精稀

将发好的海参切成丝加米煮粥，加佐料调食。

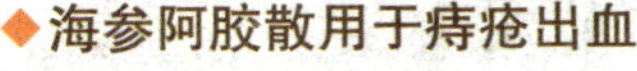

◆海参阿胶散用于痔疮出血

干海参 10 克，烧脆研末。阿胶 5 克，兑半杯水，炖至熔化，与海参末一起，空腹米汤送服，每日 2 ~ 3 次。

鱿鱼

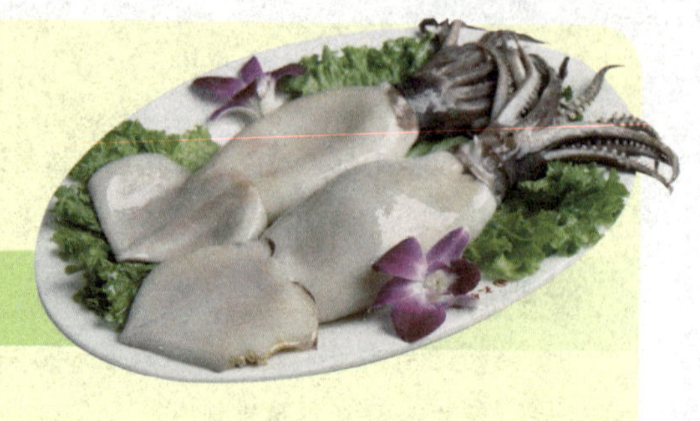

性味归经 | 性凉，味咸，归肝、肾经

养生关键点

鱿鱼富含钙、磷、铁元素，利于骨骼发育和造血，能辅助治疗贫血。鱿鱼除富含蛋白质和人体所需的氨基酸外，还含有大量的牛磺酸，能缓解疲劳、恢复视力、改善肝脏功能。

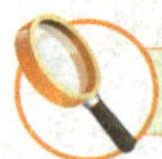

搭配宜忌

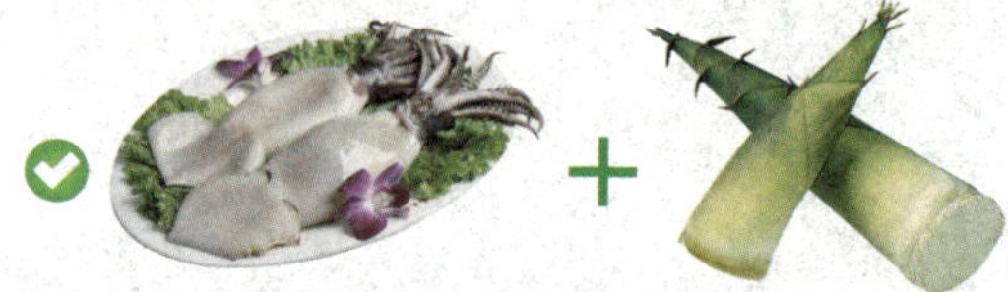

鱿鱼＋竹笋＝鱿鱼和竹笋搭配一起吃，既能够使营养得到互补，又能够提高菜肴的鲜美程度，是绝佳搭配。

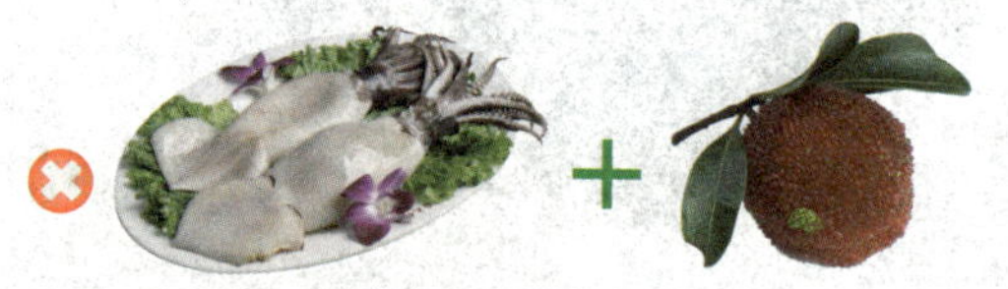

鱿鱼＋杨梅＝两者一起吃刺激胃肠，会导致呕吐、恶心、腹痛等。

聪明选购

优质鱿鱼体形完整坚实，呈粉红色，有光泽，体表面略现白霜，肉肥厚，半透明，背部不红。

聪明保鲜

将鱿鱼去除内脏和杂质，洗净，擦干水分，用保鲜膜包好，放入冰箱冷冻室保存。

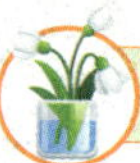

营养面面观

每100克所含营养成分

成分	含量
热量	314千焦
蛋白质	17克
碳水化合物	0克
脂肪	0.8克

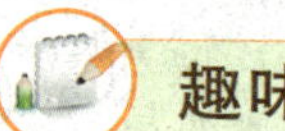

趣味小知识

鱿鱼，也称柔鱼、枪乌贼，营养价值很高，富含蛋白质、钙、磷、铁等，并含有十分丰富的硒、碘、锰、铜等微量元素。

人群宜忌

适合老年人、儿童、体质虚弱者，高血压及冠心病等患者食用。

急性肠炎、感冒、咳嗽及大便溏薄者忌食。

聪明料理

干鱿鱼发好后可以在炭火上烤后直接食用，也可汆汤、炒食和烩食。鱿鱼必须煮熟透后再食用，因鲜鱿鱼中有一种多肽成分，若未煮透就食用，会导致肠运动失调。

Part7

豆和豆制品篇

我们日常生活中经常食用的豆制品有豆腐、豆腐干、腐竹等，它们都是用大豆加工而成。豆类营养成分丰富，其蛋白质含量为45%左右，脂肪含量为20%左右，碳水化合物含量30%左右，还含有丰富的矿物质和维生素。

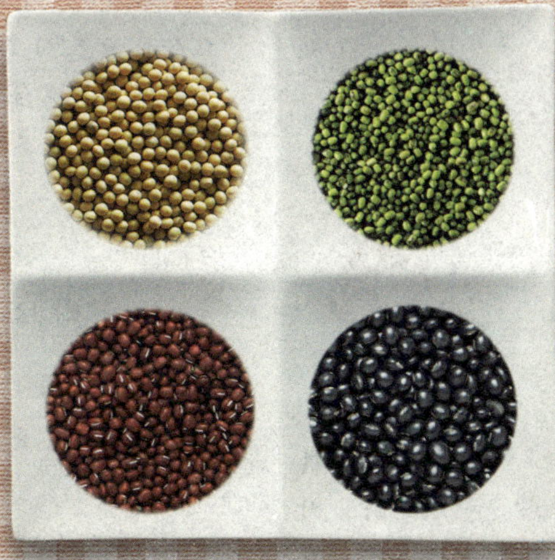

黄豆

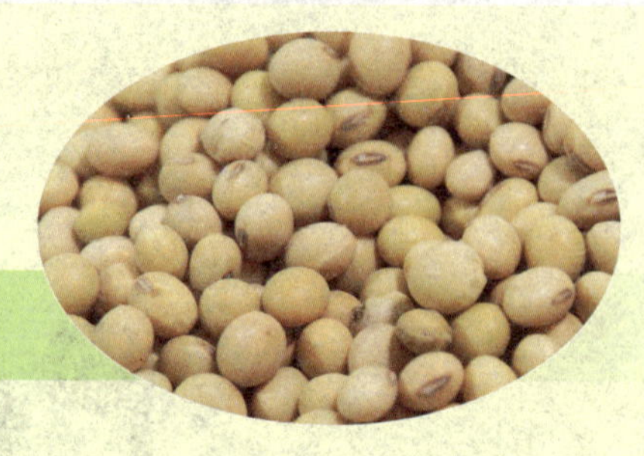

性味归经 | 性平，味甘，归脾、胃经

养生关键点

黄豆含有丰富的蛋白质，可以提高人体免疫力。黄豆中的卵磷脂可除掉附着在血管壁上的胆固醇，防止血管硬化，预防心血管疾病，保护心脏。黄豆中含有的可溶性纤维，既可通便，又能降低胆固醇含量。

搭配宜忌

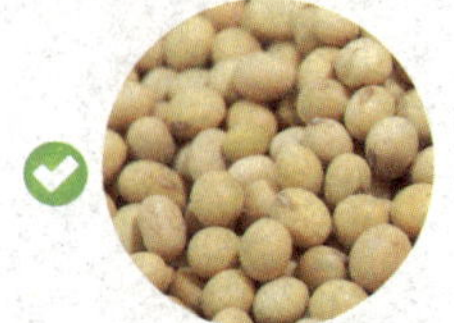 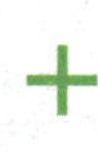 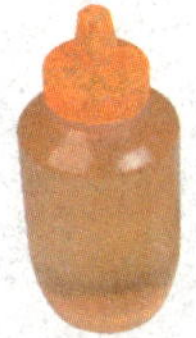

黄豆＋蜂蜜＝二者搭配，可补心血、缓肝气、健脾胃、通血脉、利大肠、消水肿，对慢性肝炎、动脉粥样硬化有食疗功效。

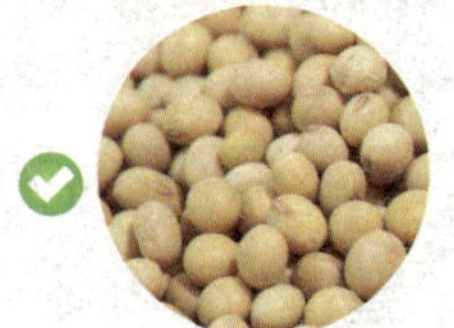 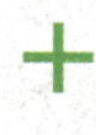 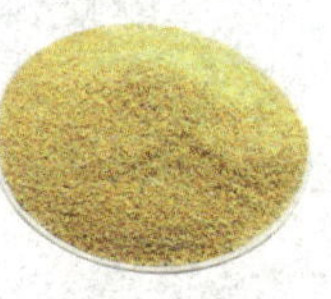

黄豆＋小米＝二者搭配食用，可以起到控制体重、降低血糖和血脂等作用。

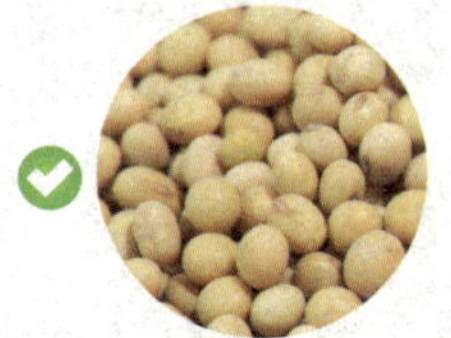 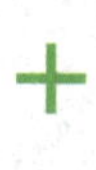 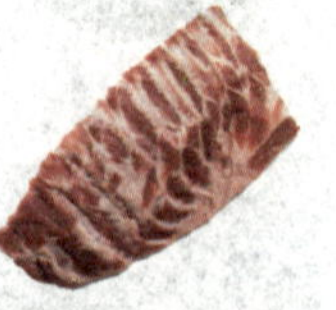

黄豆＋牛排骨＝黄豆与牛排骨一起煲汤，能补血养肝、益肾壮骨、利尿消肿，对久病体虚、高血压、缺铁性贫血等病症，有良好的辅助治疗作用。

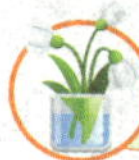

营养面面观

每 100 克所含营养成分

成分	含量
热量	1502 千焦
蛋白质	35 克
碳水化合物	34.2 克
脂肪	16 克

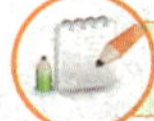

趣味小知识

黄豆也称大豆，为豆科大豆属一年生草本植物，原产我国。我国自古栽培，至今已有 5000 年的种植史。现在全国普遍种植，以东北大豆质量最优。世界各国栽培的大豆都是直接或间接由我国传播出去的。

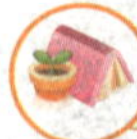

人群宜忌

一般人都可食用。

尤其适宜更年期妇女、脑力工作者、减肥者食用。

慢性消化道疾病患者不宜食用过多。

◆聪明选购

选购大豆时，可直接观察其皮色，优质大豆皮色呈各种大豆固有的颜色，光彩油亮，洁净而有光泽。

◆聪明保鲜

注意防潮防虫，置于阴凉干燥处。

◆聪明料理

在炒黄豆时，滴几滴料酒，再放入少许盐，豆腥味会少很多；或者在炒黄豆之前用凉盐水洗一下，也可达到同样的效果。黄豆食用时宜高温煮烂，一次不宜食用过多，以防腹胀。

自制养生菜肴

黄豆大骨汤

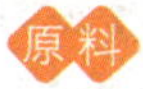

原料

猪大骨 1000 克，大豆 250 克，大葱、盐各适量。

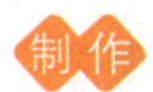

制作

1. 黄豆泡开捞出沥干；葱洗净切葱花；猪大骨下入开水锅中焯烫，撇去浮沫。
2. 锅内添水烧开，放入猪大骨熬煮 1 小时。
3. 汤中加入黄豆煮至熟软，撒入盐、葱花调味即可。

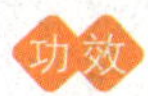

功效

滋补养身，味道香浓。

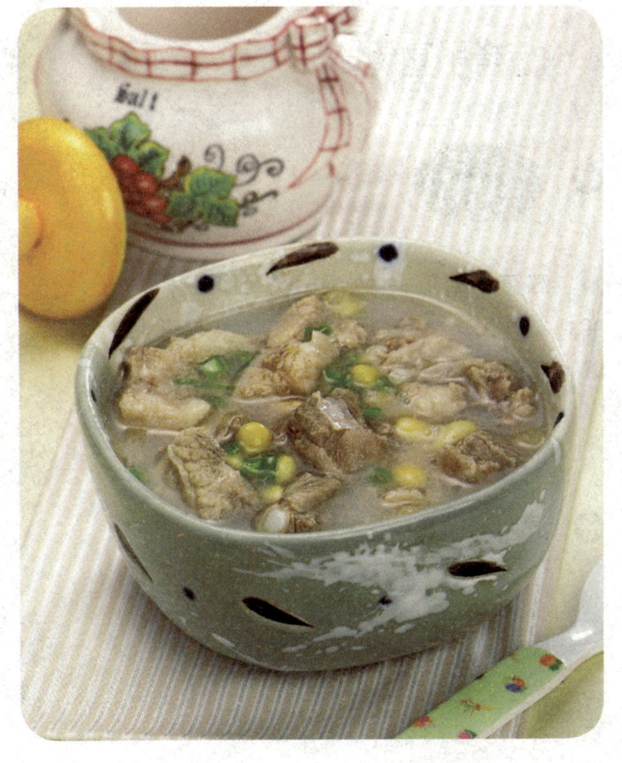

养生食疗方

◆黄豆猪蹄汤用于产后缺奶

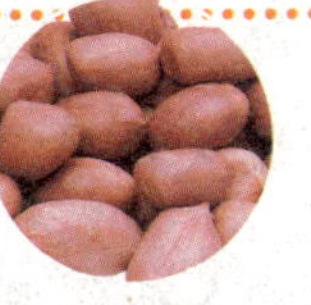

花生米 60 克，黄豆 60 克，猪蹄 2 个，盐少许。先炖猪蹄半小时，捞出污沫再下花生米和黄豆，煮至蹄烂加盐。可食可饮，每日 2 次。

绿豆

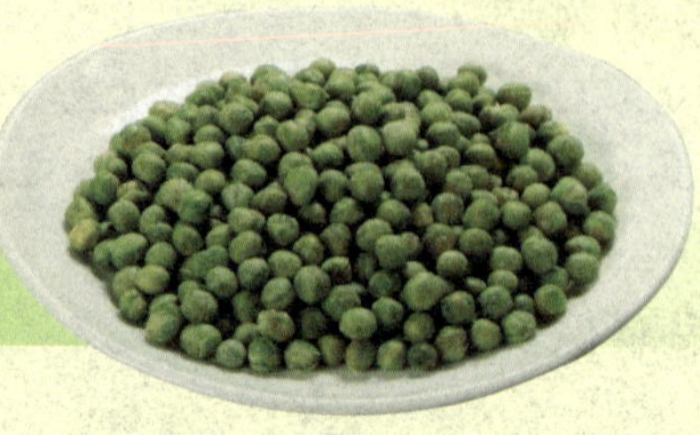

性味归经 | 性寒，味甘，归心、胃经

养生关键点

绿豆中蛋白质含量高，还富含多种维生素、钙、磷、铁等，具有良好的食用价值。绿豆煮汤能够清暑益气、止渴利尿，还有解毒作用。

搭配宜忌

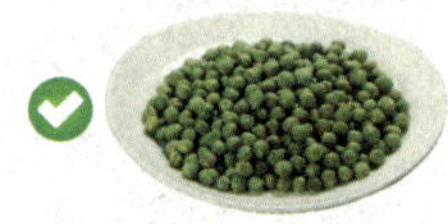

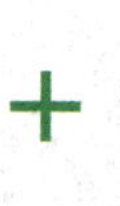

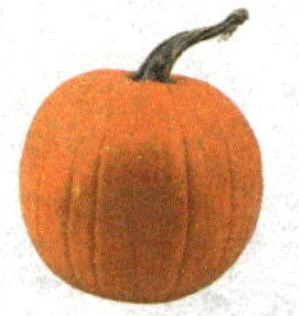

绿豆＋南瓜＝南瓜富含维生素、纤维素，有补中益气及降糖的作用，二者搭配营养丰富，有良好的保健效果。

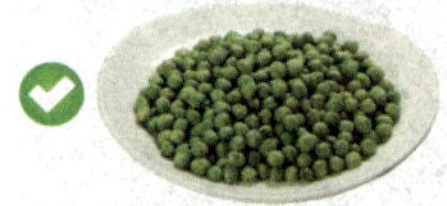

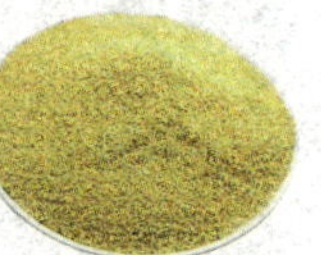

绿豆＋小米＝绿豆中赖氨酸的含量较高，小米中色氨酸、亮氨酸、甲硫氨酸的含量高，小米与绿豆搭配食用，营养成分互补，且口感较好。

营养面面观

每100克所含营养成分

成分	含量
热量	1322千焦
蛋白质	21.6克
碳水化合物	62克
脂肪	0.8克

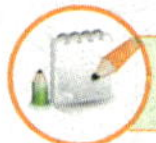

趣味小知识

绿豆为豆科一年生草本植物，原产于中国、印度、缅甸，有2000多年的栽培史。绿豆种皮的颜色主要有青绿、黄绿、墨绿三大类，种皮分有光泽和无光泽两种。

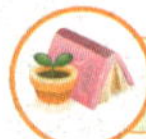

人群宜忌

一般人群可食用，尤其适合高血压、红眼病患者以及中毒者食用。

服用温补类中药的人应尽量忌食。

聪明选购

新鲜的绿豆颗粒饱满、颜色鲜艳，存放过久的绿豆颜色灰暗、颗粒干瘪。

聪明保鲜

要将绿豆放置于阴凉干燥、通风处，防止受潮、生虫。

聪明料理

食用绿豆时不宜煮得过烂，以免使有机酸和维生素遭到破坏，降低清热解毒的功效。绿豆既可用来熬粥，亦可煮绿豆汤。夏天喝绿豆汤能清热解暑、止渴利尿、补充水分，还能及时补充矿物质，维持电解质的平衡。

自制养生菜肴

百合莲子绿豆粥

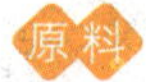

原料

大米200克，莲子、绿豆各50克，百合、冰糖各25克。

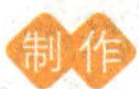

制作

1. 大米淘洗净，百合洗净切块，莲子去心洗净，绿豆加水泡至发软。
2. 锅内添入适量水烧开，放入大米、莲子、绿豆煮开。
3. 转中火熬煮30分钟，加入百合、冰糖煮开即可。

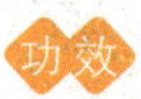

功效

香甜可口，营养丰富，可以清热滋补。

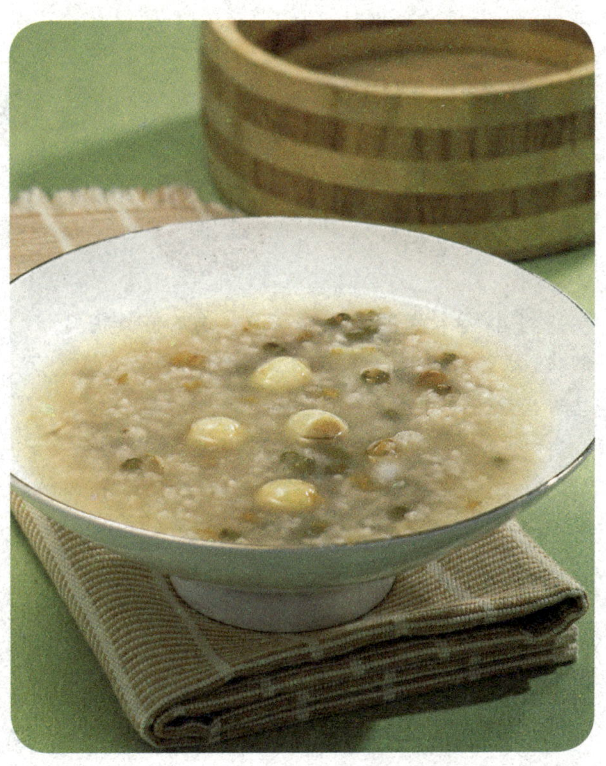

养生食疗方

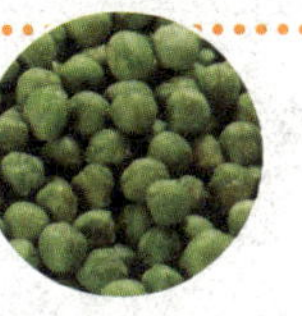

◆绿豆大肠汤用于皮肤瘙痒

将绿豆50克洗净，加水适量煮20分钟，再放入洗净的猪大肠内，两端扎紧，与败酱草15克一起炖熟，加盐调味，饮汤，吃大肠、绿豆，隔日1次，7次为1个疗程。

红小豆

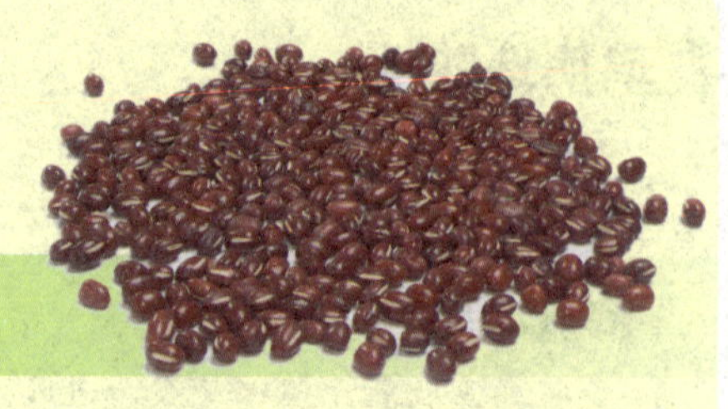

性味归经 | 性平，味甘，归脾、小肠、心经

养生关键点

红小豆富含铁质，有补血的作用。红小豆含有较多的膳食纤维、叶酸等成分，具有良好的润肠通便、降血压、降血脂、调节血糖、解毒抗癌的功效。红小豆中的皂角苷还有较好的利尿作用。

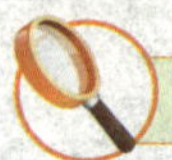

搭配宜忌

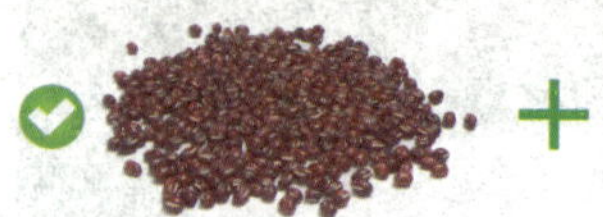 + 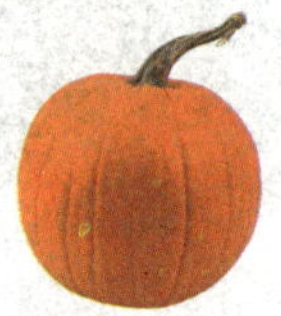

红小豆＋南瓜＝美容瘦身，南瓜有健肤润肤、减肥的作用，红小豆有消肿利尿的功效，二者搭配，美容瘦身效果明显。

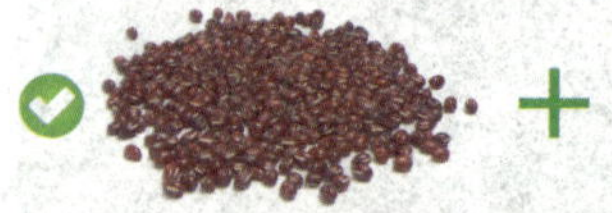 + 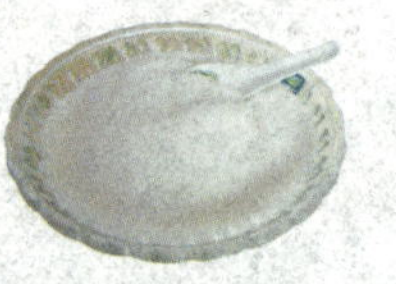

红小豆＋白糖＝二者搭配制成红豆汤，可以利尿消肿，能辅助治疗肾炎。

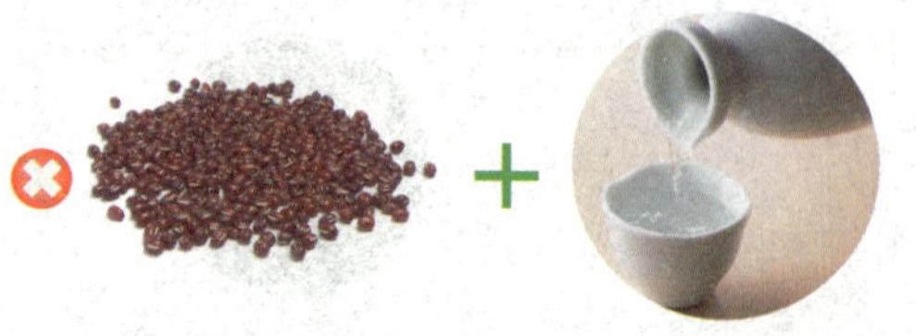

红小豆＋白酒＝白酒中的乙醇能破坏红小豆中的维生素 B_2，所以二者不宜搭配食用。

营养面面观

每100克所含营养成分

成分	含量
热量	1293千焦
蛋白质	20.2克
碳水化合物	63.4克
脂肪	0.6克

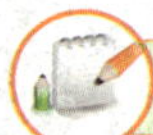

趣味小知识

红小豆原产于中国，是一种一年生灌木的种子，由于具有医疗效用，所以在远东一带颇受重视，数千年来一直将它加入米饭及汤里食用。也由于其较高的甜度，所以红小豆在东方甜食里是一种常见的材料。

人群宜忌

一般人均可食用。

特别适合各种水肿患者、产妇以及减肥者食用。

尿多之人不宜食用。

◆聪明选购

选购时以豆粒完整、颜色深红、大小均匀、紧实薄皮的为佳品。

◆聪明保鲜

将剪碎的干辣椒和红小豆储存在一起密封起来，放在干燥、通风处。此方法可以起到防潮、防霉、防虫的作用，能使红小豆保持 1 年不坏。

◆聪明料理

红小豆中含有丰富的铁，应避免与会阻碍铁吸收的红茶、咖啡，以及含有过多维生素 E 和锌的食物一起食用。

自制养生菜肴

红豆豆沙包

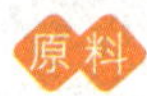

小麦面粉 600 克，红豆沙 500 克，白糖 250 克，桂花酱、酵母各适量。

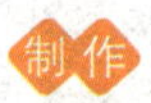

1. 面粉加水、酵母发酵，放入糖揉匀，分成若干面剂，擀成面皮，包入红豆沙及桂花酱，制成包子生坯。
2. 将包子生坯入蒸笼，旺火蒸熟即可。

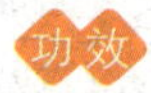

香甜可口，凉吃热吃皆可，并且可利尿消肿。

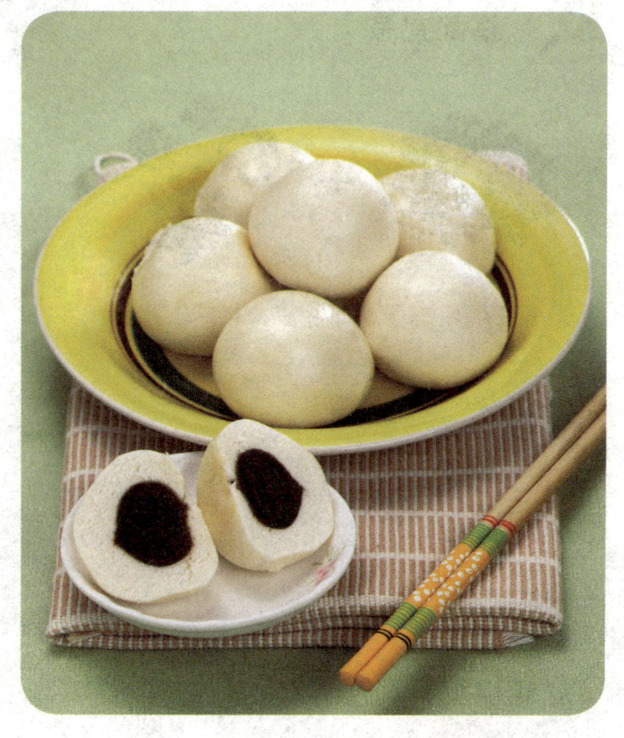

养生食疗方

◆红小豆枸杞猪肝汤明目益精、补血养颜

猪肝 200 克，红小豆 100 克，枸杞子 25 克，姜、香葱、盐各适量。将红小豆洗净浸泡待用；香葱洗净切段；枸杞子洗净；猪肝洗净切厚片，沸水焯过。将除盐、香葱外的全部原料放入开水锅中，中火煲 3 小时，加盐、香葱调味即可。

黑豆

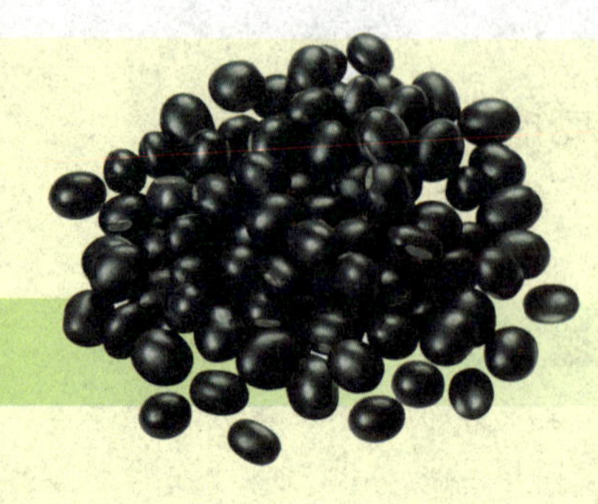

性味归经 性平，味甘，归脾、肾经

养生关键点

黑豆具有补肾益精、润肤乌发、美容养颜、抗衰老的功效，还能解毒利尿、解表清热、滋养止汗，所以可用于风湿性关节痛、蛇咬伤和目翳等。

搭配宜忌

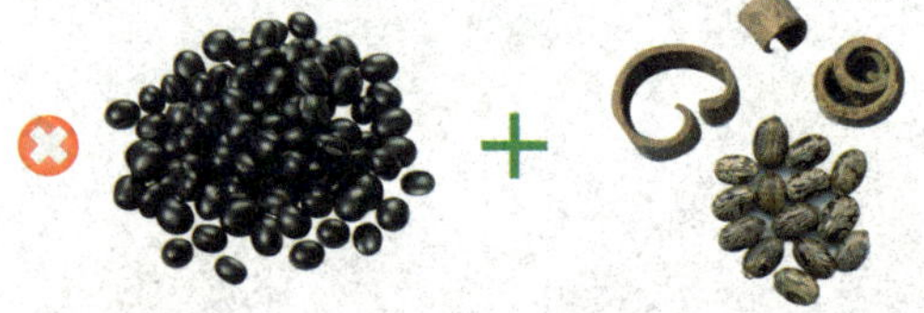

黑豆＋蓖麻子、厚朴＝身体不适。《本草经集注》记载有：“黑豆恶五参、龙胆”，所以黑豆忌与蓖麻子、厚朴同食。

聪明选购

优质黑豆颗粒均匀、表面光洁、无虫眼、无碎粒、无异味。

聪明保鲜

可以直接将黑豆放冰箱冷藏。

聪明料理

黑豆加入盐煮熟，经常适量食用，能补肾。黑豆可以熬粥、做豆浆或豆乳、炒食等。

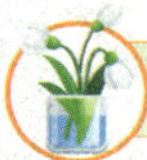

营养面面观

每 100 克所含营养成分

成分	含量
热量	1594 千焦
蛋白质	36 克
碳水化合物	33.6 克
脂肪	15.9 克

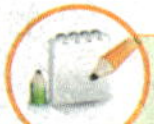

趣味小知识

黑豆，与黄豆同属大豆类，民间多称黑小豆和马科豆，别称还有乌豆、枝仔豆、黑大豆。黑豆药食俱佳，向来有“豆中之王”的美称。黑豆皮为黑色，含有花青素，花青素是很好的抗氧化剂，能清除体内自由基，尤其是在胃的酸性环境下，抗氧化效果好，还能滋阴养颜美容，增加肠胃蠕动。

人群宜忌

一般人均可食用。

尤适宜脾虚水肿，脚气浮肿，老人肾虚耳聋，小儿夜间遗尿，产后中风、四肢麻痹，热病后出虚汗者食用。

芸豆

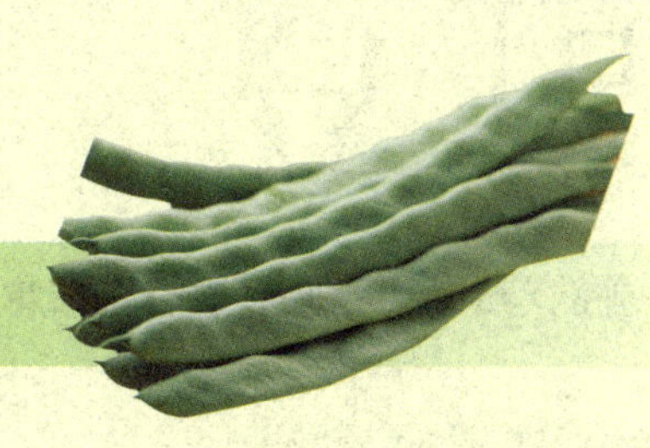

性味归经 | 性温，味甘，归脾、胃经

养生关键点

芸豆高钾、高镁、低钠、富含蛋白质和多种氨基酸，常食可健脾胃、增进食欲，加速肌肤新陈代谢，缓解皮肤、头发的干燥，同时产生免疫抗体，对癌细胞有非常特异的抑制作用。芸豆中的皂甙类物质能促进脂肪代谢，所含的膳食纤维还可加快食物通过肠道的时间，多吃芸豆对减肥有较好的效果。

搭配宜忌

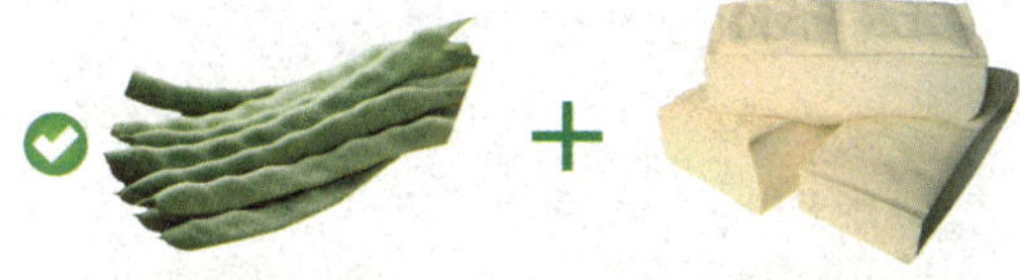

芸豆 + 豆腐 = 两者搭配食用，适用于慢性肝病患者。

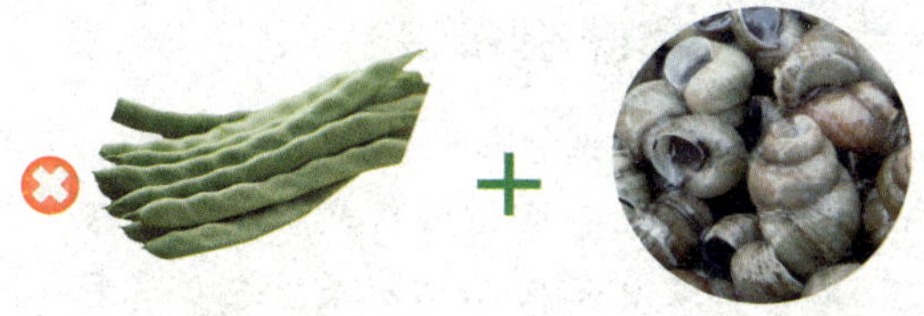

芸豆 + 田螺 = 两者同食，不利于结肠健康。

聪明选购

应挑选豆荚饱满匀称、色泽青嫩、表皮平滑无虫痕的。

聪明保鲜

芸豆最好保存在凉爽干燥的环境中。

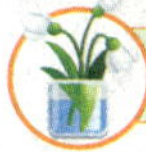

营养面面观

每 100 克所含营养成分

成分	含量
热量	1397 千焦
蛋白质	22.5 克
碳水化合物	62.5 克
脂肪	0.9 克

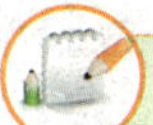

趣味小知识

芸豆学名菜豆，原产墨西哥和阿根廷，我国在 16 世纪末开始引种栽培，以大白芸豆、大黑花芸豆最为著名。芸豆颗粒饱满肥大，色泽鲜明，营养丰富，可煮可炖，是制作糕点、豆馅、甜汤、豆沙的优质原料。

人群宜忌

一般人均可食用。

尤其适合心脏病、动脉粥样硬化、高脂血症、低血钾症患者食用。

消化功能不良、有慢性消化道疾病的人少食。

聪明料理

芸豆可蒸可炒，可煮可拌。芸豆必须煮熟、煮透才能食用，以免引起食物中毒。

豇豆

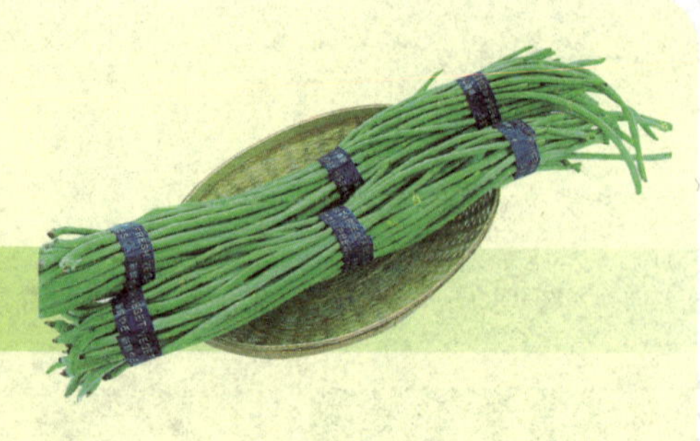

性味归经 | 性平，味甘，归脾、肾经

养生关键点

豇豆富含易于消化吸收的优质蛋白质、适量的碳水化合物及多种维生素、微量元素等，可补充机体所需的各种营养素。豇豆中所含维生素C能促进抗体的合成，提高机体抗病毒的能力。

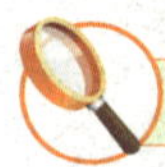

搭配宜忌

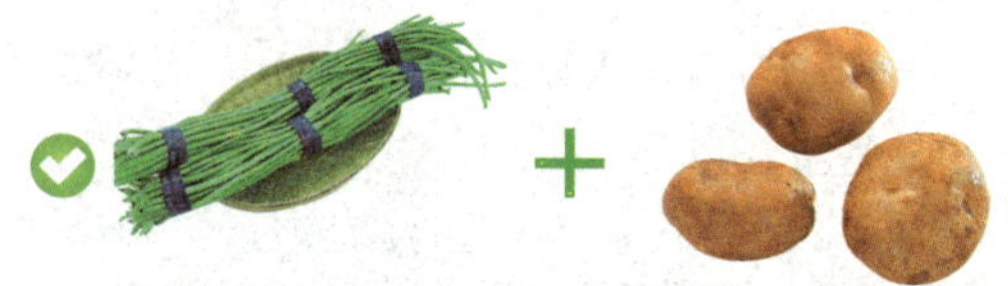

豇豆＋土豆＝豇豆和土豆搭配，不但可以预防急性肠胃炎，还可以预防呕吐、腹泻等病症。

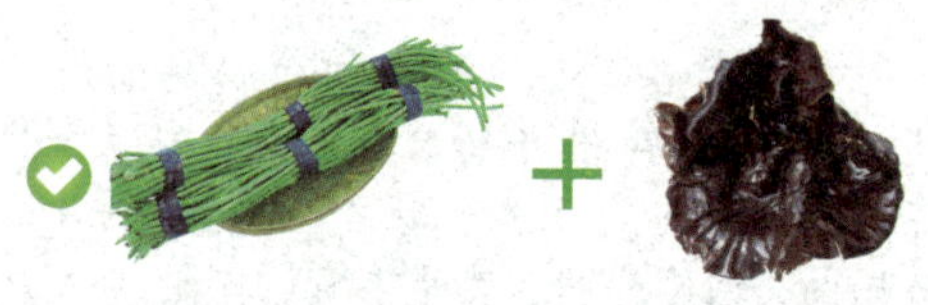

豇豆＋木耳＝豇豆和木耳一起吃对高血压、高脂血症、糖尿病、心血管病有预防的作用。

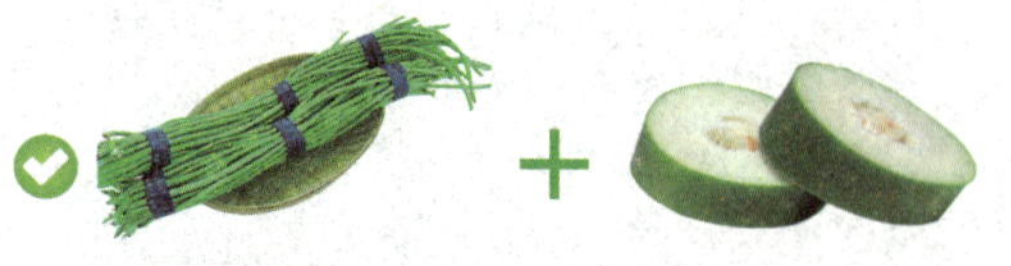

豇豆＋冬瓜＝豇豆和冬瓜一起吃，具有补肾消肿的作用，并且对于肾炎、腰痛和浮肿患者有一定的食疗功效。

营养面面观

每100克所含营养成分

成分	含量
热量	1347千焦
蛋白质	19.3克
碳水化合物	65.6克
脂肪	1.2克

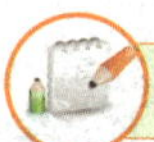

趣味小知识

豇豆亦称中国豆或黑眼豆，豆角，属豆科，一年生植物的栽培型。根据豆荚的皮色不同豇豆分成白皮豇、青皮豇、花皮豇、红皮豇等；根据各品种对光照长短的不同反应，又分为对光照长短反应不敏感的品种红嘴燕等，对光照长短反应敏感的上海、扬州的毛芋豇，苏州、无锡栽培的北京豇等品种。

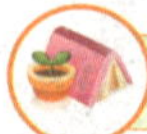

人群宜忌

一般人均可食用。

尤其适宜脾胃气虚、肾虚、糖尿病、尿频、遗精、女子带下等人群食用。

气滞便结者应慎食豇豆。

聪明选购

要选择豆粒数量多、排列稠密的豇豆。

聪明保鲜

拿保鲜袋封好，放入冰箱中即可，注意不要有生水混入。

聪明料理

豇豆素炒荤炒都好吃，但不宜烹煮时间太长，以免营养成分流失。豇豆粒可与大米、小米一起煮粥，亦可磨成粉后与玉米面、面粉混合做成饼或糕点，还可用来做豆羹或豆汤。注意豇豆一定要加热至熟才可食用。

自制养生菜肴

酱爆豇豆

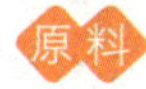

豇豆400克，猪瘦肉50克，黄酱25克，葱、蒜、姜、盐、味精、白糖、五香粉、淀粉、料酒、花椒油、色拉油各适量。

制作

1. 豇豆择洗净切长段，猪肉洗净切薄片，葱切花，姜切片，蒜切末。
2. 炒锅注油烧至七成热，下入豇豆炸熟，捞出沥油。
3. 炒锅留油烧热，下入葱花、蒜末、姜片爆锅，放入猪肉片炒变色，烹入黄酱、料酒，加入豇豆、白糖、盐、味精、五香粉、鲜汤炒熟，勾芡，淋入花椒油即成。

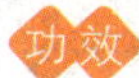

色泽酱红，咸鲜醇香，开胃滋补。

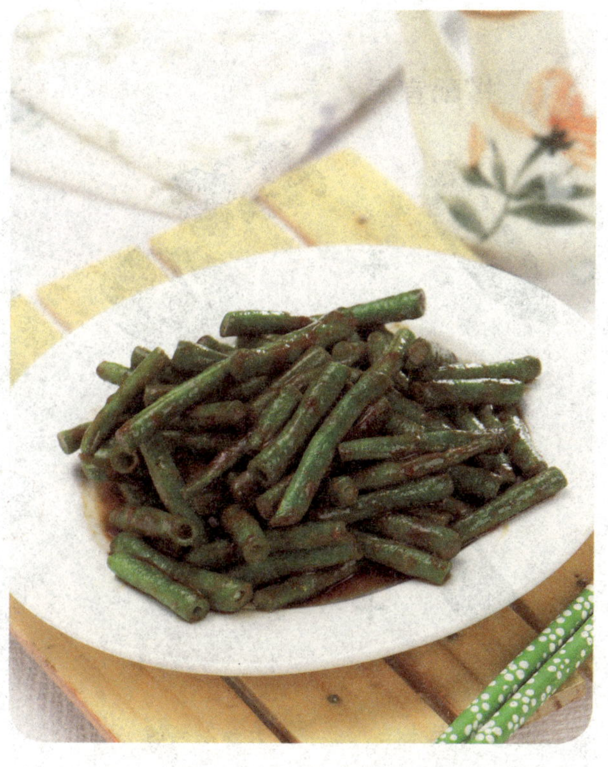

养生食疗方

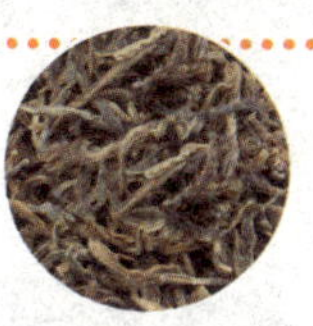

◆豇豆汤用于糖尿病

带壳干豇豆60克，煎煮20分钟即可。每日1次。

◆红油豇豆助消化

嫩豇豆300克，辣椒油30克，芝麻酱、香油各15克，醋、酱油各10克，白糖、大蒜各5克，盐3克。将嫩豇豆去根洗净，切成丁，入沸水中焯熟，捞入凉水，控干水分，放盘中。备一小碗，将各种调料倒入混匀，倒在豇豆上拌匀即可。

豌豆

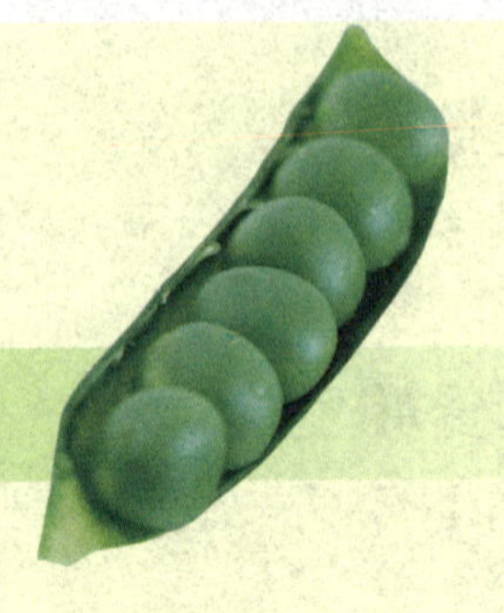

性味归经 | **性平，味甘，归脾、胃经**

养生关键点

豌豆具有益中气、止泻痢、调营卫、利小便、消痈肿、解乳石毒的功效。豌豆富含人体所需的各种营养物质，尤其是含有优质蛋白质，可以提高机体的抗病能力和康复能力。豌豆富含纤维素、维生素C，能保持大便通畅，起到清洁大肠的作用。

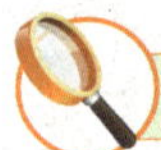

搭配宜忌

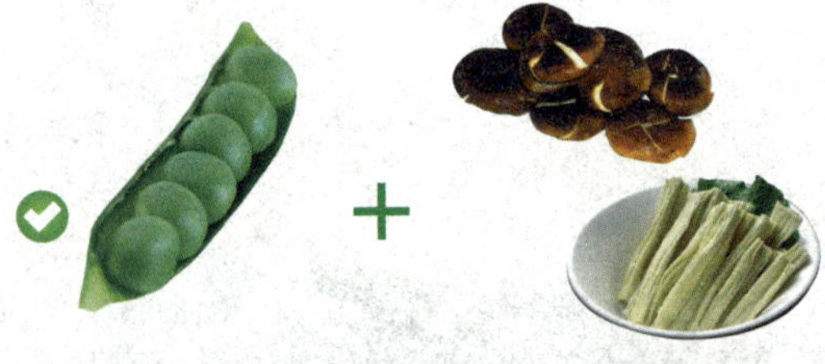

豌豆＋蘑菇、腐竹＝三者搭配食用，营养丰富，适宜久病体虚、糖尿病等患者食用。

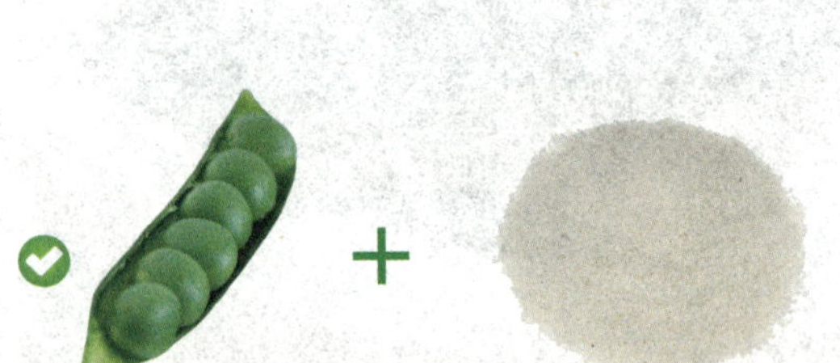

豌豆＋大米＝豌豆搭配大米做成的豌豆粥，有和中下气、止渴生津、利尿通乳等作用。

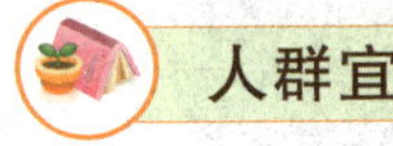

人群宜忌

一般人均可食用。

尤其适合热性体质的人食用。

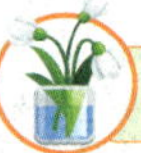

营养面面观

每100克所含营养成分

成分	含量
热量	1310千焦
蛋白质	20.3克
碳水化合物	65.8克
脂肪	1.1克

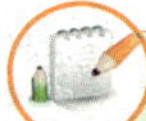

趣味小知识

豌豆又名雪豆，起源于亚洲西部、地中海地区，在全世界的地理分布很广。豌豆果荚有软荚及硬荚两种，软荚种的果实幼嫩时可食用，硬荚种的果皮坚韧，幼嫩种子可供食用。

食荚豌豆是性喜冷凉的长日照作物，不耐热，长江流域多行越冬栽培，秋播秋收；高山地区以及中国北方一般春播夏收。由于豌豆对日照长短要求不严格，只要选择适宜的品种，在长江流域地区也可进行春季及秋季栽培。

◆聪明选购

荚果呈扁圆形表示正值最佳成熟度，荚果正圆形表示已经过老。

◆聪明保鲜

在存放前将豌豆倒入网篮中，一起放入沸水中搅拌 30 秒后立即倒入冷水中，再将豆子放在阳光下晒干，装入罐中，放几瓣大蒜即可。

◆聪明料理

豌豆既可炒食，又可磨成豌豆面粉食用。豌豆要煮熟再吃，但也不要烹调时间太久，以免营养成分流失。

肉丁豌豆饭

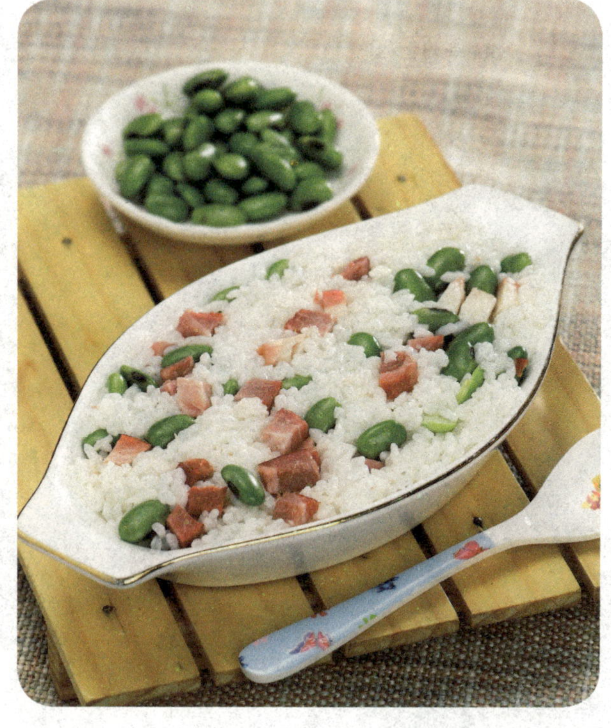

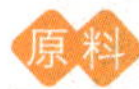

大米250克，豌豆150克，咸肉丁50克，盐、色拉油各适量。

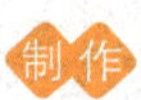

1. 大米淘洗净，豌豆洗净。
2. 炒锅注油烧热，下入咸肉丁、豌豆煸炒，加盐、水煮开，放入大米，轻轻搅动至米、水相融，盖上盖，转小火焖 15 分钟即成。

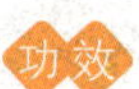

饭咸香味美，滋味浓厚，可和中下气、止渴生津。

养生食疗方

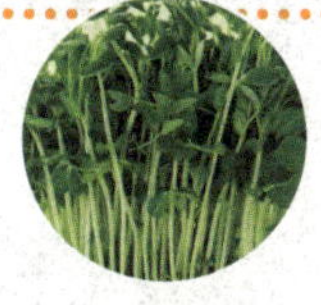

◆豌豆汁用于消渴

青豌豆煮熟淡食，或用嫩豌豆苗，捣烂绞汁，每次服半杯，每日 2 次。

◆豌豆苗汁缓解高血压

豌豆苗 1 把，洗净捣烂，布包榨汁，每次半杯，略加温服，每日 2 次。

豆腐

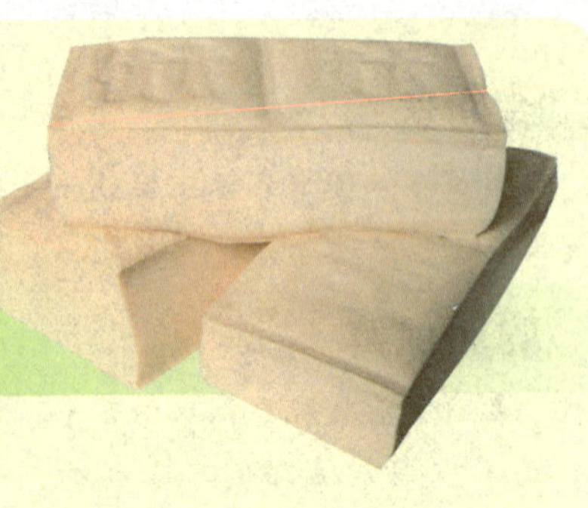

性味归经 | 性凉，味甘，归脾、胃、大肠经

养生关键点

豆腐有益中气、和脾胃、健脾利湿、清肺健肤、清热解毒、下气消痰的功效，对病后调养、减肥、细腻肌肤很有好处。豆腐含丰富的蛋白质、大豆卵磷脂，有益于神经、血管、大脑的发育生长，还能恰到好处地降低血脂，保护血管细胞，预防心血管疾病。

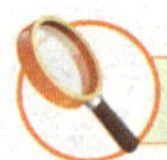

搭配宜忌

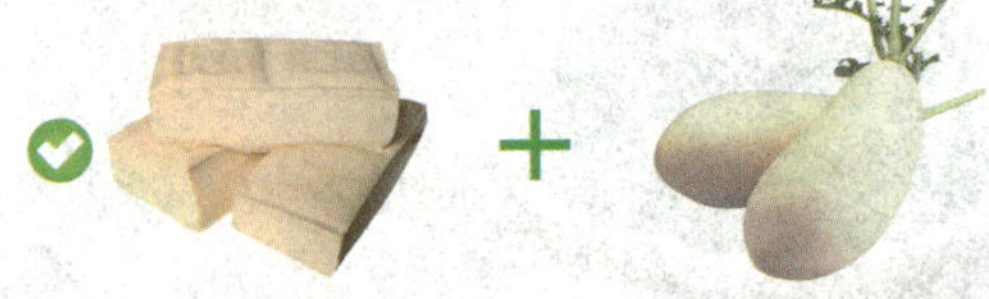

豆腐＋白萝卜＝豆腐及豆腐制品植物蛋白丰富，但多吃可引起消化不良，白萝卜有助消化之功，二者同食，功效互补。

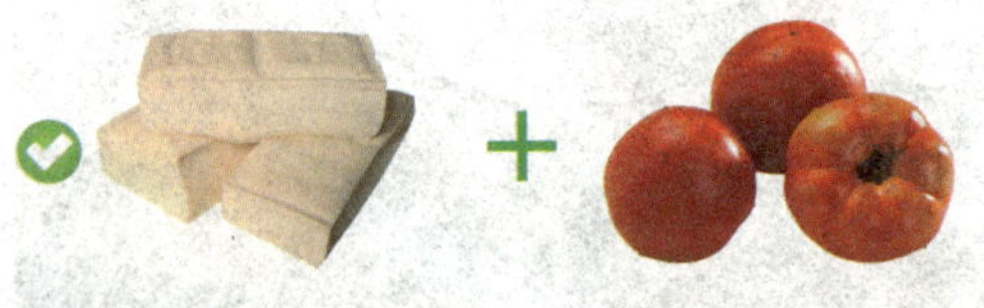

豆腐＋番茄＝二者搭配具有益气和中、生津润燥的功效。

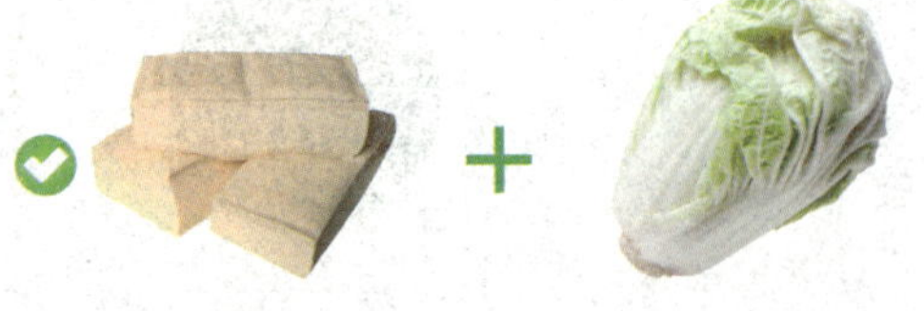

豆腐＋白菜＝二者搭配适合大小便不利、咽喉肿痛、支气管炎等患者食用。

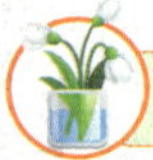

营养面面观

每100克所含营养成分

成分	含量
热量	410千焦
蛋白质	12.2克
碳水化合物	2.0克
脂肪	4.8克

趣味小知识

豆腐为豆浆加石膏或盐卤水制成，古称“黎福”，是我国的发明创造，素有“植物肉”之美称。常见豆制品包括豆腐干、豆腐泡、腐竹、豆腐乳、豆腐皮等，是将豆浆、豆腐等再次加工制作而成的，营养成分相近，功效相近。

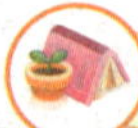

人群宜忌

一般人均可食用。

尤其适宜老人、孕妇、产妇食用。

◆聪明选购

优质豆腐有弹性，颜色不太白，无酸味和杂质。

◆聪明保鲜

豆腐最好放在冰箱里保存。还可在清水中放入少许盐搅匀，再将豆腐浸泡在凉盐水中，这样豆腐就可以在几天内都不会腐败变质。

◆聪明料理

因为豆腐中缺一种人体必需的氨基酸，所以搭配其他肉类、鱼类或蛋类食材，能补其不足，使营养更均衡。

自制养生菜肴

鸡汤嫩豆腐

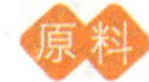

原料

嫩豆腐250克，嫩茼蒿150克，鸡蛋3个，浓鸡汤150毫升，香菜末、葱末、盐、味精、胡椒粉、酱油、香油、花生油各适量。

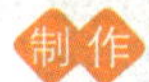

制作

1. 嫩豆腐剁成泥，茼蒿择洗净切末；鸡蛋液加入豆腐、茼蒿、盐、味精、胡椒粉搅匀。
2. 炒锅注油烧热，下葱末炒香，放入蛋液豆腐翻炒成形，添入浓鸡汤煨烧，撒入胡椒粉、香菜末，淋入香油。
3. 将葱末、酱油、味精、香油调成味汁，一并上桌佐餐即可。

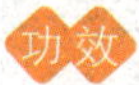

功效

细嫩爽滑，味道鲜美，滋补身体。

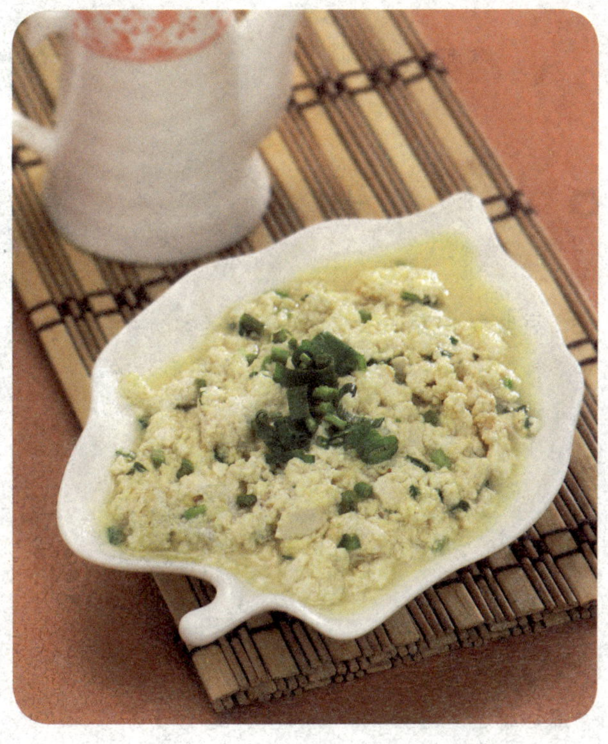

养生食疗方

◆冰糖豆腐用于肺结核

豆腐、冰糖、鲜泽泻（连根）各适量，豆腐与泽泻加水煎煮，去渣留液，加冰糖服，或将泽泻鲜茎叶与豆腐同煮食，每日1剂，连服1～2个月。

豆浆

性味归经 | 性平，味甘，归胃、肺经

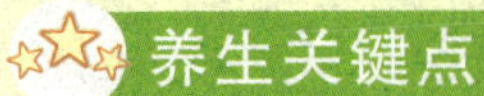

养生关键点

豆浆含有丰富的植物蛋白和磷脂，还含有维生素 B_1、维生素 B_2、烟酸以及铁、钙等矿物质。多喝鲜豆浆可预防老年痴呆症的发生。以喝熟豆浆的方式补充植物蛋白，可以使人的抗病能力增强，从而达到防癌和养生的作用。

搭配宜忌

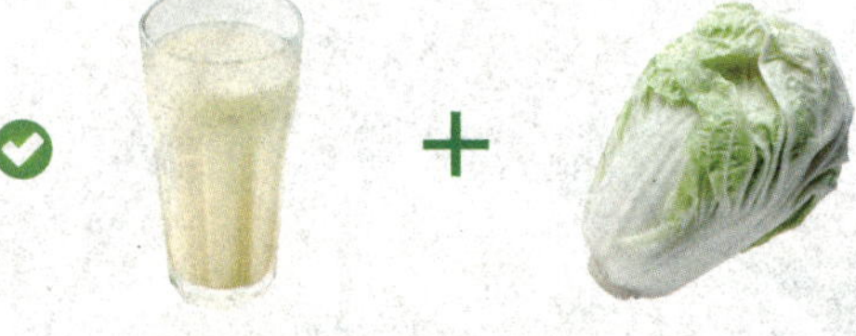

豆浆 + 白菜 = 白菜有一定的美容功效，豆浆能维持人体营养平衡和调节人体内分泌，二者同食可美容。

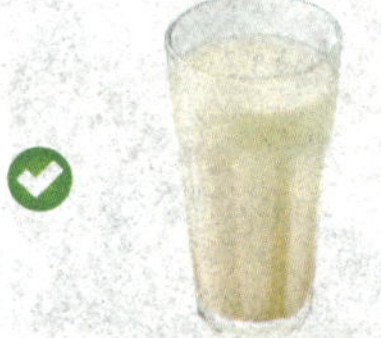
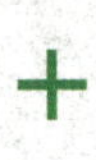
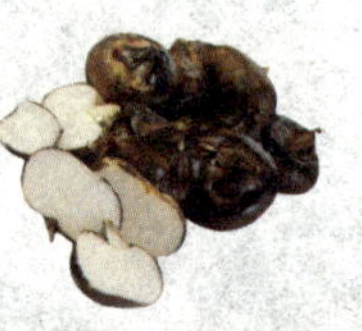

豆浆 + 荸荠 = 豆浆与荸荠搭配食用，具有清热解毒等功效，对便血有一定的食疗作用，还能缓解抑郁症。

人群宜忌

一般人均可食用。

尤其适合心血管疾病和糖尿病患者饮用。

慢性肠炎患者及易腹泻者慎饮。

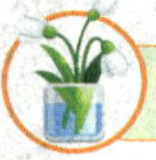

营养面面观

每 100 克所含营养成分

成分	含量
热量	59 千焦
蛋白质	1.8 克
碳水化合物	1.1 克
脂肪	0.7 克

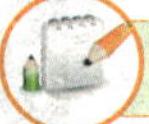

趣味小知识

豆浆享有“植物奶”的美誉。鲜豆浆起源于中国，相传为西汉淮南王刘安始创。刘安是大孝子，其母患病期间，刘安每天用泡好的黄豆磨豆浆给母亲喝，结果刘母的病很快就好了，从此豆浆就渐渐在民间流传开来。

鲜豆浆四季都可饮用，春秋饮豆浆，滋阴润燥，调和阴阳；夏饮豆浆，消热防暑，生津解渴；冬饮豆浆，祛寒暖胃，滋养进补。

◆聪明选购

好豆浆应有浓浓的豆香味，浓度高，略凉时表面有一层油皮，口感爽滑。

◆聪明保鲜

将剩余豆浆倒入干净的杯子中，放冰箱保存，但最好不要超过24小时。

◆聪明料理

不要饮用未煮熟的豆浆。有些药物（如抗生素类药物）会破坏豆浆里的营养成分，所以豆浆不能与药物同饮。不要空腹饮用豆浆，否则豆浆里的蛋白质大都会在人体内转化为热量而被消耗掉，不能充分起到补益作用。

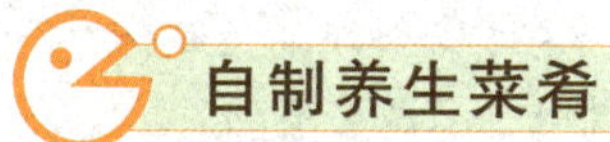

豆浆莴笋汤

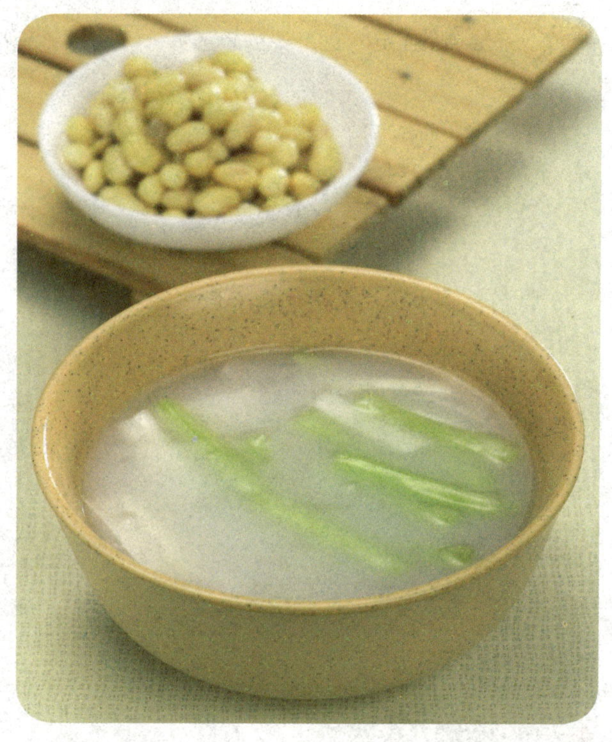

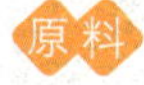

莴笋300克，豆浆750毫升，葱、姜、盐、味精、色拉油各适量。

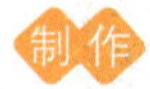

1. 莴笋去皮洗净切长条；姜切片、葱切段。
2. 炒锅注油烧至六成热，下入姜片、葱段爆香，加入莴笋条、盐炒至断生，除去姜、葱，添入豆浆烧开，撒入味精即可。

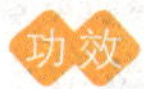

清香鲜嫩，营养丰富，滋补身体。

养生食疗方

◆豆浆糖汤用于胃溃疡

豆浆1碗，白糖25克。将豆浆煮沸加糖，空腹饮用，每日2次。

◆豆浆大米粥用于产后调养

豆浆、大米、白糖各适量。大米淘洗净，以豆浆煮米做粥，熟后加白糖即可。

腐竹

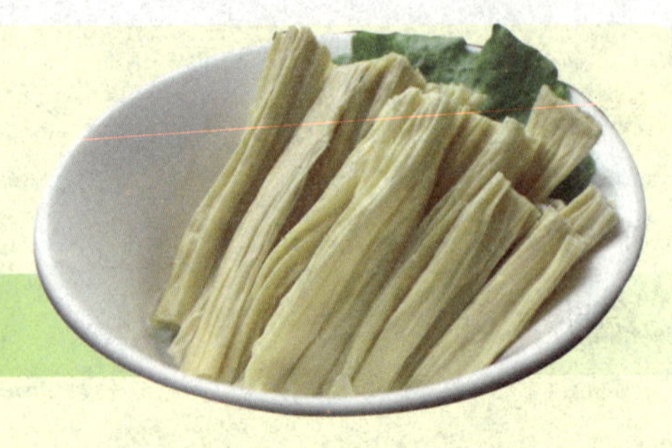

性味归经 | 性平，味甘，归肺、胃经

养生关键点

腐竹具有清热润肺、止咳消痰、健脑作用。腐竹含有的卵磷脂可除掉附着在血管壁上的胆固醇，防止血管硬化，预防心血管疾病，保护心脏。腐竹含有多种矿物质和钙，常食可防止因缺钙引起的骨质疏松，促进骨骼发育，对小儿的骨骼生长极为有利。

搭配宜忌

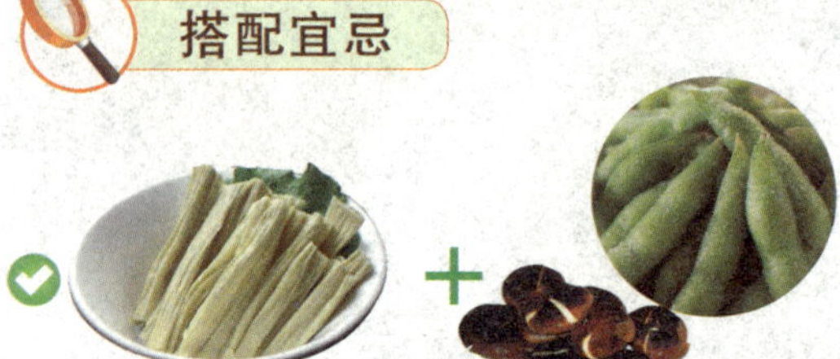

腐竹＋蘑菇、青豆＝蘑菇补气益胃，腐竹含大量磷脂，对血管有保护作用，青豆补脾益气，清热解毒，健身宁心，三者搭配蛋白含量高，营养丰富。

聪明选购

优质腐竹呈淡黄色，有光泽，为枝条或片叶状，质脆易折，条状折断有空心，无霉斑、杂质、虫蛀。

聪明保鲜

应放在干燥通风处。过伏天的腐竹，要经过阳光晒、凉风吹数次。

聪明料理

腐竹可烧、炒、凉拌、汤食等，食之清香爽口，荤素别有风味。腐竹必须用凉水泡，这样可使腐竹整洁美观，如用热水泡，会使发好的腐竹易碎。

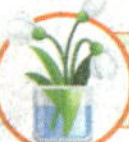

营养面面观

每100克所含营养成分

成分	含量
热量	1920千焦
蛋白质	44.6克
碳水化合物	22.3克
脂肪	21.7克

趣味小知识

腐竹又叫豆筋，是豆浆中的精髓之物。腐竹中含有丰富的蛋白质，营养价值相当高，是一种营养丰富又可以为人体提供均衡能量的优质豆制品。这种食品在运动前后吃，可以迅速补充能量，并提供肌肉所需要的蛋白质。

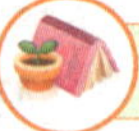

人群宜忌

一般人皆可食用，尤其适合心脑血管疾病及贫血患者。

肾病、酸中毒及痛风患者，正在服用四环素等药的患者忌食。

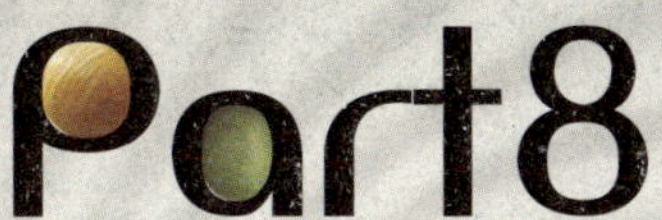

蛋奶篇

蛋类包括鸡蛋、鸭蛋、鹅蛋、鹌鹑蛋等，蛋制品主要是咸蛋、松花蛋和鸡蛋粉等。与肉类和蔬菜类一样，蛋类及其制品是人们常吃的副食品之一，营养价值较高，方便易得。而奶类和奶制品中各种微量元素含量也不少，除镁、锌、铜、铁等外，还有其他营养成分。

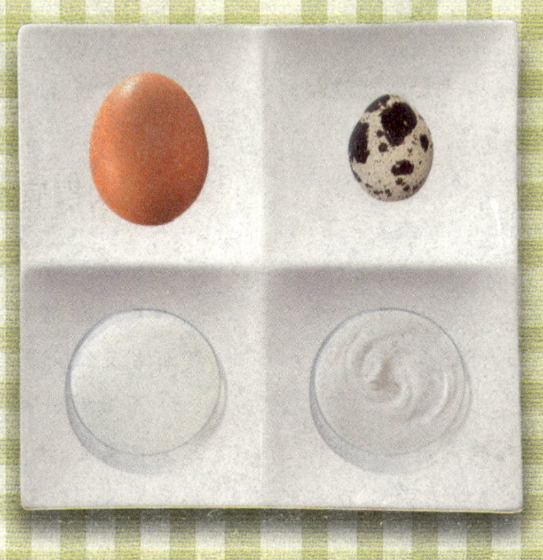

鸡蛋

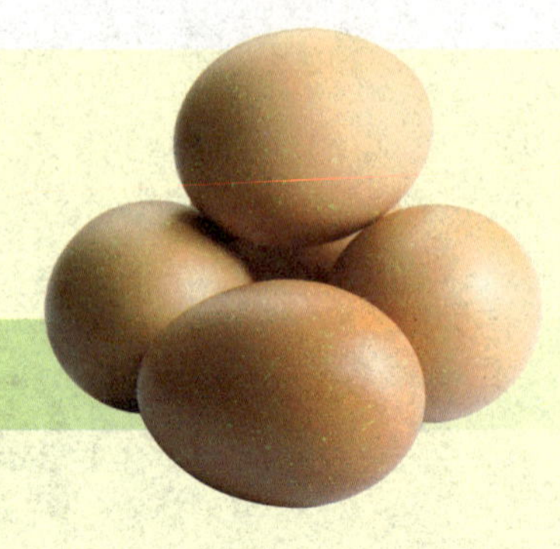

性味归经 | 性平，味甘，归脾、胃、肺经

养生关键点

鸡蛋含有丰富的蛋白质、脂肪、维生素和铁、钙、钾等人体所需要的营养素。鸡蛋富含卵黄素，对神经系统和身体发育有利，能健脑益智、改善记忆力。

搭配宜忌

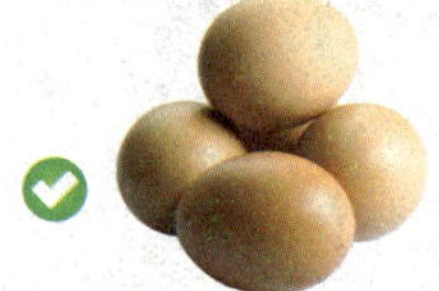

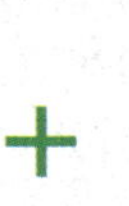

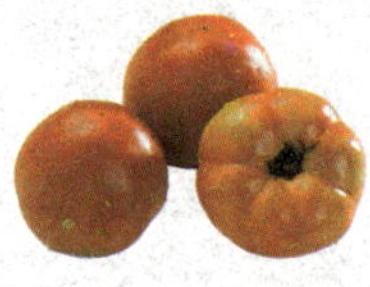

鸡蛋 + 番茄 = 二者搭配能为机体提供全面的营养，并有一定的美容和抗衰防老功效。

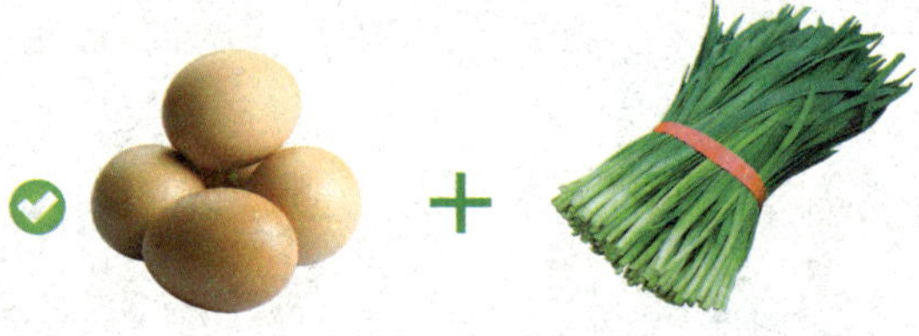

鸡蛋 + 韭菜 = 二者一起炒食，可以起到补肾、行气、止痛的作用。

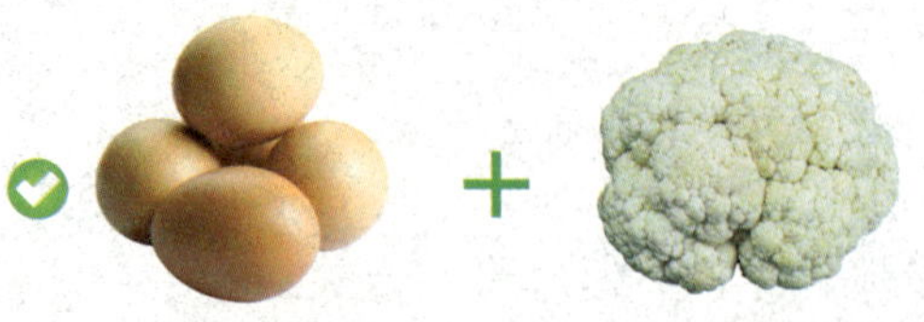

鸡蛋 + 菜花 = 菜花与鸡蛋搭配，能促进止血及皮损愈合，且具有健脾开胃、防老抗衰的功效。

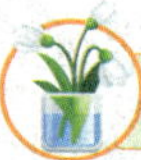

营养面面观

每 100 克所含营养成分

成分	含量
热量	602 千焦
蛋白质	13.3 克
碳水化合物	2.8 克
脂肪	8.8 克

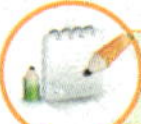

趣味小知识

鸡蛋，又名鸡卵、鸡子，营养丰富，被人们称为“理想的营养库”。每天食用 1 个鸡蛋已经成为不少长寿老人延年益寿的经验。

人群宜忌

一般人均可食用。

尤其适宜体质虚弱、营养不良、贫血者及妇女产后调养。

高血压、高脂血症、冠心病患者宜少食鸡蛋，患高热、腹泻、肝炎、肾炎、胆囊炎及胆结石的人应忌食鸡蛋。

◆聪明选购

可用拇指、食指和中指捏住鸡蛋摇晃，没有声音的是鲜蛋；手摇时发出晃荡声音的是变质的鸡蛋。

◆聪明保鲜

放鸡蛋时要大头朝上，使蛋黄上浮后贴在气室下面，防止微生物侵入蛋黄。温度在 20℃左右大概能放 1 周。

◆聪明料理

做炒鸡蛋时，将鸡蛋顺一个方向搅打，并加入少量水，可使鸡蛋更加鲜嫩。鸡蛋煮得时间过长，蛋黄中的亚铁离子与蛋白中的硫离子化合生成难溶的硫化亚铁，很难被机体吸收。

自制养生菜肴

鸡蛋蔬菜色拉

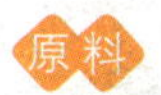

鸡蛋 4 个，番茄 2 个，熟土豆、苹果、黄瓜、胡萝卜各 1 根，生菜、玉米粒、炼乳、色拉酱各适量。

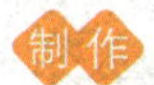

1. 鸡蛋煮熟去壳，对半切开；生菜洗净铺在盘中，番茄、黄瓜切圆片。
2. 熟土豆、苹果、胡萝卜均切粒，加入玉米粒、部分色拉酱、炼乳拌成色拉底料。
3. 将色拉底料置于生菜上，盘中摆入鸡蛋、番茄片、黄瓜片，浇入剩余色拉酱即成。

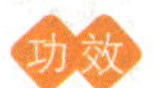

做法简单，口感美味，可以补充维生素，益智健脑。

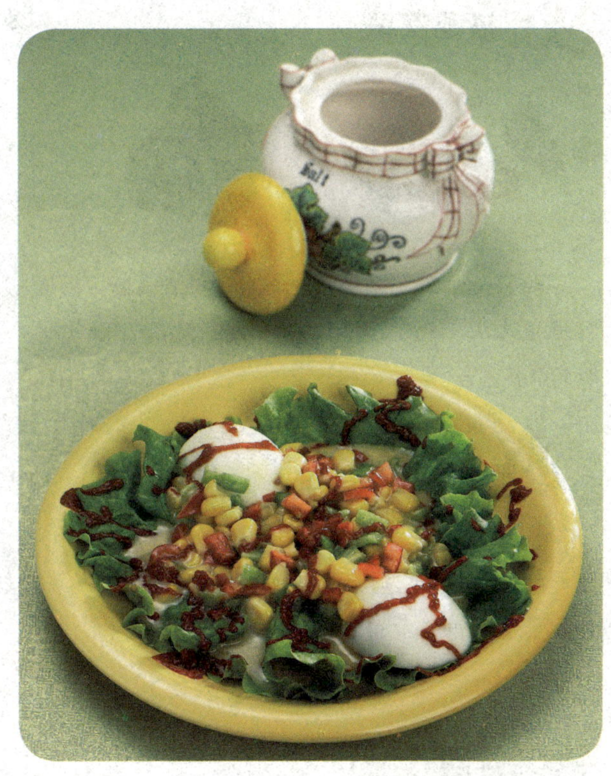

养生食疗方

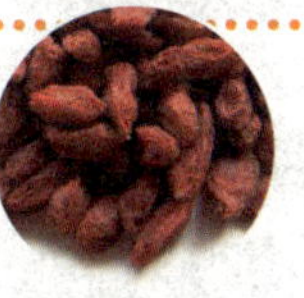

◆鸡蛋枸杞汤增强体质

鸡蛋 2 个，枸杞 15 克，红枣 10 颗。先将枸杞、红枣用冷水煮约半小时，再将鸡蛋打破共煮至熟。每日服 2 次。

鸭蛋

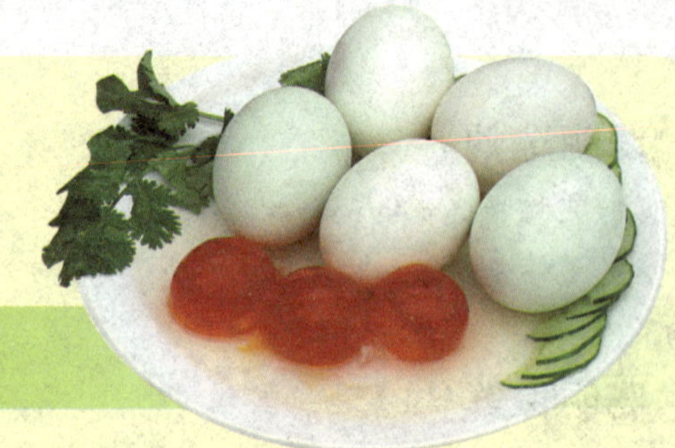

性味归经 | 性凉，味甘咸，入肺、胃经

养生关键点

鸭蛋主要含蛋白质、脂肪、钙、磷、铁、钾、钠等营养成分，有大补虚劳、滋阴养血、润肺美肤等功效。

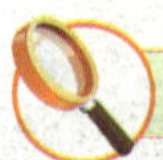

搭配宜忌

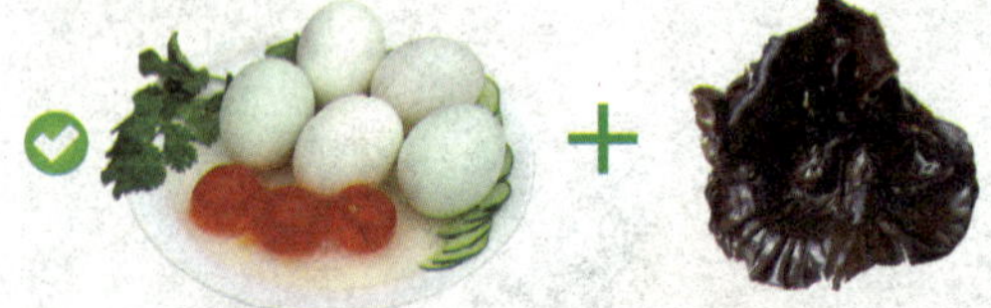

鸭蛋＋木耳＝二者搭配食用可滋肾补脑，对用脑过度、头昏、记忆力减退等都有一定的食疗效果。

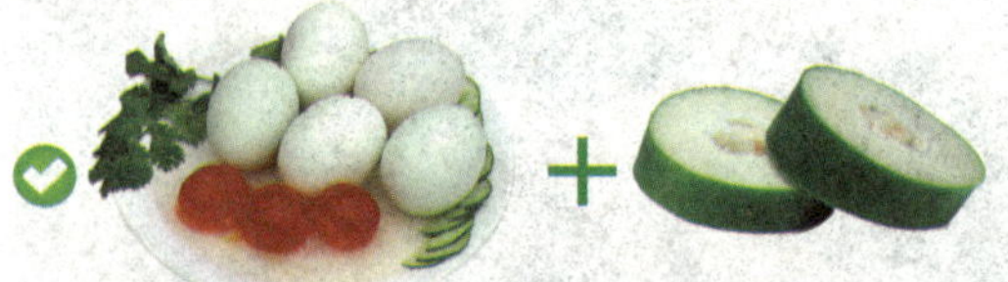

鸭蛋＋冬瓜＝鸭蛋含有丰富的钙，与冬瓜搭配食用，可增加人体对钙质的吸收和利用。

聪明选购

要购买淡蓝色青皮鸭蛋，这种鸭蛋为新鸭所产，含钙量多。

聪明保鲜

新鲜的鸭蛋在家最好冷藏，温度一般在4℃左右。鸭蛋应该大头朝上、小头朝下，放在蛋托或纸格内，可以保鲜三四个月。

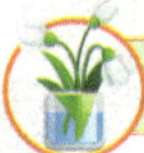

营养面面观

每100克所含营养成分

成分	含量
热量	753千焦
蛋白质	12.6克
碳水化合物	3.1克
脂肪	13克

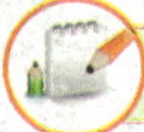

趣味小知识

鸭蛋，又名鸭子，比鸡蛋个大、壳厚。因鸭子是以水生动物和植物为主要食物来源，所以鸭蛋稍有腥味，新鲜食用时不如鸡蛋可口，经水煮后蛋清呈蓝色，蛋黄呈橘红色。

人群宜忌

一般人均可食用。

尤其适宜病后体虚、燥热咳嗽者食用。

心血管疾病、肝肾疾病患者应忌食。

聪明料理

不要食用未完全煮熟的鸭蛋，否则很容易诱发旧病。

鸽蛋

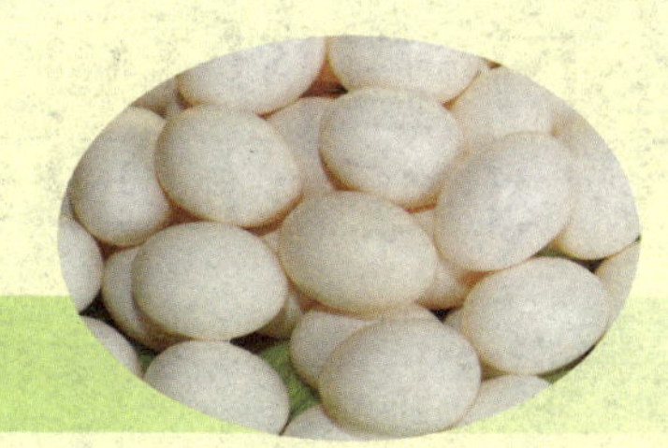

性味归经 | **性平，味甘、咸，归心、肾经**

养生关键点

鸽蛋可补肝肾、益精气、润肌肤，解疮毒，常用于辅助治疗肾虚所致的腰膝酸软、疲乏无力、心悸失眠等症。鸽蛋有改善皮肤细胞活性、增加皮肤弹性、改善血液循环等功效。鸽蛋对女人特别滋补，是滋阴补肾的佳品。

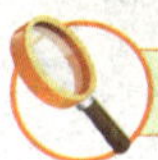

搭配宜忌

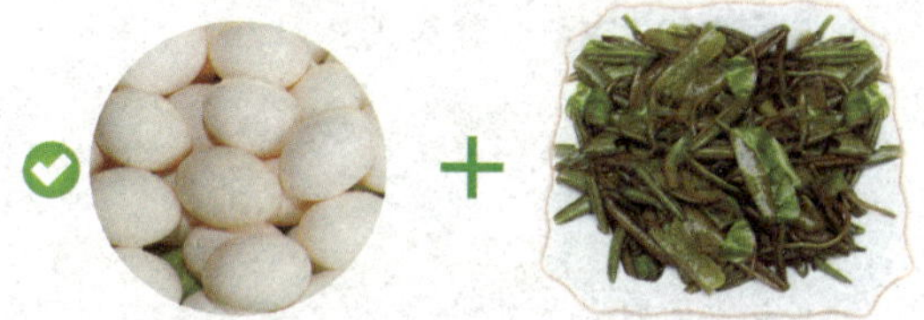

鸽蛋 + 莼菜 = 两者搭配食用，可以滋补养颜，口感清香。

聪明选购

买鸽子蛋千万别去菜市场，因为菜市场的鸽子蛋大多不真或者是菜鸽蛋。好鸽子蛋对着阳光看稍有些透明，毫无色素斑点样残留。鸽子蛋煮熟后蛋白透明，口感会非常细腻。不要贪便宜购买外壳有破损、裂纹的鸽子蛋，因为这样的鸽子蛋含有很多细菌，不宜食用。

聪明保鲜

最好趁新鲜食用，也可以放入冰箱保鲜层中保存，但不能超过1个月。

聪明料理

鸽蛋煮食、冲泡皆可。

营养面面观

每100克所含营养成分

成分	含量
热量	710.6千焦
蛋白质	10.8克
碳水化合物	1.1克
脂肪	16克

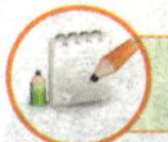

趣味小知识

鸽蛋营养丰富，且易于消化吸收，是孕妇、儿童、病人等人群的滋补营养品，也是宴席上的一道时尚菜。鸽蛋被誉为动物人参，因为其含有丰富氨基酸和人体必需的各类维生素，是高蛋白、低脂肪的佳品。鸽蛋能够增强人体的免疫和造血功能，对手术后的伤口愈合，产妇产后的恢复和调理，儿童的发育成长尤其适合。

人群宜忌

一般人均可食用。

尤其适合老年人、儿童、体虚贫血者、高血脂症患者食用。

食积胃热、性欲旺盛者及孕妇不宜食。

鹌鹑蛋

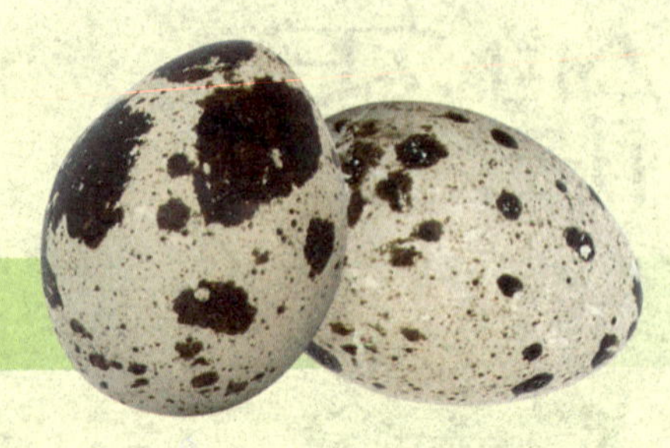

性味归经 | 性平，味甘，归肝、肾经

养生关键点

鹌鹑蛋含有丰富的卵磷脂、赖氨酸、胱氨酸、维生素A、维生素B_2、维生素B_1、铁、磷、钙等营养物质，可补气益血、强筋壮骨。鹌鹑蛋还含有芦丁等物质，有降血压的作用。

搭配宜忌

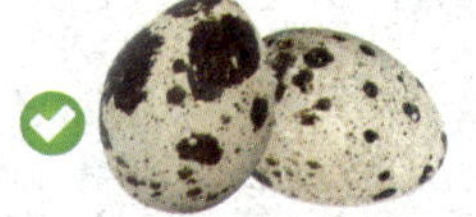

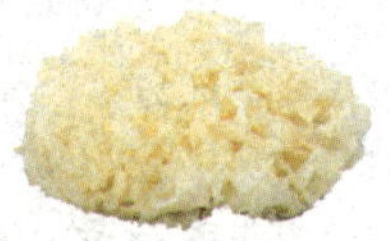

鹌鹑蛋 + 银耳 = 二者同食具有补益脾胃、润肺滋阴的功效。

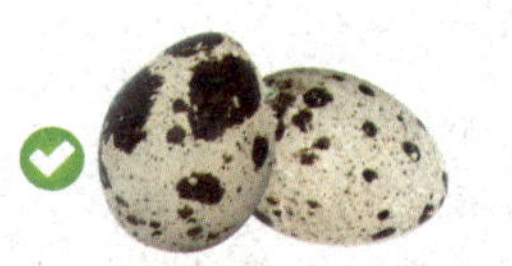

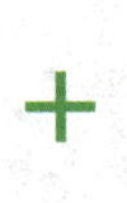

鹌鹑蛋 + 紫菜 = 二者搭配可补肾养血、降血压，适合肝脏阴虚型高血压患者食用。

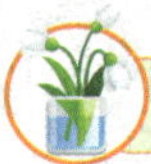

营养面面观

每100克所含营养成分

成分	含量
热量	669千焦
蛋白质	12.8克
碳水化合物	2.1克
脂肪	11.1克

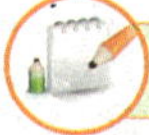

趣味小知识

鹌鹑蛋又名鹑鸟蛋、鹌鹑卵。鹌鹑蛋味道鲜美、营养丰富，是典型的高蛋白、低脂肪食物，特别适合中老年人以及高血压、肥胖症患者食用，是一种很好的滋补品。鹌鹑蛋在营养上有其独特之处，故有“卵中佳品”之美誉。

人群宜忌

一般人均可食用。

尤其适宜婴幼儿、孕产妇、老人、病人及身体虚弱的人食用。

心脑血管疾病患者不宜多食。

◆聪明选购

优质的鹌鹑蛋色泽鲜艳、壳硬，蛋黄呈深黄色，蛋白黏稠。

◆聪明料理

鹌鹑蛋中的胆固醇含量比较高，不可多食。

◆聪明保鲜

鹌鹑蛋在常温下（20℃）能存放 4 ～ 5 天，存放前不可用水冲洗。从冰箱中取出后要尽快食用，不可再次冷藏。

自制养生菜肴

银耳鹌鹑蛋

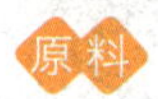

水发银耳 25 克，鹌鹑蛋 12 个，火腿、盐、湿淀粉、鲜汤、香油各适量。

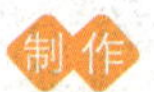

1. 银耳洗净，鹌鹑蛋煮熟去壳，火腿切小片。
2. 锅内添适量鲜汤，加银耳、鹌鹑蛋用旺火烧开，再放入火腿片、盐烧透，勾芡，淋入香油。
3. 鹌鹑蛋围盘边，盘中倒入银耳、火腿即成。

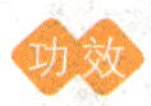

色泽美观，营养美味，补益脾胃，润肺滋阴。

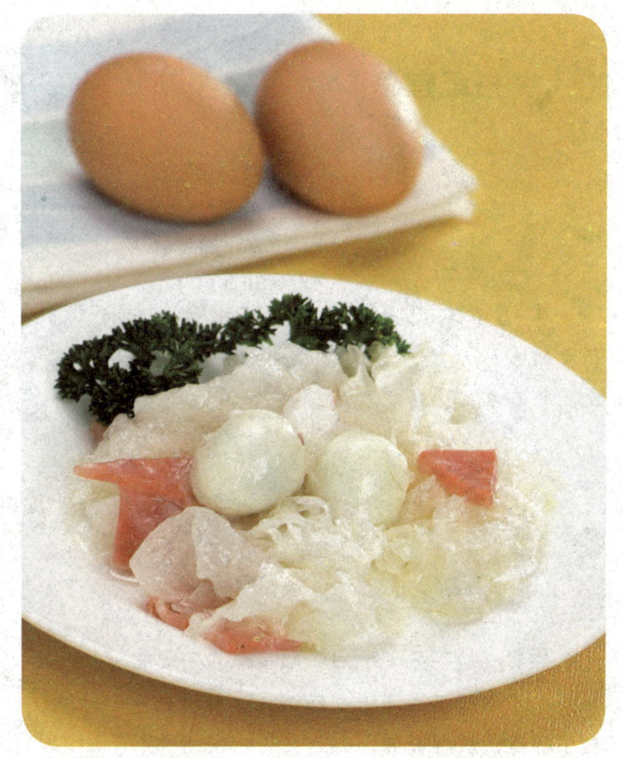

养生食疗方

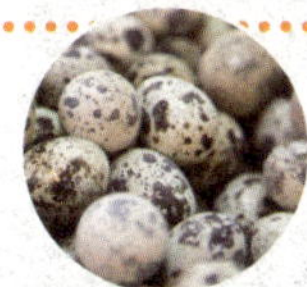

◆鹌鹑蛋用于神经衰弱、失眠多梦

鹌鹑蛋早晚各吃 2 个，常食有效。

◆鹌鹑蛋用于慢性胃炎

鹌鹑蛋 4 个，打入 250 克牛奶中，文火煮沸，早晚各食 1 次，常服有效。

牛奶

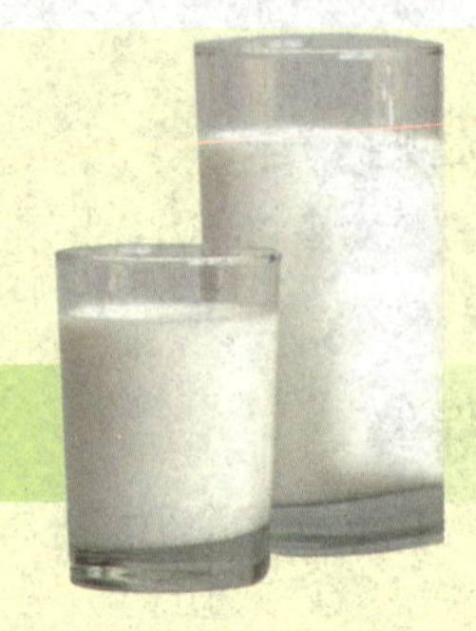

性味归经 | **性平，味甘，归肺、胃经**

养生关键点

牛奶中的钙容易被人体吸收，而且磷、钾、镁等多种矿物质搭配也十分合理。牛奶中富含维生素A，可以为皮肤提供封闭性油脂形成薄膜，以防皮肤水分蒸发，保证皮肤的光滑润泽、白皙。

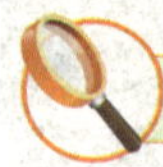

搭配宜忌

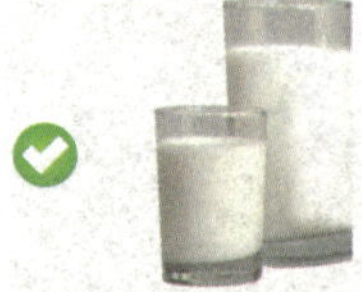

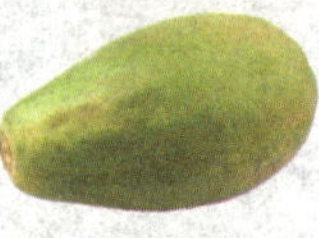

牛奶＋木瓜＝木瓜是水果中维生素A含量较多的水果，与富含维生素A的牛奶搭配，营养丰富，清凉爽口。

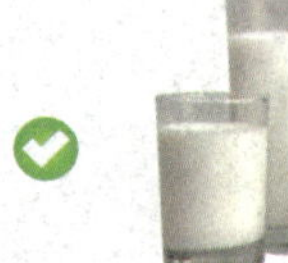
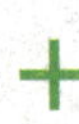
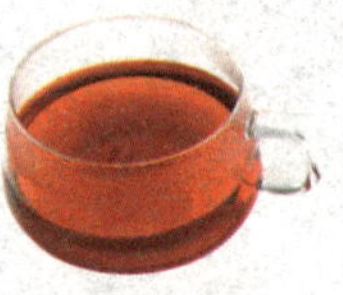

牛奶＋红茶＝牛奶和红茶配在一起俗称奶茶。奶茶可以去油腻、助消化、益思提神、利尿解毒、缓解疲劳。

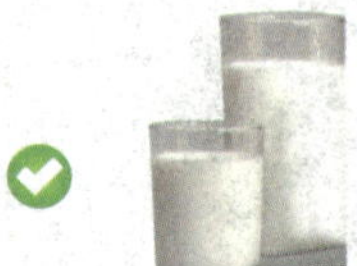

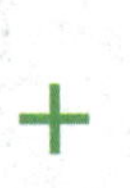
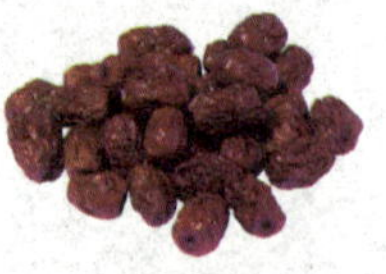

牛奶＋红枣＝牛奶含有丰富的蛋白质及多种维生素，搭配红枣，能补血、开胃、健脾。

营养面面观

每100克所含营养成分

成分	含量
热量	226千焦
蛋白质	3克
碳水化合物	3.4克
脂肪	3.2克

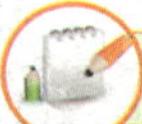

趣味小知识

牛奶含有丰富的钙、维生素D和氨基酸等营养物质，营养全面，消化率高，是人们日常生活中喜爱的食物之一，是“最接近完美的食品”，被称为“白色血液”。

人群宜忌

一般人均可食用。

尤其适宜孕妇、绝经期前后的中年妇女食用。

乳糖缺乏症、胆囊炎、胰腺炎患者不宜饮用。

◆聪明选购

新鲜牛奶应有鲜美的乳香味，味道微甜。

◆聪明保鲜

放入冰箱保鲜层保存。

◆聪明料理

袋装牛奶不宜长时间浸泡在热水中加热，因为这样会破坏牛奶中的营养成分。

自制养生菜肴

木瓜鲜奶

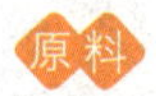

木瓜 350 克，牛奶 250 毫升，白糖、碎冰各适量。

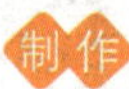

1. 木瓜去皮、核，切成块。
2. 将木瓜块、鲜牛奶、白糖、碎冰放入果汁机中打成汁即成。

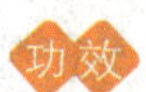

营养美味，香甜凉爽，补充维生素 A。

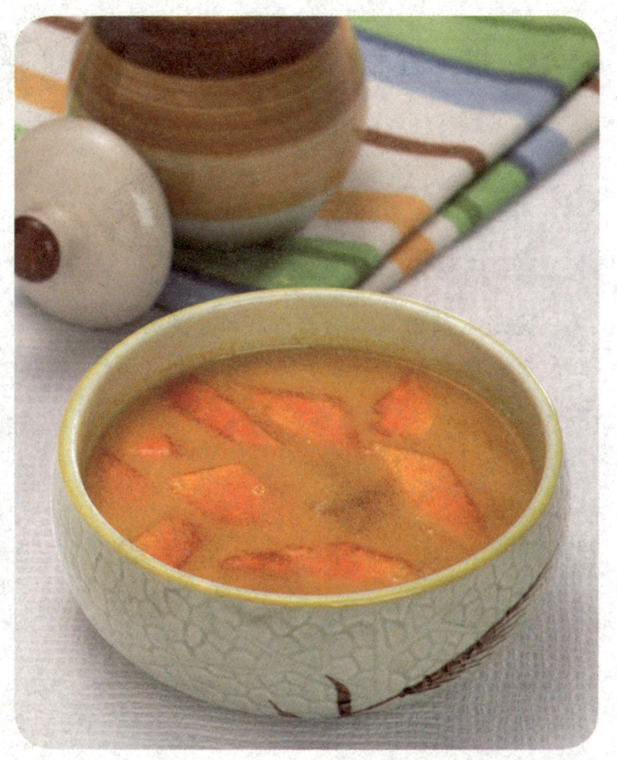

养生食疗方

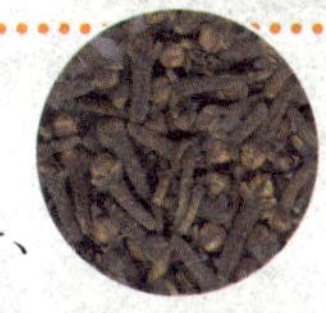

◆丁香姜汁牛奶用于小儿疳积

丁香 2 粒，姜汁 1 茶匙，牛奶 250 毫升，白糖 15 克。将丁香、姜汁、牛奶同放锅内煮沸，除去丁香，加白糖调饮即可。

酸奶

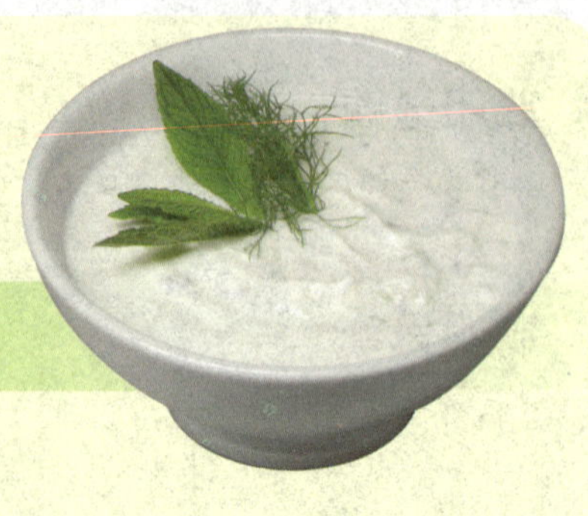

性味归经 | 性平，味甘酸，归心、肺、胃经

养生关键点

酸奶能促进消化液的分泌，增加胃酸，因而能增强消化能力，促进食欲。酸奶中的乳酸不但能使肠道里的弱碱性物质转变成弱酸性，还能产生抗菌物质，对人体具有保健作用。

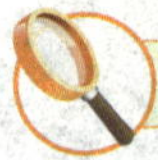

搭配宜忌

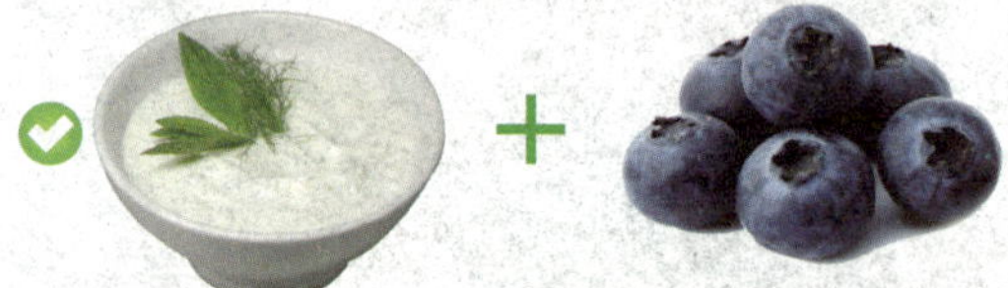

酸奶＋蓝莓＝二者搭配纤维含量高，维生素A和维生素C含量加倍，有益于心血管健康。

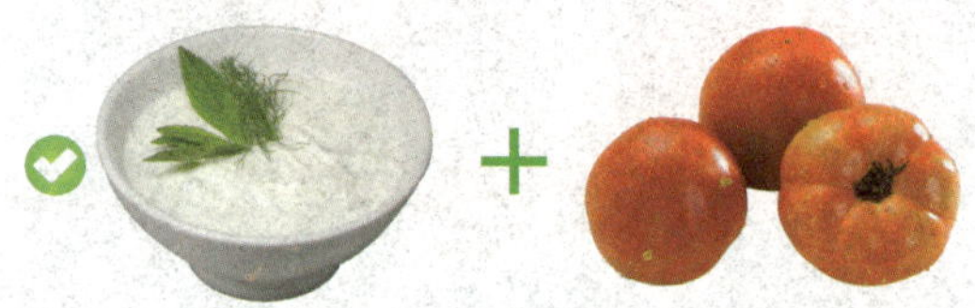

酸奶＋番茄＝番茄与酸奶搭配食用有凉血平肝、补虚降脂的功效。

聪明选购

“乳酸饮料”并不具备酸奶的功效，购买时要仔细识别。

聪明保鲜

放入冰箱保鲜层保存。

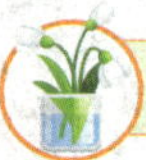

营养面面观

每100克所含营养成分

成分	含量
热量	301千焦
蛋白质	2.5克
碳水化合物	9.3克
脂肪	2.7克

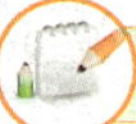

趣味小知识

相传很久以前，以游牧为主的色雷斯人常常背着灌满羊奶的皮囊随畜群在大草原上游荡，由于气温、体温的作用及其他原因，皮囊中的奶常变成渣状，少量这样的奶倒入煮过的奶中，煮过的奶很快也变酸，这就是最早的酸奶。

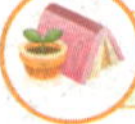

人群宜忌

一般人群均可食用，尤其适宜妇女、儿童、老年人食用。

有因炎症引发的腹泻或其他肠道疾患的人不宜多食。

聪明料理

饮用酸奶不能加热，夏季饮用宜现买现喝。酸奶若经加热或开水稀释，营养价值会下降。

Part9

调味品篇

调味品主要是指香草和香料，有些调味品由多种香料混合而成（例如五香粉），或者由多种香草混合而成（例如调味袋）。调味品在饮食、烹饪和食品加工中广泛应用，以改善食物的味道并具有去腥、除膻、解腻、增香、增鲜等作用。

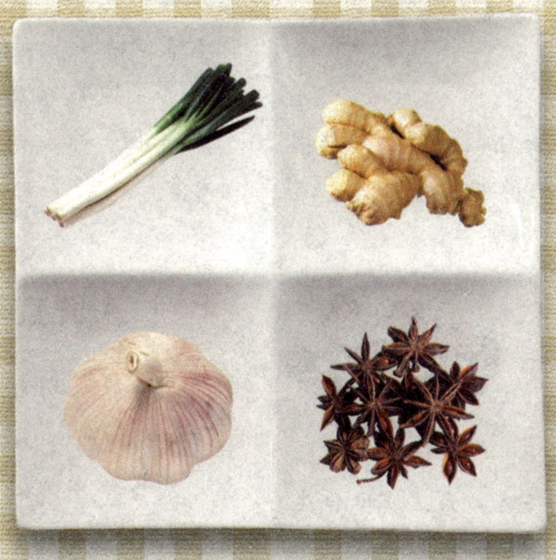

葱

性味归经 | 性温，味辛，归肺、胃经

养生关键点

葱有杀菌、通乳、利尿、发汗和安眠等功效，还能降血脂、降血压、降血糖。葱叶部分要比葱白部分含有更多的胡萝卜素、维生素C及钙元素。葱中含有微量元素硒，并可降低胃液内的亚硝酸盐含量，对多种癌症有一定的预防作用。

搭配宜忌

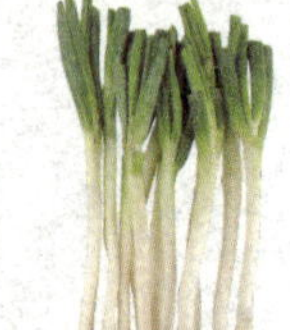 + 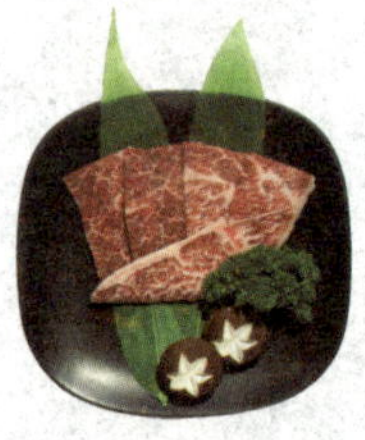

葱 + 牛肉 = 葱具有祛毒消肿、降低胆固醇、杀菌抗癌的作用。二者搭配适用于辅助治疗风寒感冒、头痛鼻塞、面部水肿等病症。

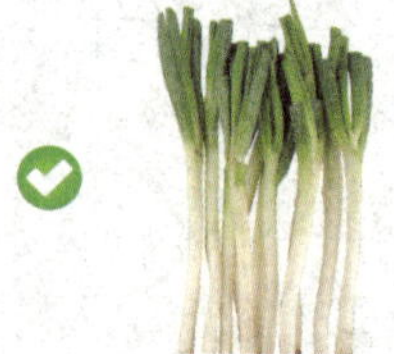 + 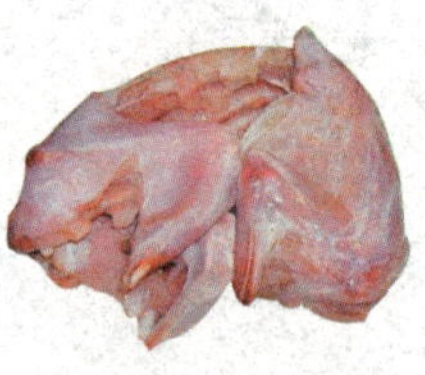

葱 + 兔肉 = 葱有降血脂的功效，二者搭配食用功效增强，适合肥胖症、高血压、冠心病等患者食用。

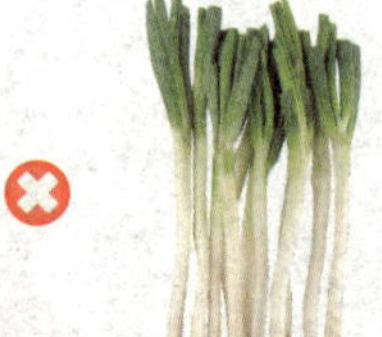 + 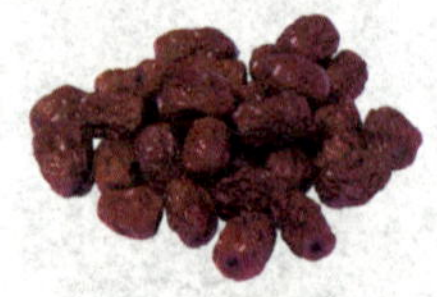

葱 + 红枣 = 《金匮要略》云："枣合生葱食之，令人病。"《大明本草》云："枣与葱同食，令人五脏不合。"

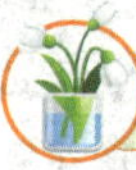

营养面面观

每100克所含营养成分

成分	含量
热量	126千焦
蛋白质	1.7克
碳水化合物	6.5克
脂肪	0.3克

趣味小知识

葱别名青葱、大葱、叶葱、胡葱、葱仔、菜伯、水葱、和事草，为多年生草本植物，基本分类为大葱和小葱，在东亚国家以及各处华人地区中，葱常作为一种很普遍的香料调味品或蔬菜食用。

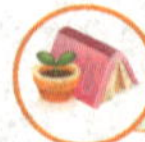

人群宜忌

一般人均可食用，尤其适宜脑力劳动者。

患有胃肠道疾病、腋臭、表虚、多汗者忌食。

聪明选购

要选择葱白鲜嫩，葱叶鲜翠，无腐烂枯黄的优质葱。

聪明保鲜

将葱用报纸裹好，放置在冷藏室储存；也可洗净切成葱花，用保鲜盒密封后放入冰箱冷藏。

聪明料理

葱具有消除臭味的作用，猪肉或羊肉、鱼等带有腥味的菜肴务必要用葱来调味。葱可生吃，也可凉拌当小菜食用；作为调料，多用于荤、腥、膻以及其他有异味的菜肴、汤羹中，对没有异味的菜肴、汤羹也起增味增香作用。

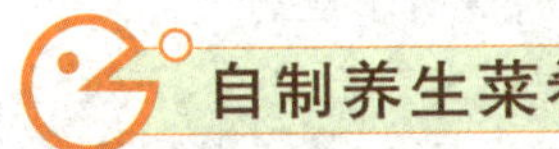

葱拌八带

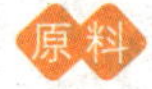

八带蛸300克，葱白150克，盐、醋、料酒、香油各适量。

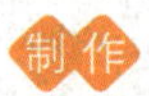

1. 八带蛸去牙、眼、内脏洗净，入开水锅中汆熟，捞出凉凉切段；葱白切段。
2. 八带蛸加葱白段、盐、醋、料酒、香油拌匀，装盘即成。

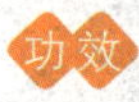

鲜辣有味，脆嫩可口，开胃营养。

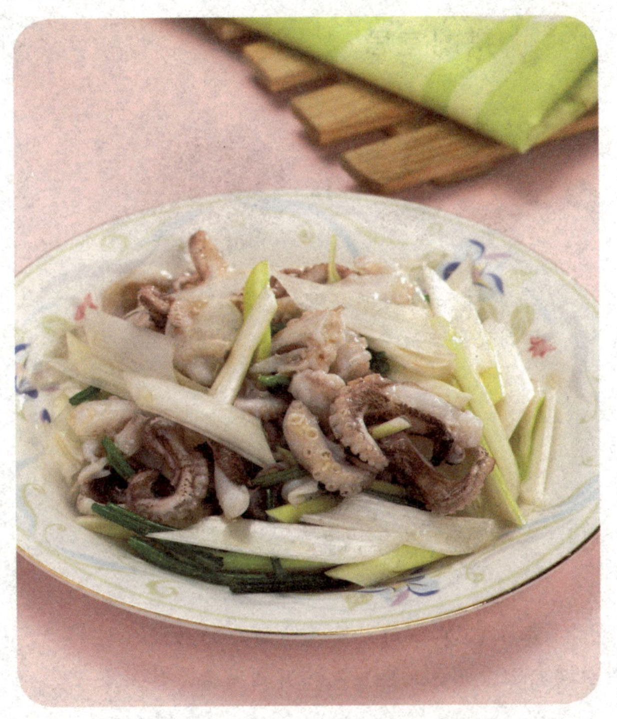

养生食疗方

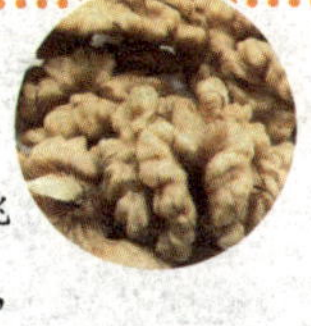

◆核桃葱白汤解表散寒，发汗退热

核桃仁25克，葱白25克，生姜25克，茶叶15克。将核桃仁、葱白、生姜共捣烂，与茶叶一同放入砂锅内，加水一碗半煎煮，去渣即可，一次性服下。

姜

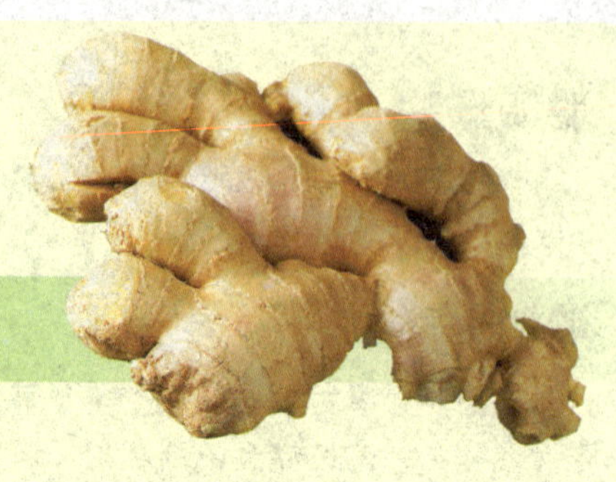

性味归经 | 性热，味辛，归肺、胃、脾经

养生关键点

姜的提取物能促进血液循环，促进胃功能，达到健胃、止痛、发汗、解热的作用。姜中的姜辣素进入体内后，能产生一种抗氧化酶，它有很强的对付氧自由基的作用，所以，吃姜能抗衰老，除老年斑。

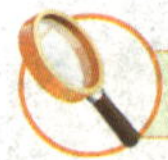

搭配宜忌

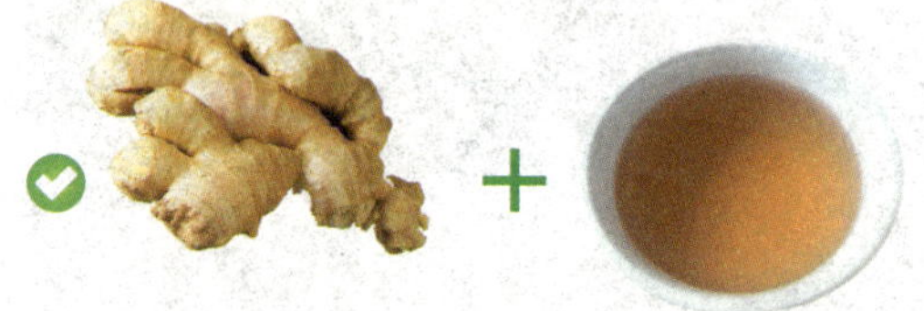

姜＋醋＝姜与醋搭配，能够刺激胃肠蠕动，起到促进胃液分泌、帮助消化的作用。

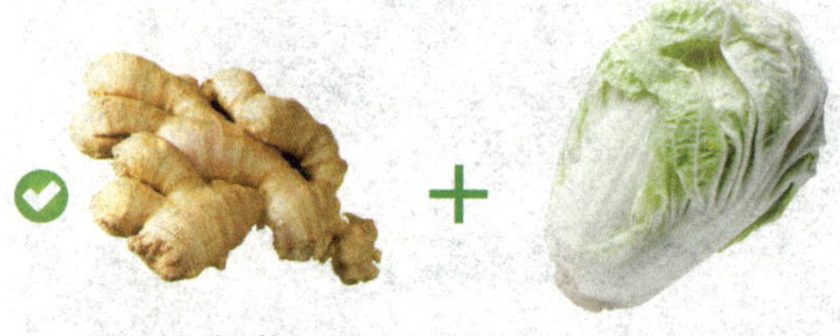

姜＋白菜＝白菜有清热解毒的功效，与生姜搭配食用，对感冒发热有辅助治疗作用。

人群宜忌

一般人均可食用。

尤其适宜伤风感冒、寒性痛经、晕车晕船者食用。

阴虚内热及邪热亢盛者忌食。

营养面面观

每100克所含营养成分

成分	含量
热量	172千焦
蛋白质	1.3克
碳水化合物	10.3克
脂肪	0.6克

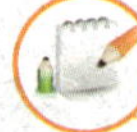

趣味小知识

干姜为植物姜的干燥根茎，呈不规则扁平块状，具有辛辣味，表面灰黄色或灰棕色，有细皱纹或较粗糙，有明显的环状节。

姜原产印度、马来西亚，我国自古栽培。姜是一种很常用的调味品，也是一味重要的中药材。

◆聪明选购

优质姜大而厚、皮光泽、带泥土、无腐烂。

◆聪明保鲜

姜要放在干燥、不受阳光照射的地方储存。还可以用保鲜袋保存，把口绑好，放在冰箱中保存。

◆聪明料理

吃饭不香或饭量减少时吃上几片姜或者在菜品上放一点嫩姜，都能改善食欲、增加饭量，因为生姜能加速排汗、防止中暑，还可以刺激胃肠道黏膜，促进胃肠道消化液的分泌。

自制养生菜肴

姜汁凤爪

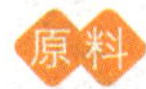
原料

鸡爪500克，黄瓜100克，老姜、盐、味精、白酱油、醋、香油各适量。

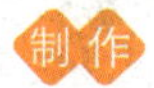
制作

1. 鸡爪洗净，下入开水中焯透，捞出去筋骨、爪尖切段；黄瓜切片。
2. 老姜取姜汁，加盐、味精、白酱油、醋、味精、香油调成味汁。
3. 盘中铺入黄瓜片，放入凤爪，浇入味汁即可。

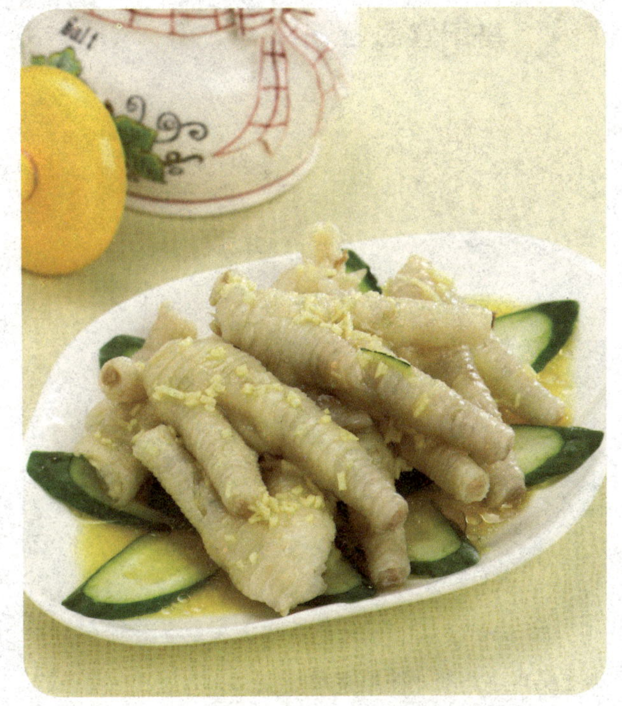

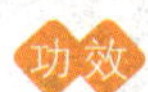
功效

鲜美清爽，咸酸而姜味浓郁，开胃助消化。

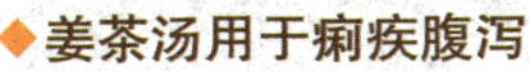
养生食疗方

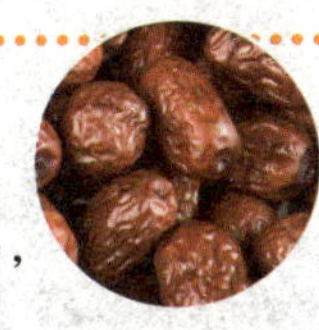

◆姜汤用于伤风咳嗽

红糖30克，鲜姜15克，大枣30克。上3味以水3碗煎至过半，顿服，服后出微汗即愈。

◆姜茶汤用于痢疾腹泻

鲜姜6克，红糖30克，细茶15克。上3味以沸水冲泡约半碗，一次饮完，连饮2次。病重者可上、下午各饮1剂，1剂冲泡2次。

蒜

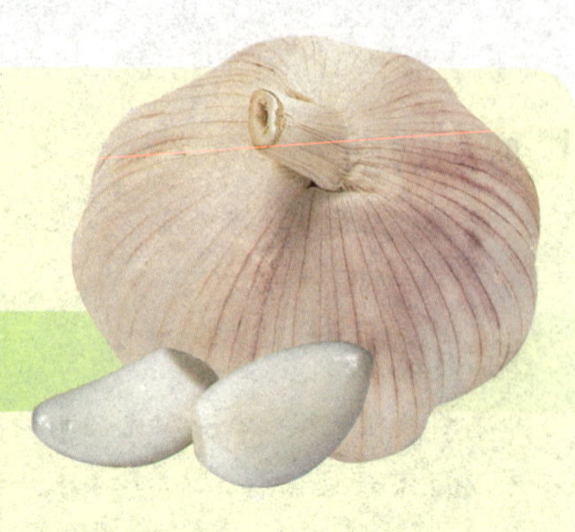

性味归经 | **性温，味辛，归脾、胃、肺经**

养生关键点

蒜中含硒较多，能调节血糖，有明显的降血脂及预防冠心病和动脉粥样硬化的作用，并可防止血栓的形成。蒜中含有一种叫硫化丙烯的物质，其杀菌能力相当强，可以预防流感，防止伤口感染，治疗感染性疾病。

搭配宜忌

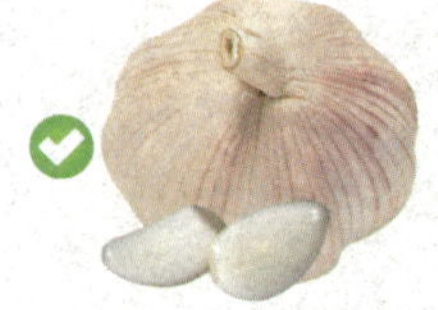

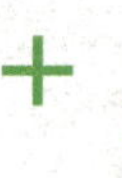

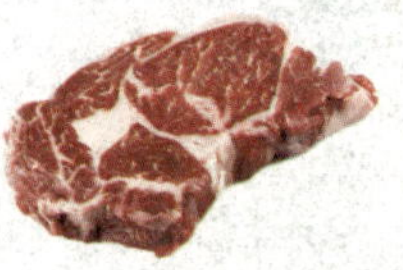

蒜＋猪肉＝吃肉时搭配蒜，可以延长维生素 B_1 的停留时间，增加吸收率。

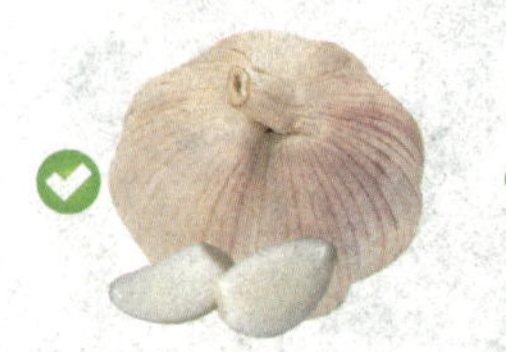

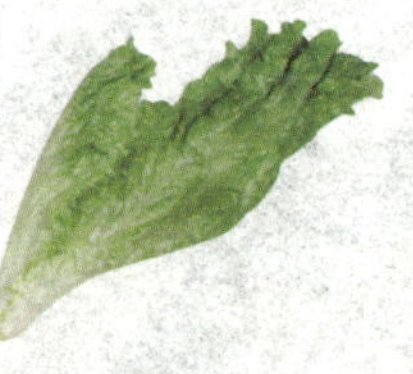

蒜＋生菜＝二者搭配能清内热，具有防止牙龈出血和坏血病的作用。

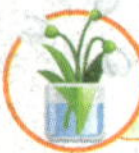

营养面面观

每 100 克所含营养成分

成分	含量
热量	527 千焦
蛋白质	4.5 克
碳水化合物	27.6 克
脂肪	0.2 克

趣味小知识

大蒜又叫蒜头、大蒜头、胡蒜、葫、独蒜、独头蒜，是蒜类植物的统称，半年生草本植物，百合科葱属，春、夏采收，扎把，悬挂通风处，阴干备用。大蒜是秦汉时从西域传入中国，经人工栽培繁育，具有抗癌功效，深受大众喜食。

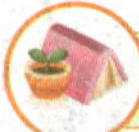

人群宜忌

适宜肺结核、癌症、高血压、动脉粥样硬化患者食用。

阴虚火旺、口腔溃疡、胃溃疡、十二指肠溃疡、肝病以及阴虚火旺者忌用。

聪明选购

要选择蒜头大、蒜包衣紧、蒜瓣大且均匀、味道浓厚、辛香可口、汁液黏稠的优质大蒜。

聪明保鲜

常温下，将蒜存放在通风、干燥的地方即可，注意不要让其发芽、受冻。

聪明料理

蒜常作配料，或用作调味和矫味品，是家厨和筵席不可缺少的烹饪调料，多种菜肴无蒜则不得其味。在菜肴成熟起锅前，放入一些蒜末，可增加菜肴美味。在烧鱼、煮肉时加入一些蒜块，可解腥、去除异味。

自制养生菜肴

蒜泥白肉

猪肉250克，蒜泥、味精、生抽、鲜汤、辣椒油各适量。

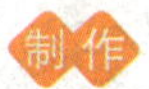

1. 猪肉洗净，下入清水锅中煮熟，捞出切片。
2. 鲜汤烧开，加入生抽、蒜泥、味精、辣椒油调匀，浇入肉片中即可。

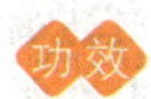

肉片咸鲜肥美，蒜香浓郁，有益身体。

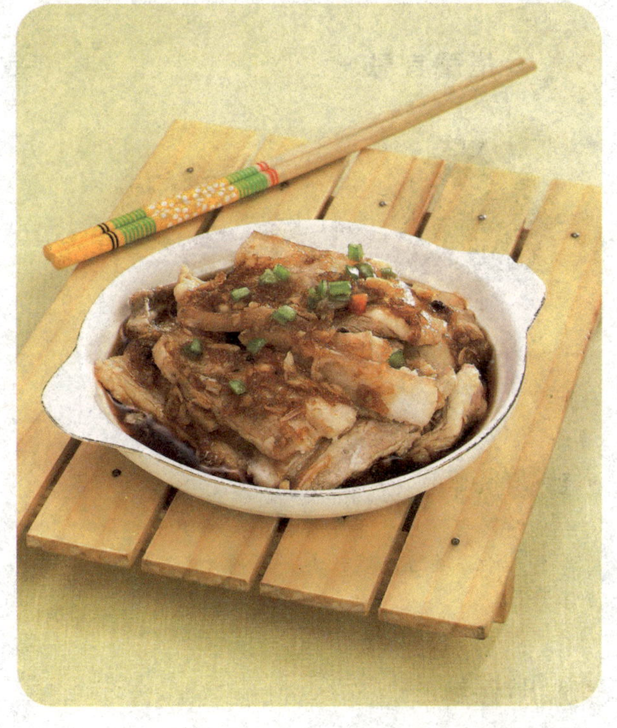

养生食疗方

大蒜用于牙质过敏

将大蒜捣碎，取一小块置于过敏点（酸痛点），用齿料充填器在酒精灯上烧至微红，迅灼牙面上之蒜泥，稍压几分钟，痛感即消失。一般采用上法2～3次即可见效。

八角

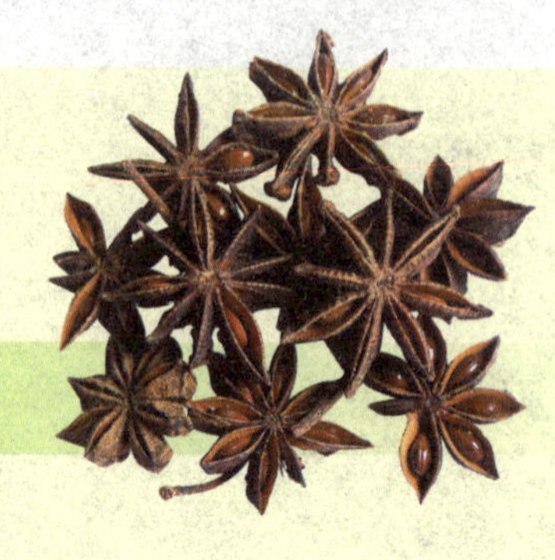

性味归经 | **性温，味辛，归肝、肾、脾、胃经**

养生关键点

八角所含的主要成分是茴香油，能刺激胃肠神经及血管，促进消化液分泌，增强胃肠蠕动，排除积存的气体，所以有健胃、行气的功效。我国《药典》载，八角是常用的缓解痉挛、减轻疼痛的良药。八角中的物质能促进骨髓细胞成熟，有明显的升高白细胞作用。

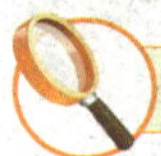

搭配宜忌

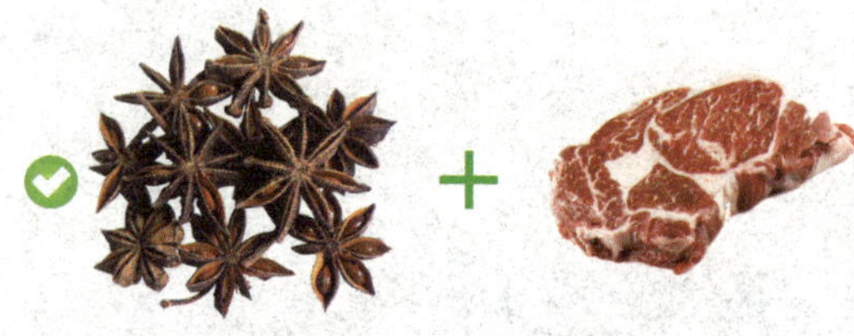

八角＋肉类＝可以使八角香味充分融入，肉类味道更加醇厚。

聪明选购

优质八角颗粒整齐完整、个大饱满、棕红色并有光泽，荚边裂缝较大、荚内子粒明亮，香味浓烈。

聪明保鲜

可将八角放在阴凉、干燥、通风处保存。

聪明料理

炖肉时，肉下锅就放入八角。做上汤白菜时，可在白菜中加入盐、八角同煮，最后放些香油，这样做出的菜有浓郁的荤菜味。

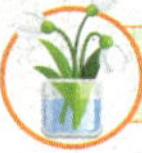

营养面面观

每100克所含营养成分

成分	含量
热量	816千焦
蛋白质	3.8克
碳水化合物	75.4克
脂肪	5.6克

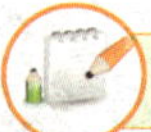

趣味小知识

八角又名大茴香、舶茴香、八月珠、八角香、八角大茴、大料等，呈红棕色或黄棕色，气味芳香，可入药，是常用的调味料之一。常用于烹制畜禽内脏、肉类等菜肴，具有提香的作用。在我国，八角主要产于广东、广西等地。

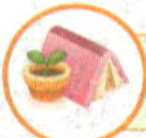

人群宜忌

一般人均可食用。

尤其适宜痉挛疼痛、白细胞减少患者食用。

阴虚火旺者不宜食用。

香油

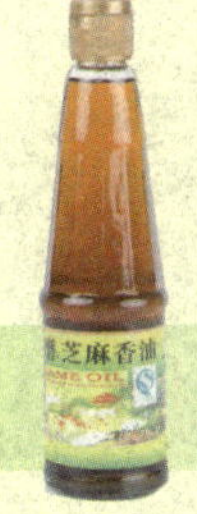

性味归经 | 甘，凉，归肝、肾经

养生关键点

香油中含丰富的维生素 E，具有促进细胞分裂和延缓衰老的功能。香油中所含的卵磷脂是益寿延年、抗衰老的上佳成分，是中老年人最好的冬令补品。香油中含有 40% 左右的亚油酸、棕榈酸等不饱和脂肪酸，容易被人体分解吸收和利用，以促进胆固醇的代谢，并有助于消除动脉血管壁上的沉积物。

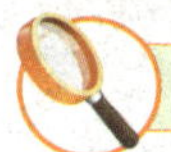

搭配宜忌

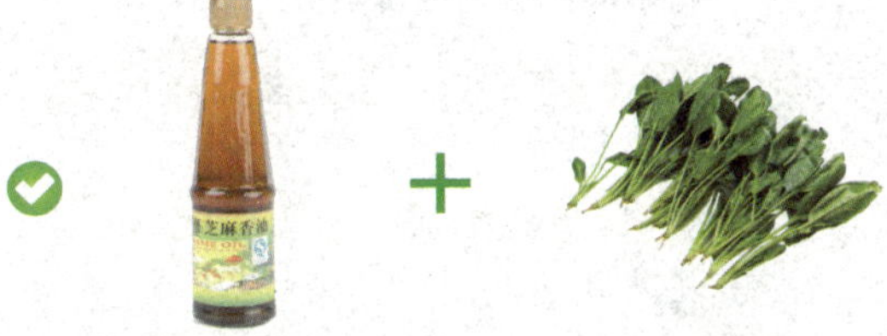

香油 + 菠菜 = 两者一起食用，具有通便作用。

聪明选购

纯正的小磨香油呈红铜色，清澈，香味扑鼻。

聪明保鲜

密封瓶口，使油与空气隔绝，防止食用油氧化，储存的容器宜放在阴凉、避光、干燥的地方。

聪明料理

烹饪时切忌不可将香油加热时间过长，一般用来拌凉菜时使用，或是在热菜起锅之前淋入。

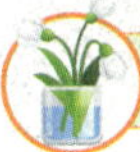

营养面面观

每 100 克所含营养成分

成分	含量
热量	3757 千焦
蛋白质	0 克
碳水化合物	0.2 克
脂肪	99.7 克

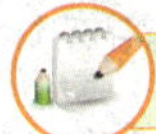

趣味小知识

香油是小磨香油和机制香油的统称，亦即具有浓郁或显著香味的芝麻油。在加工过程中，芝麻中的特有成分经高温炒料处理后，生成具有特殊香味的物质，致使芝麻油具有独特的香味，有别于其他各种食用油，故称香油。

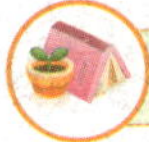

人群宜忌

一般人均可食用。

适宜习惯性便秘、动脉粥样硬化、高血压、冠心病、高脂血症、糖尿病患者食用。

醋

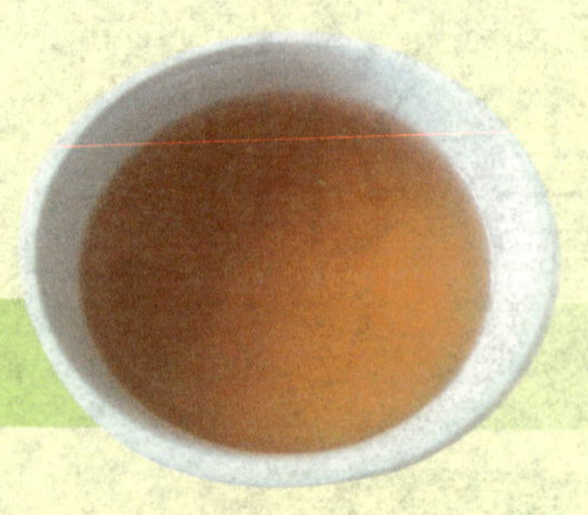

性味归经 | **性平，味酸甘，归胃、肝经**

养生关键点

醋可以开胃、促进唾液和胃液的分泌，帮助消化吸收，使食欲旺盛。醋可以去腥解腻，如烹制水产品或肚、肠、心及其他动物内脏等。醋用于烹制带骨的原料，如排骨、鱼类等，可使骨刺软化，促进骨中的矿物质如钙、磷溶出，增加营养成分的吸收。

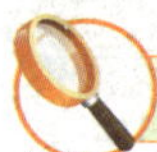

搭配宜忌

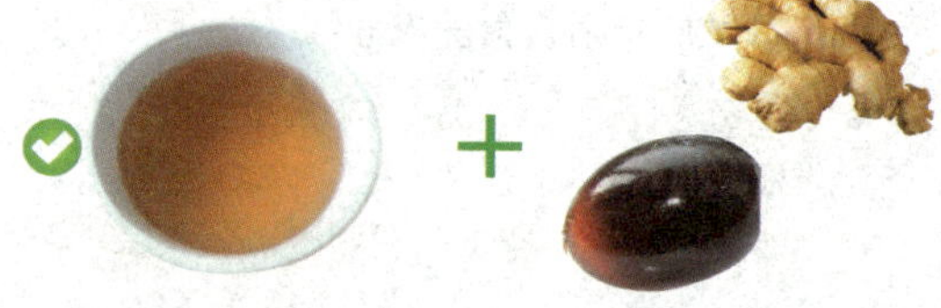

醋＋皮蛋、姜＝皮蛋因为加工的原因，其中含有一定量的碱，食用时放入少量食醋，能中和其中的碱性成分；加入姜则具有解毒的功效，可避免皮蛋对消化系统的刺激。

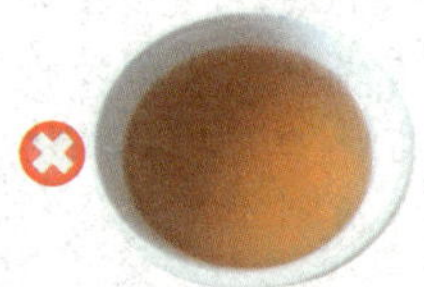

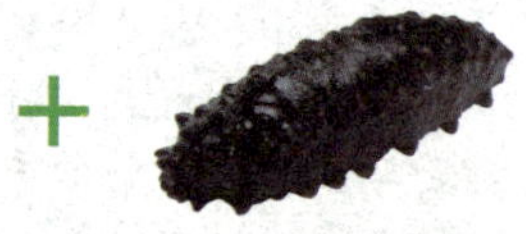

醋＋海参＝如果烹制海参时加醋，会使海参中的蛋白质分子出现不同程度的凝集、紧缩，吃起来口感、味道均不佳。

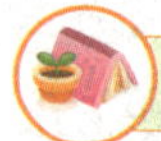

人群宜忌

一般人均可食用。

胃溃疡、胃酸过多患者忌食。

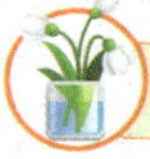

营养面面观

每100克所含营养成分

成分	含量
热量	130千焦
蛋白质	2.1克
碳水化合物	4.9克
脂肪	0.3克

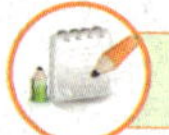

趣味小知识

由于原料、工艺、饮食习惯的不同，各地醋的口味相差很大。保宁醋产于今四川阆中古城，有酸味柔和、醇香回甜的特点。在中国北方，最著名的是山西老陈醋。在中原地区最著名的是河南特醋。在中国南方，影响最大的有镇江香醋等。此外较为有名的醋还有浙江米醋等。

聪明选购

优质醋特点是颜色呈棕红或褐色（白醋为无色澄清液体）、澄清、无悬浮物和沉淀物。

聪明保鲜

开封后的醋要避免阳光及高温。醋不可在冰箱内冷藏，否则会降低醋酸菌的活性。

聪明料理

烹调菜肴时加点醋，不仅使菜肴脆嫩可口、祛除腥膻味，还能降低其中营养素的损失。做菜时，加醋的最佳时间是在两头，即原料入锅后马上加醋及菜肴临出锅前加醋，第一次应多些，第二次应少些。

自制养生菜肴

家常皮蛋

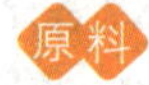

原料

皮蛋4只，尖椒150克，葱花、盐、味精、醋、香油、花生油各适量。

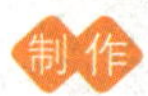

制作

1. 尖椒洗净，切成环状。
2. 皮蛋去壳切成6瓣，入盘待用。
3. 炒锅烧热，下辣椒炒至表皮紧皱，放入葱花略炒，再注入少许花生油，撒入盐、味精炒匀，淋入香油、醋，浇在皮蛋上即成。

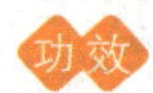

功效

简单易做，美味可口，加醋可以减轻皮蛋对消化系统的刺激。

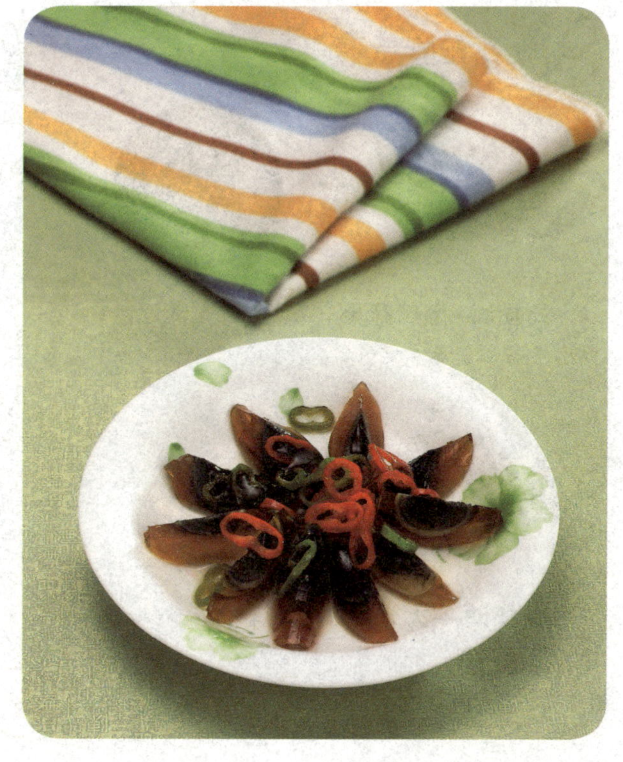

养生食疗方

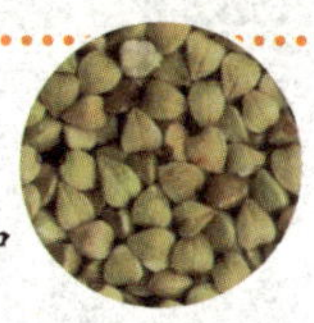

◆食醋镇静安神

醋（陈醋或香醋）适量。用10毫升食醋，调在1杯温开水中喝下。每日睡前1小时饮用。

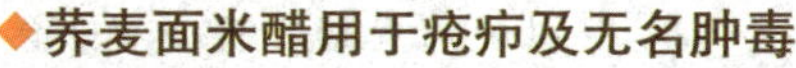

◆荞麦面米醋用于疮疖及无名肿毒

荞麦面、米醋各适量。将荞麦面炒黄，用米醋调为糊状，涂于患处，早晚更换。

橄榄油

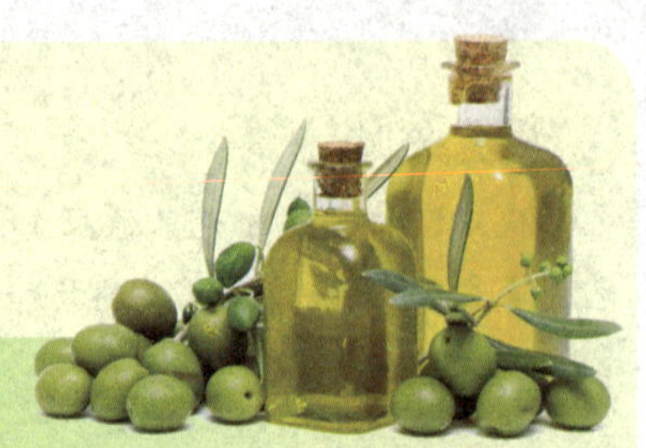

性味归经 | 味甘、酸、微涩，性平；归肺、胃经

养生关键点

橄榄油能提高胃、脾、肠、肝和胆管的功能，此外还有一定的通便作用，能提高机体的新陈代谢，并能延年益寿。现代医学证明，橄榄油能预防动脉粥样硬化以及动脉粥样硬化并发症、高血压、心脏病、心力衰竭、肾衰竭、脑出血。

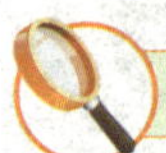

搭配宜忌

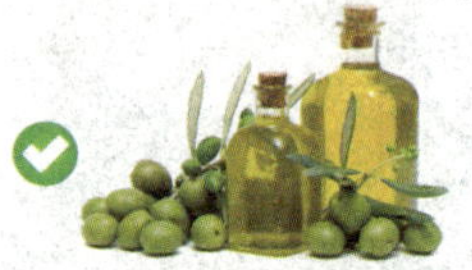
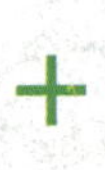
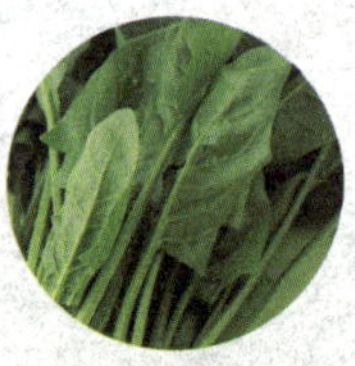

橄榄油＋新鲜蔬果＝两者一起制成沙拉，口感清香，营养丰富。

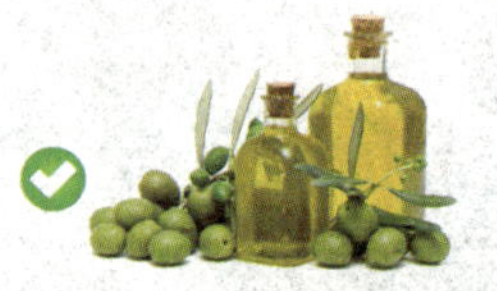
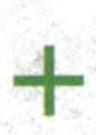
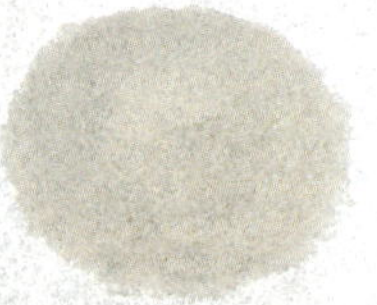

橄榄油＋大米＝煮饭时倒入一匙橄榄油，可使米饭更香，且粒粒饱满。

聪明选购

优质橄榄油大都油体清亮，呈黄绿色，口感爽滑，偶有瞬时的橄榄涩味。颜色越深说明品质越好。

聪明保鲜

保存时忌与空气接触，忌高温、光照，且不宜久存。最好装在密封玻璃瓶中，置阴凉干燥处，可保存6个月。

营养面面观

每100克所含营养成分

成分	含量
热量	3696千卡
蛋白质	微量
碳水化合物	0克
脂肪	99.9克

趣味小知识

橄榄油是由新鲜的油橄榄果实直接冷榨而成，不经加热和化学处理，保留了天然营养成分。颜色呈黄绿色，气味清香，是地中海沿岸各国人民的传统食用油。

人群宜忌

一般人均可以食用。

患有菌痢、急性肠胃炎、腹泻、胃肠功能紊乱者不宜多食。

聪明料理

橄榄油直接作为冷餐油使用会使菜肴的特点发挥到极致。在新鲜的蔬菜色拉或者炸好的牛排上淋一点橄榄油，会使食物的口感更为丰富，滋味美妙。

Part10

其他篇

具有滋补功效的中药也经常用于食物烹饪中，起到食疗的作用，例如本篇介绍的人参、枸杞子等。另外，茶、红酒等合适饮用，对人体同样有益。

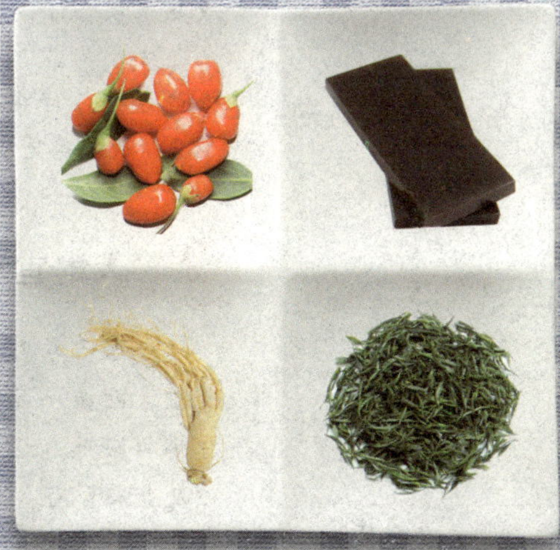

枸杞子

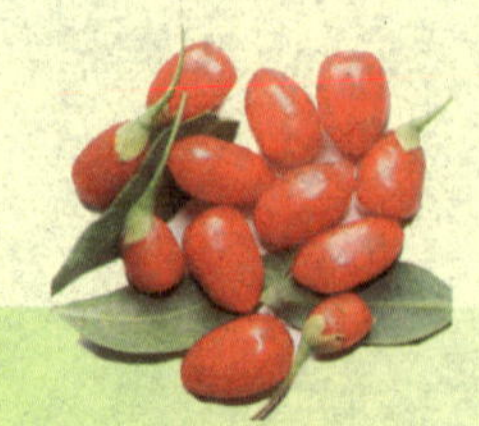

性味归经 | **性平，味甘，归肝、肾、肺经**

养生关键点

枸杞子质润气和，含有丰富的胡萝卜素、维生素A、维生素B_1、维生素B_2、维生素C和钙、铁，具有补肾益精、养肝明目、润肺生津的功效。主治肝肾亏虚、腰膝酸软、阳痿遗精、头晕目眩、视物不清、虚痨咳嗽、消渴等。枸杞子还能明目。

搭配宜忌

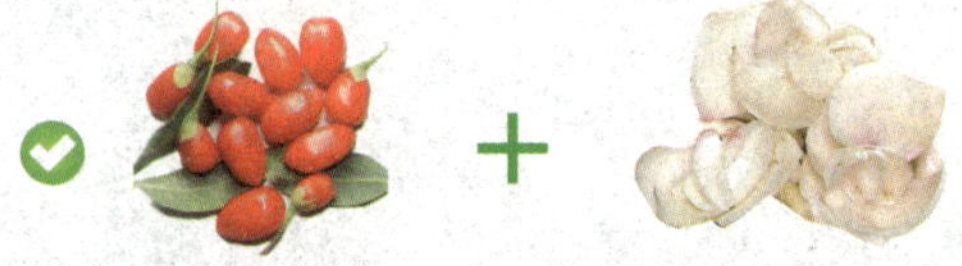

枸杞子＋百合＝补肾养血、清热除燥、宁心安神。

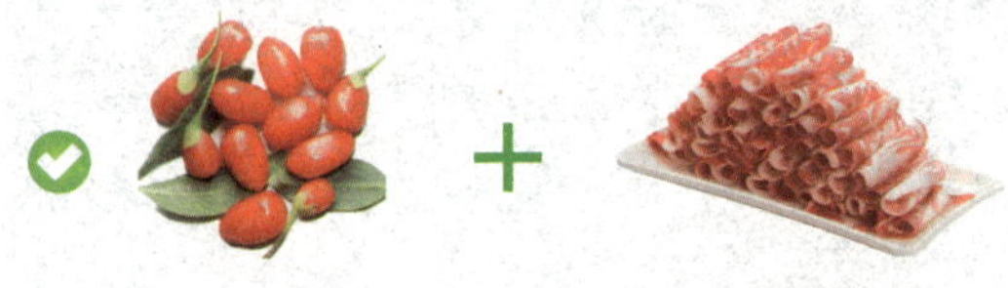

枸杞子＋羊肉＝可用于肾阳不足的辅助治疗。

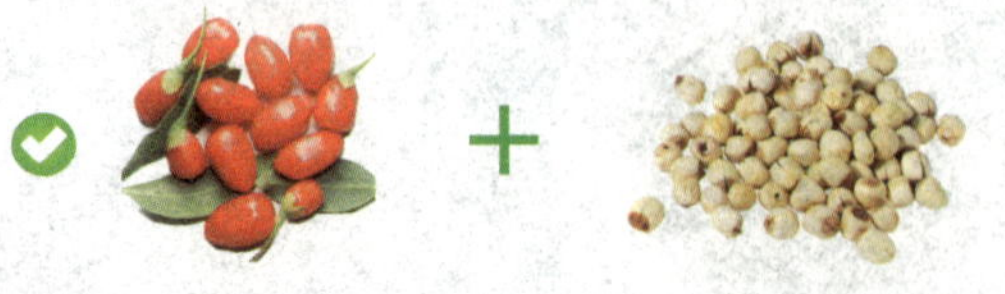

枸杞子＋莲子＝补气养血、养心益肾。

营养面面观

每100克所含营养成分

成分	含量
热量	1079千焦
蛋白质	13.9克
碳水化合物	64.1克
脂肪	1.5克

趣味小知识

枸杞子为茄科植物宁夏枸杞子的成熟果实。宁夏枸杞子为灌木或大灌木，生于沟岸、山坡或灌溉地埂和水渠边等处。野生和栽培均有。分布于华北、西北等地，其他地区也有栽培。

人群宜忌

一般人均可食用，尤其适宜肝肾阴虚、癌症、高血压、高脂血症、动脉粥样硬化、慢性肝炎、脂肪肝患者以及老人食用。

外感实热、脾虚泄泻者忌服。

◆聪明选购

优质枸杞子粒大、色红、肉厚、质柔润、子少、味甜。

◆聪明保鲜

应将枸杞子放置在阴凉干燥处，防闷热，防潮，防蛀。

◆聪明料理

枸杞子一年四季皆可食用，冬季宜煮粥，夏季宜泡茶。煲汤、炖肉时加入适量枸杞子，既增加了色、香、味，又起到了食补的作用。

自制养生菜肴

蜜汁枸杞腰果

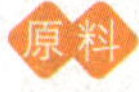

腰果 250 克，枸杞子、豌豆各 25 克，冰糖适量。

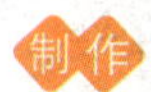

1. 腰果洗净蒸熟，枸杞子泡发洗净。
2. 锅中添入适量清水，放入冰糖、腰果、豌豆熬至汤汁浓厚，加入枸杞子略煮即成。

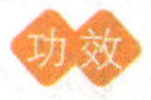

色彩美观，腰果柔软，明目清润，香甜可口。

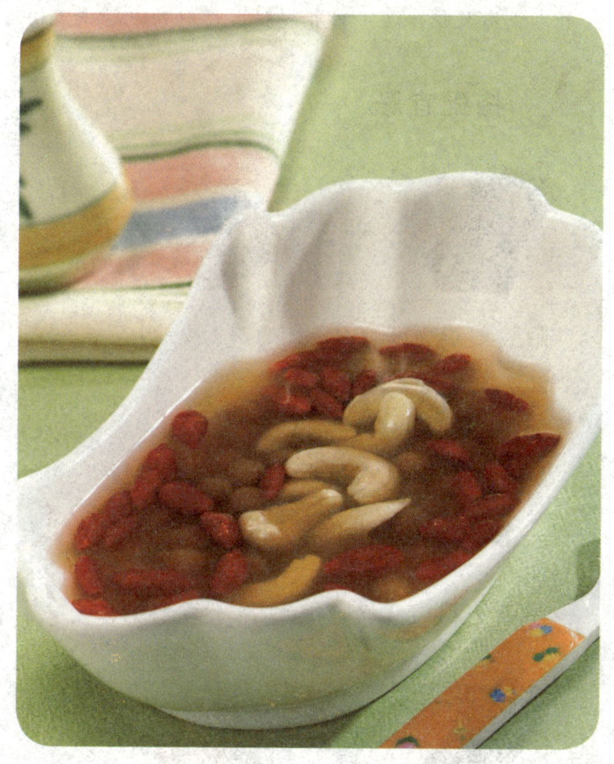

养生食疗方

◆阿胶枣杞汤养颜，补益气血

阿胶 1 块，红枣、枸杞子、红糖各适量。红枣、枸杞子洗净沥干。将阿胶放入炖盅内，加适量水，隔水用大火煮开，煮的过程中用筷子不停搅拌，防止阿胶块粘在炖盅里，炖至阿胶全化。放入红枣、枸杞子，盖上锅盖，大火煮开后转小火炖足 1 个小时，打开锅盖，倒入红糖搅拌匀即可。

阿胶

性味归经 性平，味甘，归肺、肝、肾经

养生关键点

阿胶为补血止血、滋阴润燥之良药，可用于失血性贫血、缺铁性贫血、再生障碍性贫血及年老体弱、儿童、妇女的滋补。临床应用于血虚萎黄、眩晕心悸、肌痿无力、心烦失眠、虚风内动、肺燥咳嗽、劳咳咯血、吐血、便血崩漏等方面具有显著疗效。长期服用阿胶，还可营养皮肤，使肌肤光洁滑润并富有弹性。

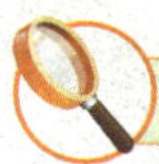

搭配宜忌

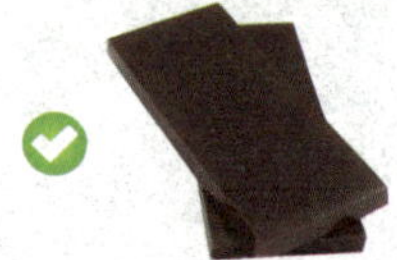
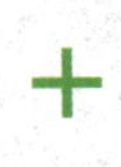
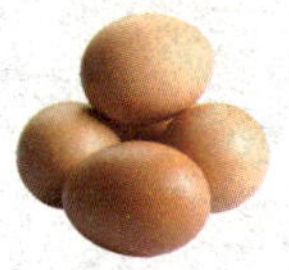

阿胶 + 鸡蛋 = 能补血、滋阴、安胎。

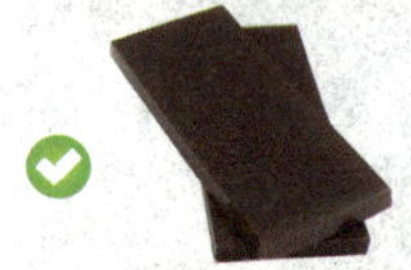
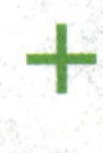
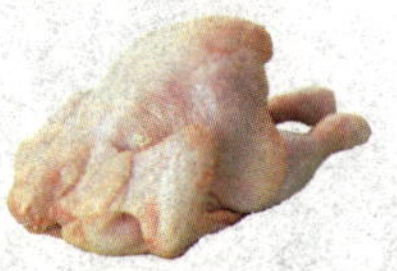

阿胶 + 鸡肉 = 滋阴补血、增强体质。

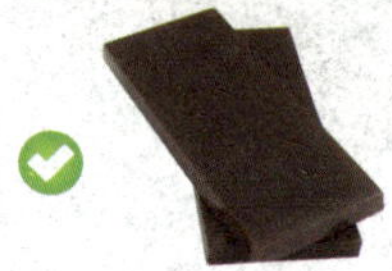
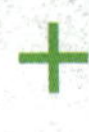
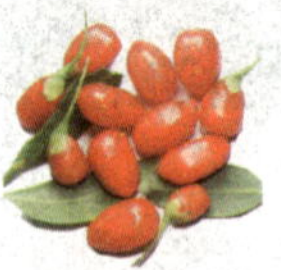

阿胶 + 枸杞 = 有养胎、安胎的功效。

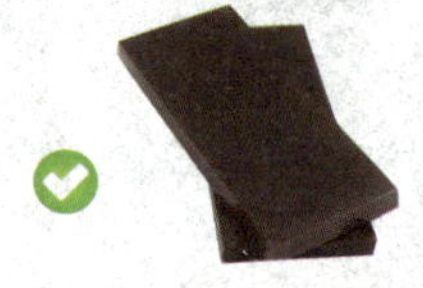
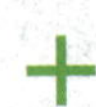
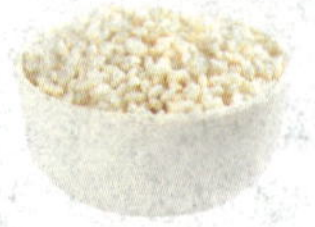

阿胶 + 糯米 = 养血益气、安胎。

营养面面观

每 100 克所含营养成分

成分	含量
热量	79.42 千焦
蛋白质	2.6 克
碳水化合物	1.8 克
脂肪	0.2 克

趣味小知识

阿胶是以古代山东东阿县阿井之水煎熬驴皮而成的胶，因阿井名而命之为阿胶。阿胶是进补、治病的主药之一，亦是不少古方的主药之一。

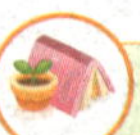

人群宜忌

一般人均可食用，尤其适宜营养型贫血的女性、身体虚弱及免疫力低下的人士、产后的妇女食用。

脾胃虚弱、消化不良者慎服。

◆聪明选购

优质阿胶长行平正，色泽均匀，对光照视呈半透明状，且干燥坚实、不弯曲，夏日亦不湿软，无异常臭味。

◆聪明保鲜

可将新买回的阿胶放入食用包装袋内，扎紧口后放入冰箱内保存。阿胶一旦从冰箱中取出后，就要立即服用。

◆聪明料理

阿胶是较难熔化的，必须用筷子反复搅拌直到化开为止，再加入白糖（冰糖或红糖也可）或蜂蜜，搅拌均匀即可服用。阿胶作为日常养生用，要少量服用，每天 3 ~ 5 克即可，吃多易引起消化不良。

自制养生菜肴

鸡蛋糯米粥

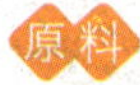

原料

糯米 100 克，鸡蛋 3 个，阿胶、盐、色拉油各适量。

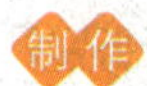

制作

1. 糯米淘洗干净，加清水浸泡 1 小时；鸡蛋打入碗内搅匀。
2. 锅中加水、糯米烧开，转小火煮成粥。
3. 放入阿胶、鸡蛋液煮开，加入色拉油、盐搅匀即成。

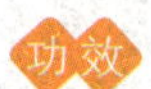

功效

养血安胎，是孕妇安胎保健佳品。

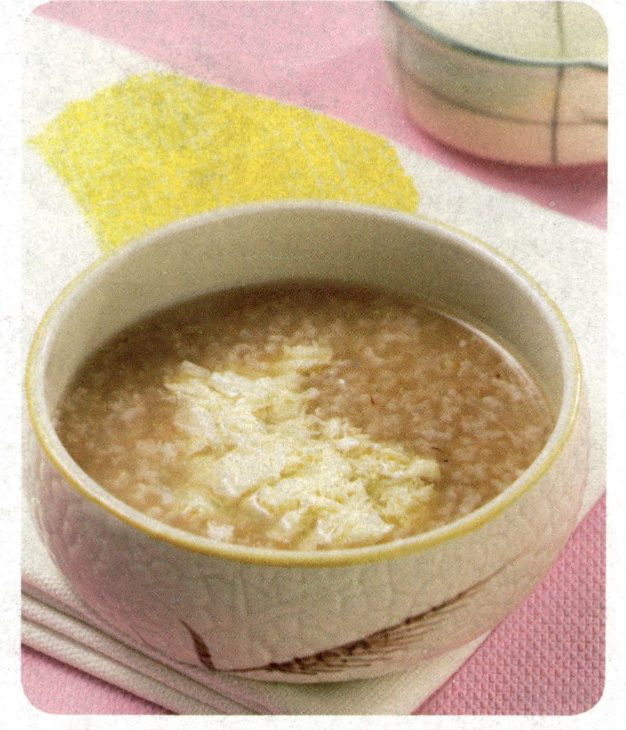

养生食疗方

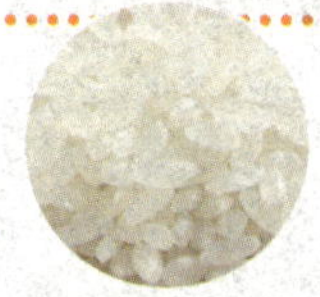

◆阿胶粥养血止血、安胎

粳米 100 克，阿胶适量。将阿胶捣碎，将糯米放入锅中煮粥，待熟时，放入阿胶稍煮，搅匀即成。

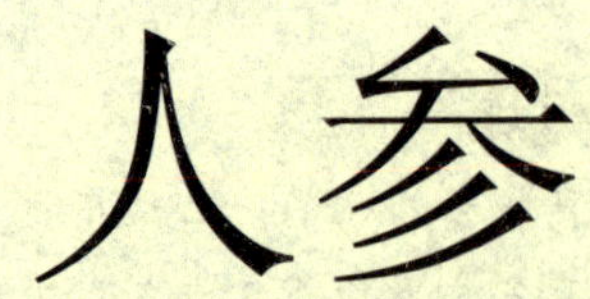

人参

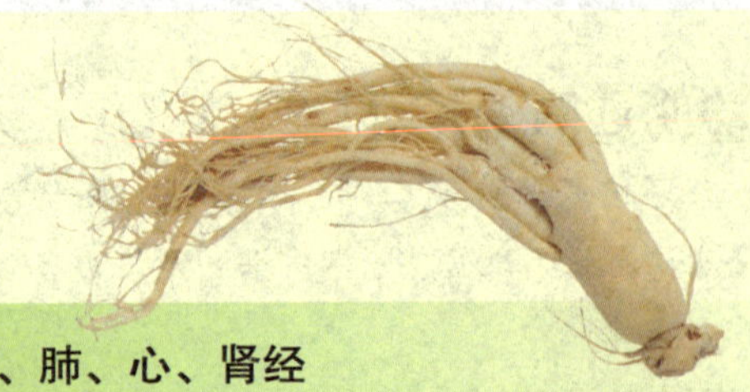

性味归经 | 性微温，味甘、微苦，归脾、肺、心、肾经

养生关键点

人参具有大补元气、复脉固脱、补脾益肺、生津止渴、安神益智的功效。人参的肉质根为著名强壮滋补药，适用于调整血压、恢复心脏功能、改善神经衰弱及身体虚弱等，也有祛痰、健胃、利尿、兴奋等功效。

搭配宜忌

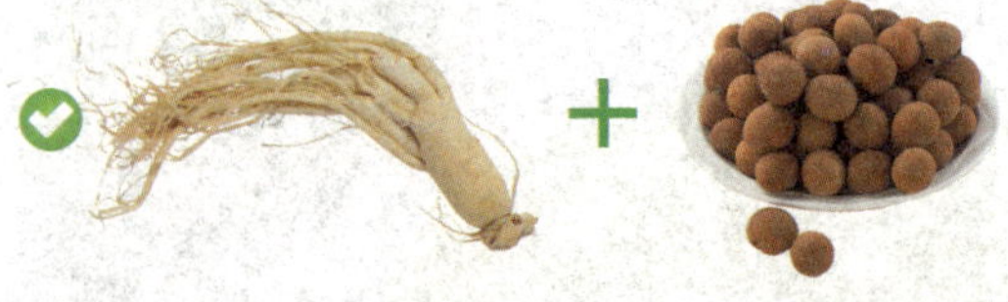

人参＋桂圆＝人参、桂圆都具有滋养强壮的作用，两者同食，可以温暖身体、增强体力。

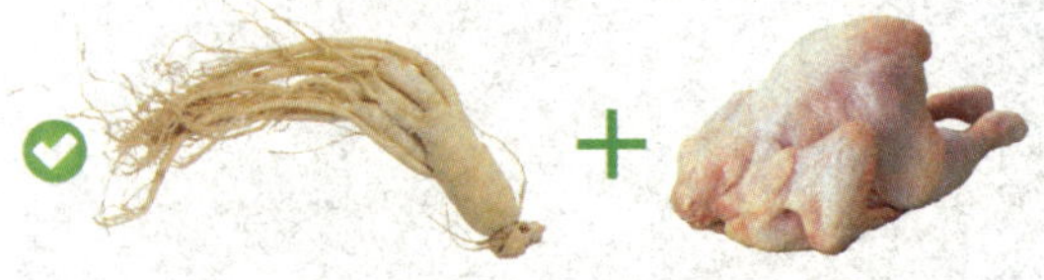

人参＋鸡肉＝人参大补元气、止渴生津，鸡肉含蛋白质、脂肪、碳水化合物、钙、磷、铁、维生素，两者同食有填精补髓、活血调经的功效。

聪明选购

上品人参以身长、支粗大、浆足、纹细、无霉变、无虫蛀、无折损者为佳。一般来说，人参越大，有效成分的含量越高。

聪明保鲜

可将人参放置在阴凉干燥处，密封保存，注意防蛀。

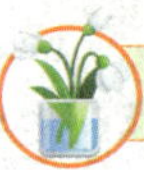

营养面面观

每100克所含营养成分

成分	含量
热量	334.4千焦
蛋白质	0.6克
碳水化合物	17.7克
脂肪	0.7克

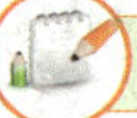

趣味小知识

人参之所以很稀奇、很名贵，主要与它的药用价值有关。中医经典著作《神农本草经》就认为，人参有“补五脏、安精神、定魂魄、止惊悸、除邪气、明目开心益智”的功效，“久服轻身延年”。

人群宜忌

一般人均可食用，尤其适宜身体虚弱、气血不足、气短、贫血、神经衰弱者食用。

实热证、湿热证及正气不虚者禁服。

聪明料理

人参忌铁器，不可用铁锅、铝锅煎煮。服用人参后不要饮茶，以免补益作用受损。

当归

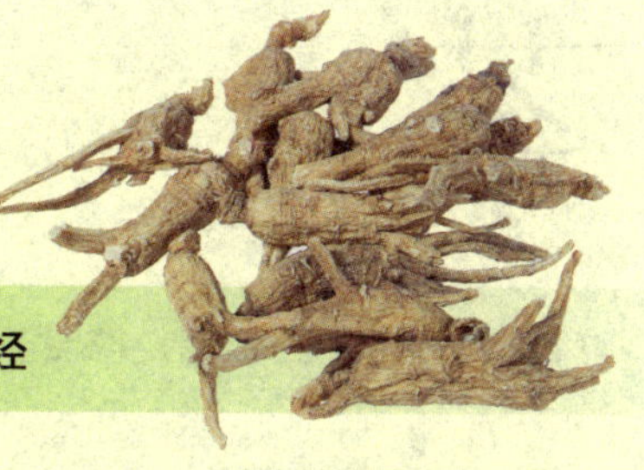

性味归经 | 性温，味甘辛、微苦，归心、肝、脾经

养生关键点

当归是传统中医学上的妇科良药，一般认为其具有补血、活血化瘀之功效。当归主要产于甘肃岷县、陕西秦岭，分为当归头、当归身、当归尾、全当归。“头”止血而上行，“身”养血而中守，“尾”破血而不流，“全”活血而不走。血虚引起头痛宜用当归头，身体虚弱可用当归身，筋骨疼痛、手脚麻木可用当归尾。

搭配宜忌

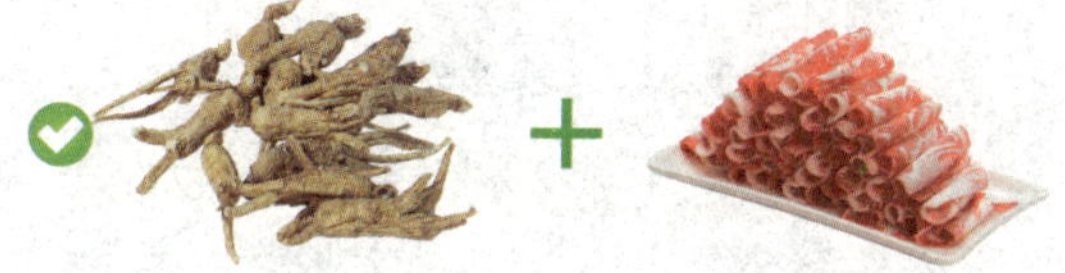

当归 + 羊肉 = 温补功效更强。

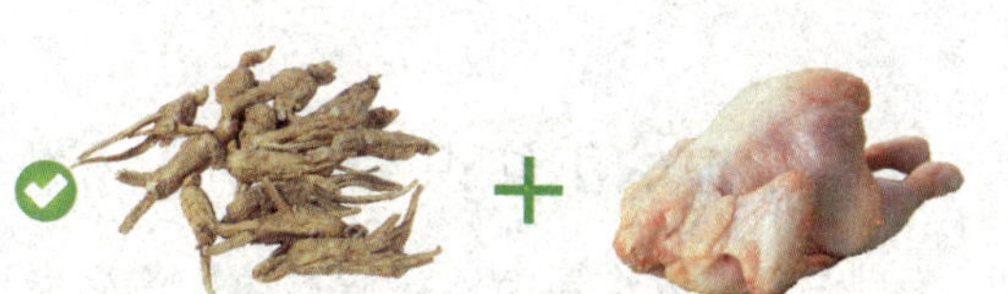

当归 + 鸡肉 = 两者一起炖食，增强补血与保肝的功效。

趣味小知识

当归为伞形科植物当归的根，为多年生草本植物，高寒多雨山区多有栽培，现分布于陕西、甘肃、湖北、四川、云南、贵州等地。一般生长2年后采挖。

人群宜忌

适宜月经不调、闭经痛经、气血不足、头晕、便秘者食用。

热盛出血、湿盛中满、大便溏泄者，以及孕妇慎服。

聪明选购

当归以主根粗长、支根少，滑润，断面黄白色，香气浓郁者为佳。

聪明保鲜

应将当归放置在阴凉干燥处保存，防潮，防蛀。

聪明料理

当归进补，主要以辅料形式添加到粥、汤中。当归一般生用，为加强活血作用则以酒炒用。

茶

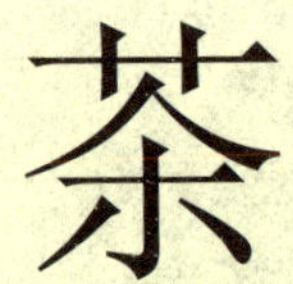

性味归经 | 性微寒，味甘苦，归心、肺、肝、肾、脾经

养生关键点

茶叶所含的化学成分近400种，主要有单宁、咖啡碱、茶碱、芳香油化合物、碳水化合物、蛋白质等。茶能清心提神、降火除烦、下气消食、利尿消痰。茶叶中的芳香族化合物能溶解脂肪，去腻消食。茶叶中所含的微量元素铁、锰能促进人体血液再生。

搭配宜忌

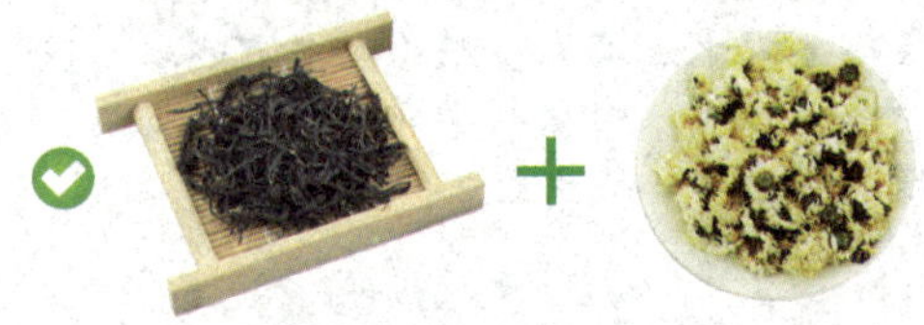

茶＋菊花＝《本草纲目》记载，菊花茶"性寒、味甘，具有散风热、平肝明目之功效"。

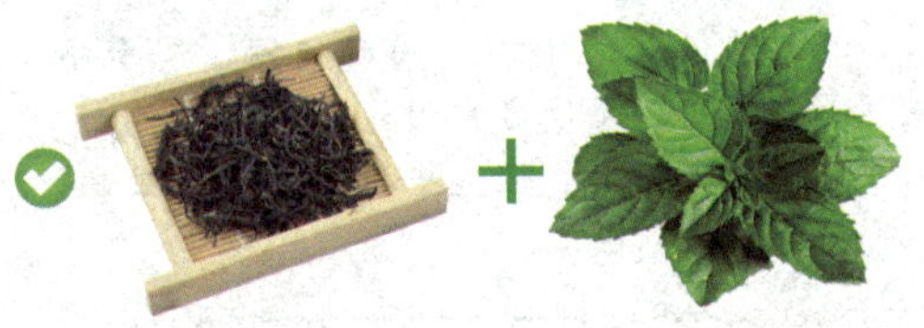

茶＋薄荷＝茶能生津止渴，而薄荷有提神醒脑、镇静等作用，二者搭配制成薄荷茶饮用，能让口气清新。

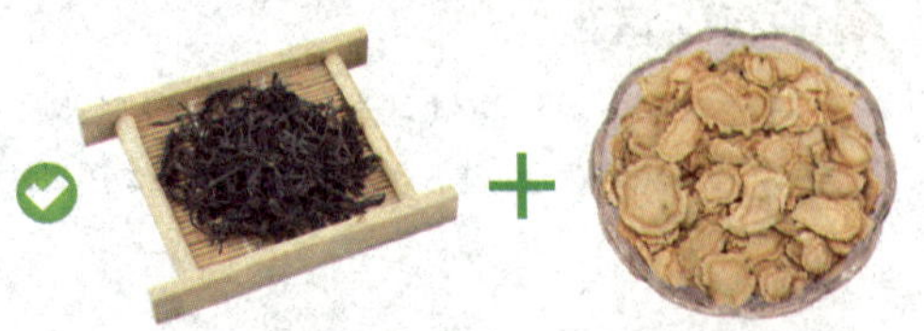

茶＋参片＝将参片放入茶中浸泡，能强身健脾，对身体虚弱、神经衰弱等有辅助治疗作用。

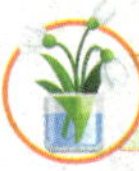

营养面面观

每100克所含营养成分

成分	含量
热量	1238千焦
蛋白质	34.2克
碳水化合物	50.3克
脂肪	2.3克

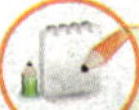

趣味小知识

茶原为中国南方的嘉木，茶叶是一种著名的保健饮品。中国人饮茶，据说始于神农时代，少说也有4700多年了。直到现在，中国民间还有以茶代礼的风俗。

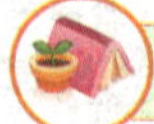

人群宜忌

一般人均可饮用，尤其适合高血压、冠心病、糖尿病患者。

胃溃疡、痛风、心脏病患者及发烧患者等均不宜饮茶。

聪明选购

购买时要选择足够干燥的茶叶，用拇指和食指一捏就成粉末的为优质茶叶。

聪明保鲜

茶叶必须贮藏于冷燥之处。在潮湿的季节，备用的茶叶须贮存于小锡罐中。

聪明料理

茶忌冲泡时间过久，因为冲泡时间过久，既失去了品尝的情趣，也不卫生。隔夜茶不能喝，因为容易变质，饮用后使人肠胃不适。茶叶可以用于烹调肉类、海鲜，清爽不油腻。

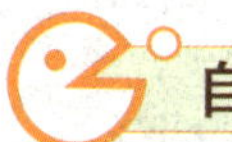

自制养生菜肴

绿茶杏仁汤

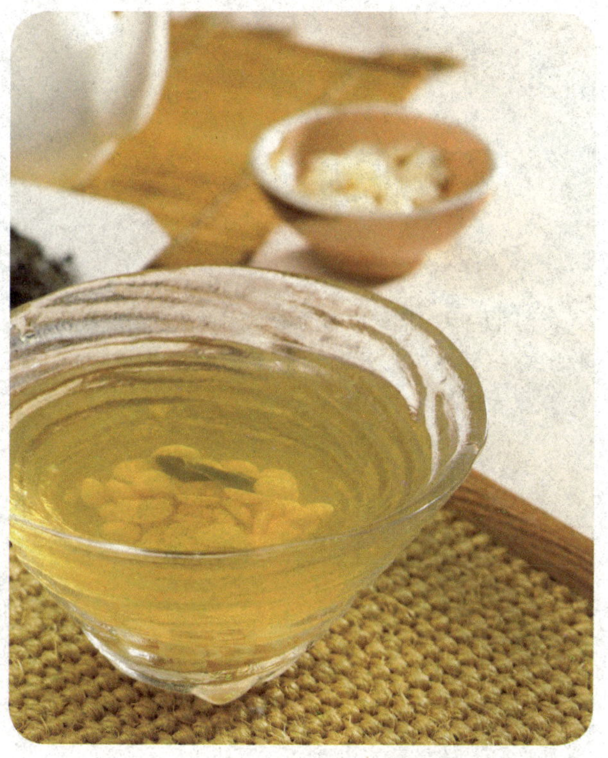

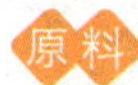

原料

绿茶、甜杏仁、蜂蜜各适量。

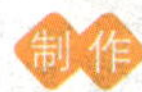

制作

1. 杏仁去外皮，入锅，加适量水煮开取出备用。
2. 锅中添入适量清水，放入杏仁煮沸，加入绿茶、蜂蜜略煮即可。

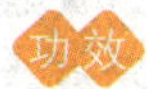

功效

降暑去火，清甜可口。

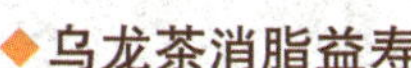

养生食疗方

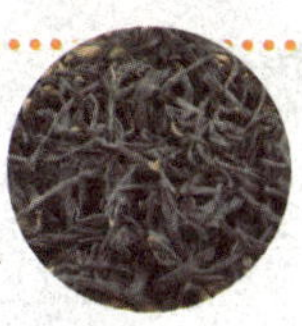

◆姜茶用于小儿痢疾

鲜姜10克，绿茶10克。将鲜姜与绿茶一起放入锅中，添入适量水，慢火煎成茶水，饮用即可。

◆乌龙茶消脂益寿

乌龙茶3克，槐角18克，首乌30克，冬瓜皮18克，山楂肉15克。将后4味中草药共煎，去渣，以其汤冲泡乌龙茶，代茶饮用。

红酒

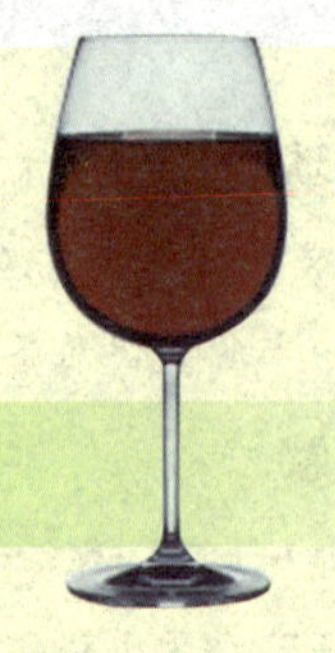

性味归经 性温，味甘辛，归肝、脾、心经

养生关键点

红酒中含有糖、醇类、有机酸、矿物质、维生素等营养物质，对人体有一定的补益作用。红酒中含有抗氧化成分和丰富的酚类化合物，可防止动脉粥样硬化和血小板凝结，保护并维持心脑血管系统的正常生理功能，起到保护心脏、防止中风的作用。

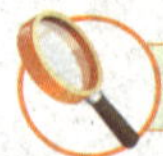

搭配宜忌

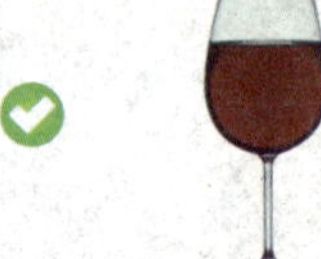

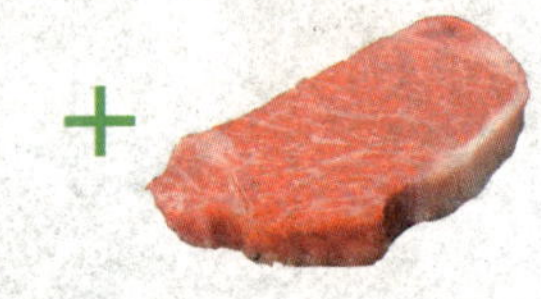

红酒 + 牛排 = 红酒所含的抗氧化物可减轻动脉粥样硬化。红酒中的单宁酸与牛肉中的蛋白质结合，可去油腻。

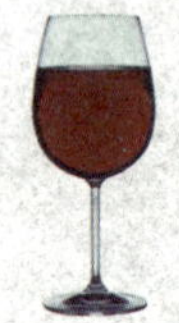

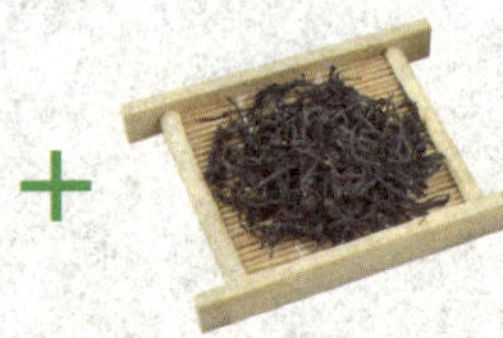

红酒 + 茶 = 喝红酒后再饮茶，会使机体兴奋性增强，心脏受到双重刺激，从而增加心脏负担，故应避免同食。

聪明选购

红酒的外观应该是澄清、透明、有光泽的，在白色背景下从酒杯正上方看红酒，混浊者不好。

聪明保鲜

最好将红酒平躺放在阴凉、安静的角落中，避免强烈或异常的气味以及温度影响。

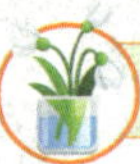

营养面面观

每 100 克所含营养成分

成分	含量
热量	310 千焦
蛋白质	0.1 克
碳水化合物	0 克
脂肪	0 克

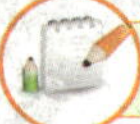

趣味小知识

红酒是葡萄酒的通称，并不一定特指红葡萄酒。红酒有许多分类方式，以成品颜色来说，可分为红葡萄酒、白葡萄酒及粉红葡萄酒 3 类。其中红葡萄酒又可细分为干红葡萄酒、半干红葡萄酒、半甜红葡萄酒和甜红葡萄酒，白葡萄酒则细分为干白葡萄酒、半干白葡萄酒、半甜白葡萄酒和甜白葡萄酒。

人群宜忌

尤其适宜女性饮用。糖尿病和严重溃疡病患者不宜饮用葡萄酒。

聪明料理

优质的红酒中含有丰富的铁，适量饮用对女性非常有好处，可以起到补血的作用，使脸色变得红润。

附录

本书中天然食材美食速查

五谷杂粮篇

蔬菜篇

水果和干果篇

畜禽肉篇

河海鲜篇

豆和豆制品篇

蛋奶篇

调味品篇

其他篇

黄瓜

从栽培到收获时间： 7 ~ 8 周
南方： 几乎全年可种
北方： 春播 1 ~ 3 月，
秋播 7 月末 ~ 8 月初
适合阳台： 南向

材料准备	数量
大型容器	1 个
土壤	25 ~ 30 千克
黄瓜种子	10 粒
肥料	20 克
喷壶	1 个

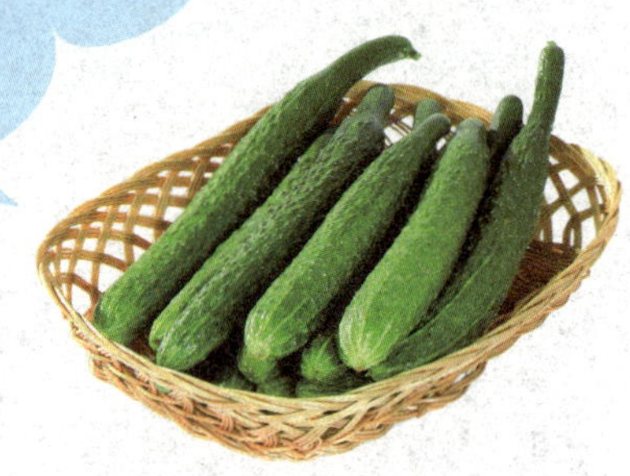

【栽培日历】

项目	3	4	5	6	7	8	9	10	11	12	1	2	栽培要点
播种 移栽													最佳播种季节为春、秋季，移栽适合 4 ~ 5 月，生长温度 18 ~ 25℃
浇水													发芽前用喷壶浇水，发芽后至少 1 天 1 次
施肥													每 2 周要施肥 1 次
病虫害													需要防治霉病
收获													随吃随摘

【种植】

1. 先松土、浇水。用手指在土上按出几个小坑，在每个坑中放入一颗黄瓜种子。
2. 用土把种子覆盖起来，然后用喷壶喷点水。
3. 黄瓜种子发芽后，先长出子叶，子叶中间会长出真叶。一个容器中栽培 2 株以上的，需保持 30 厘米以上距离。
4. 待长出茎来，需要插架，让黄瓜可以绕着支架向上长。
5. 至黄瓜开花，待雌花的花房慢慢变得饱满，慢慢长出黄瓜，收获即可。

【养护】

黄瓜需水肥，注意每两周施一次低浓度的液态肥或者天然肥料，及时浇水。

番茄

从栽培到收获时间： 10 周

南方： 室内四季可以播种，果实变成均匀的红色即可收获

北方： 室内四季可以播种，果实变成均匀的红色即可收获

光照： 强

适合阳台： 南向

材料准备	数量
大型容器	1 个
土壤	20 ~ 30 千克
番茄种子	10 粒
肥料	80 克
支架	若干
绳子	若干

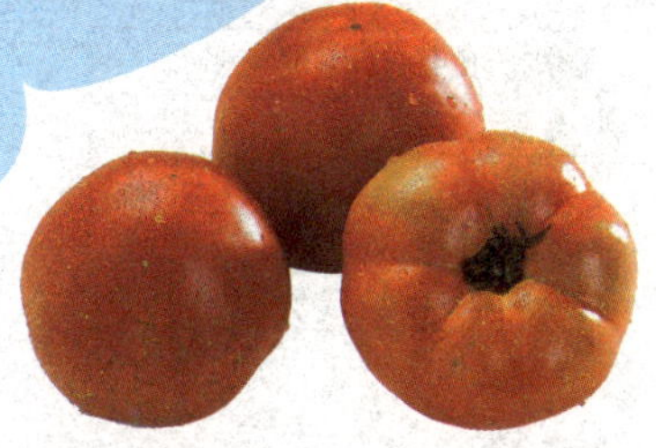

【栽培日历】

项目	3	4	5	6	7	8	9	10	11	12	1	2	栽培要点
播种 移栽					插架	授粉	去侧芽/顶芽						播种 / 发芽 25 ~ 28℃，生长温度 20 ~ 30℃
浇水													发芽前用喷壶浇水，发芽后早晚各 1 次，每天共浇 2 次
施肥													开始结果时每周 1 次
病虫害													防治棉铃虫、蚜虫
收获													番茄开花后 60 天收获

【种植】

1. 将容器放入土壤（约为容器的 2/3）平整，用水壶将土浇湿。用手指按出若干个小坑，每个小坑中放 1 ~ 2 粒种子。
2. 用薄土把种子盖起来，喷上水。
3. 种植 1 周后番茄种子就会发芽，2 周后长出真叶，至真叶 7 ~ 8 片、茎粗壮、枝繁叶茂，要给每株苗支上支架，用绳子将番茄苗和支架绑在一起。
4. 待每株长到 30 厘米高时，再插上 3 根约 1 米长的支架，支架上部用绳子捆起来，将所有的侧芽去掉。
5. 开花后，要用毛笔在雄蕊和雌蕊之间互蘸，进行人工授粉。
6. 待结果收获即可。

【养护】

1. 如果番茄开了很多的花，就要将顶部的枝头去掉，可以防止其因生长过剩而影响结果，保证足够的养分供给番茄果实。

2. 及时浇水施肥，促进番茄开花结果。

薄荷

从栽培到收获时间：视其生长情况
南方：四季可播
北方：室内四季可播
光照：强
适合阳台：南向

材料准备	数量
大型容器	1个
土壤	20～30千克
薄荷种子	若干
钾肥	若干

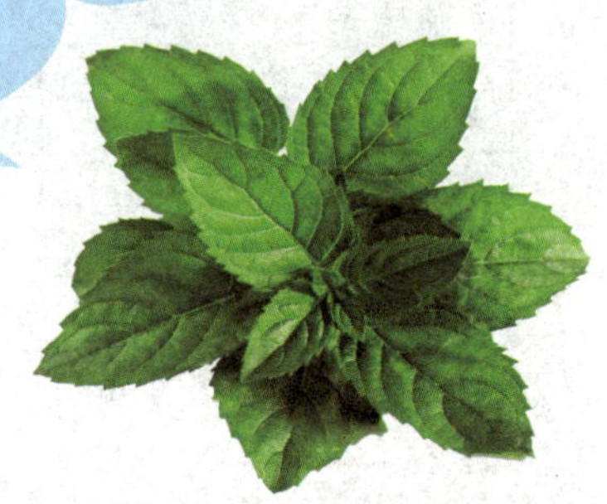

【栽培日历】

项目	3	4	5	6	7	8	9	10	11	12	1	2	栽培要点
播种移栽													播种的温度在20℃左右，不能高于25℃
浇水													水分对薄荷的生长发育有较大影响，植株生长初期和中期要求较多水分
施肥													当小苗长大后适当施肥
病虫害													无须防治病虫害
收获													全年可收获

【种植】

1. 将土壤装入容器中，浇透水。
2. 将薄荷种子均匀地撒在土层上，因为薄荷种子比较小，不需要盖土，要注意保持土壤湿度。用小喷壶喷水来保湿。
3. 慢慢等着薄荷幼苗长出叶子即可。

【养护】

小苗稍长大些后，适当施一些液态肥。

薄荷虽然不耐强光曝晒，但也必须提供一定的光照条件才能生长良好，光照越不足，越容易徒长，变细增高，纤细下垂。